Tracheotomie und Tracheostomaversorgung

Berit Schneider-Stickler
Peter Kress
(Hrsg.)

Tracheotomie und Tracheostomaversorgung

Indikationen, Techniken & Rehabilitation

Mit zahlreichen Abbildungen

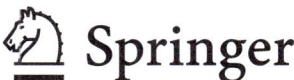

Herausgeber:
Berit Schneider-Stickler
Medizinische Universität Wien
Univ.-HNO-Klinik, Wien Austria

Peter Kress
Klinikum Mutterhaus der Borromäerinnen
Abteilung für HNO, Kopf- und Halschirurgie
Trier, Germany

Ergänzendes Material finden Sie unter http://extras.springer.com/2018/978-3-7091-4867-9

ISBN 978-3-7091-4867-9   978-3-7091-4868-6 (eBook)
https://doi.org/10.1007/978-3-7091-4868-6

Die Deutsche Nationalbibliothek verzeichnet diese Publikation in der Deutschen Nationalbibliografie; detaillierte bibliografische Daten sind im Internet über http://dnb.d-nb.de abrufbar.

Springer
© Springer-Verlag GmbH Austria 2018
Das Werk einschließlich aller seiner Teile ist urheberrechtlich geschützt. Jede Verwertung, die nicht ausdrücklich vom Urheberrechtsgesetz zugelassen ist, bedarf der vorherigen Zustimmung des Verlags. Das gilt insbesondere für Vervielfältigungen, Bearbeitungen, Übersetzungen, Mikroverfilmungen und die Einspeicherung und Verarbeitung in elektronischen Systemen.
Die Wiedergabe von Gebrauchsnamen, Handelsnamen, Warenbezeichnungen usw. in diesem Werk berechtigt auch ohne besondere Kennzeichnung nicht zu der Annahme, dass solche Namen im Sinne der Warenzeichen- und Markenschutz-Gesetzgebung als frei zu betrachten wären und daher von jedermann benutzt werden dürften.
Der Verlag, die Autoren und die Herausgeber gehen davon aus, dass die Angaben und Informationen in diesem Werk zum Zeitpunkt der Veröffentlichung vollständig und korrekt sind. Weder der Verlag, noch die Autoren oder die Herausgeber übernehmen, ausdrücklich oder implizit, Gewähr für den Inhalt des Werkes, etwaige Fehler oder Äußerungen. Der Verlag bleibt im Hinblick auf geografische Zuordnungen und Gebietsbezeichnungen in veröffentlichten Karten und Institutionsadressen neutral.

Umschlaggestaltung: deblik Berlin
Fotonachweis Umschlag: © Matthias Leonhard

Gedruckt auf säurefreiem und chlorfrei gebleichtem Papier

Springer ist ein Imprint der eingetragenen Gesellschaft Springer-Verlag GmbH, AT
und ist Teil von Springer Nature
Die Anschrift der Gesellschaft ist: Prinz-Eugen-Str. 8–10, 1040 Wien, Austria

Vorwort

Die Tracheotomie, eine der ältesten chirurgischen Eingriffe, trägt heute durch schnelleres Weaning und leichtere Bronchialtoilette zur Optimierung der Patientenversorgung im intensivmedizinischen Bereich bei. Auch in chirurgischen Bereichen, z. B. Hals-Nasen-Ohrenheilkunde, Kopf- und Hals-Chirurgie, Mund-Kiefer-Gesichts-Chirurgie sowie Thoraxchirurgie, sind eine Reihe anspruchsvoller Eingriffe nicht ohne eine zumindest temporäre Tracheotomie durchführbar.

Medizinische Behandlungserfolge können mit einer längerfristigen oder sogar permanenten Tracheostomaversorgung verbunden sein. Die Versorgung tracheotomierter Patienten gewinnt im rehabilitativen Bereich und im Homecare-Bereich zunehmend an Bedeutung.

Die Produktvielfalt zum Thema «Tracheostomie und Tracheostomaversorgung» ist Fluch und Segen zugleich. Stetig steigende Produktangebote ermöglichen die individuelle Versorgung tracheostomierter Patienten unter verschiedenen rehabilitativen Gesichtspunkten. Gleichzeitig bergen sie das Risiko von Informationsdefizit und Fehlanwendung in sich, so dass es persönliches Engagement erfordert, den Überblick über die aktuellen Entwicklungen auf dem Gebiet der Tracheostomaversorgung zu behalten und den Kriterien der Evidenced-Based Medicine zu folgen. Zusätzlich beeinflussen soziale Hintergründe, lokaltherapeutische Zugangsweisen und nationale Gesundheitssysteme den Umgang mit tracheostomierten Patienten erheblich.

Das vorliegende Lehrbuch ist aus der jahrelangen praktisch-klinischen Zusammenarbeit von Kollegen aus allen Fachbereichen rund um den tracheostomierten Patienten entstanden. Der Leser wird zunächst mit der Historie und den Grundlagen rund um die Tracheotomie vertraut gemacht. Es werden Indikationen zur Tracheotomie diskutiert und gleichzeitig alternative Behandlungsstrategien aufgezeigt. Als mögliche interventionelle Schritte werden neben der notfallmäßigen Koniotomie die chirurgischen und die perkutan-dilatativen Tracheotomie-Techniken unter Berücksichtigung anästhesiologischer Aspekte vorgestellt.

Die Tracheotomie erfordert eine hochspezialisierte multiprofessionelle Nachsorge, die unter ärztlicher Verantwortung steht. Neben der Darstellung der vielfältigen Rehabilitationsmöglichkeiten durch Hilfsmittel war es den Autoren dieses Lehrbuches ein besonderes Anliegen, zum einen auf die Risikofaktoren aus mikrobieller und klinischer Sicht hinzuweisen und zum anderen Standards zur Tracheostomaversorgung vorzustellen. Das bisher kaum beachtete Mikrobiom des oberen Aerodigestivtraktes ist als Keimreservoir verantwortlich für die Biofilmbildung auf Trachealkanülen und führt zu lebensbedrohlichen Implantat-assoziierten Infektionen und Defekten an den Kanülen. Vor diesem Hintergrund gewinnen die dargestellten gesetzlichen Richtlinien zur Tracheostomaversorgung und Trachealkanülenaufbereitung erheblich an Bedeutung. Nicht zuletzt ist die Rehabilitation von Stimme, Sprache und Schlucken für die Lebensqualität tracheostomierter Patienten so enorm wichtig, dass ihr ein besonderer Stellenwert beigemessen wird.

Für den Leser haben die Herausgeber ein besonderes Kapitel zur Lungenfunktionsmessung als diagnostisches Kriterium für die Indikation zur Tracheotomie bei Vorliegen einer extrathorakalen Stenose ausgewählt.

Als Herausgeber möchten wir uns bei allen Co-Autoren bedanken. Sie haben mit ihrem Wissen und ihren Erfahrungen das vorliegende Lehrbuch ermöglicht. Es ist ein umfassendes, modernes und interdisziplinäres Lehrbuch geworden, das zur Verbesserung der Versorgung tracheostomierter Patienten beitragen soll.

Vorbemerkung

Zunächst hatten die Herausgeber versucht, die Geschlechterbezeichnung in jeglicher Verwendung von Personenbezeichnungen geschlechterrespektierend zu verwenden. Die Lesbarkeit des Textes wurde jedoch durch das ständig wiederholte «Patientinnen und Patienten» sehr erschwert. Wir ersuchen daher um Verständnis, dass in den nachfolgenden Texten der Begriff «Patienten» für weibliche und männliche Patienten verwendet wurde, ohne dass damit eine Wertung verbunden ist.

Ao. Univ. Prof. Dr. Berit Schneider-Stickler und Dr. med. Peter Kress MHBA
Wien und Trier, im Juni 2017

Danksagung

Die Herausgeber bedanken sich besonders bei
- PD Dr. Claudia Lill für die Unterstützung unseres Buchprojektes durch die Bereitstellung von Fotos.
- Ao.Univ.Prof. Dr. Fritz Leutmezer für die fachliche Beratung bei der Erstellung des Kapitels «Tracheostomie in der Neurologie».
- Christof Dielacher für die Unterstützung bei der Erstellung des Kapitels «Trachealkanülenwechsel beim Intensivpatienten».

Wir möchten uns bei allen Kolleginnen und Kollegen bedanken, die uns in den Jahren zur Vorbereitung dieses Lehrbuches durch ihren fachlichen Input, ihre Expertise und ihre Beratung immer wieder motiviert und inspiriert haben. Erst durch die vielen Gespräche und Diskussionen mit unseren Wegbegleitern konnte das vorliegende umfassende interdisziplinäre Lehrbuch entstehen. Wir sagen daher allen indirekten und direkten Mitwirkenden: Danke!

Die Herausgeber

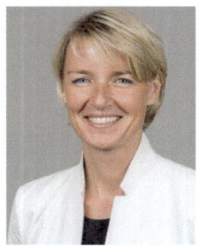

Prof. Dr. Berit Schneider-Stickler

Berit Schneider-Stickler studierte Humanmedizin und Musik in Berlin. Ihre Ausbildung zur Fachärztin für Hals-, Nasen-, Ohrenheilkunde absolvierte sie in Berlin und in Essen. Im Anschluss wechselte sie zur Zusatzfachausbildung Phoniatrie an die Klinische Abteilung Phoniatrie-Logopädie der Univ.-Klinik für Hals-Nasen-Ohrenkrankheiten Wien. Derzeit ist sie stellvertretende Ärztliche Leiterin dieser Abteilung. Seit vielen Jahren beschäftigt sie sich mit der Qualitätssicherung in der Betreuung tracheotomierter Patienten nicht nur im Rahmen der universitären Intensivversorgung, sondern auch mit der allgemeinen Etablierung von Versorgungsstandards tracheotomierter Patienten in medizinischen Versorgungseinrichtungen und im Homecare-Bereich.

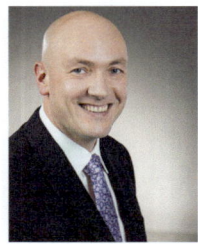

Dr. Peter Kress

Peter Kress absolvierte nach dem Studium der Humanmedizin an der Universität Mainz seine Weiterbildung zum Facharzt für Hals-Nasen-Ohren-Heilkunde am Klinikum Mutterhaus der Borromäerinnen in Trier. Nach einer intensiven operativen Ausbildung wurde er dort zunächst Oberarzt und übernahm nach einem berufsbegleitenden Masterstudiengang zum MHBA an der Universität Nürnberg die Leitung der Abteilung als Chefarzt. Schwerpunkte seiner Tätigkeit sind die onkologische und plastisch rekonstruktive Chirurgie im Kopf-Hals-Bereich sowie die Rehabilitation nach Laryngektomie und Tracheostomie.

Inhaltsverzeichnis

1	**Zur Begrifflichkeit von «Tracheotomie» und «Tracheostomie»**	1
	Berit Schneider-Stickler	
1.1	**Tracheotomie und Tracheostomie**	2
1.2	**Tracheostoma**	2
	Literatur	2
2	**Die Geschichte der Tracheotomie**	3
	Gerhard Moser	
2.1	Einleitung	4
2.2	Periode der Legende (2000 v. Chr. bis 1546 n. Chr.)	4
2.3	Periode der Angst (1546–1833)	12
2.4	Periode der Dramatisierung (1832–1932)	23
2.5	Periode des Enthusiasmus (1932–1965)	25
2.6	Periode der Rationalisierung (1965 bis zur Gegenwart)	26
	Literatur	27
3	**Chirurgische Anatomie des Halses**	29
	Markus Brunner	
3.1	**Topographie: Von außen sichtbare und tastbare Landmarken**	30
3.2	**Halsfaszien und -muskulatur**	30
3.3	**Schilddrüse und Nervus laryngeus recurrens**	32
3.4	**Larynx**	33
3.5	**Trachea**	34
3.6	**Gefäßvariationen**	34
3.7	**Anatomische Limitationen bei der Tracheotomie**	36
	Literatur	37
4	**Chirurgisch-interventionelle Aspekte**	39
	Gerhard Moser, Peter Kress, Christian Zauner, Dietmar Thurnher	
4.1	**Koniotomie**	41
4.1.1	Einführung	41
4.1.2	Definition	41
4.1.3	Klinische Anatomie	41
4.1.4	Betroffene (Erst-)Helfer in Interventionssituationen	42
4.1.5	Indikationen	43
4.1.6	Kontraindikationen	43
4.1.7	Methoden der Koniotomie	44
4.1.8	Postprozedurale Maßnahmen	46
4.1.9	Komplikationen	47
4.1.10	Fallbeispiel	48
4.2	**Chirurgische Tracheostomie**	49
4.2.1	Ziel der chirurgischen Tracheostomie	49
4.2.2	Operationsvorbereitung	50
4.2.3	OP-Setting in Abhängigkeit von der Dringlichkeit	52

4.2.4	Operationsaufklärung	54
4.2.5	Tracheostomietechniken	55
4.3	**Perkutan-dilatative Tracheotomie**	68
4.3.1	Hintergrund	68
4.3.2	Kontraindikationen	69
4.3.3	Allgemeine Aspekte zur Anlage einer PDT	70
4.3.4	Spezielle PDT-Techniken	72
4.3.5	Komplikationen	79
4.3.6	Hilfsmittel: Bronchoskopie und Ultraschall	81
4.4	**Tracheotomie im Säuglings- und Kleinkindalter**	83
4.4.1	Anatomische Vorbemerkungen	83
4.4.2	Lagerung des Patienten unter Berücksichtigung anatomischer Landmarken	84
4.4.3	Durchführung der Nadelkoniotomie	85
4.4.4	Methoden der pädiatrischen Tracheotomie	86
	Literatur	89
5	**Anästhesiologische Aspekte**	93
	Gerald Ihra	
5.1	**Grundsätzliche Überlegungen zu Vollnarkose und Lokalanästhesie**	94
5.2	**Sedoanalgesie**	96
5.3	**Intubation und Alternativen**	97
5.4	**Jetventilation**	98
	Literatur	101
6	**Indikationen zur Tracheostomie**	103
	Berit Schneider-Stickler, Peter Kress, Hubertus Engels, Christian Sittel,	
	Christian Zauner, Michaela Trapl	
6.1	**Indiktionsstellungen**	105
6.2	**Tracheostomie in der Hals-Nasen-Ohren-Heilkunde**	106
6.2.1	Allgemeines	106
6.2.2	Akute Verlegung der Atemwege	106
6.2.3	Tracheostomie bei Kopf-Hals-chirurgischen Tumoroperationen	107
6.3	**Traumatologie**	109
6.3.1	Notfallszenario: Unfall	109
6.3.2	Weiteres diagnostisches Vorgehen mit Beurteilung der Tracheostomienotwendigkeit	110
6.4	**Laryngotracheale Stenosen**	112
6.4.1	Stridor als Leitsymptom laryngotrachealer Stenosen	112
6.4.2	Supraglottische Stenosen	113
6.4.3	Glottische Stenosen	114
6.4.4	Subglottische Stenosen	117
6.4.5	Idiopathische progressive subglottische Stenosen	121
6.4.6	Trachealstenosen	122
6.5	**Beidseitige Stimmlippenmotilitätsstörungen**	123
6.5.1	Klinik und Diagnostik	123
6.5.2	Ursachen	124
6.5.3	Therapiemöglichkeiten	124
6.6	**Tracheostomie aus intensivmedizinischer Sicht**	130

6.6.1	Indikationen und Zeitpunkt einer PDT an einer ICU	130
6.6.2	Weitere Vorteile einer PDT	132
6.6.3	Kontraindikationen	133
6.7	**Tracheostomie in der Neurologie**	134
6.7.1	Vorbemerkung	134
6.7.2	Kriterien für eine notwendige invasive mechanische Beatmung	135
6.7.3	Maschinelle Beatmung bei akutem Atemversagen	135
6.7.4	Dysphagien im Rahmen neurologischer Erkrankungen	137
6.8	**Pädiatrische Notfälle mit Tracheostomieindikation**	140
6.8.1	Allgemeines	140
6.8.2	Laryngomalazie	141
6.8.3	Angeborene Stimmlippenparesen	142
6.8.4	Weitere Diagnosen frühkindlicher Atemwegsverlegung	142
	Literatur	143
7	**Tracheostomaversorgung**	149
	Berit Schneider-Stickler	
7.1	**Verantwortlichkeit der Nachsorge**	150
7.2	**Das Tracheostoma als Wunde**	150
7.2.1	Wundarten im Überblick	150
7.2.2	Physiologie der Wundheilung	151
7.2.3	Primäre versus sekundäre Wundheilung	154
7.3	**Einteilung in «frisches», «epithelisiertes» und «infiziertes» Tracheostoma**	156
7.4	**Allgemeine Grundlagen der Tracheostomaversorgung**	156
7.4.1	Reinigung und Antiseptik des Tracheostomas	156
7.4.2	Peristomaler Hautschutz und Wundauflagen	157
7.4.3	Wahl der Trachealkanüle	158
7.5	**«Standard Operating Procedure (SOP) zur Tracheostomaversorgung»**	158
7.6	**Wunddokumentation nach Tracheostomie**	159
	Literatur	166
	Arbeitsmaterial	166
8	**Trachealkanülenwechsel beim Intensivpatienten**	167
	Juliane Lippoldt	
8.1	**Indikationsstellung**	168
8.2	**Vorbereitung**	168
8.2.1	Vorbereitung der Betroffenen	168
8.2.2	Material	168
8.3	**Technik und Durchführung**	169
	Literatur	172
9	**Trachealkanülenwechsel beim Patienten auf der Allgemeinstation und im Home-Care-Bereich**	173
	Bianka Langmaier, Berit Schneider-Stickler	
9.1	**Allgemeines**	174
9.2	**Durchführung des Trachealkanülenwechsels beim wachen Patienten**	175
9.2.1	Informationen an den Patienten	175
9.2.2	Vorbereitung der Kanüle	177

9.2.3	Entfernen der alten Trachealkanüle	178
9.2.4	Einführen der neuen Trachealkanüle	179
9.2.5	Nachbereitende Pflegeschritte	179
9.3	**Schrittweise Durchführung des Kanülenwechsels auf einer Normalpflegestation**	180
	Literatur	182

10 Absaugung nach Tracheostomie ... 185
Juliane Lippoldt

10.1	**Einleitung**	187
10.2	**Absaugen von Atemwegssekret**	187
10.2.1	Theoretische Grundlagen	188
10.2.2	Häufigkeit und Zeitpunkt des Absaugens	189
10.2.3	Größe des Absaugkatheters	190
10.2.4	Art des Absaugsystems	191
10.2.5	Art des Absaugkatheters	191
10.2.6	Höhe der Sogstärke	193
10.2.7	Einführtiefe des Absaugkatheters	194
10.2.8	Art des applizierten Sogs	194
10.2.9	Dauer des Absaugvorgangs	194
10.2.10	Hyperoxygenierung	194
10.2.11	Instillation von NaCl 0,9%	195
10.3	**Mögliche Komplikationen**	195
10.4	**Der Absaugvorgang**	196
10.4.1	Vorbereitung	196
10.4.2	Vorgehen beim geschlossenen endotrachealen Absaugen	197
10.4.3	Vorgehen beim offenen endotrachealen Absaugen	199
10.5	**Subglottische Absaugung von Sekret oberhalb des Cuffs**	200
10.5.1	Theoretische Grundlagen und Einsatzgebiete	200
10.5.2	Funktionsweise und praktische Aspekte	202
10.5.3	Mögliche Komplikationen	203
	Literatur	203

11 Komplikationen nach Tracheostomie ... 207
Berit Schneider-Stickler

11.1	**Allgemeines**	208
11.2	**Perioperative Komplikationen**	208
11.3	**Postoperative Komplikationen**	211
11.4	**Späte Komplikationen**	211
11.5	**Verlegungen der Kanüle**	212
11.6	**Perkutan-dilatative Tracheotomie und chirurgische Tracheotomie im Vergleich**	212
11.7	**Dysphagie nach Tracheotomie**	214
	Literatur	215

12	**Trachealkanülen, Zubehör und Tracheostomahilfsmittel**	219
	Peter Kress	
12.1	Trachealkanülen	221
12.1.1	Anforderungen an Trachealkanülen	221
12.1.2	Historischer Überblick	221
12.1.3	Aufbau	223
12.1.4	Materialien	238
12.1.5	Maße	240
12.2	Klinische Klassifikation der Trachealkanülen	241
12.2.1	Flexible Trachealkanüle	241
12.2.2	Multifunktionskanüle	242
12.2.3	Basiskanülen	242
12.2.4	Spezielle Trachealkanülen	242
12.3	Zubehör für Tracheostomaversorgung	248
12.3.1	Kanülenbändchen	248
12.3.2	Tracheostomaauflagen	249
12.3.3	Kanülenstöpsel	249
12.3.4	Reinigungszubehör	250
12.4	Tracheostomaabdichtung	250
12.5	Tracheostomaepithese	251
12.6	Tracheostomaventile	251
12.6.1	Tracheostomaventile für kehlkopflose Patienten	252
12.6.2	Tracheostomaventile für tracheostomierte Patienten	252
12.7	Erstausstattung	254
12.8	Tracheostomapflaster	255
12.9	Duscheschutz	257
12.10	Wassertherapiegeräte	257
	Literatur	258
13	**Biofilmbildung auf Trachealkanülen**	261
	Matthias Leonhard	
13.1	Einleitung	262
13.2	Das Mikrobiom des menschlichen Körpers	262
13.3	Bakterien, Pilze und Biofilme	263
13.4	Begriff und Definition von Biofilmen	264
13.5	Biofilmbildung	264
13.6	Klinische Bedeutung von Biofilmen	266
13.7	Fähigkeiten von Biofilmen	266
13.8	Mikrobiologie der oberen Atemwege	268
13.9	Besiedelung von Trachealkanülen und Endotrachealtuben	268
13.10	Strategien gegen Biofilme	269
	Literatur	271
14	**Die Mundhöhle als Keimreservoir**	273
	Kristina Bertl, Gerlinde Durstberger, Berit Schneider-Stickler	
14.1	Die Mundhöhle als Keimreservoir bei tracheostomierten Patienten	274
14.2	Biofilmformation in der Mundhöhle	274
14.3	Erkrankungen der Mundhöhle – Karies, Gingivitis und Parodontitis	275

14.4	Parodontitis und systemische Implikationen	276
14.5	Parodontale Erkrankungen als Risikofaktor für tracheostomierte Patienten	278
14.6	Biofilmformation auf Trachealkanülen	279
14.7	Therapiemöglichkeiten beim nicht-pflegebedürftigen tracheostomierten Patienten	279
14.8	Therapiemöglichkeiten beim pflegebedürftigen tracheostomierten Patienten	280
	Literatur	282

15 Infektionsrisiken durch Trachealkanülen sowie deren Aufbereitung ... 287
Ojan Assadian, Matthias Leonhard

15.1	Lokales Infektionsrisiko nach Tracheostomie	288
15.2	Vermeidung von Biofilmbildung auf Kunststoffkanülen durch Kanülenaufbereitung	288
15.3	Zur Aufbereitung von Trachealkanülen	290
	Literatur	293

16 Stimmrehabilitation nach Tracheotomie ... 295
Berit Schneider-Stickler

16.1	Normale Stimm- und Sprechfunktion	296
16.2	Unphysiologische Situation für Sprechfunktion nach Tracheostomie	296
16.3	Kommunikation nach Tracheostomie	297
16.4	Stimmrehabilitation nach Tracheostomie bei wachen Patienten mit assistierter maschineller Beatmung	298
16.5	Passy-Muir-Ventil	298
16.6	Blom Speech Cannula (Blom-Sprech-Kanülensystem)	299
16.7	Stimmrehabilitation nach Tracheostomie am nicht-beatmeten Intensivpatienten	300
16.8	Stimmrehabilitation nach Tracheostomie bei teilweiser laryngealer Obstruktion	301
16.9	Stimmrehabilitation nach Laryngektomie	301
	Literatur	302

17 Schlucken nach Tracheostomie ... 303
Doris Maria Denk-Linnert

17.1	Einführung	304
17.2	Tracheostomaversorgung/Trachealkanülenmanagement als Grundlage für die Schluckrehabilitation	304
17.3	Dysphagie/Aspiration nach Tracheostomie	305
17.3.1	Schluckdiagnostik beim tracheostomierten Patienten	306
17.3.2	Flexible Endoskopie des Schluckaktes, FEES (Fiberoptic Evaluation of Swallowing)	307
17.3.3	Funktionelle Dysphagie-Therapie	310
17.3.4	Der tracheostomierte Patient auf der Intensivstation	311
17.3.5	Überlegungen zum Dekanulement	311
17.4	Der pädiatrische Patient mit Tracheostoma	311
17.5	Schlucken nach Laryngektomie	312
17.5.1	Dysphagie-Inzidenz nach Laryngektomie	313

17.5.2	Schluckdiagnostik beim laryngektomierten Patienten	313
17.5.3	Therapie von Schluckstörungen beim Laryngektomierten	314
	Literatur	317
	Arbeitsmaterial	319

18 Logopädische Rehabilitation von Patienten mit Trachealkanülen in der Neurologie 321
Michaela Trapl

18.1	Logopädisches Assessment	322
18.1.1	Kommunikation/Neuropsychologische Zusatzstörungen	322
18.1.2	Trachealkanülen und deren Verwendung im logopädischen Setting	323
18.1.3	Dysphagie-Diagnostik	325
18.2	Klinische und apparative Diagnostik	329
18.2.1	Speichelaspirationstest («Blue-Dye-Test»)	329
18.2.2	Schluckversuche mit Bolus bei Patienten mit Trachealkanüle	331
18.2.3	Schluckendoskopie (Fiberoptic-Endoscopic-Evaluation of Swallowing – FEES)	331
18.3	Therapie unter besonderer Berücksichtigung des Trachealkanülenmanagements	333
18.3.1	Entcuffungsprozess und Therapie	335
18.3.2	Stimmtraining	339
18.3.3	Sprechtraining	339
18.3.4	Sprachtraining	340
18.3.5	Oraler Kostaufbau	340
	Literatur	344
	Arbeitsmaterial	345

19 Die Dekanülierung 347
Berit Schneider-Stickler

19.1	Grundsätzliche Voraussetzung für die Dekanülierung	348
19.2	Entscheidungskriterien zur Dekanülierung beim Intensivpatienten	348
19.3	Dekanülierung eines tracheostomierten Nicht-Intensivpatienten	349
19.4	Dekanülierungskriterien beim Kind	350
19.5	Die erfolgreiche Dekanülierung	351
19.6	Die frustrane Dekanülierung	352
	Literatur	353

20 Der Tracheostomaverschluss 355
Peter Kress

20.1	Allgemeines	356
20.2	Spontaner Tracheostomaverschluss	356
20.3	Chirurgischer Tracheostomaverschluss	356
20.4	Der komplizierte Tracheostomaverschluss	361
	Literatur	362

21 Tracheostomie in der Palliativmedizin 363
Lorenz Fischer

21.1	Entwicklungen in der Palliativmedizin aus respiratorischer Sicht	364
21.2	Indikation zur Tracheostomie in der Palliativmedizin	364

21.3	**Alternativen zur Tracheostomie in der Palliativmedizin**	366
21.3.1	Palliative Sedierung	366
21.4	**Praxis der Tracheostomie in der Palliativmedizin**	367
	Literatur	368
22	**Lungenfunktion in der Beurteilung der extrathorakalen Stenose**	369
	Leopold Stiebellehner	
22.1	**Physiologie der Atmung – Diffusion, Perfusion, Ventilation**	370
22.2	**Methodik der Lungenfunktionsmessung – Spirometrie und**	
	Bodyplethysmographie	371
22.3	**Extrathorakale Stenose in der Lungenfunktion**	373
	Serviceteil	375
	Stichwortverzeichnis	376

Abkürzungsverzeichnis

ALS	Amyotrophe Lateralsklerose
CO_2	Kohlendioxid
CRT	Cricotracheale Resektion
ETT	Endotrachealer Tubus
HME	Heat and Moisture Exchange
ICU	Intermediate Care Unit=Intensivstation
IPSS	Idiopathische progressive subglottische Stenose
LEMG	Elektromyografische Untersuchung des Kehlkopfes
LTR	Laryngotracheale Resektion
M.	Musculus
N.	Nervus
O_2	Sauerstoff
OBT	Open-bedside Tracheotomie
PDT	Perkutan dilatative Tracheotomie
PEEP	Positiver endexspiratorischer Druck
PEF	Peak Expiratory Flow
PEG	Perkutan endoskopische Gastrostomie
PMV	Passy-Muir-Ventil
SOP	Standard Operating Procedure
TS	Tracheostomie
VAP	Ventilator-assoziierte Pneumonie

Autorenverzeichnis

Assadian, Odjan, Univ. Prof. Dr. med. habil.
Univ.Klinik für Krankenhaushygiene und
Infektionskontrolle
Medizinische Universität Wien
Währinger Gürtel 18–20
1090 Wien
Österreich
ojan.assadian@meduniwien.ac.at

Bertl, Kristina, Priv. Doz. Dr., PhD, MSc
Abteilung für Parodontologie
Universität Malmö
Carl Gustafs väg 34
205 06 Malmö
Schweden
kristina.bertl@meduniwien.ac.at

Brunner, Markus, Ass. Prof. PD Dr.
Klinische Abteilung für Allgemeine Hals-Nasen-
Ohren-Heilkunde
Universitätsklinik für Hals-, Nasen- und Ohren-
krankheiten/Medizinische Universität Wien
Währinger Gürtel 18–20
1090 Wien
Österreich
markus.brunner@meduniwien.ac.at

Denk-Linnert, Doris-Maria, Ao. Univ. Prof. Dr.
Intim. Leiterin der Klinischen Abteilung Phoniatrie-
Logopädie Universitätsklinik für Hals-, Nasen- und
Ohrenkrankheiten/Medizinische Universität Wien
Währinger Gürtel 18–20
1090 Wien
Österreich
doris-maria.denk-linnert@meduniwien.ac.at

Durstberger, Gerlinde, Ass. Prof. Dr.
Klinischer Bereich Zahnerhaltung
& Parodontologie
Universitätszahnklinik Wien
Sensengasse 2a
1090 Wien
Österreich
gerlinde.durstberger@meduniwien.ac.at

Engels, Hubertus, Dr.
Leiter der Sektion MKG-Chirurgie
Klinikum Mutterhaus der Borromäerinnen,
Klinikum Mutterhaus Mitte
Feldstraße 16
54290 Trier
Deutschland
hubertus.engels@mutterhaus.de

Fischer, Lorenz, Dr.
Chefarzt der Abteilung für Schmerz-
und Palliativmedizin
Klinikum Mutterhaus der Borromäerinnen,
Klinikum Mutterhaus Mitte
Feldstraße 16
54290 Trier
Deutschland
FischerL@mutterhaus.de

Ihra, Gerald, Ao. Univ. Prof. Dr.
Klinische Abteilung für Allgemeine Anästhesie
und Intensivmedizin
Universitätsklinik für Anästhesie, Allgemeine
Intensivmedizin und Schmerztherapie
Währinger Gürtel 18–20
1090 Wien
Österreich
gerald.ihra@meduniwien.ac.at

Kress, Peter, Dr. MHBA
Chefarzt der Abteilung für HNO, Kopf- und
Halschirurgie
Klinikum Mutterhaus der Borromäerinnen
Feldstraße 16
54290 Trier
Deutschland
peter.kress@mutterhaus.de

Autorenverzeichnis

Langmaier, Bianka, STLP, PAL
Pflegedirektion Qualitätssicherung in der Pflege,
Bildungsmanagement in der Pflege
Krankenanstalt Rudolfstiftung
Juchgasse 25
1030 Wien
Österreich
bianka.langmaier@wienkav.at

Leonhard, Matthias, Dr.
Klinische Abteilung Phoniatrie-Logopädie
Universitätsklinik für Hals-, Nasen- und Ohrenkrankheiten/Medizinische Universität Wien
Währinger Gürtel 18–20
1090 Wien
Österreich
matthias.leonhard@meduniwien.ac.at

Lippoldt, Juliane
Institut für Pflegewissenschaft
Universität Wien
Alser Straße 23/12
1080 Wien
Österreich
j_lippoldt@yahoo.de

Moser, Gerhard, Priv. Doz. Dr.
Leitender Oberarzt der Universitätsklinik
für Hals-Nasen-Ohrenkrankheiten
Landeskrankenhaus
Müllner Hauptstraße 48
5020 Salzburg
Österreich
g.moser@salk.at

Schneider-Stickler, Berit, Ao. Univ. Prof. Dr.
Stellv. Leiterin der Klinischen Abteilung Phoniatrie-Logopädie
Universitätsklinik für Hals-, Nasen- und Ohrenkrankheiten/Medizinische Universität Wien
Währinger Gürtel 18–20
1090 Wien
Österreich
berit.schneider-stickler@meduniwien.ac.at

Sittel, Christian, Prof. Dr.
Ärztlicher Direktor der Klinik für Hals-, Nasen-, Ohrenkrankheiten, Plastische Operationen
Klinikum Stuttgart
Kriegsbergstraße 60
70174 Stuttgart
Deutschland
c.sittel@klinikum-stuttgart.de

Stiebellehner, Leopold, Ao. Univ. Prof. Dr.
Institution Klinische Abteilung für Pulmologie
Universitätsklinik für Innere Medizin II/
Medizinische Universität Wien
Währinger Gürtel 18–20
1090 Wien
Österreich
leopold.stiebellehner@meduniwien.ac.at

Thurnher, Dietmar, Univ. Prof. Dr.
Klinikvorstand und Abteilungsleiter
für Allgemeine Hals-Nasen-Ohren-Heilkunde
Hals-Nasen-Ohren-Universitätsklinik/
Medizinische Universität Graz
Auenbruggerplatz 26
8036 Graz
Österreich
dietmar.thurnher@klinikum-graz.at

Trapl, Michaela, MAS, MSc
Abteilung Neurologie/Stroke Unit
Universitätsklinikum Tulln
Alter Ziegelweg 10
3430 Tulln
Österreich
michaela.trapl@aon.at

Zauner, Christian, Ao. Univ. Prof. Dr.
Abteilung für Gastroenterologie und Hepatologie
Univ.-Klinik für Innere Medizin III/Medizinische
Universität Wien
Währinger Gürtel 18–20
1090 Wien
Österreich
christian.zauner@meduniwien.ac.at

Zur Begrifflichkeit von «Tracheotomie» und «Tracheostomie»

Berit Schneider-Stickler

1.1 Tracheotomie und Tracheostomie – 2

1.2 Tracheostoma – 2

Literatur – 2

1.1 Tracheotomie und Tracheostomie

Die beiden Begriffe «Tracheotomie» und «Tracheostomie» werden häufig synonym gebraucht. Streng genommen bezeichnet die «Tracheotomie» die alleinige Eröffnung der Luftröhre und die «Tracheostomie» die permanente zirkuläre Epithelisierung durch Fixierung der Trachea mit der Halshaut (De Leyn et al. 2007, Mitchell et al. 2013, Hillejan u. Rawert 2015). Beide Bezeichnungen haben ihren Ursprung aus dem Griechischen.

Das Wort «Tracheotomie» hat seine Wurzeln im Altgriechischen – die erste Silbe, nämlich τραχεία (in der Transliteration: tracheia), bedeutet, wohl wegen der Oberflächenbeschaffenheit, uneben, rau oder zottig; die zweite Silbe τομή (in der Transliteratur: tomé) Schnitt oder Abschnitt. Somit kann die Tracheotomie als die chirurgische Inzision der Trachea bezeichnet werden.

Der modernere Ausdruck «Tracheostomie» (aus dem Altgriechischen: στόμα = Mund, Öffnung) stellt die chirurgische Anlage einer Öffnung der Trachea und der anschließenden Vereinigung der Trachealwundränder mit den zuvor geschaffenen Hautwundrändern dar. Nachdem die perkutan-dilatativen Techniken auf die zumeist temporäre Eröffnung der Trachea zielen, findet hier eher der Begriff der Tracheotomie Verwendung. Chirurgische Techniken streben eine Epithelisierung des Tracheostomas an und werden meist bei Indikation zur Anlage eines Langzeittracheostomas indiziert, daher werden chirurgische Techniken eher als Tracheostomien bezeichnet.

1.2 Tracheostoma

Beide Interventionen resultieren in der Anlage eines «Tracheostomas». Dabei bleibt terminologisch unberücksichtigt, ob das Tracheostoma perkutan-dilatativ oder offen-chirurgisch angelegt wurde.

In den Recherchen zur Erstellung dieses Fachbuches hat sich gezeigt, dass auch in der internationalen Literatur die Begriffe Tracheotomie und Tracheostomie uneinheitlich verwendet werden. Daher wurde die zum Teil uneinheitliche Verwendung der Begriffe durch die Co-Autoren dieses Buches akzeptiert.

Literatur

De Leyn P, Bedert L, Delcroix M, Depuydt P, Lauwers G, Sokolov Y, Van Meerhaeghe A, Van Schil P; Belgian Association of Pneumology and Belgian Association of Cardiothoracic Surgery (2007)Tracheotomy: clinical review and guidelines. Eur J Cardiothorac Surg 32(3):412–421

Hillejan L, Rawert H (2015) Tracheotomy – surgical and percutaneous. [Article in German], Zentralbl Chir 140(3):339–358; quiz 359–360. [Epub 2015 Jul 1.]

Mitchell RB, Hussey HM, Setzen G et al. (2013) Clinical consensus statement: tracheostomy care. Otolaryngol Head Neck Surg 148(1):6–20

Die Geschichte der Tracheotomie

Gerhard Moser

2.1 Einleitung – 4

2.2 Periode der Legende (2000 v. Chr. bis 1546 n. Chr.) – 4

2.3 Periode der Angst (1546–1833) – 12

2.4 Periode der Dramatisierung (1832–1932) – 23

2.5 Periode des Enthusiasmus (1932–1965) – 25

2.6 Periode der Rationalisierung (1965 bis zur Gegenwart) – 26

Literatur – 27

© Springer-Verlag GmbH Austria 2018
B. Schneider-Stickler, P. Kress (Hrsg.), *Tracheotomie und Tracheostomaversorgung*
https://doi.org/10.1007/978-3-7091-4868-6_2

2.1 Einleitung

Wie kaum eine andere Operation spielt die Tracheotomie seit über 4000 Jahren eine bedeutsame Rolle und hat nach wie vor trotz medizinisch technischer Fortschritte unverändert ihren festen Platz in der klinischen Medizin.

Der Fortschritt ihrer Entwicklung reicht vom Schwertschlag zur Erleichterung der Atmung eines erstickenden Soldaten auf dem Schlachtfeld bis zum akribischen Gebrauch der perkutanen dilatativen Tracheotomie unter aseptischen Bedingungen auf Intensivstationen. Die Tracheotomie, bisweilen gefürchtet und verpönt, zu anderen Zeiten herbeigesehnt als lebensrettende Maßnahme, bleibt doch eine der am häufigsten durchgeführten chirurgischen Prozeduren. Die Tracheotomie als einer der ältesten operativen Eingriffe am Menschen, bis in die Neuzeit teils mit Angst behaftet, bleibt sie oft mit dem äußerst bedrohlichen Gefühl der Erstickung für den Betroffenen und dem Gefühl von Mut für den Durchführenden verbunden. Dies gilt vor allem bis zum späten 19. Jahrhundert, da erst dann mit der Einführung von Betäubungsmitteln die beim Eingriff gefühlten Schmerzen erträglich gemacht bzw. ausgeschaltet wurden.

Vom revolutionären ist sie nun in das evolutionäre Stadium getreten. Sie ist ein zuverlässiges Werkzeug zur Sicherung des Atemweges geworden.

Historisch gesehen lässt sich dieser Eingriff bis in die Anfänge verschiedener Kulturen zurückverfolgen. Nutzen oder Unwert der Maßnahme wurde in den darauffolgenden Jahrhunderten von verschiedenen Autoren sehr unterschiedlich beurteilt.

Über die Sicherheit und Notwendigkeit, die Auswahl der chirurgischen Instrumente, aber auch über die Indikationen und Methoden wurden diverse Diskussionen und Kontroversen geführt. Mit der Entwicklung moderner alternativer Methoden zur Eröffnung und Sicherung des Atemweges, wie der orotrachealen Intubation und der perkutanen dilatativen Tracheotomie steht die chirurgische Tracheostomie in der heutigen Zeit in vielerlei Hinsicht als ein ergänzendes Verfahren zur Verfügung. Sie hat ihren festen Platz im Behandlungsrepertoire besonders der im Kopf-Hals-Bereich tätigen Chirurgen, aber auch der intensivmedizinisch tätigen Ärzte. Die Diskussion um das Pro und Contra dieser Maßnahme scheint so aktuell zu sein wie vor 2000 Jahren.

Trotz lebhafter Diskussion über den korrekten Gebrauch der Termini Tracheotomie versus Tracheostomie (▶ Kap. 1), werden diese von manchen Autoren wechselweise verwendet. Der Einfachheit halber wird in diesem Kapitel der neutrale Ausdruck «Tracheotomie» verwendet.

Um die Lesbarkeit zu erleichtern, soll nachfolgend die Einteilung nach McClelland (1972) Verwendung finden:

Tracheotomie in der:
- Periode der Legende (2000 v. Chr. bis 1546 n. Chr.)
- Periode der Angst (1546–1833)
- Periode der Dramatisierung (1833–1932)
- Periode des Enthusiasmus (1932–1965)
- Periode der Rationalisierung (1965 bis zur Gegenwart)

2.2 Periode der Legende (2000 v. Chr. bis 1546 n. Chr.)

Tatsächlich scheint der chirurgische Eingriff der Tracheotomie sehr alt zu sein. Die erste Darstellung einer mutmaßlichen Eröffnung der Luftröhre findet sich auf zwei ägyptischen

2.2 · Periode der Legende (2000 v. Chr. bis 1546 n. Chr.)

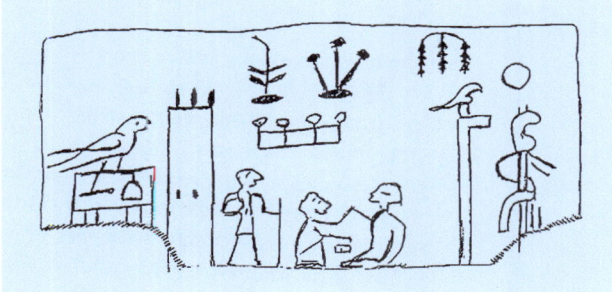

Abb. 2.1 Darstellung einer mutmaßlichen Tracheotomie um 3050 v. Chr. in Abydos/Ägypten. Aus: Klemm u. Nowak 2011

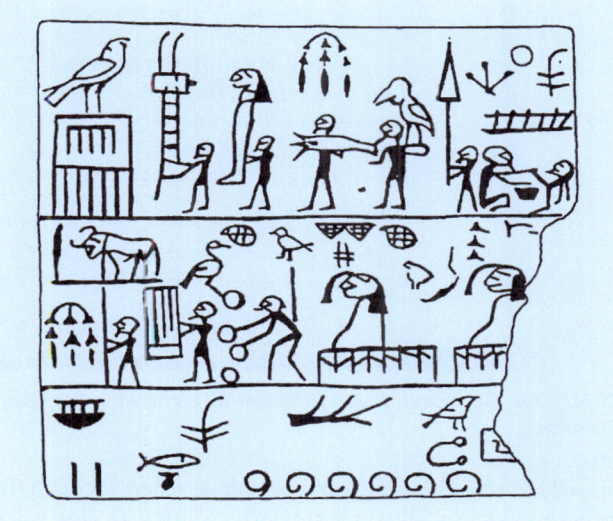

Abb. 2.2 Darstellung einer mutmaßlichen Tracheotomie um 2980 v. Chr. in Sakkara/Ägypten

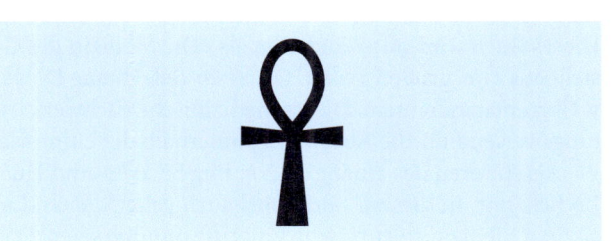

Abb. 2.3 Anch-Zeichen als die Hieroglyphe für Leben (Quelle: iStock-515271306 © Panptys)

Tafeln (eine aus Holz, die andere aus Elfenbein), welche bis 3600 v. Chr. zurückdatiert werden konnten. Dies fällt in die Periode der ersten Dynastie der ägyptischen Könige, betreffend König Aha (etwa um 3050 v. Chr.) in Abydos und König Djer (etwa um 2980 v. Chr.) in Sakkara (Dugan u. Samson 1963, Pahor 1992). Jede Tafel zeigt eine sitzende Person, welche mit einem spitzen Instrument auf den Hals einer anderen Person zeigt (Abb. 2.1 u. Abb. 2.2). Diese befindet sich in kniender Stellung und stützt sich mit den Armen nach hinten ab. Tatsächlich dürfte es sich um einen chirurgischen Eingriff handeln und nicht um ein Menschenopfer, weil dieses nach Ansicht der Wissenschaft in Alt-Ägypten nicht üblich war. Außerdem lässt sich aus der Anhäufung der vier Anch-Zeichen über dem Kopf des «Tracheotomierten» ablesen, dass hier keine Tötungsszene dargestellt wird – das Anch-Zeichen ist die Hieroglyphe für Leben (Abb. 2.3).

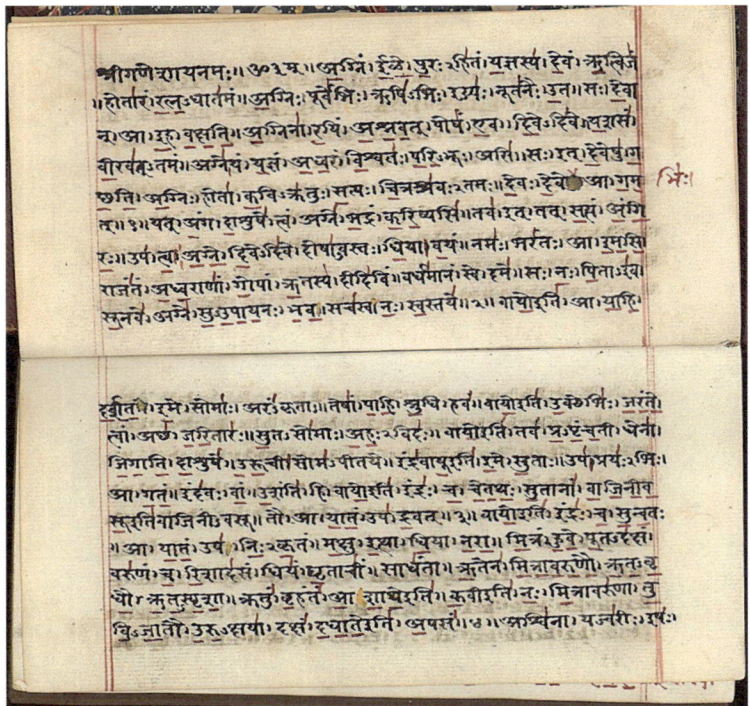

Abb. 2.4 Rigveda auf Papier, frühes 19. Jh., Sanskrit mit roten Betonungszeichen für den vedischen Tonakzent

Die Frage, ob es auch in der chinesischen Medizin Tracheotomie-ähnliche Eingriffe gab, kann nicht schlüssig beantwortet werden. In einem der ältesten diesbezüglichen Standardwerke, dem *Huáng Dì Nèi Jīng*, findet sich kein Bericht über chirurgische Eingriffe. Dieses Buch wird unter anderem als «Die Medizin des Gelben Kaisers» übersetzt und besteht aus zwei großen Teilen. Der erste Teil, Huáng Dì Nèi Jīng Sù Wèn, soll ca. 2698–2598 v. Chr. entstanden sein. Dieses medizinische Fachwerk ist bis heute grundlegend und richtungsweisend für die Ausbildung innerhalb der chinesischen Medizin (Veith 1966).

Als Autoren des Huáng Dì Nèi Jīng Sù Wèn sind Huáng Dì selbst und sein Meister Qí Bó bekannt. In diesem Buch wird auch gelehrt, dass durch die Überlegenheit der chinesischen Medizin chirurgische Eingriffe unnötig seien. Das wird außerdem durch den Konfuzianischen Lehrsatz der Heiligkeit des Körpers unterstützt.

Der entsprechende Bezug findet sich im *Ling Shu*, dem zweiten Teil des Werkes (dem Buch der Akupunktur), in welchem die Auswirkungen der respiratorischen Obstruktion grafisch dargestellt werden – die Wegnahme der Energie des großen Yin Meridians «…*so wie das Gesicht schwarz wird, muss der Patient sterben*» (Lu u. Heritage 1973).

Erste vage Hinweise auf operative Eingriffe am Hals finden sich in einer bronzezeitlichen Beschreibung der Heilung einer Halsinzision in der Sammlung des **Rigveda** (Abb. 2.4), einem der ältesten Teile der indischen Literatur und gleichzeitig heiligem Buch der hinduistischen Medizin, verfasst in der Gelehrtensprache Sanskrit wahrscheinlich zwischen 2000 und 1000 v. Chr. (Frost 1976; Puschmann 1899, Wright 1914).

Vermutlich zur gleichen Zeit entstand in Ägypten der bekannte **Papyrus Ebers** (Abb. 2.5), benannt nach dem Berliner Ägyptologen Georg Moritz Ebers (1837–1898). Dieser

2.2 · Periode der Legende (2000 v. Chr. bis 1546 n. Chr.)

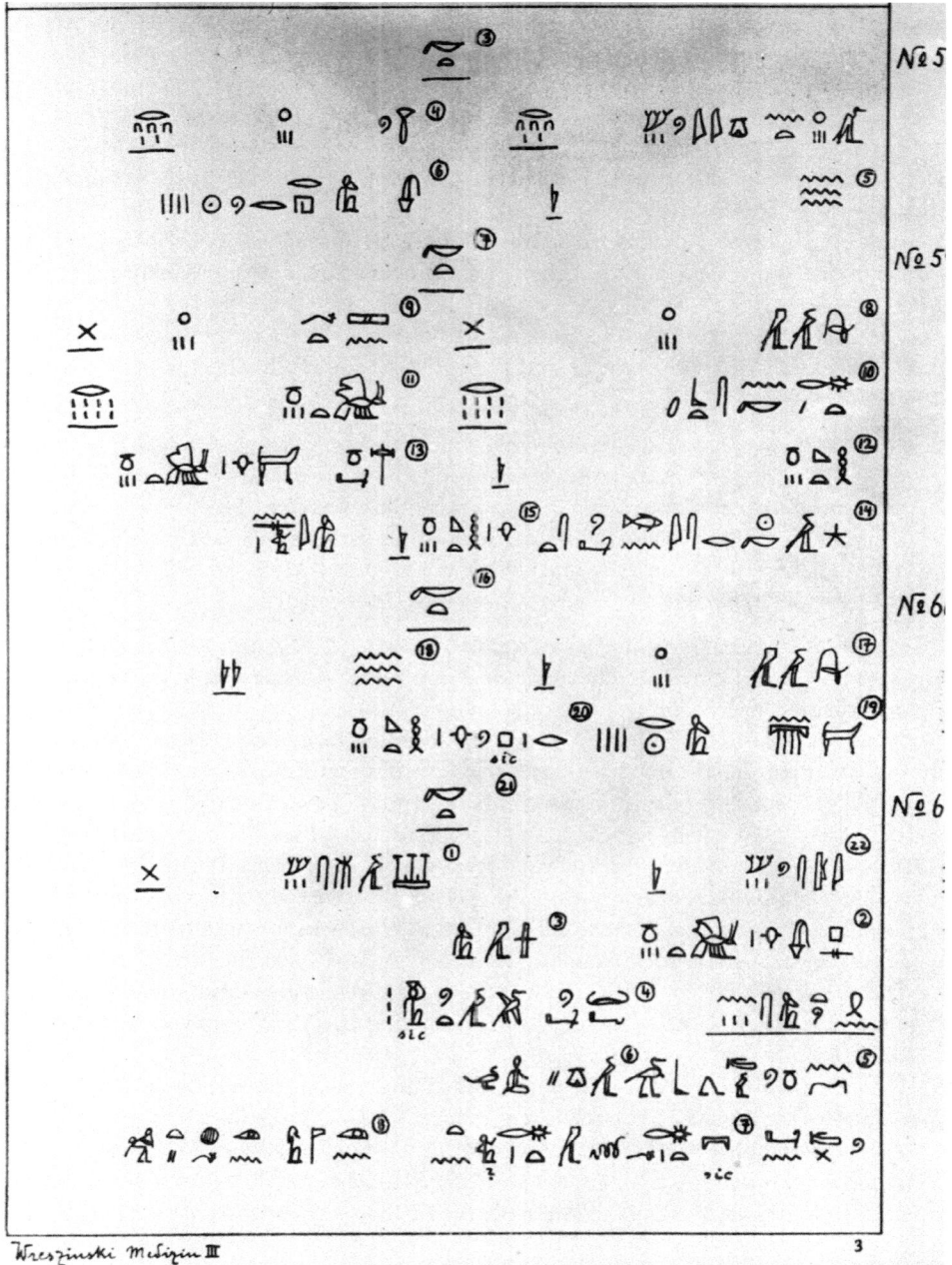

Abb. 2.5 Auszug (Seite 135) aus dem Papyrus Ebers (ca. 1500 v. Chr.)

erwarb den nach ihm benannten Papyrus 1872 in Luxor. Der aus 108 Säulen bestehende und in Leipzig gelagerte Papyrus wurde auf 1550 v. Chr. datiert. Wenngleich in diesem Papyrus nicht direkt von der Tracheotomie die Rede ist, so zeigt folgende Textstelle doch, dass man bereits in Alt-Ägypten durchaus den Mut besaß, Operationen im Halsbereich vorzunehmen:

> Wenn du ein Fettgewächs in deiner Kehle triffst und findest es, wie einen Abszess des Fleisches, der unter deinen Fingern erreicht ist, … so sagst du dazu: Er hat ein Fettgewächs in seiner Kehle. Ich werde die Krankheit mit dem Messer behandeln, in dem ich mich vor den Gefäßen in Acht nehme. (Joachim 1890)

Dies zeigt, dass die Ärzte im alten Ägypten mit der Blutung als gefährlichste Komplikation vertraut waren (Joachim 1890).

Homer, der wahrscheinlich im 8. Jahrhundert vor Christus lebte, berichtete von der Eröffnung der Luftröhre, um das Leiden erstickender Patienten zu erleichtern (Gordon 1949).

Ob **Hippokrates von Kos** (460–377 v. Chr.) die Tracheotomie kannte und anwandte, ist fraglich. In seinem Werk über die Krankheiten («De Morbis») schreibt er über die Behandlung der Erstickung:

> Einen solchen (der zu ersticken droht) muss man zur Ader lassen, besonders unterhalb der Brustwarze; denn an dieser Stelle folgt zugleich warme Luft aus der Lunge nach; man muss ferner den Unterleib durch ein Abführmittel oder ein Klistier reinigen und Röhrchen in die Kehle hinter dem Unterkiefer einführen, damit die Luft in die Lungen eingezogen werden kann; auch muss man dafür sorgen, dass (der Kranke) möglichst schnell Auswurf hat und die Lungen austrocknen (Potter 1980).

Ebenso wird berichtet, dass **Alexander der Große** (356–323 v. Chr.), ein Zeitgenosse von Hippokrates, einem seiner Soldaten, der an einem Knochen zu ersticken drohte, die Trachea mit dem Schwert geöffnet haben soll (Wright 1914).

So war es der in Rom lebende Arzt **Asklepiades von Bithynien** (124–36 v. Chr.), dem die Entwicklung der Operationstechnik der Luftröhreneröffnung zur Behandlung der «Cynanche» (damals der Begriff für Erkrankungen an Hals und Kehlkopf) durch **Claudius Galenus** (um 2980 v. Chr.) in Sakkara (129/131–200/215 n. Chr.) zugeschrieben wird (◘ Abb. 2.6). Vom letzteren wird auch berichtet, dass er Kopf-Hals-Strukturen beschreibt, einschließlich Larynxmuskulatur, Knorpel und die Trachea. Desgleichen vermutete Galenus einen Zusammenhang zwischen Stimmproduktion und Stimmbändern. Damals glaubte man die Stimme entstünde durch den Herzschlag (Kühn 1827).

Durch Asklepiades von Bithynien wurde auch der Name Pharyngotomie oder Laryngotomie eingeführt und er empfahl ihre Anwendung zur Verhütung von Erstickungen (Adams 1856).

Nun überschreiten wir die wohl markanteste Linie unserer Zeitrechnung und bewegen uns von der vorchristlichen in die nachchristliche Zeit.

Zu damaliger Zeit gab es starke Befürworter wie auch vehemente Gegner der Luftröhreneröffnung, wie z. B. ein Zeitgenosse des Asklepiades, nämlich **Aretäus aus Alexandria** (gestorben zwischen 130 und 138), der die Methode in seinen Schriften heftig kritisierte:

> Diejenigen, welche zur Hebung der Atemnot gewohnt sind, die Luftröhre anzuschneiden, scheinen die Operation nicht durch Ausführung bewährt gemacht zu haben, denn die Hitze der Entzündung wird größer durch die Wunde und kommt zu der Erstickungsnot und dem Husten hinzu. Andererseits, wenn man dieser Gefahr entronnen sein sollte, vereinigen sich die Ränder der Wunde nicht, da sie beide knorpelig und unheilbar sind (Adams 1856).

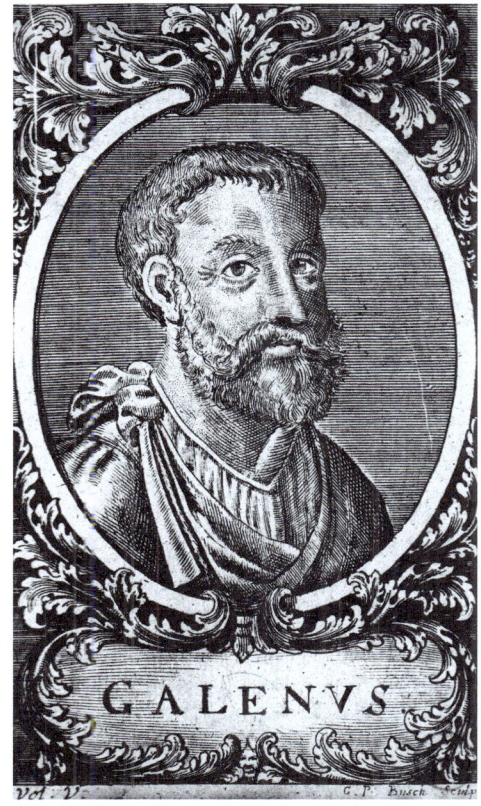

◘ Abb. 2.6   Claudius Galenus (131 n. Chr.)

Die gleiche ablehnende Haltung zeigte etwa 250 Jahre später der römische Arzt **Caelius Aurelianus,** der in der Tracheotomie sogar ein Verbrechen zu erkennen glaubte (Aurelianus 1722).

Nachdem die Methode der Tracheotomie nun in Misskredit geraten war, gab der griechische Arzt **Antyllus,** der um die Mitte des 2. Jahrhunderts n. Chr. zu Kaiser Hadrians Zeiten lebte, 100 Jahre später in seinem «Compendium Medicinae» wieder eine genaue Beschreibung der Operationstechnik an. Er fokussiert auf den auch heute noch als optimale Stelle zur Eröffnung der Trachea angesehenen Raum zwischen dem dritten und vierten Trachealring (Mackenzie 1880).

Durch den Niedergang des römischen Weltreiches gewann in den folgenden Jahrhunderten die Medizin des arabischen Kulturkreises zunehmend an Bedeutung. Es ist anzunehmen, dass die arabischen Ärzte die Literatur der frühen abendländischen Medizin kannten. Dies ist am Beispiel der Tracheotomie gut belegt. Hier sind vor allem drei Ärzte zu nennen: **Avicenna**, **Avenzoar** und **Albucasis** (Sercer 1956). Alle drei berufen sich dabei auf die Arbeiten des Antyllus.

Avicenna (arabisch Abū Alī al-Husain ibn Abdullāh ibn Sīnā), Arzt, Physiker, Philosoph, Jurist, Mathematiker, Astronom, Alchemist und Musiktheoretiker (ungefähr 980–1037), kann als einer der Urväter der endotrachealen Intubation bezeichnet werden. Im Übrigen ist sein «Canon» **das** wichtigste medizinische Buch (Champier u. Rustico 1522) der arabischen Ärzte und der europäischen Hochscholastik (◘ Abb. 2.7).

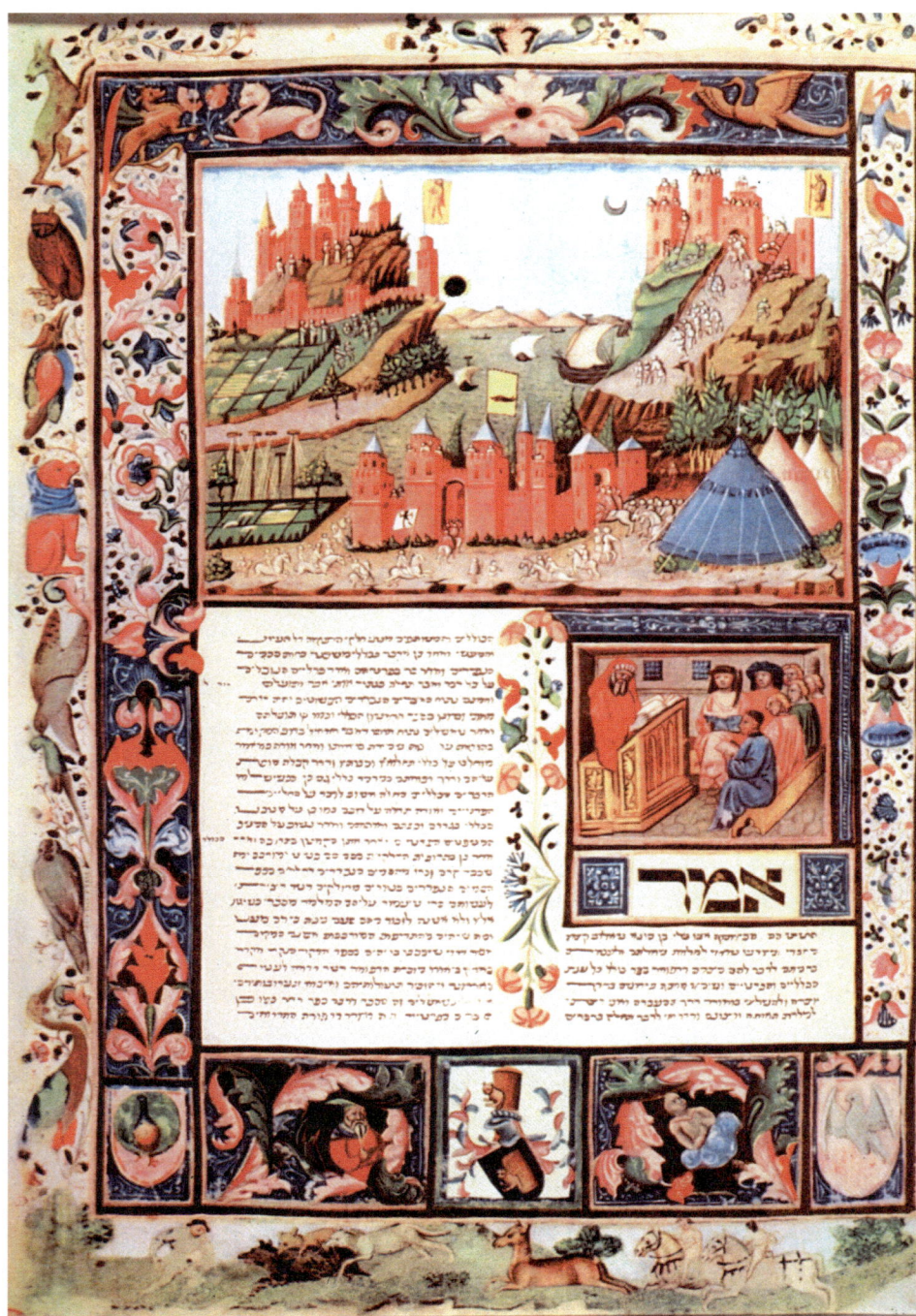

Abb. 2.7 Auszüge aus dem Avicenna-Canon

Abb. 2.8 Avenzoar (1094–1160)

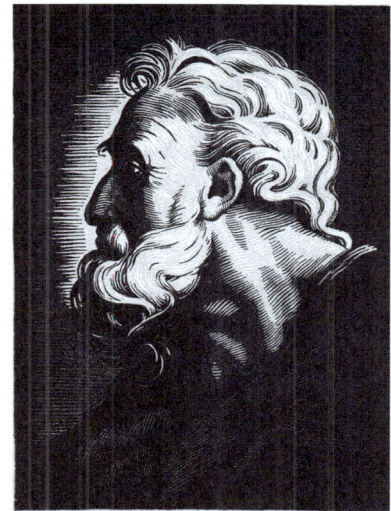

AVENZOAR

Noch im 16. Jahrhundert wurde der Canon das 13. Mal nachgedruckt. Die letzte lateinische Gesamtausgabe erschien 1608. Dort beschreibt Avicenna die Intubation des Kehlkopfes als eine Form der Behandlung von Erstickungen.

Avenzoar (arabisch Abū Merwān 'Abdal-Malik ibn Zuhr, 1094–1160 in Sevilla) empfahl die Tracheotomie ebenfalls in Fällen drohender Erstickung und befasste sich insbesondere mit dem Problem der Heilung von Tracheotomiewunden (Abb. 2.8) (Gurlt 1898).

Schließlich kam **Albucasis** (arabisch Abu l-Qasim Chalaf ibn al-Abbas az-Zahrawi, 1060–1122) zu der Ansicht, dass ein Einschnitt in den Larynx gefahrlos sei, da er bei einer Sklavin, die sich in suizidaler Absicht die Luftröhre durchschnitten hatte, einen zufriedenstellenden Verlauf der Wundheilung erlebte (Sprengel 1805, Sercer 1962).

Es gilt jedenfalls als unwahrscheinlich, dass die arabischen Ärzte die Tracheotomie je selbst durchgeführt hatten, da nach den Vorschriften des Koran die Öffnung von Leichen und jegliche anatomische Forschung unmöglich war. Darüber hinaus war es wohl die den damaligen Orientalen anhaftende eigentümliche Scheu vor blutigen Eingriffen, welche der Entwicklung der operativen Medizin entgegenstand.

Deutliche Fortschritte wurden in den Medizinhochschulen des europäischen Mittelalters erzielt. Die Leichenöffnung wurde im 13. und 14. Jahrhundert durch Kaiser Friedrich II. (1194–1250) legitimiert. Damit war es möglich, durch genaue anatomische Studien exakte Kenntnisse über den Bau des menschlichen Körpers zu erwerben.

Friedrich II. ordnete an, dass kein Chirurg zur Praxis zugelassen werden durfte, der sich nicht ein Jahr lang anatomischen Studien gewidmet hatte. Nach wie vor war jedoch die Luftröhreneröffnung im europäischen Mittelalter aus ethischen, moralischen und vor allem religiösen Gründen verpönt, da es als Strafe für schwere Verbrechen galt, jemandem die Kehle durchzuschneiden (Baader u. Keil 1982, Puschmann 1899).

Der Sterbende hauchte durch die «fistula spiritalis» die Seele aus. Eine Eröffnung der «Canna», wie die Trachea damals auch genannt wurde, war allenfalls als Sühne für schwerste Verbrechen denkbar. Daher rührt auch die lateinische Bezeichnung «subscannatio», wie der Arzt **Pietro D'Abano** (1350–1416) die Tracheotomie auch bezeichnete (Sercer 1962). Interessanterweise bildet sich dies auch im 28. Gesang von Dante Alighieris «Göttlicher Komödie» ab: Da lässt er Piero de' Medici mit durchschnittener Kehle in Gesellschaft anderer verstümmelter Leidensgenossen im neunten Graben der Hölle büßen (Kopisch 1842):

» Den andern, dem die Kehle ganz durchbohrt,
die Nase abgeschlitzt bis zu den Brauen,
und dem von seinen Ohren eins war fort,
sah ich sich mit den anderen dort stauen.

2.3 Periode der Angst (1546–1833)

Während dieser Periode hatten nur wenige Chirurgen den Mut, die Tracheotomie durchzuführen, wenngleich sie auch sehr detailgetreu beschrieben wurde. Es existieren nur 21 Berichte über erfolgreich durchgeführte Eingriffe.

Typisch für diese Zeit war auch ein Zitat von **Hieronymus Fabricius ab Aquapendente** (1537–1619), Anatom in Padua (◘ Abb. 2.9), der sich eingehend mit der Operationstechnik der Tracheotomie auseinandergesetzt hatte, diese aber nie selbst ausgeführt zu haben scheint: «*Die schrecklichen Chirurgen unserer Zeit haben sich nicht gescheut diese Chirurgie (Tracheotomie) zu üben und ich habe sie auch nicht ausgeführt. So wird es ein Skandal genannt.*»

In seinem Werk «*De perforatione asperae arteriae in angina*» schlug er zur Schonung von Gefäßen und Nerven einen mit Tinte markierten senkrechten Hautschnitt vor und wies insbesondere auf die Bedeutung einer exakten Blutstillung hin. Außerdem gab er bereits damals den Rat, das Röhrchen (lat. Cannula) nicht zu lange in der Luftröhre liegen zu lassen (Caffin u. Plaignard 1628).

Antonio Musa Brassavola (1490–1554), Arzt und Botaniker aus Ferrara (◘ Abb. 2.10), soll 1546 folgenden Ausspruch getan haben: «*Wenn keine andere Möglichkeit besteht bei Angina, Luft zum Herz fließen zu lassen, müssen wir den Larynx unterhalb des Abszesses einschneiden*» (Brassavola 1546).

Andreas Vesalius (1514–1564), Medizinprofessor an der Universität Padua, berichtet 1555 in seiner Schrift «» ausführlich über die Technik der Tracheotomie im Tierversuch (◘ Abb. 2.11 u. ◘ Abb. 2.12); ebenso findet sich dort die erste Abbildung eines Luftröhrenschnittes bei einem Schwein innerhalb der Kapitelinitiale «Q» (Vesalius 1568).

Iulius Casserius (1545–1616), ursprünglich ein Diener, später berühmtester Schüler von Fabricius und Professor der Anatomie in Padua, bildete als erster eine Tracheotomie beim Menschen ab (◘ Abb. 2.13). Er führte eine gekrümmte Kanüle ein, welche einem Viertelkreis entsprach (◘ Abb. 2.14). Sie wurde mit elastischen Bändern in der richtigen Position gehalten (Casserius 1601).

Thomas Fienus (1567–1631), Professor für Medizin an der Universität Löwen, war wohl einer der Ersten, der die Einlage eines Röhrchens in die eröffnete Luftröhre empfahl (Goodall 1934, Sercer 1956).

Johannes Scultetus (Ulm, 1595–1645), ein deutscher Schüler des Fabricius, wirkte von 1625 bis zu seinem Tode als Stadtphysikus in Ulm. Er war somit der «erste Arzt» der Stadt und verantwortlich für Maßnahmen, welche die gesundheitliche Prävention der Bevölkerung und die hygienischen Bedingungen in der Stadt betrafen. Zu seinen Aufgaben ge-

2.3 · Periode der Angst (1546–1833)

Abb. 2.9 Hieronymus Fabricius ab Aquapendente (1537–1619)

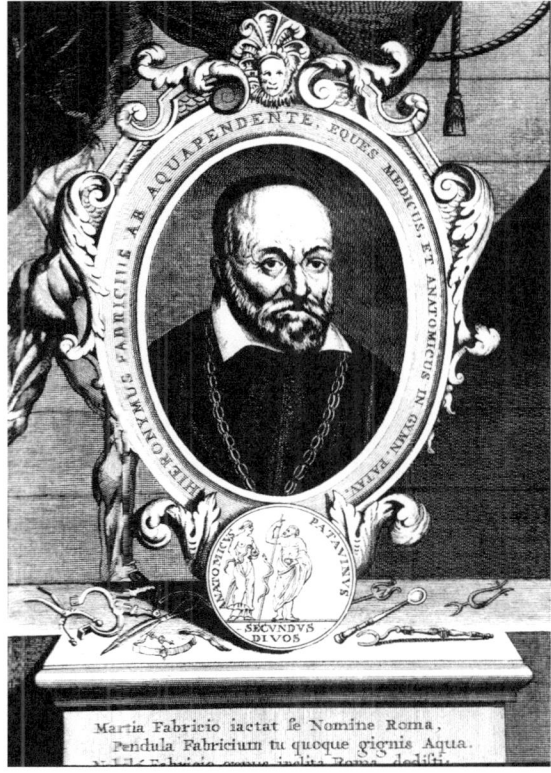

Abb. 2.10 Antonio Musa Brassavola (1490–1554)

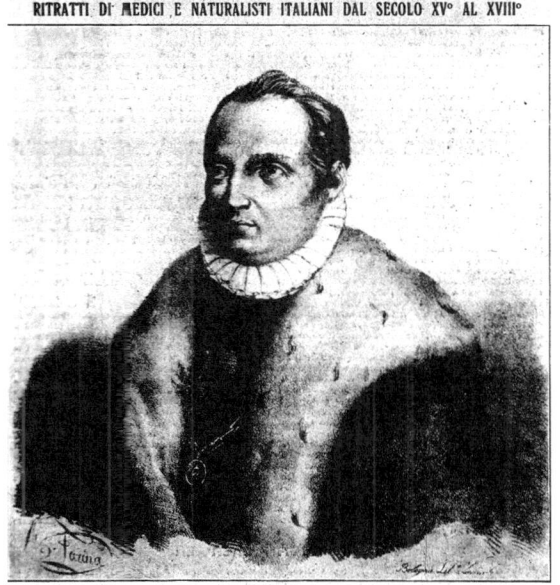

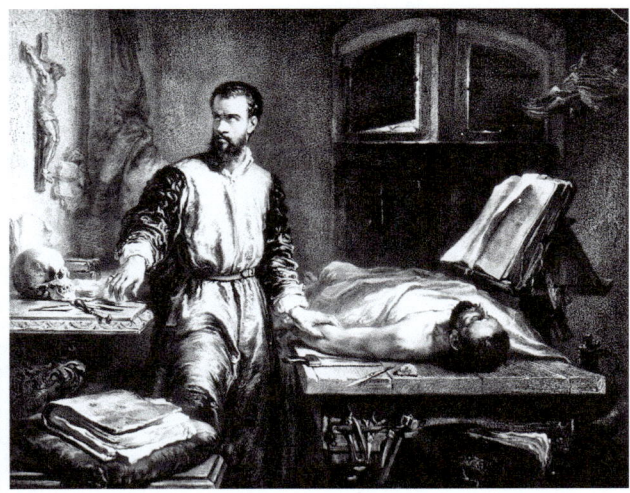

◘ **Abb. 2.11** Andreas Vesalius (1543, Basel)

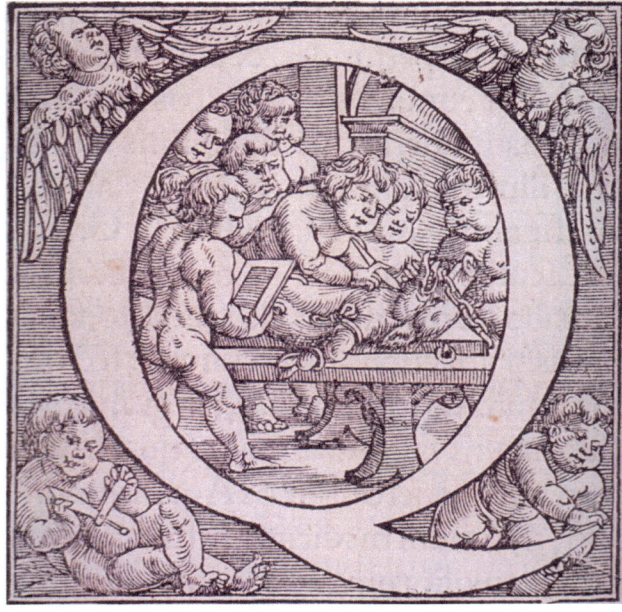

◘ **Abb. 2.12** Allegorische Darstellung einer Tracheotomie bei einem Schwein (Basel 1543)

hörte auch die Überwachung von Personen, die sich mit medizinischen Aufgaben befassten, so unter anderem Hebammen und Bader. Auch oblag ihm die Aufgabe, die Toten zu beschauen und bei unklaren Fällen Obduktionen durchzuführen.

In Erinnerung ist er vor allem mit seinem Buch «*Armamentarium Chirurgicum*» geblieben, in welchem er das allgemeine Wissen zur Chirurgie der damaligen Zeit umfassend beschrieb. Das Buch enthält zudem über 40 gezeichnete Bilder, unter anderem von chirurgischen Instrumenten (Scultetus 1666). Seine Operationsbeschreibungen waren so exakt, dass sie teilweise bis heute Bestand haben. Kurz nach seinem Tod wurde dieses Werk als «*Wundarzneyisches Zeughaus*» ins Deutsche übersetzt und somit auch den Wundärzten, die meist kein Latein konnten, zugänglich gemacht (◘ Abb. 2.15).

2.3 · Periode der Angst (1546–1833)

◘ **Abb. 2.13** Iulius Casserius (um 1616)

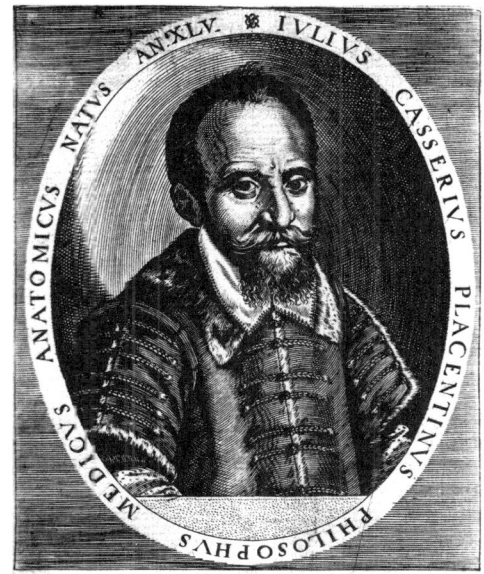

◘ **Abb. 2.14** De laryngotomia (S. 122 Tafel XXII aus «De vocis auditusque organis historia anatomica», Ferrara 1600–1601)

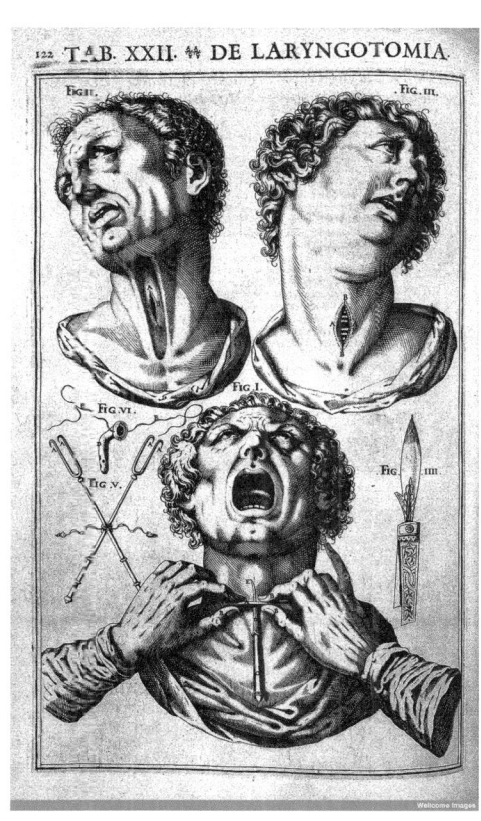

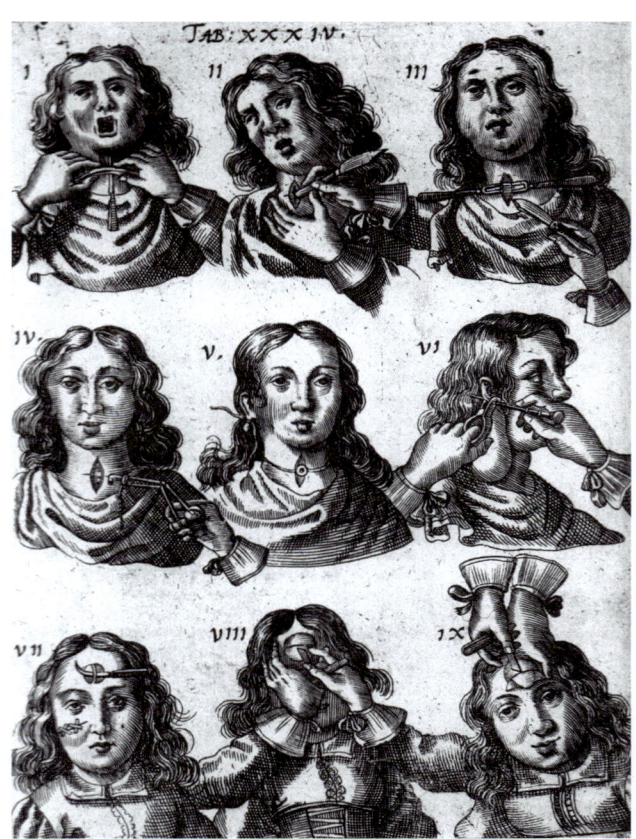

◘ **Abb. 2.15** «Armamentarium Chirurgicum» von Johannes Scultetus (1595–1645)

Ebenso widmete er sich eingehend der Technik der Tracheotomie. Damit ist dieses Buch wohl das erste medizinische Lehrbuch, das alle damals gängigen Operationsinstrumente systematisch zusammenstellte und offensichtlich die umfassendste bildliche Darstellung derselben repräsentierte.

Nicolas Habicot (1550–1624), ein Pariser Chirurg, setzte sich in Frankreich mit der Laryngotomie auseinander, die er in Bronchotomie umbenannte. In seiner Schrift, *«Question chirurgicale par laquelle il est démonstré que le chirurgien doit assurément pratiquer l'operation de la bronchotomie, vulgairement dite laryngotomie ou perforation de la flûte en tuyau du polmon»*, 1620 in Paris publiziert, beschreibt er drei Fälle einer gelungenen Bronchotomie (Habicot 1620):

1. Ein elfjähriger Junge hatte aus Angst bestohlen zu werden, neun in Leinen gehüllte Goldstücke zu schlucken versucht. Sie waren ihm aber im Schlund stecken geblieben. Dadurch wurde die Luftröhre so stark komprimiert, dass er zu ersticken drohte. Habicot führte eine Tracheotomie durch und legte ein gerades Röhrchen, wie von Fabricius beschrieben, ein. Mit einer langen Sonde stieß er das Geldknäuel durch die Speiseröhre in den Magen. Innerhalb von 8 bis 10 Tagen verließen die Geldstücke den Magen auf natürlichem Weg.
2. Ein junger Bursche war durch mehrere Degen- und Messerstiche am Kopf, im Gesicht und am Hals schwer verletzt worden. Herbeigerufene Ärzte und Chirurgen lehnten eine weitere Behandlung jedoch ab. Als Habicot hinzugezogen wurde, sah er,

2.3 · Periode der Angst (1546–1833)

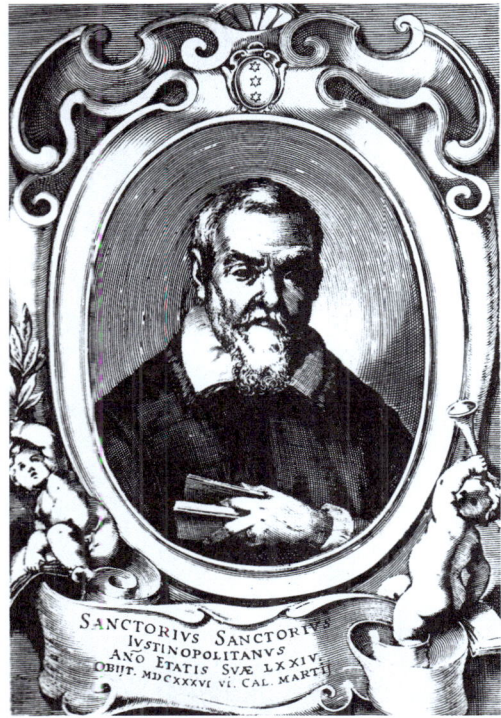

Abb. 2.16 Sanctorius Sanctorius (1561–1636)

dass der Patient wegen der Kehlkopfwunden und des in die Trachea geflossenen Blutes keine Luft mehr holen konnte und zu ersticken drohte. Unterhalb des Kehlkopfes eröffnete er die Luftröhre und der Kranke wurde gerettet.

3. Ein 25-jähriges Mädchen erlitt eine Schussverletzung im Kehlkopfbereich, eine nachfolgend auftretende Entzündung führte zu schwersten Erstickungsanfällen, die das Einführen einer kleinen Röhre in die Luftröhre nötig machten. Drei Wochen lang beließ Habicot die Kanüle im Tracheostoma. Die sich daran anschließende Heilung war komplikationslos.

Ebenso stellte Habicot einen genauen Katalog zur Indikation und Durchführung der Bronchotomie auf.

Ein Zeitgenosse Habicots, **Sanctorius Sanctorius** (1561–1636), eröffnete die Trachea mit einem Trokar-ähnlichen Instrument (Abb. 2.16). Zu dieser Zeit dürfte, technisch gesehen, der Beginn der perkutanen Tracheotomie begonnen haben. Insbesondere beschrieb Sanctorius diese Technik in seinem Buch «Commentaria in primam fen primi libri canonis avicennae» (Sanctorius 1626).

Diese Methode wurde 1675 von **Friedrich Dekkers**, einem Professor der Medizin in Leyden, wieder aufgegriffen und verfeinert. Er nannte dieses Instrument Bronchotom (Dekkers 1695).

Eine ungewöhnliche Erweiterung der Indikationsliste zur Bronchotomie nahm der Rostocker **Georg Detharding** (1649–1747) vor. Er empfahl die Bronchotomie auch bei der Wiederbelebung Ertrunkener, beschrieben in seinem 1755 erschienenen Werk «De methodo subveniendi submersis per laryngotomiam» (Detharding 1755).

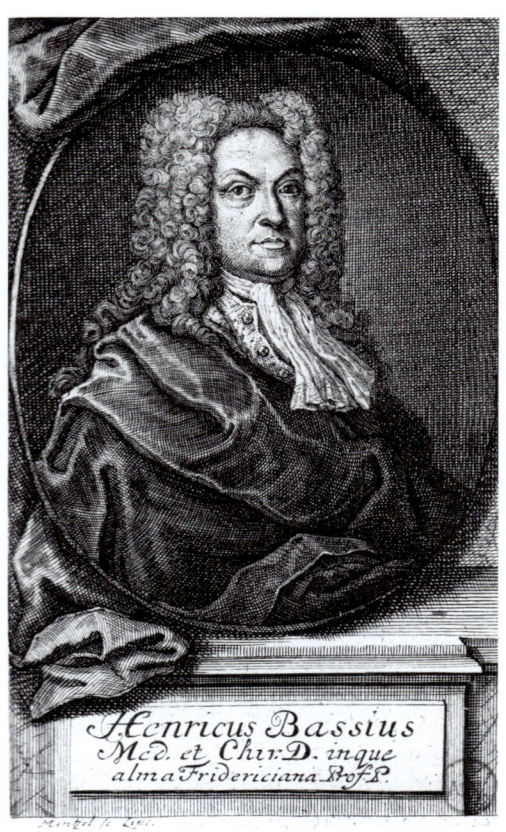

Abb. 2.17 Henricus Bassius (1690–1754)

Gasparo Tagliacozzi (1546–1599), ein bedeutender italienischer Pionier der plastischen Chirurgie, beschrieb die Bronchotomie in seinem Werk «*De Curtorum Chirurgia per Insitionem Libri Duo*» (Tagliacozzi 1597).

Marco Aurelio Severino (1580–1656) erlebte die großen Diphtherieepidemien, die um 1616 in Neapel herrschten – er soll mehrfach mit Erfolg tracheotomiert haben (Severino u. Cavallo 1661).

Der Hallenser Chirurg **Heinrich Bass** oder latinisiert **Henricus Bassius** (1690–1754, ◘ Abb. 2.17) beschreibt 1728 in seinem Werk «*Erläuterter Nuck*» (eine Rezension und Ergänzung des Werkes «Operationes et experimenta chirurgica» von Anton Nuck, Leiden 1733) die Durchführung der Tracheotomie:

> Experiment XXV. von dem Kehl-Schnitt, oder Oeffnung der Lufft-Röhre.
> De Bronchotomia: «In etlichen Arten der Bräune, nachdem man so wohl innerliche als äusserliche umsonst gebrauchet, wird oft die Lufft-Röhre so enge gemacht, daß der Patient nicht Athem holen kan, sondern in Gefahr des Erstickens geräth, wo nicht die Oeffnung der Luft-Röhre (von etlichen laryngotomia genannt) angestellet wird. Welche Operation bisher zwar schier in Abgang gerathen, dennoch aber bisweilen höchstnötig ist. Denn es ist besser ein zweifelhaftes Mittel als gar keines vor die Hand zu nehmen. Sintemahl, wenn man diese Operation unterlässet, der Patient auf keinerlei Weise dem Todt entgehen könte; do im Gegentheil aus der Erfahrung bekandt ist,

daß nach vorsichtiger Anstellung dieser Operation etliche wieder zur Gesundheit gebracht worden. Nachdem es deshalben die Nothwendigkeit erfordert, muß man auf nachfolgende Art damit verfahren: Ein Diener halte des Patienten Haupt, welcher in einem Stul sitzet, rückwerts nach den Schultern zu gebogen, unbeweglich feste die vorher mit Dinte gezeichnete Haut hebe der Chirurgus mit der lincken, und ein anderer Diener mit der rechten Hand auf, und durchschneide sie also aufgehoben. Nachdem die Incission geschehen, und die musculi sterohyoidaei ein wenig durch Hülffe derer Finger, von ihrer Bedeckung voneinander gezogen, mache man zwischen dem dritten und vierdten, oder vierdten und fünften Knorpel eine Wunde, nachdem solche gemacht, gehet die Lufft alsobald ungestümig heraus und der Patient empfindet einige Erleichterung. Darauf thue man in das gemachte Loch ein güldenes oder silbernes, oder bleyernes, glattes und an dem Ende etwas krumm gebogenes, mit unterschiedlichen Löchern durchgebohretes, und Flügeln versehenes Röhrlein, (vid. apud. Scultet. in App. Tab. XXIV. Fig. 1) nachdem es hinein gestecket, wird es mit einem wohlklebenden Pflaster, worein ein Loch gemacht, befestiget, und lässet man es daselbst so lange, bis der Patient durch den ordentlichen Weg wiederum Atem schöpfen kan. Hernach zur Heilung der verletzten Theils zu gelangen, muß man die Wunde der Lufft-Röhre, so sie weit voneinander stehet, mit einem Hefft zusammen ziehen, und das Haupt mehr für sich geneigt tragen, damit sich die Seiten derer Knorpeln desto leichter zusammen geben. Indessen muß man sich vorsehen, damit man nicht feuchte und fette Sachen über die Wunde lege, welche zwischen das knorpelichte hineingehen, dieweil daher leichte neue Zufälle entstehen könten...

Erst im 18. Jahrhundert wurde durch **Lorenz Heister** (1683–1758) der Begriff Tracheotomie eingeführt (◘ Abb. 2.18). Damit waren die vormals verwendeten Begriffe Laryngotomie und Bronchotomie obsolet geworden (Fischer 1876). Dazu schreibt Heister, der

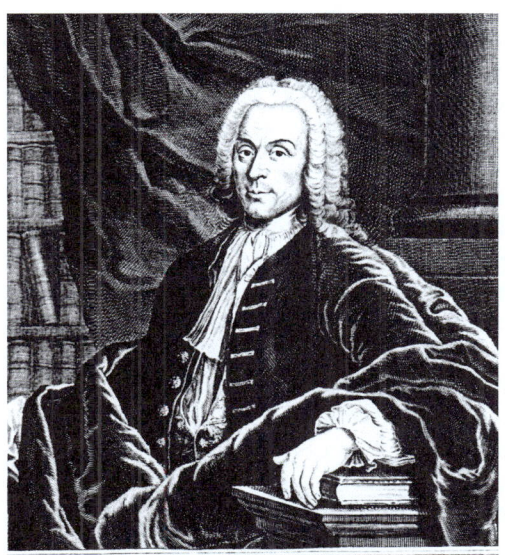

◘ **Abb. 2.18** Lorenz Heister

Verfasser des ersten vollständigen und systematischen Handbuches der Chirurgie in Deutschland, im Kapitel 102 Seite 656 Folgendes:

> …sollte die Operation billig weder Laryngotomia und Bronchotomia, sondern eigentlich Tracheotomia genennet werden, weil sie weder im Larynge noch in Bronchiis, sondern in der Aspera Arteria oder Trachea verrichtet wird. Im Übrigen kann noch nachgesehen werden von der Bronchotomie Fr. Monavius und Schacher Lipsiensis, von der Laryngotomie aber Casserius e.c. welcher zugleich die besten Kupfer hat
> (Heister 1743).

Lorenz Heister, ein Gastwirtssohn aus Frankfurt, der lange Zeit Feldarzt bei der holländischen Armee war, wurde 1710 als Professor für Anatomie in Putani und Professor der Chirurgie nach Helmstätt berufen. Er muss als der Begründer der wissenschaftlichen Chirurgie in Deutschland angesehen werden. Es war Heisters Verdienst, die lateinischen Quellen der medizinischen Werke des Altertums ins Deutsche übersetzt und so auch den einfachen Wundärzten (Feldschere) verständlich gemacht zu haben.

Sein Werk wurde auch ins Englische, Spanische, Französische, Italienische und Holländische übersetzt, und war in der 5. Auflage der Chirurgie mit 1072 Seiten, 120 Jahre später das offizielle Lehrbuch an der Wiener Universität.

Interessanterweise unterschied Heister zwischen der sogenannten «Chirurgia practica», der Kunst des Operierens und der «Chirurgia medica», der konservativen Medizin. Sein überaus großes Ansehen und seine Bekanntheit trugen ganz wesentlich zur Verbreitung der Tracheotomie bei. Gleichermaßen riet Heister jedoch vor Ausführung eines Luftröhrenschnittes zur Heranziehung anderer sogenannter «Kunstsachverständiger», um bei Misslingen des Eingriffes nicht als Halsabschneider angeklagt zu werden – ein starkes Indiz für den Argwohn gegenüber diesem Operationsverfahren zur damaligen Zeit (Fischer 1933).

Wie groß die Furcht der Ärzte vor der Tracheotomie noch vor zwei Jahrhunderten war, widerspiegelt sich eindrucksvoll im tragischen Tod **George Washingtons** (1789–1797), des ersten Präsidenten der USA (Abb. 2.19 u. Abb. 2.20). Die Tragödie spielte sich in Mount Vernon Estate, dem Wohnsitz des Präsidenten ab. Washington fühlte sich am Freitag, dem 13. Dezember 1799 unwohl, im Sinne einer Erkältung mit einer milden Heiserkeit. Am 14. Dezember um zwei Uhr morgens erwachte er mit starker Atemnot. Vier Stunden später hatte er Fieber mit sehr starken Halsschmerzen, die Atemnot hatte sich verschlimmert, wohl im Sinne einer Epiglottitis acutissima. Drei berühmte Ärzte, Gustavus Richard Brown, James Craik und Elisha Cullen Dick sowie der Aderlasser George Rawlins, waren zu Hilfe gerufen worden. Bei der Diskussion der Therapiemaßnahmen optierte einer der zugezogenen Ärzte (Dick) für eine Tracheotomie, die aber von den anderen beiden Ärzten abgelehnt wurde. Innerhalb von 12 Stunden wurden Washington insgesamt 80 Unzen (2365 ml) Blut mittels Aderlässen entfernt. Sechs Stunden später starb der Präsident im Alter von 67 Jahren vermutlich an einer Kombination aus Blutverlust und Erstickung. In einem offenen Brief wurde die Nation informiert, dass George Washington an «Cynanche trachealis» verstorben war (Morens 1999).

Eine interessante Darstellung der Tracheotomie findet sich bei **René-Jacques Croissant de Garengeot** (1688–1759), der bei «Bräune» (dunkle Pseudomembranen bei Diphtherie) eine Operationssituation in dekorativen Holzschnitten (um 1733) zeigt (Abb. 2.21 u. Abb. 2.22).

Abenteuerlich klingt die Geschichte der Tracheotomie, die 1733 in der französischen Zeitschrift «Le Pour et Contre» mitgeteilt wurde:

2.3 · Periode der Angst (1546–1833)

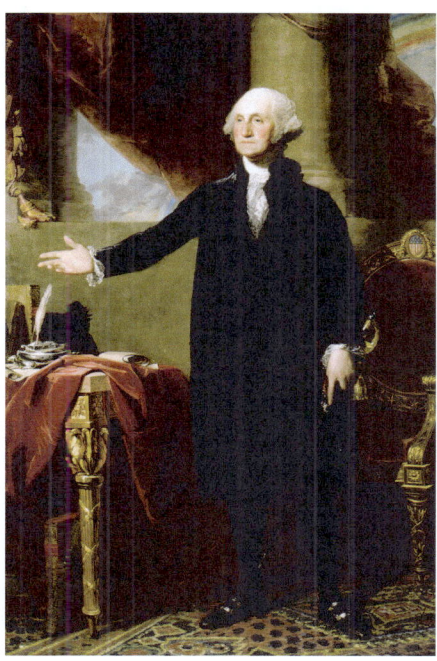

Abb. 2.19 George Washington um 1796

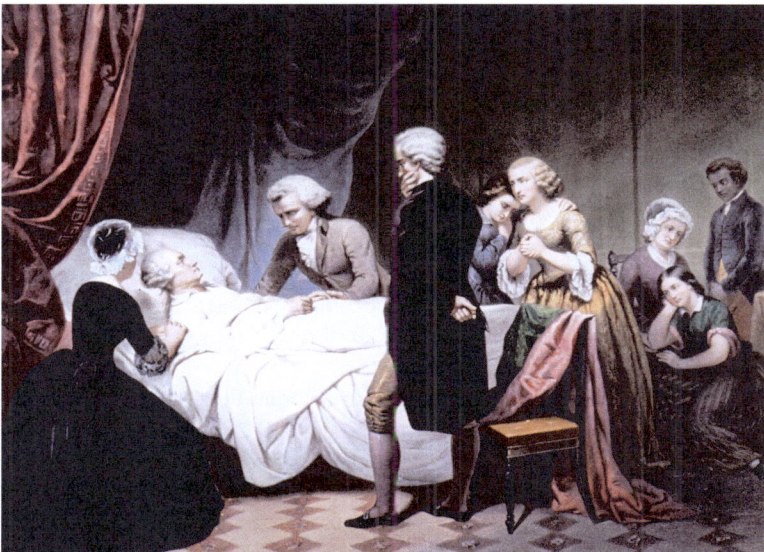

Abb. 2.20 Totenbett von George Washington

Der junge Londoner Chirurg **Chovell** setzte einen Gedanken des Paduaner Professors Sanctorius Sanctorius (1561–1636) aus dem Jahre 1625 in die Tat um.

Letzterer hatte geschrieben, dass die Tracheotomie auch die zum Erhängen Verurteilten vor dem Ersticken bewahren könnte, wenn es erlaubt wäre, sie anzuwenden: «... *imo si illa (= die Tracheotomie) uti liceret in laqueo interrimendis ipsos quoque a suffocatione praeseruaret*».

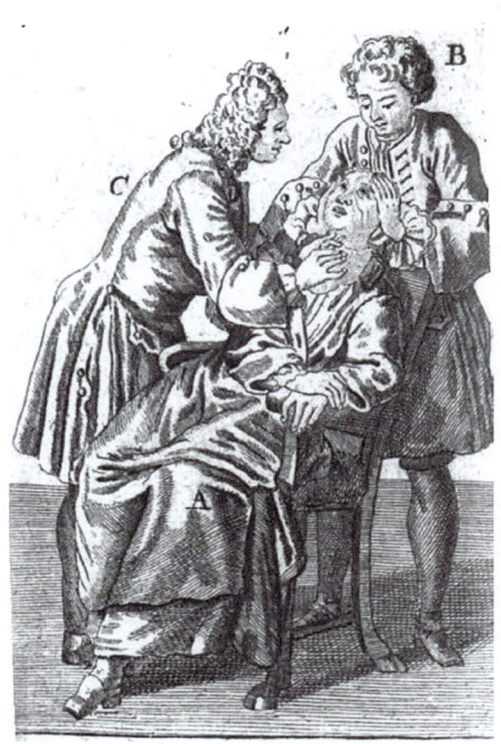

◘ Abb. 2.21   «Bronchotomie»

Chovell tracheotomierte den zum Tode durch den Strang verurteilten Fleischer namens Gordon vor dessen Hinrichtung heimlich im Gefängnis. Bald nach Vollstreckung des Urteils war der totgeglaubte Mann seinen Angehörigen übergeben worden, die ihn zu Chovell brachten. Gordon war noch am Leben und öffnete nach verschiedenen «Wiederbelebungsmaßnahmen» sogar noch einmal die Augen, ehe er einen tiefen Seufzer ausstieß und verstarb (Biefel u. Pirsig 1988).

Alles in allem schienen die chirurgischen Probleme der Tracheotomie nun gelöst. Das Hauptaugenmerk richtete sich ab sofort auf die Entwicklung geeigneter Tracheotomiekanülen und die Erweiterung der Indikationsliste.

So wurden die heute verwendeten, gekrümmten Kanülen als Muster aller modernen Kanülenformen von **August Gottlieb Richter** erstmals 1776 vorgestellt und im deutschen Sprachraum bekannt gemacht, nachdem der Engländer **George Martin** 1730 schon das Prinzip der Doppelkanüle beschrieben hatte. Letzterer folgte damit der Anregung einer seiner Krankenpfleger, besser Doppelkanülen zu verwenden. 1782 führte der aus London stammende **John Aubee** zum ersten Mal die Tracheotomie bei einem an diphtherischem Croup (damalige Bezeichnung der Diphtherie) erkrankten Kind erfolgreich durch. Diese nun neue Erweiterung der Indikationsliste zur Tracheotomie führte im ausgehenden 18. Jahrhundert zu einer raschen Verbreitung und starken Zunahme dieser Operationstechnik.

Die Bezeichnung Croup (verwandt mit dem deutschen Wort Kropf) stammt wahrscheinlich aus Schottland und wurde 1713 zum ersten Mal von **Francis Home** verwendet. Es wird damit das allgemeine Symptom der stenosierenden Kehlkopfkrankheiten bezeichnet, das Geräusch des Atmens und Hustens zu einem laut Hörbaren und Schreienden zu machen (Brandt u. Goerig 1986).

2.4 · Periode der Dramatisierung (1832–1932)

◘ Abb. 2.22   Einführen einer Kanüle

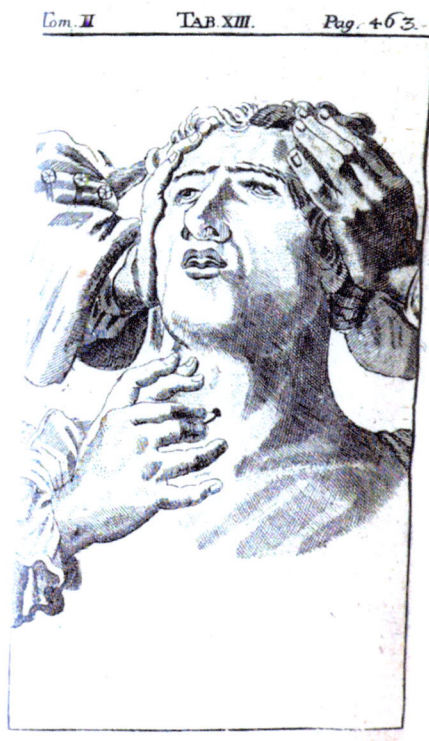

Die Tracheotomie bekommt nun etwa zur gleichen Zeit ernsthafte Konkurrenz durch die oro- und nasotracheale Intubation. Bedingt durch eine sehr hohe Operationsmortalität – sie betrug bis zu 100 % – geriet sie für einige Zeit erneut in Verruf. Wie sehr, davon zeugt auch das Echo auf einen 1807 von Napoleon I. ausgeschriebenen Preis von 12.000 französischen Francs für die beste Arbeit über den Croup. Ein Neffe in nächster familiärer Umgebung des Kaisers war an diphtherischem Croup gestorben – dies war der unmittelbare Anlass für die Ausschreibung des Preises. Die Gewinner des Preises, Jurine aus Genf und Albers aus Bremen, sprachen sich entschieden gegen die Tracheotomie aus (Fischer 1876).

2.4   Periode der Dramatisierung (1832–1932)

In dieser 99-jährigen Periode wurde die Tracheotomie als eine Operation auf Leben oder Tod angesehen. Dies ist bedingt durch die weite Verbreitung der Diphtherie. In diesem Zusammenhang ist der französische Arzt **Armand Trousseau** (1801–1867) hervorzuheben (◘ Abb. 2.23). Er berichtet 1833 über 200 (!) durchgeführte Tracheotomien mit angeblich 50 Heilungen bei Diphtherie (Heymann 1899).

In die gleiche Kerbe schlug 1826 auch **Paul Bretonneau** in seinem Werk «*Des Inflammations Speciales Du Tissu Muqueux Et En Particulier De La Diphthérite*». Damit wurde dieser Operation wieder zu Popularität verholfen.

Der deutsche Kronprinz und spätere Kaiser Friedrich III., König von Preußen (◘ Abb. 2.24), litt als starker Raucher an Kehlkopfkrebs und war anlässlich eines Besuches in San

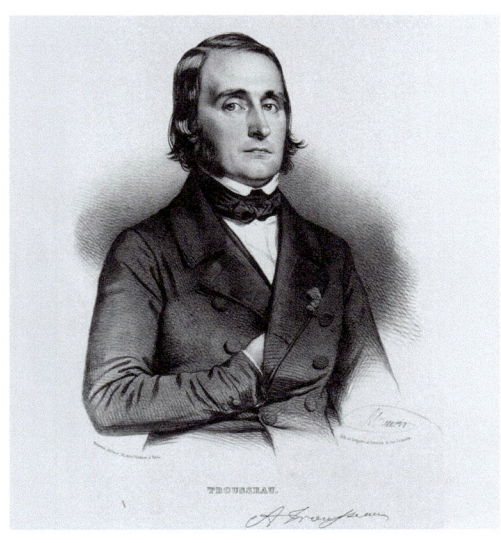

◘ **Abb. 2.23** Armand Trousseau (1801–1867)

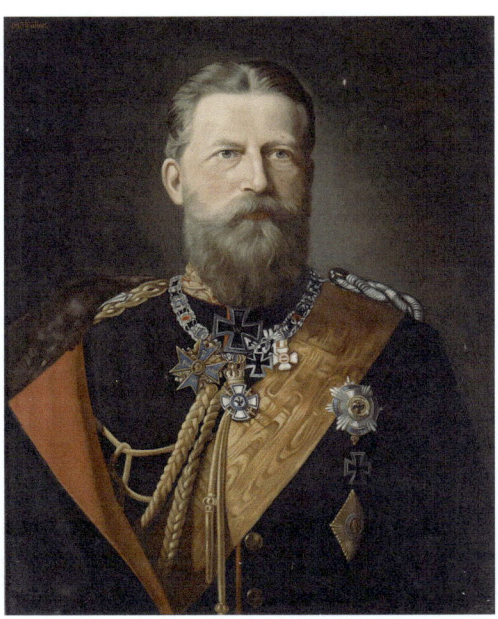

◘ **Abb. 2.24** Kaiser Friedrich III., König von Preußen (1831–1888)

Remo dem Erstickungstod nahe. Am 09.02.1888 wurde von **Friedrich Gustav von Bramann** an dem bedauernswerten Herrscher eine Tracheotomie durchgeführt. Von seinem mächtigen Kinnbart verdeckt trug Kaiser Friedrich während seiner nur 99-tägigen Regierungszeit eine Kanüle, ohne damit richtig sprechen zu können. Er konnte sich nur mittels einer Schreibtafel verständigen (Teschner 2012).

Durch den weiter fortschreitenden Gebrauch von orotrachealen Tuben durch den New Yorker Pädiater **Joseph O'Dwyer** und den Rückgang der Diphtherie verlor die Tracheotomie an Bedeutung (O'Dwyer 1887).

Während **Friedrich Trendelenburg** (1844–1924) noch die Intubationsnarkose am Menschen über eine Tracheotomiekanüle durchführte, berichtet der schottische Arzt **Sir William Macewen** 1880 (zur gleichen Zeit wie O'Dwyer) im British Medical Journal über die erste orotracheale Intubationsnarkose.

Somit wurden die Techniken der oro- und nasotrachealen Intubation im ausgehenden 19. Jahrhundert weiterentwickelt, in den USA durch O'Dwyer und im deutschen Sprachraum durch **Victor Eisenmenger** sowie maßgeblich durch **Franz Kuhn**.

Ende des 19. Jahrhunderts bestanden nach **Max Schüller** noch folgende Indikationen zur Tracheotomie:

- «Fremdkörper in den Luftwegen
- Verletzungen des Larynx (Schnittwunden, Frakturen, Verbrühungen etc.)
- Plötzlicher Tod und Scheintod
- Entzündliche Prozesse des Larynx (akutes Glottisödem, Perichondritis, Abszesse, Diphtheritis [sic!] und Croup)
- Entzündliche Prozesse in den Bronchien
- Chronisch-entzündliche Prozesse des Larynx (Strikturen)
- Kompression der Luftröhre von außen durch Schilddrüsentumoren, Aneurysmen, Sarkome der Halswirbelsäule, Lymphdrüsenkarzinome sowie andere Karzinome und Halsgeschwülste durch Speiseballen im Ösophagus etc.
- Lähmung der Larynxmuskulatur
- Neubildungen im Larynx und in der Trachea
- Tracheotomie und Tamponade der Trachea als vorbereitender Akt für andere Operationen»

In dieser Periode begann man auch für die hohe Morbidität der Tracheotomie sensibler zu werden. **Chevalier Jackson**, Vater der amerikanischen Broncho-Ösophagoskopie, analysierte 1909 die Operationstechnik und definierte die Faktoren, die zu Komplikationen führen: zu hohe Inzision, der Gebrauch ungeeigneter Kanülen, schlechte postoperative Nachsorge und die Ringknorpelspaltung.

Durch Aufzeigen und letztendlich auch Vermeidung dieser Techniken konnte die Komplikationsrate und Mortalität nach Tracheotomie signifikant verringert werden.

2.5 Periode des Enthusiasmus (1932–1965)

1932 machte **J. L. Wilson** den Vorschlag, dass die Tracheotomie bei drohender pulmonaler Infektion und Kinderlähmung eingesetzt werden möge. So wurden auch die Indikationen erweitert – für Tetanus, Kopf- und Brustverletzungen, Medikamentenüberdosierungen und zur Verhinderung pulmonaler Infektionen bei größeren chirurgischen Eingriffen.

1943 wurde die Tracheotomie durch **Thomas C. Galloway** in der neurologischen Welt eingeführt, als er die Absaugung von Bronchialsekret aus dem Tracheobronchialbaum in Fällen von Myasthenia gravis und Tetanus empfahl.

Die Tracheotomie wurde durch die Erfindung der positiven Druckbeatmung besonders bei Poliomyelitis-Epidemien in den frühen Fünfzigerjahren empfohlen.

Der schwedische Herz- und Thoraxchirurg **Viking Olov Björk** (1918–2009) stellte 1960 eine modifizierte, wesentlich schonendere chirurgische Technik vor, bei welcher nun kein Loch in die Tracheavorderwand mehr gestanzt, sondern ein kaudal basierter Trachealwand-Lappen am unteren Stomarand mit einer Naht fixiert wurde. Damit war die Möglichkeit eines sogenannten plastischen Stomas geschaffen, das eine wesentliche Erleichterung in der postoperativen Pflege bedeutete und eine Kanülendislokation praktisch unmöglich machte.

Interessanterweise wurde 1961 von **J. W. Meade** der Status der Tracheotomie bei 212 Fällen folgendermaßen beschrieben:
- Er konnte zeigen, dass noch immer 41 % der Tracheotomien wegen einer Obstruktion der oberen Luftwege, bedingt durch entweder Tumor, Infektion oder Trauma durchgeführt wurden, 55 % wegen mechanischer Beatmung und nur 4 % bei Kopf-Hals-Eingriffen.
- Durch die Einführung der fiberoptischen Endoskopie Mitte der 1960er Jahre wurde auch klar, dass die oro- und nasotracheale Intubation schneller und sicherer war als die Tracheotomie.

2.6 Periode der Rationalisierung (1965 bis zur Gegenwart)

Die Indikationen für die Tracheotomie hatten sich nun dramatisch verändert. Impfstoffe und Antibiotika verminderten dramatisch die Infektionen der oberen Atemwege, wo in früheren Zeiten eine Tracheotomie absolut indiziert war. So wurde nun auch bei Halswirbelsäulenverletzungen die Intubation extensiv eingesetzt.

Dennoch hat die Tracheotomie noch heute ihren festen Platz in der Therapie. In einer Veröffentlichung der Deutschen Gesellschaft für Chirurgie aus dem Jahr 1984 zum Thema: «Die Tracheotomie in der perioperativen Therapie – Indikation und Technik» – sind fast identisch zu den vor fast 100 Jahren gemachten Angaben von Max Schüller, die teilweise heute noch gültigen Indikationen zur Tracheotomie aufgelistet.

Zu diesen von **Schüller** (siehe oben) aufgezählten historischen Indikationen kommen heute noch die durch die Langzeitintubation sich ergebenden Komplikationen hinzu (Röher u. Horeyseck 1987):
- Erschwerte Bronchialtoilette mit Tubusverlegung und der Notwendigkeit zur häufigen Umintubation.
- Entwicklung einer Sinusitis maxillaris durch Blockade der Sinusdrainage
- Verlegung der Tuba Eustachii mit nachfolgender Otitis media und/oder Mastoiditis

Die Diskussion über die Periode der Rationalisierung würde nicht vollständig sein ohne eine neue Technik, nämlich die perkutane Dilatationstracheotomie (PDT). Die ersten Berichte über die perkutan-dilatative Tracheotomie wurden von **Shelden** et al. (1955) und von **Toye** und **Weinstein** (1969) veröffentlicht. Es dauerte jedoch bis 1985, als **Ciaglia** et al. (1985) die erste perkutane dilatative Tracheotomie publizierten.

1989 schließlich wurde von **Schachner** eine Fortentwicklung der perkutanen dilatativen Tracheotomie publiziert und in weiterer Folge 1990 von **Griggs** und schließlich 1997 durch **Fantoni** und **Ripamonti**, welche einen Artikel zur translaryngealen Tracheotomietechnik veröffentlichten.

Bald darauf wurden auch praktische Kits zur perkutanen Tracheotomie mit einem einfachen Dilatator auf den Markt gebracht. Dadurch kann auch durch nicht-chirurgisches, ärztliches Personal an Intensiv-Abteilungen dieser Eingriff durchgeführt werden.

Literatur

Adams F (1856) The extant works of Aretaeus, the Cappadocian. Sydenham Society, London
Aurelianus C (1722) De Morbis Acutis Et Chronicis Libri VIII.
Baader G, Keil G (1982) Medizin im mittelalterlichen Abendland. Wissenschaftliche Buchgesellschaft, Darmstadt
Bass H, Hoffmann F (1728) Erläuterter Nuck. In der [sic] Rengerischen Buchhandlung, Halle
Biefel K, Pirsig W (1988) Tracheotomien vor 1800. Über 55 erfolgreiche Fälle und ihre Indikationen. Gesnerus 45 Pt 3–4:521–539
Björk VO (1960) Partial resection of the only remaining lung with the aid of respirator treatment. J Thorac Cardiovasc Surg 39:179–188
Brandt L, Goerig M (1986) Die Geschichte der Tracheotomie. III. Anästhesist 35 (8):455–464
Brassavola AM (1546) In libros de ratione victus in morbis acutis Hippocratis et Galeni commentaria et annotationes. Bayrische Staatsbibliothek, München
Bretonneau PF (1826) Des inflammations spéciales du tissu muqueux et en particulier de la diphthérite, ou Inflammation pelliculaire, connue sous le nom de croup, d'angine maligne, d'angine gangréneuse, etc. Crevot, Paris
Caffin J, Plaignard F (1628) Opera Chirurgica. ex officina Ioannis Pillehotte, Lugduni
Casserius J (1601) De vocis auditusque organis historia anatomica, tractatibus duobus explicata ac variis iconibus illustrata. Victorius Baldinus. Österreichische Nationalbibliothek, Wien
Champier S, Rustico PA (1522) Liber canonis totius medicinae. vol Lib III Fen IX. Lugduni
Ciaglia P, Firsching R, Syniec C (1985) Elective percutaneous dilatational tracheostomy. A new simple bedside procedure; preliminary report. Chest 87 (6):715–719
De Garengeot RJC (1733) Chirurgia practica. Rüdiger, Berlin
Dekkers F (1695) Exercitationes practicae circa medendi methodum. Luchtmans, Leyden
Detharding G (1755) Epistola medica ad Luc. Schroeckium, de methodo subveniendi submersis per laryngotomiam
Dugan DJ, Samson PC (1963) Tracheostomy: Present day indications and technics. Am J Surg 106: 290–306
Fantoni A, Ripamonti D (1997) A non-derivative, non-surgical tracheostomy: the translaryngeal method. Intensive Care Medicine 23 (4):386–392. doi:10.1007/s001340050345
Fischer G (1876) Chirurgie vor 100 Jahren: historische Studie. Vogel, Leipzig
Fischer I (1933) Biographisches Lexikon der hervorragenden Ärzte der letzten fünfzig Jahre. Bd. 2. Urban & Schwarzenberg, Wien
Frost EA (1976) Tracing the tracheostomy. Ann Otol Rhinol Laryngol 85 (5 Pt.1):618–624
Galloway TC (1943) Tracheotomy in Bulbar Poliomyelitis. J Am Med Assoc 123 (17):1096–1097 doi:10.1001/jama.1943.02840520012003
Goodall EW (1934) The story of tracheotomy. Br J Child Dis 31:167–176; 253–272
Gordon BL (1949) The romance of medicine, the story of the evolution of medicine from occult practices and primitive times. 2nd edn. F.A. Davis, Philadelphia
Griggs WM, Worthley LI, Gilligan JE, Thomas PD, Myburg JA (1990) A simple percutaneous tracheostomy technique. Surg Gynecol Obstet 170 (6):543–545
Gurlt E (1898) Geschichte der Chirurgie und ihrer Ausübung, Bd I–III. Ohms Verlagsbuchhandlung, Hildesheim
Habicot N (1620) Question chirurgicale par laquelle il est demonstré que le chirurgien doit assurément practiquer l'opération de la bronchotomie. Paris
Heister L (1743) Compendium medicinae practicae. Jansson-Waesberg, Amsterdam
Heymann P (1899) Handbuch der Laryngologie und Rhinologie, Bd. 2. Alfred Hölder, Wien
Joachim H (1890) Papyros Ebers: Das älteste Buch über Heilkunde. Walter De Gruyter, Berlin
Klemm E, Nowak A (Hrsg.) (2011) Kompendium der Tracheotomie. Springer, Berlin
Kopisch A (1842) Die göttliche Komödie des Dante Alighieri: in einem Bande; mit Bildniß und zwei Karten seines Weltsystems. Enslin, Berlin
Kühn CG (1827) C. Galeni Opera omnia. In: Introductio seu Medicus, Galeno adscriptus, Vol XIV. Leipzig, S. 734
Kuhn F (1911) Die perorale Intubation. Ein Leitfaden zur Erlernung und Ausführung der Methode mit reicher Kasuistik. S. Karger, Berlin
Lu HC, Heritage AoO (1973) The yellow emperor's book of acupuncture. Academy of Oriental Heritage

Macewen W (1880) Clinical observations on the introduction of tracheal tubes by the mouth, instead of performing tracheotomy or laryngotomy. Br Med J 2 (1022):163–165

Mackenzie M (1880) Diseases of the pharynx, larynx, and trachea. William Wood & Company, New York

McClelland RM (1972) Tracheostomy: its management and alternatives. Proc R Soc Med 65 (4):401–404

Meade JW (1961) Tracheotomy – its complications and their management. A study of 212 cases. N Engl J Med 265:519–523. doi:10.1056/nejm196109142651103

Morens DM (1999) Death of a president. N Engl J Med 341 (24):1845–1849. doi:10.1056/nejm199912093412413

O'Dwyer J (1887) Fifty cases of croup in private practice treated by intubation of the larynx, with a description of the method and of the dangers incident thereto. Med Rec 32 (18):557–561

Pahor AL (1992) Ear, nose and throat in Ancient Egypt. J Laryngol Otol 106 (9):773–779

Potter P (1980) De morbis III. Akademie-Verlag, Berlin

Puschmann T (1899) Geschichte des medizinischen Unterrichts von den ältesten Zeiten bis zur Gegenwart. Veith & Comp, Leipzig

Röher H, Horeyseck G (1987) Die Tracheotomie in der perioperativen Therapie: Indikation und Technik. Grundlagen der Chirurgie Demeter, Gräfelfing. S. 127–129

Sanctorius S (1626) Commentaria in primam Fen primi libri Canonis Avicennae. Apud Jacobum Sarcinam

Schachner A, Ovil Y, Sidi J, Rogev M, Heilbronn Y, Levy MJ (1989) Percutaneous tracheostomy – a new method. Crit Care Med 17 (10):1052–1056

Schüller M (1880) Die Tracheotomie, Laryngotomie und Exstirpation des Kehlkopfes. Enke, Stuttgart

Scultetus J (1666) Armamentarium Chirurgicum Bipartitum, Bd 1. Gerlin

Sercer A (1956) Ibn Sina (Avicenna) und die Erfindung der Intubation des Kehlkopfes. Z Laryngol Rhinol Otol 35 (6):373–380

Sercer A (1962) 2000 Jahre Tracheotomie. Paper presented at the Ciba Symposion, Basel

Severino MA, Cavallo CI (1661) Antiperipatias. Hoc est Adversus Aristoteleos De Respiratione piscium diatriba. De Piscibus in sicco viventibus. Apud Haeredes Camilli Caualli

Shelden CH, Pudenz RH, Freshwater DB, Crue BL (1955) A new method for tracheotomy. J Neurosurg 12 (4):428–431. doi:10.3171/jns.1955.12.4.0428

Sprengel KPJ (1805) K. Sprengel's Geschichte der Chirurgie. Kümmel, Halle

Tagliacozzi G (1597) De curtorum chirurgia per insitionem. Meiettus, Venedig

Teschner M (2012) Laryngologie im ausgehenden 19. Jahrhundert: Das Beispiel der Behandlung Friedrich III. HNO 60 (11):985–992. doi:10.1007/s00106-012-2542-x

Toye FJ, Weinstein JD (1986) Clinical experience with percutaneous tracheostomy and cricothyroidotomy in 100 patients. J Trauma 26 (11):1034–1040

Trendelenburg F (1871) Beiträge zu den Operationen an den Luftwegen. Tamponade der Trachea. Arch Klin Chir 12:121–133

Veith I (1966) Huang Ti Nei Ching Su Wên: The Yellow Emperor's Classic of Internal Medicine. University of California Press

Vesalius A (1568) De humani corporis fabrica libri septem. apud Franciscum Franciscium Senensem, & Ioannem Criegher Germanum

Wilson JL (1932) Respiratory failure in poliomyelitis: treatment with the Drinker respirator. American Journal of Diseases of Children 43 (6):1433–1454

Wright J (1914) A history of laryngology and rhinology. 2nd edn. Lea & Febinger, Philadelphia, New York

Chirurgische Anatomie des Halses

Markus Brunner

3.1 Topographie: Von außen sichtbare und tastbare Landmarken – 30

3.2 Halsfaszien und -muskulatur – 30

3.3 Schilddrüse und Nervus laryngeus recurrens – 32

3.4 Larynx – 33

3.5 Trachea – 34

3.6 Gefäßvariationen – 34

3.7 Anatomische Limitationen bei der Tracheotomie – 36

Literatur – 37

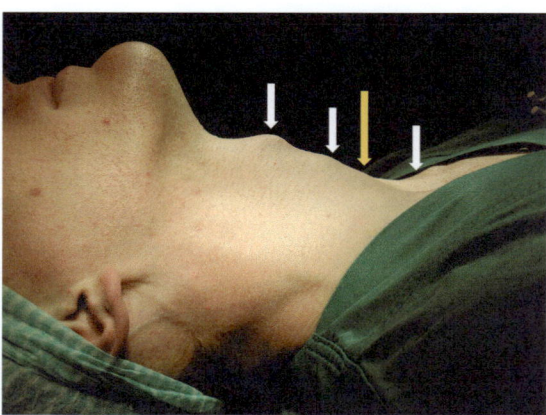

Abb. 3.1 Lagerung für die Tracheotomie mit Exposition des Halses durch Verwendung einer Schulterrolle mit Markierung wichtiger anatomischer Landmarken (von links nach rechts): Incisura thyroidea superior, Cricoid, geplanter Hautschnitt/gelber Pfeil, Jugulum

3.1 Topographie: Von außen sichtbare und tastbare Landmarken

Die Palpation der tastbaren anatomischen Strukturen erfolgt am besten in der Position, in der auch der Eingriff durchgeführt werden sollte, also mit überstrecktem Kopf und meist auch mit einer Rolle oder einem Polster unter der Schulter. Der Larynx folgt hierbei dem Kopf nach kranial und es wird ein längerer Anteil der Trachea tastbar (Abb. 3.1). Welche anatomischen Strukturen zu sehen und zu tasten sind, variiert stark und ist von der Länge des Halses, vom Körperfettanteil und von etwaigen Vorbehandlungen abhängig.

Fast immer tastbar und meist sichtbar ist das Jugulum als kaudale Grenze des OP-Gebietes und die Incisura thyroidea superior als kraniale Grenze. Häufig zu tasten ist der Ringknorpel (Cricoid) und das Ligamentum cricothyroideum. Bei schlanken Patienten lassen sich die Umrisse der Schilddrüse und die einzelnen Trachealringe in der Mitte des OP-Gebietes sowie die genauen Umrisse der Musculi sternocleidomastoidei als laterale Grenzen tasten.

3.2 Halsfaszien und -muskulatur

Im Zuge der Tracheotomie stößt man nach dem Durchtrennen der Haut auf die Halsfaszien (Abb. 3.2) und die prälaryngeale Muskulatur (Abb. 3.3).

Die superfizielle Halsfaszie entspricht dem subkutanen Gewebe des Halses, umschließt den ganzen Hals und beinhaltet das Platysma. In dieser Schicht liegen auch die vorderen Halsvenen, die häufig paarig auftreten und größenvariabel sind. Unmittelbar unter dem subkutanen Fettgewebe liegt die tiefe Halsfaszie, die eine wichtige Verschiebeschicht darstellt und aus drei Blättern besteht:

- Oberflächliches Blatt, welches den M. sternocleidomastoideus auf beiden Seiten umschließt
- Mittleres (prätracheales) Blatt, welches die prälaryngeale Muskulatur, die Schilddrüse und den Ösophagus umschließt und sich entlang der Trachea fortsetzt
- Tiefes (prävertebrales) Blatt, das für die Tracheotomie nicht relevant ist und zwischen prätrachealer Faszie und M. longus colli liegt.

3.2 · Halsfaszien und -muskulatur

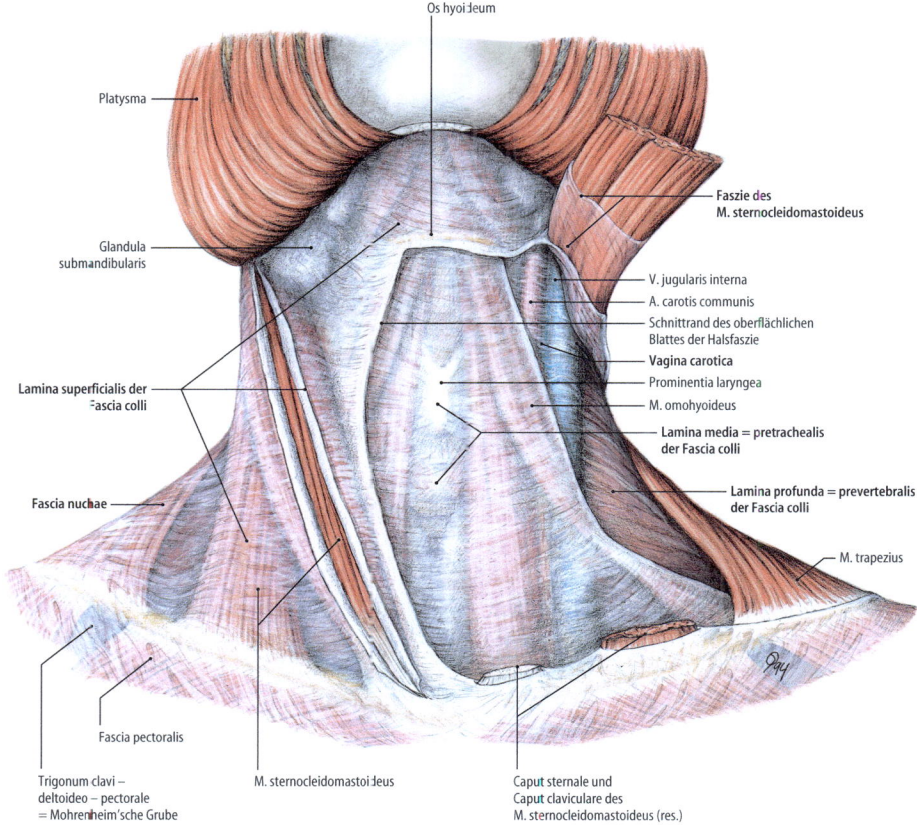

Abb. 3.2 Muskelfaszien des Halses. Aus: Tillmann (2010)

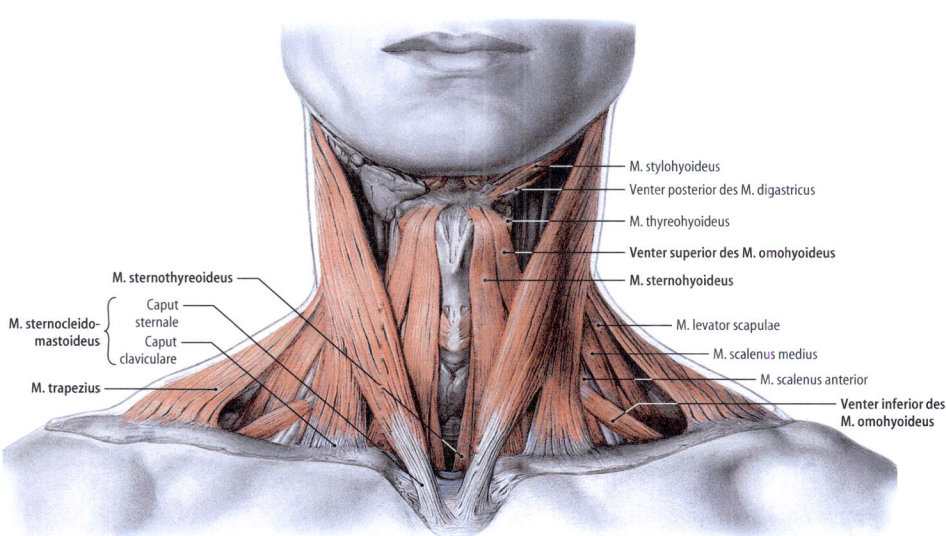

Abb. 3.3 Halsmuskeln mit Ansicht von vorn. Aus: Tillmann (2010)

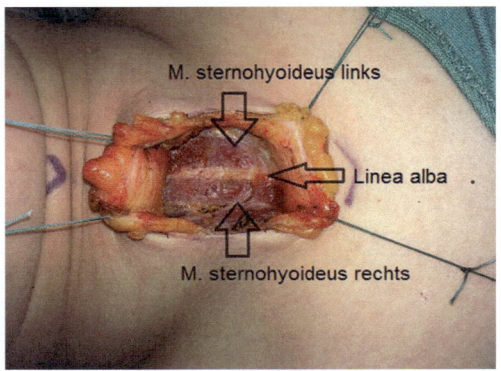

Abb. 3.4 Intraoperativer Situs: prälaryngeale Muskulatur (M. sternohyoideus und darunter M. sternothyroideus) und Linea alba

Der M. sternocleidomastoideus ist der oberflächlichste der großen Halsmuskeln und verbindet das Mastoid mit Sternum und Clavicula. Er wird vom N. accessorius innerviert und kommt üblicherweise bei der Operation nicht zur Darstellung, da er weiter lateral liegt. Er ist jedoch ein wichtiger Orientierungspunkt, da er die großen Halsgefäße und Nerven bedeckt und sie damit vor möglichen Gefährdungen während der Tracheostomie schützt.

Bei der Tracheotomie wird immer die prälaryngeale Muskulatur angetroffen, die mittig vor der Trachea liegt und aus zwei Muskeln besteht – dem oberflächlichen M. sternohyoideus und dem darunterliegenden M. sternothyroideus (Abb. 3.4). Beide werden von der Ansa cervicalis profunda innerviert und ziehen den Kehlkopf bzw. das Hyoid Richtung Sternum. Zwischen den Muskelbäuchen in der Medianen findet man eine weiße Linie – Linea alba –, entlang der im Zuge der Tracheotomie die Halsfaszie durchtrennt, die Muskeln atraumatisch zur Seite geschoben und die Schilddrüse dargestellt wird.

3.3 Schilddrüse und Nervus laryngeus recurrens

Die Schilddrüse liegt unmittelbar ventral der Trachea und kaudal des Ringknorpels (Abb. 3.5).

Sie besteht aus einem rechten und einem linken Lappen, die mittig durch den Isthmus verbunden sind. Die Größe der Schilddrüse ist auch im gesunden Zustand variabel und kann durch Knoten und Tumoren groteske Ausmaße annehmen (Abb. 3.6).

Für die Tracheotomie ist einerseits die Größe der gesamten Drüse relevant, da dadurch der Platz zum Präparieren an der Trachea eingeschränkt sein kann. Andererseits kann eine asymmetrische Vergrößerung der Schilddrüse zu einer relevanten Seitwärtsverlagerung der Trachea führen, was vor allem bei der dilatativen Tracheotomie ein erhebliches Gefahrenpotential mit sich bringt.

Die arterielle Blutzufuhr der Schilddrüse erfolgt beidseits meist über jeweils eine Arteria thyroidea superior und inferior, die lateral liegen und bei der Operation nicht zur Darstellung kommen. Anders verhält es sich mit dem venösen Abfluss, der sehr variabel ist und häufig auch ventral der Trachea nach kaudal erfolgt. Diese inferioren Schilddrüsenvenen können beträchtliche Ausmaße annehmen und zu ausgeprägten intra- und postoperativen Blutungen führen.

Der Nervus laryngeus recurrens entspringt dem Nervus vagus und steigt parallel zur Trachea in Richtung zum Larynx auf, um lateral zwischen Krikoid und Thyroid in den

3.4 · Larynx

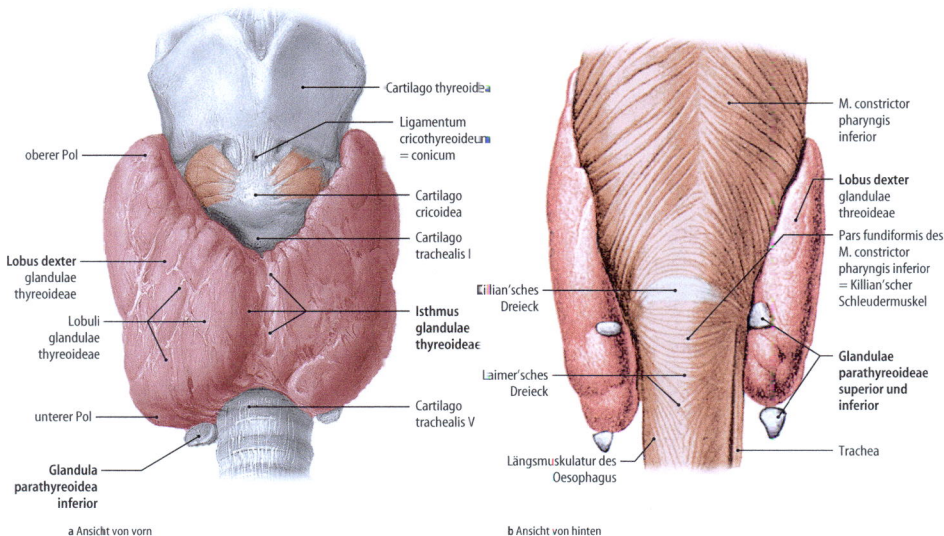

Abb. 3.5 Anatomie der Schilddrüse. Aus: Tillmann (2010)

Abb. 3.6 Struma nodosa

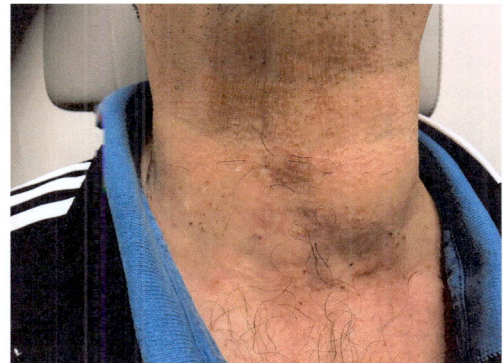

Larynx zu ziehen. Bei der Tracheotomie, wo die Präparation ja streng entlang der Trachea erfolgt, wird der Nerv nicht dargestellt. Er kann jedoch bei der Blutstillung und durch Retraktion mit dem Haken verletzt werden und stellt daher trotzdem eine wichtige zu berücksichtigende Struktur dar.

3.4 Larynx

Der Larynx ist von außen meist gut zu palpieren und für die Tracheotomie nur zur Orientierung relevant. Anders ist es bei der Koniotomie, die durch das Ligamentum cricothyroideum=conicum erfolgt (▶ Kap. 4). Das Ligament liegt zwischen den beiden großen Knorpeln des Kehlkopfes – dem Thyroid und Krikoid – und ist üblicherweise von außen gut zu tasten (◘ Abb. 3.7). Die Durchtrennung des Bandes führt zur Eröffnung des

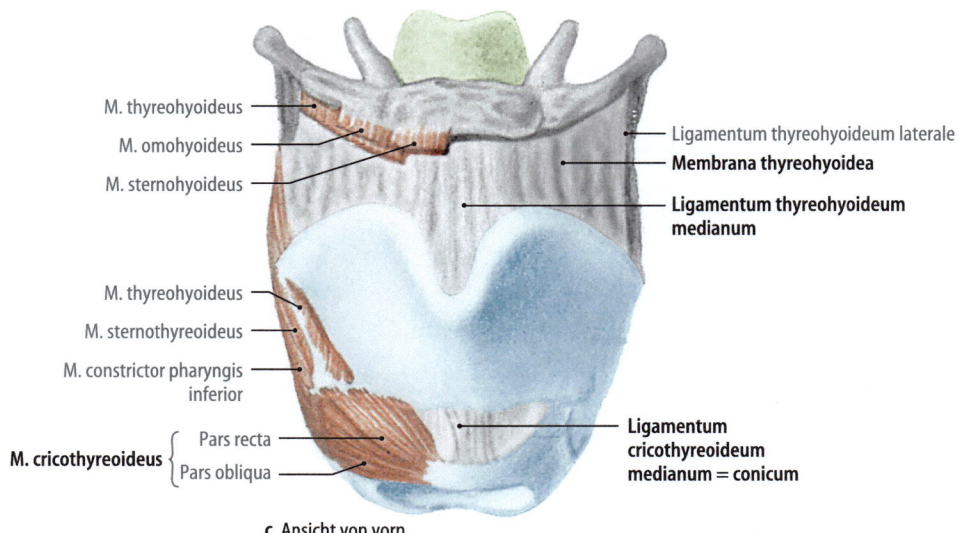

Abb. 3.7 Anatomische Übersicht des Larynx von vorn mit Darstellung des Ligamentum conicum zwischen Thyroid und Krikoid. Aus: Tillmann (2010)

Kehlkopfes von ventral knapp unterhalb der Stimmlippen. Als einzige wichtige neurovaskuläre Struktur in diesem Bereich muss die Arteria cricothyroidea genannt werden, die bei der Koniotomie zu Blutungen führen kann.

3.5 Trachea

Die Trachea beginnt unmittelbar kaudal des Krikoids und stellt die einzige Verbindung für Atemluft zwischen Larynx und Lunge dar. Die hufeisenförmigen ventralen zwei Drittel der Luftröhre bestehen aus bis zu 18 hyalinen Knorpelspangen, die den Atemweg offenhalten. Dorsal sind die Knorpelspangen durch den membranösen Teil der Trachea verbunden (Abb. 3.8).

Die Gesamtlänge der Trachea beträgt zwischen 10 und 13 cm, der Durchmesser zwischen 1,3 und 2,0 cm. Am kaudalen Ende teilt sich die Trachea in den rechten und linken Hauptbronchus. Diese Teilungsstelle wird Karina genannt. Die Blutversorgung der Luftröhre erfolgt vor allem über Äste der Arteria thyroidea inferior, die von lateral in die Trachea eintreten.

Für die Tracheotomie ist es wichtig zu berücksichtigen, dass, anders als in vielen vereinfachten anatomischen Darstellungen, ein Teil der Trachealringe inkomplett ist.

Dies erklärt das oftmals erfolglose Aufsuchen eines durchgehenden Zwischenraumes zwischen den einzelnen Ringen im Zuge der Tracheotomie.

3.6 Gefäßvariationen

Verschiedene Gefäßvariationen können zu lebensgefährlichen intra- und postoperativen Blutungen bei der Tracheotomie führen:

3.6 · Gefäßvariationen

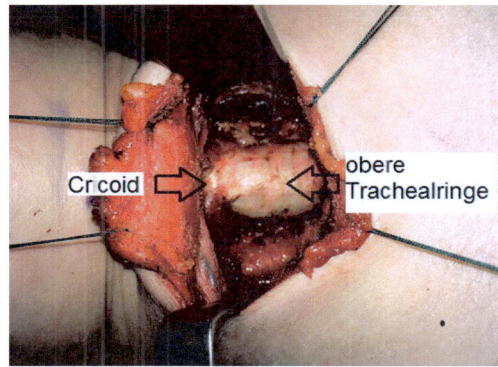

Abb. 3.8 Trachea im Operationssitus

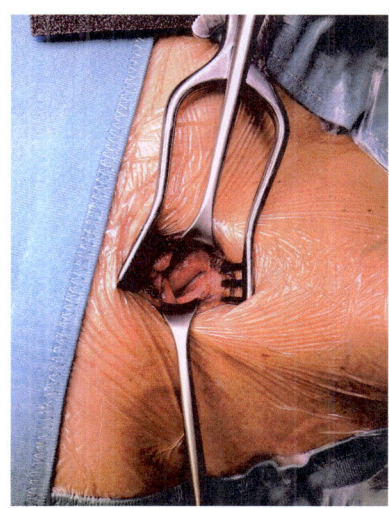

Abb. 3.9 Hochstehender Truncus brachiocephalicus bei chirurgischer Tracheotomie

- **Arteria thyroidea ima**

Als Arteria thyroidea ima bezeichnet man eine in ca. 3–12 % der Fälle vorkommende unpaare median gelegene Arterie (Toni et al. 2003), die meist aus dem Truncus brachiocephalicus entspringt.

- **Hochstehender Truncus brachiocephalicus**

Der Truncus brachiocephalicus ist eine Arterie, die aus der Aorta entspringt und aus der die rechte Arteria subclavia und die rechte Arteria carotis communis entspringen. Üblicherweise liegt er kaudal des Sternums und kommt bei der Tracheotomie nicht zur Darstellung. Falls das Gefäß jedoch im Sinne eines hochstehenden Truncus brachiocephalicus weiter kranial als üblich liegt, kann es bei der Operation verletzt werden (Abb. 3.9). Folge wären vital gefährdende intraoperative Blutungen (Netzer et al. 2010, Dua et al. 2011). Gefährdet ist der Trunkus auch im Falle einer Via falsa durch ventral der Trachea liegende Trachealkanülen. Dann können die Kanülen Tage bis Wochen nach der Operation zu einer Arrosion des Trunkus und zu schweren postoperativen Blutungen führen.

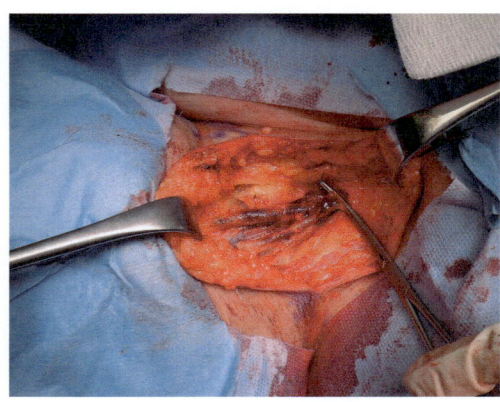

Abb. 3.10 Prominente V. jugularis anterior

- **Prominente V. jugularis anterior**

Gelegentlich kann auch die V. jugularis anterior sehr kaliberstark angelegt sein und den weniger erfahrenen Operateur vor eine Herausforderung stellen (Abb. 3.10).

3.7 Anatomische Limitationen bei der Tracheotomie

Eine eingeschränkte Überstreckung des Nackens erschwert das operative Vorgehen bei der Tracheotomie, da der Larynx dadurch näher zum Sternum rückt und die Länge der am Hals palpablen Trachea verkürzt ist. Als Ursache kommen versteifende Wirbelsäulenerkrankungen wie der Morbus Bechterew ebenso wie vorangegangene Operationen mit Verplattung der Halswirbelsäule in Frage (Abb. 3.11).

Adipositas, vor allem die Adipositas permagna, ist meist mit einem kurzen Hals verbunden, so dass eine Tracheotomie durch die engen anatomischen Verhältnisse deutlich erschwert sein kann (Abb. 3.12a,b). In manchen dieser Fällen gelingt eine bessere anatomische Übersicht durch das Hinaufziehen des Kinns mit Pflasterstreifen (Abb. 3.13).

Auch ein Madelung-Fetthals kann die Zugänglichkeit zur Trachea erschweren (Abb. 3.14). Hier ist im Falle einer Tracheotomie unter Umständen eine Reduktion der Fettschicht beim Vernähen der Trachea mit der Halshaut vorzunehmen.

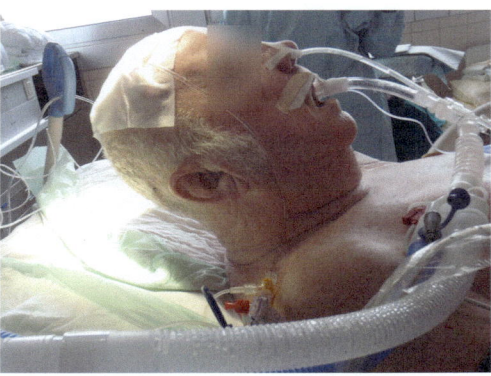

Abb. 3.11 Eingeschränkte Überstreckbarkeit der Halswirbelsäule bei Morbus Bechterew

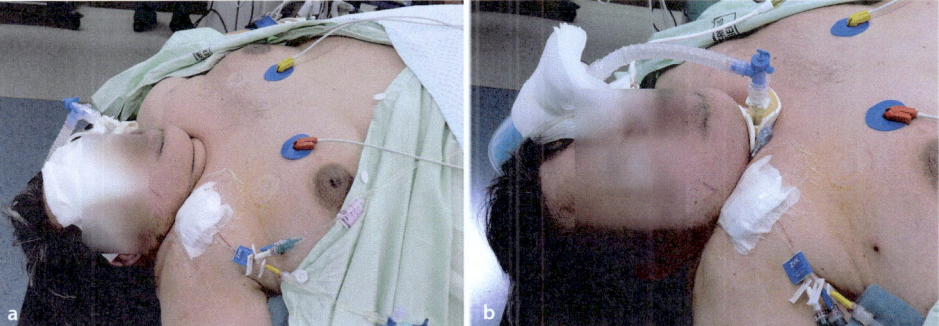

Abb. 3.12a,b Anatomisch kurzer Hals bei Adipositas permagna. **a** vor Tracheotomie, **b** nach Tracheotomie

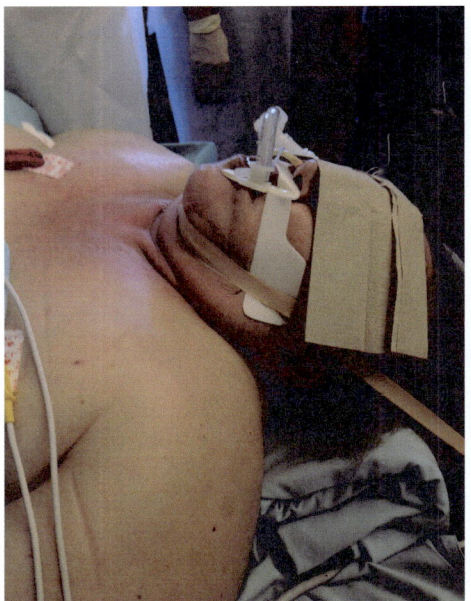

Abb. 3.13 Optimierung des Zugangs zum Operationsgebiet bei Adipositas permagna durch Hinaufziehen des Kinns mit Pflasterstreifen

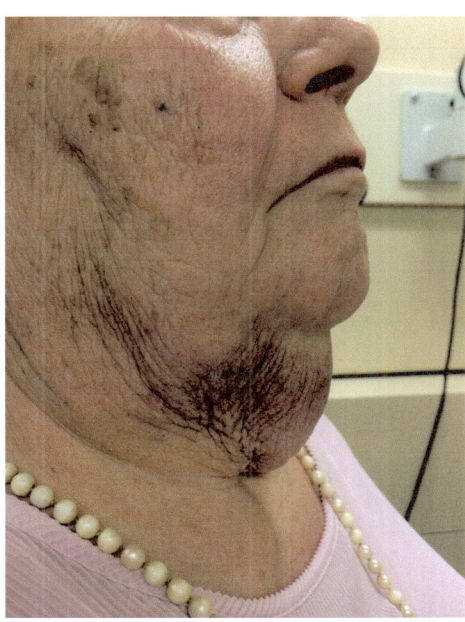

Abb. 3.14 Madelung-Fetthals

Literatur

Dua SG, Purandare NC, Pramesh CS (2011) Incidental detection of high-riding innominate artery and bilateral retropharyngeal carotid arteries: radiological findings and clinical relevance. Clin Radiol 66(7):685–687

Netzer A, Ostrovsky D, Bar R, Westerman ST, Golz A (2010) Protection of high-riding aberrant innominate artery during open tracheotomy. J Laryngol Otol 124(8):892–895

Tillmann BN (2010) Atlas der Anatomie des Menschen. Springer, Heidelberg

Toni R, Della Casa C, Mosca S, Malaguti A, Castorina S, Roti E (2003) Anthropological variations in the anatomy of the human thyroid arteries. Thyroid 13(2):183–192

Chirurgisch-interventionelle Aspekte

Gerhard Moser, Peter Kress, Christian Zauner, Dietmar Thurnher

4.1	Koniotomie	– 41
4.1.1	Einführung	– 41
4.1.2	Definition	– 41
4.1.3	Klinische Anatomie	– 41
4.1.4	Betroffene (Erst-)Helfer in Interventionssituationen	– 42
4.1.5	Indikationen	– 43
4.1.6	Kontraindikationen	– 43
4.1.7	Methoden der Koniotomie	– 44
4.1.8	Postprozedurale Maßnahmen	– 46
4.1.9	Komplikationen	– 47
4.1.10	Fallbeispiel	– 48
4.2	Chirurgische Tracheostomie	– 49
4.2.1	Ziel der chirurgischen Tracheostomie	– 49
4.2.2	Operationsvorbereitung	– 50
4.2.3	OP-Setting in Abhängigkeit von der Dringlichkeit	– 52
4.2.4	Operationsaufklärung	– 54
4.2.5	Tracheostomietechniken	– 55
4.3	Perkutan-dilatative Tracheotomie	– 68
4.3.1	Hintergrund	– 68
4.3.2	Kontraindikationen	– 69
4.3.3	Allgemeine Aspekte zur Anlage einer PDT	– 70
4.3.4	Spezielle PDT-Techniken	– 72
4.3.5	Komplikationen	– 79
4.3.6	Hilfsmittel: Bronchoskopie und Ultraschall	– 81

© Springer-Verlag GmbH Austria 2018
B. Schneider-Stickler, P. Kress (Hrsg.), *Tracheotomie und Tracheostomaversorgung*
https://doi.org/10.1007/978-3-7091-4868-6_4

4.4	Tracheotomie im Säuglings- und Kleinkindalter	– 83
4.4.1	Anatomische Vorbemerkungen – 83	
4.4.2	Lagerung des Patienten unter Berücksichtigung anatomischer Landmarken – 84	
4.4.3	Durchführung der Nadelkoniotomie – 85	
4.4.4	Methoden der pädiatrischen Tracheotomie – 86	

Literatur – 89

4.1 Koniotomie

Gerhard Moser

4.1.1 Einführung

Die Koniotomie (im Englischen eigentlich korrekter: cricothyrotomy) wurde als Notfalleingriff schon 1805 von Vicq d'Azyr, einem Pariser Chirurgen, beschrieben. Sie wird in der klinischen Situation «cannot intubate – cannot ventilate» durchgeführt. Dieser Ausdruck beschreibt eine Form des «schwierigen Atemweges», bei welcher der Patient weder ausreichend mit der Maske noch durch supraglottische Atemwegshilfen beatmet oder intubiert werden kann. Für die handelnden Personen stellt dies eine extreme Belastungssituation dar, insbesondere wenn bereits mehrere Intubationsversuche fehlgeschlagen sind. Hinzu kommt der bestehende Zeitmangel und/oder die fehlende Ausrüstung bzw. Expertise. Die Inzidenz variiert je nach Literatur aus anästhesiologischer Sicht zwischen 0,003 % und 18,5 % (Brown et al. 2014, Newgard et al. 2009, Tachibana et al. 2014).

Obwohl die Koniotomie selten zur Durchführung gelangt, ist sie für das Management des «schwierigen Atemweges» in der Aus- und Weiterbildung eine Conditio sine qua non. Die Methode kann an Leichenpräparaten beziehungsweise am Tier- oder Kunststoffmodell geübt werden (Eisenburger et al. 2000, Wong et al. 2003).

Überdies existieren instruktive medizinische Videos auf diversen Videoportalen im Internet, z. B. siehe Lehrvideo im New England Journal of Medicine (Stand: 19. Juni 2017): http://www.nejm.org/doi/full/10.1056/NEJMvcm0706755 (Hsiao u. Pacheco-Fowler 2008).

4.1.2 Definition

Die Koniotomie ist die chirurgische Durchtrennung des Ligamentum cricothyroideum medianum, der Bandverbindung zwischen dem Schild- und Ringknorpel und des dahinter liegenden Conus elasticus (▶ Abschn. 3.3); sie führt zu einer Eröffnung des Kehlkopfes (Gray u. Lewis 1918). In diesem Bereich ist der Abstand zwischen der Hautoberfläche und dem Atemwegslumen am kürzesten. Da die Hautoberfläche «verletzt» wird, handelt es sich um eine chirurgische Maßnahme.

Die vereinzelt als Alternative ins Feld geführte «Nottracheotomie» (engl. «slash» oder «emergency tracheostomy») ist als Algorithmus zur notfallmäßigen Anlage eines chirurgischen Atemweges abzulehnen. Für chirurgisch nicht versierte und insbesondere mit der lokalen anatomischen Situation nicht vertraute Personen kann dies zum Desaster werden. Eingebunden in ein valides Schockraummanagement mit entsprechender Expertise sind die Verbrennung dritten Grades der perioralen und kollaren Haut sowie das massive Kehlkopftrauma die einzigen Indikationen für diese Prozedur.

4.1.3 Klinische Anatomie

Die erfolgreich durchgeführte Koniotomie ist vom Wissen um die chirurgischen Landmarken abhängig. Dazu ist die palpierende Hand ein probates Mittel, um zunächst den Schild-

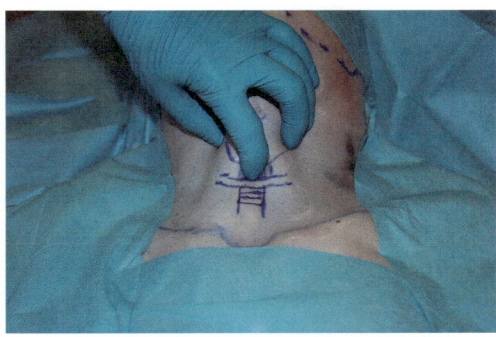

Abb. 4.1 Palpation des Ligamentum conicum

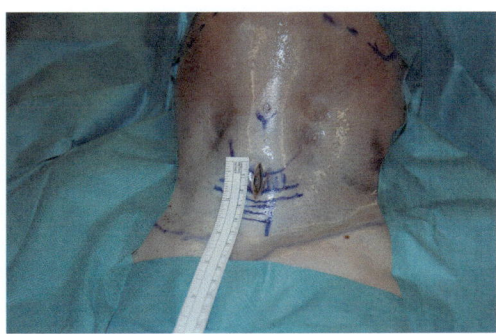

Abb. 4.2 Hautinzision zur Koniotomie

knorpel zu fixieren (Frerk et al. 2015) und mit dem Zeigefinger der anderen Hand die Kerbe mit dem Ligamentum conicum zwischen dem Schild- und Ringknorpel des Kehlkopfes zu tasten (Abb. 4.1).

Dies gelingt umso schlechter, je kürzer der Hals und je dicker die Haut ist. Deshalb ist es entscheidend, nach dem Hautschnitt (Abb. 4.2) den behandschuhten Finger in die Wunde zu legen (Abb. 4.3), um nun die Anatomie besser zu ertasten, da die intakte Haut eine starke «Palpationsbarriere» sein kann. Bei vielen Individuen kann man kaudal des Ringknorpels noch die unebene Oberfläche der Trachea tasten, sofern nicht der Schilddrüsenisthmus darüberliegt. Allerdings gibt es vielfach interindividuelle sowie geschlechtsspezifische Unterschiede in der palpatorischen Identifikation der Membrana cricothyroidea (Campbell et al. 2014, Lamb et al. 2015). Im Operationsgebiet sind gelegentlich eine vertikal ziehende anteriore Jugularvene und die querziehende Anastomose der beiden Arteriae cricothyroideae zu erwarten (Goumas et al. 1997).

4.1.4 Betroffene (Erst-)Helfer in Interventionssituationen

In der Regel sind in Interventionssituationen folgende Personen mit der Notwendigkeit einer Koniotomie konfrontiert:
- Präklinisch «im Feld»: Angehörige von Rettungsdiensten, Notärzte.
- In der Klinik (Hospitalbedingungen): Anästhesisten, Intensivmediziner, HNO-Ärzte, Mund-Kiefer-Gesichtschirurgen sowie bronchoskopierende Pulmologen.

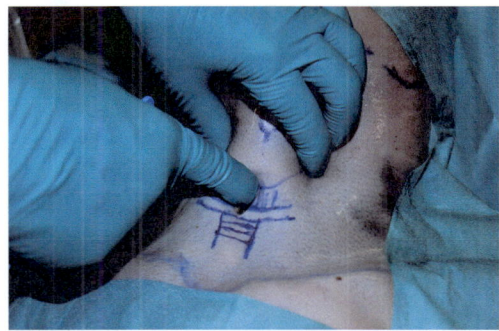

Abb. 4.3 Palpation des Ligamentum conicum mit dem Finger nach Hautinzision

Da die ideale Anatomie wahrscheinlich nicht häufig vorkommt, ist es entscheidend, dass genanntes Personal mit Hilfe von Übungssituationen den Algorithmus der Koniotomie verinnerlicht (Makowski 2013). Die Vorteile sind Stressabbau durch erworbene Sicherheit, tendenziell blutungsfreie Bedingungen und weniger Hintergrundgeräusche. Zudem dienen Übungen auch dem Angstabbau und der Senkung der Komplikationsrate. Im Realfall sieht man sich einer klinisch dramatisch verschlechternden Situation dann besser gegenübergestellt (Cooper 2013).

4.1.5 Indikationen

Sämtliche Atemwegsalgorithmen fokussieren auf die Koniotomie, sobald die sogenannte «Cannot intubate – cannot ventilate»-Situation auftritt, unabhängig davon, ob dies präklinisch oder klinisch der Fall ist (Frerk et al. 2015, Law et al. 2013).
Im Einzelnen:
- Fehlgeschlagene (mehrmalige) oro- oder nasotracheale Intubation (auch mit optischen Hilfsmitteln)
- Schwierige Atemwegsanatomie
- Exzessive Blutansammlungen im Mund-Rachen-Raum
- Massives Gesichtstrauma
- Verlegung des Atemweges durch Fremdkörpertrauma
- Schwellung (Angioödem)

4.1.6 Kontraindikationen

Als Kontraindikationen für die Koniotomie gelten:
- Massives Larynxtrauma mit Knorpelfrakturen
- Verdacht auf Trachealabriss
- Drittgradige Verbrennung der periolaren und kollaren Haut
- Bekannte oder unbekannte maligne Tumoren mit Stenosierung der Atemwege im Interventionsgebiet
- Struma permagna, wenn die relevante Anatomie nicht ertastet werden kann
- Bekannte laryngeale Pathologien
- Stichwunden in den Halsweichteilen

Die kindliche Anatomie stellt eine Besonderheit dar (Sabato u. Long 2016). Der Larynx ist speziell bei kleinen Kindern im Vergleich zum Erwachsenen wesentlich höherstehend. Der Schildknorpel ist noch unterentwickelt und das Zungenbein kann besser palpiert und daher mit dem Kehlkopf verwechselt werden (Cote u. Hartnick 2009).

Die Beziehung zwischen Kehlkopf und Unterkiefer erfordert im Interventionsfall die maximale Überstreckung. Allerdings kann bei Neugeborenen, Säuglingen und Kleinkindern dieses Manöver immer noch nicht ausreichen, um einen passablen Zugang zum Interventionsgebiet in den vorderen Halsweichteilen zu erreichen. Manche Autoren empfehlen daher bei Neonaten und Säuglingen die «notfallmäßige» Tracheotomie anstatt einer Koniotomie (Prunty et al. 2015, Weiss u. Engelhardt 2010). Dies ist besonders dann gegeben, wenn die Membrana cricothyroidea nicht palpabel ist.

Aus all den vorgenannten Gründen kann keine generelle Empfehlung zu einer Koniotomie im Kindesalter gegeben werden.

4.1.7 Methoden der Koniotomie

- **Chirurgische Koniotomie**

Bei richtiger und sorgfältiger Durchführung sollte man nach den drei Schlagworten «CUT-STAB-TUBE» in kürzester Zeit einen suffizienten Atemweg herstellen können (DiGiacomo et al. 2003, Frerk et al. 2015).

Zur Op-Ausrüstung zählen:
- Sterile Handschuhe und nach Verfügbarkeit Maske sowie Op-Mantel
- Hautdesinfektionsmittel
- Sterile Kompressen
- Lokalanästhetikum (Lidocain 1–2 % mit Epinephrin 1:200.000)
- 10-ml-Spritze mit 25-G-Nadel
- Trachealkanüle und/oder Trachealtubus – nicht größer als 6 mm im inneren Durchmesser
- Skalpell mit 10er- oder 15er-Klinge
- Klemme
- Trousseau-Dilatator, alternativ ein Nasenspekulum
- Tracheal- oder Einzinker-Haken

Die operative Durchführung kann folgendermaßen beschrieben werden:
- Rückenlage des Patienten mit überstrecktem Hals (Rolle unter Schultern).
- Hautdesinfektion und Lokalanästhesie (falls es die Zeit erlaubt).
- Je nach Händigkeit steht man rechts oder links vom Patienten.
- Der Kehlkopf wird mit Daumen und Mittelfinger fixiert, der Zeigefinger sucht palpierend den Ringknorpel und die kranial davon liegende Stelle des Ligamentum conicum auf (◘ Abb. 4.3).
- Anschließend Anlegen einer vertikalen Inzision von etwa 1,5–2 cm Länge, die gesamten Hautschichten bis zum Knorpelkontakt durchtrennend.
- Der vertikale Schnitt vermindert das Risiko einer Verletzung eines Recurrensnerven und ist bei Fehlanlage in jede Richtung verlängerbar.
- Der Nachteil einer horizontalen Inzision ist bei falscher Anlage das Zielgebiet nicht getroffen zu haben und somit die Notwendigkeit eines zweiten Schnittes.

- In der Folge wird mit dem Skalpell horizontal, das Ligamentum cricothyroideum medianum durchtrennt, was mit einem deutlich hörbaren «Knackgeräusch» einhergehen kann (◘ Abb. 4.4). Um den Schnitt temporär offen zu halten, wird unmittelbar anschließend das Skalpell um 90° gedreht, sodass die Schneide nach kaudal (an der Oberkante des Ringknorpels) zu liegen kommt. Die maximale Eindringtiefe der Skalpellklinge sollte ein Drittel der Länge betragen. Nur so kann eine Verletzung der Kehlkopfhinterwand bzw. der Vorderwand des Speiseweges zuverlässig vermieden werden.
- Idealerweise sollte die Skalpellklinge so lange in Position gehalten werden, bis entweder der Trachealhaken (◘ Abb. 4.5) oder ein Dilatator zum Einsatz kommt (◘ Abb. 4.6).
- Einführen der Kanüle und sofortige Fixierung derselben (◘ Abb. 4.7).
- Alternativ kann auch ein gecuffter Beatmungstubus der Größe 5 bis 6 eingeführt werden (◘ Abb. 4.8); allerdings ist dieser schwieriger zu fixieren.
- Beatmung anschließen.

Koniotomie mittels kommerziell erhältlicher Sets

In der ◘ Tab. 4.1 sind die auf dem Markt erhältlichen Kits aufgelistet. Diese werden anhand der Techniken zur Platzierung wie der Technik mit Seldinger-Führungsdraht, einer offenen chirurgischen Technik oder einer Nadel-Technik unterschieden.

Grundvoraussetzung für die Arbeit mit diesen Sets ist das konsequente und wiederholte Üben mit den Komponenten der einzelnen Sets, um einen straffen Algorithmus vollziehen zu können (◘ Tab. 4.1).

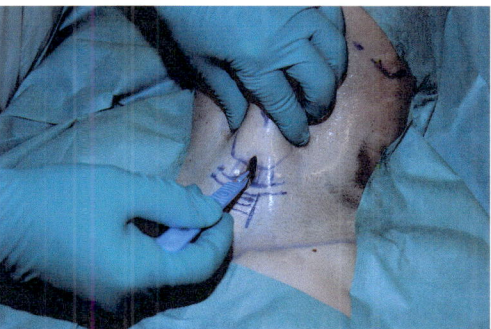

◘ **Abb. 4.4** Inzision des Ligamentum conicum

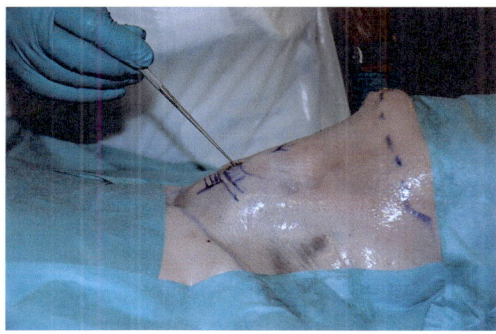

◘ **Abb. 4.5** Einsatz des Trachealhakens

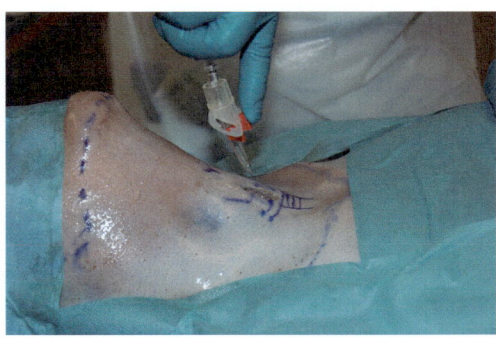

Abb. 4.6 Einsetzen eines Dilatators

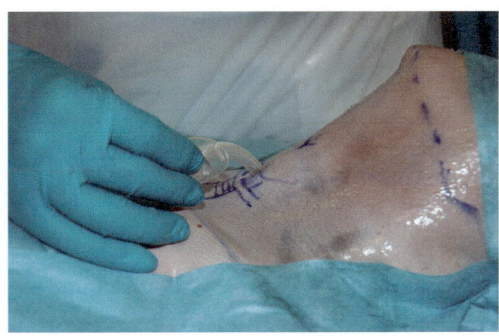

Abb. 4.7 Einsetzen einer Trachealkanüle

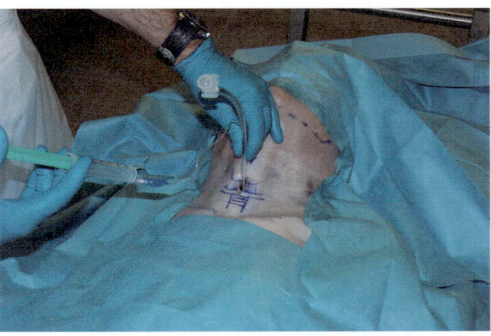

Abb. 4.8 Einsatz eines Beatmungstubus als Alternative

Dies gilt sowohl für den Durchführenden als auch für das zureichende Personal. Darin liegt auch der Hauptnachteil: Je komplizierter ein Set ist und je mehr Komponenten es enthält, desto fehleranfälliger kann sich der Ablauf der Koniotomie gestalten.

4.1.8 Postprozedurale Maßnahmen

Nach der erfolgreichen Koniotomie sind folgende Schritte zu beachten:
- Vergewisserung der richtigen Lage der Beatmungskanüle
- Sicherstellen einer Fixierung der Beatmungskanüle am Patienten
- Sicherstellen der Beatmung

Tab. 4.1 Übersicht über kommerziell erhältliche Koniotomie-Sets (Mod. nach Langvad et al. 2013, mit eigener Ergänzung)

Kits mit Verwendung der Seldinger-Technik	– Arndt Notfall-Koniotomie-Katheter-Set – Portex Melker Notfall-Koniotomie-Set – Minitrach II – Surgicric III
Kits ohne Verwendung der Seldinger-Technik	– Airfree – Pertrach – Portex cricothyrotomy Kit (PCK™) – QuickTrach 1 – QuickTrach 2 (gecufft) – TracheoQuick
Offene chirurgische Techniken	– «Bair claw» device – Rapid four-step-technique – Surgicric I und II – Bougie-assistierte Koniotomie – Koniotomie-Scheren
Nadeltechniken	– Manujet III – Ravcussin-Nadel – Transtracheal Airway-Katheter

> Eine erfolgreich angelegte Koniotomie sollte wenn möglich taggleich, jedoch spätestens innerhalb von 72 h verschlossen und durch ein Tracheostoma ersetzt oder durch Intubation der Atemwege gesichert werden (Talving et al. 2010).

4.1.9 Komplikationen

Zu den Sofortkomplikationen zählen:
- Blutung aus kleineren Gefäßen – Kontrolle durch lokale Druckmaßnahmen
- Blutung aus großen Gefäßen – chirurgische Intervention
- Verletzung von Trachea und Ösophagus
- Fehllage der Kanüle oder des Tubus im Weichgewebe oder Verlust derselben durch Herausfallen
- Aspiration
- Hautemphysem.

Als mögliche Spätkomplikationen kommen in Frage:
- Subglottische Stenose mit Notwendigkeit einer späteren Tracheotomie oder krikotrachealen Resektion
- Stimmprobleme.

Fazit für die Praxis

Die Koniotomie ist eine potentiell lebensrettende Maßnahme in der «Cannot intubate-cannot ventilate-Situation». Der Erfolg hängt von der korrekten Identifikation der Landmarken und sorgfältigen Durchführung ab.

48   Kapitel 4 · Chirurgisch-interventionelle Aspekte

Richtiges Verständnis der Indikationen und sorgfältige Durchführung helfen (fatale) Komplikationen zu vermeiden. Kurse zur Übung der Koniotomie (Airway Management) können die Erfolgsquote im Ernstfall deutlich steigern.

4.1.10 Fallbeispiel

In den Abbildungen ◘ Abb. 4.9, ◘ Abb. 4.10, ◘ Abb. 4.11, ◘ Abb. 4.12 wird das empfohlene Vorgehen nach einer Koniotomie dargestellt. Nachdem in einer Notsituation nach einem Unfall zunächst nach mehrfachen frustranen Intubationsversuchen eine Koniotomie (◘ Abb. 4.9) durchgeführt werden musste, wurde nach Stabilisierung der Patientin zunächst die chirurgische Tracheostomie (◘ Abb. 4.10) mit Einsetzen der Trachealkanüle (◘ Abb. 4.11) und nachfolgendem Verschluss der Koniotomie durchgeführt (◘ Abb. 4.12).

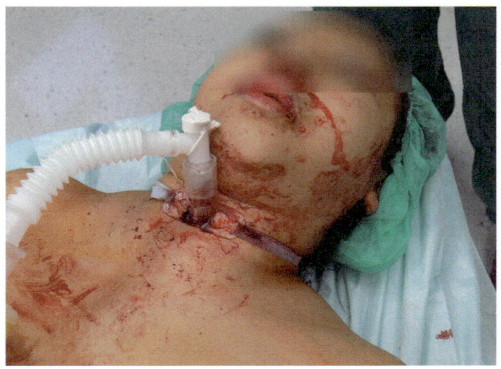

◘ **Abb. 4.9** Situation nach Koniotomie zur Sicherung der Atemwege bei einer Unfallpatientin

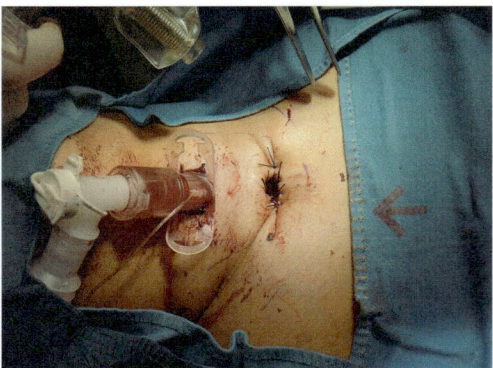

◘ **Abb. 4.10** Anlegen eines chirurgischen Tracheostomas unter Op-Bedingungen

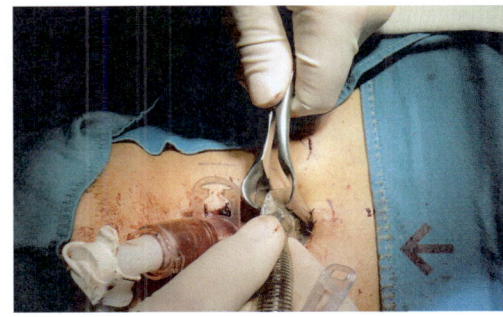

Abb. 4.11 Einsetzen der Beatmungskanüle

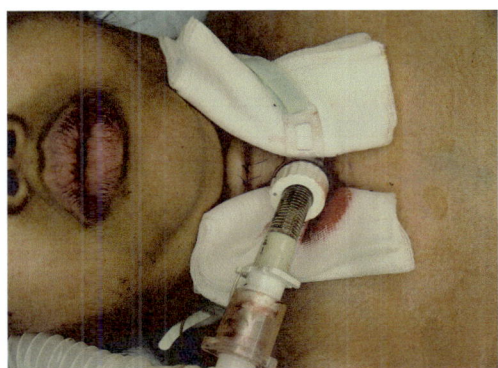

Abb. 4.12 Verschluss der Koniotomiewunde

4.2 Chirurgische Tracheostomie

Peter Kress

4.2.1 Ziel der chirurgischen Tracheostomie

Das Ziel der operativ angelegten bzw. chirurgischen Tracheostomie ist idealerweise die Bildung eines kreisrunden, flachen, epithelisierten Tracheostomas (Abb. 4.13).

Beim Erwachsenen hat sich ein Tracheostoma-Durchmesser von 15–25 mm bewährt. Dieser ist optimal für die Versorgung mit Standard-Hilfsmitteln. Ein kleineres Tracheostoma behindert die Kanülenversorgung und kann durch Schrumpfung schnell zu klein für eine ausreichende Atmung werden. Die Schrumpfung eines nicht mit einer Kanüle geschienten Tracheostomas ist abhängig von der Tracheostomieform, der Narbenbildung und der Gewebefestigkeit insbesondere der Trachealspangen. Je älter ein chirurgisch angelegtes Tracheostoma ist, desto geringer wird seine Schrumpfungstendenz.

Ein Tracheostoma mit einem Durchmesser deutlich über 25 mm ist schwierig mit Hilfsmitteln zu versorgen und kann zum Sprechen nicht mehr mit einem Finger abgedichtet werden. Auch Sprechkanülen dichten nicht mehr ausreichend ab. Die Größe des Tracheostomas wird auch von der Größe der Trachea und den sonstigen anatomischen Gegebenheiten mitbestimmt. Bei Kindern orientiert man sich zur Abschätzung der Tracheostomagröße am besten am Durchmesser des Daumens. In der Praxis zeigt sich, dass dieses Maß allerdings oft keine gute Hilfe ist. Kinder, bei denen eine Tracheostomie erfor-

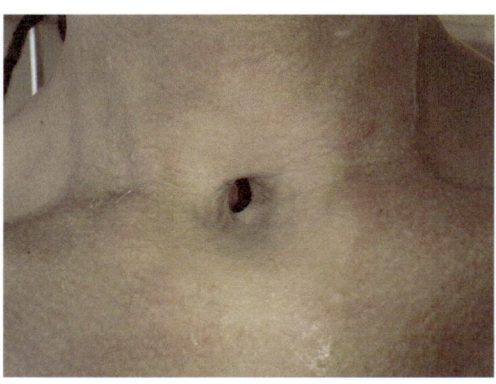

◨ **Abb. 4.13** Reguläres chirurgisches Tracheostoma

derlich ist, sind in der Regel schwer krank, leiden an Syndromen oder sind Frühgeborene. Meist ist dann das Körperwachstum nicht gleichmäßig und die Trachea kann im Vergleich zum Körper/Daumen überproportional groß oder klein sein.

Eine gute Orientierungshilfe ist in jedem Fall der Durchmesser der Trachea selbst. Ein im Vergleich zum Trachealdurchmesser größeres Tracheostoma ergibt wenig Sinn, da der Raum für die Kanüle durch die Trachea limitiert wird. Ist die Trachea sehr groß, wird das Tracheostoma nur so groß angelegt, dass eine gute Kanülenversorgung möglich ist.

Der Vorteil einer chirurgischen Tracheostomie ist die «Epithelisierung» des Tracheostomas. Darunter versteht man das direkte Vernähen der Halshaut mit den Rändern der eröffneten Trachea. Das passgenaue Vernähen der Haut mit der Trachea führt zu einer primären Wundheilung und verhindert Granulationsbildung, Blutungsrisiko und Kanülenfehllagen. Nicht-«epithelisierte» Bereiche im Tracheostoma heilen dagegen sekundär mit all den unerwünschten Folgen wie Sekretion, Blutungsneigung, Krustenbildung und narbiger Schrumpfung. Sekundär heilende Stellen am Tracheostoma sind bei der chirurgischen Tracheostomie nicht immer zu vermeiden, können allerdings die Rehabilitation des Patienten behindern und erfordern spezielle Kenntnisse in der Tracheostomaversorgung (▶ Kap. 7).

Ein frisch chirurgisch angelegtes Tracheostoma wird zumindest für einige Tage mit einer gut passenden gecufften Trachealkanüle versorgt, die den Tracheostomakanal schient, sowie Aspiration bzw. Emphysembildung verhindert. Als Ausnahme gilt die Tracheostomaanlage bei der Laryngektomie. Hier wird ein kompletter Trachealring an die Haut angenäht. Die postoperative Versorgung nach Laryngektomie kann nach kurzzeitiger Verwendung einer Trachealkanüle zur Stabilisierung der Wunde rasch mit einem Tracheostompflaster erfolgen, da hier die Schrumpfungstendenz minimal ist.

4.2.2 Operationsvorbereitung

Die Vorbereitung zu einer chirurgischen Tracheostomie hängt sehr von der Dringlichkeit ab. Hierbei können verschiedene Szenarien abgegrenzt werden, die sich hinsichtlich Räumlichkeit, Operationstechnik, Anästhesie, Anforderungen an Sterilität und Dringlichkeit unterscheiden:
- Notfalltracheostomie
- Eilige Tracheostomie im Operationssaal

- Open-bedside-Tracheotomie auf der Intensivstation
- Elektive Tracheostomie.

Eine Notfalltracheostomie kann nur in Bereichen vorbereitet werden, in denen sie mit einer gewissen Wahrscheinlichkeit notwendig werden kann. Hier kann das Instrumentarium für den Notfall bereitgelegt werden. Man sollte dabei bedenken, dass dieses Instrumentarium regelmäßig aufbereitet und kontrolliert werden muss. Es ergibt also auch im Krankenhaus wenig Sinn, überall ein Notfalltracheostomieset zu deponieren. Es hat sich bewährt, ein einfaches Tracheostomie-Instrumentarium beispielsweise auf Intensivstationen, im OP, im Schockraum und auf HNO-Stationen vorzuhalten. Das Instrumentarium ist außerdem nur in den richtigen Händen hilfreich.

Instrumentensiebe zur Tracheostomie sind von Krankenhaus zu Krankenhaus zumeist unterschiedlich bestückt. Einige bewährte Instrumente sind den meisten Sieben gemeinsam:
- Skalpell
- Pinzette
- Präparierschere
- Spreizer gebogen und gerade
- Sauger
- Klemmchen
- Haken und Häkchen
- Nahtmaterial

Neben dem Op-Instrumentarium muss eine Reihe von Trachealkanülen bereitstehen, die je nach individueller Situation die Auswahl der passenden Trachealkanüle zulässt. Für den Ersteinsatz im OP kommen zumeist sterile cuffbare Trachealkanülen zum Einsatz. Atraumatische flexible Kanülen (z. B. Rüsch Tracheoflex Größe 8–10) erleichtern dem frisch tracheotomierten Patienten die Anpassung an den «Fremdkörper Trachealkanüle» in der Trachea, da sie bei Kopfbewegungen weniger Hustenreiz und seltener Druckstellen verursachen.

Der Nutzen einer **perioperativen Antibiose** wird sowohl bei der dilatativen als auch bei der chirurgischen Tracheostomie kontrovers diskutiert; es gibt bisher keine Leitlinie für die chirurgische Tracheostomie. Daher sollte die Entscheidung über eine perioperative Antibiose in Abhängigkeit von der Tracheostomieindikation und den Komorbiditäten getroffen werden. Wird die Tracheostomie unter sterilen Bedingungen bei einem nicht immunsupprimierten oder polymorbiden Patienten durchgeführt, erfolgt keine Antibiose. Intensivpatienten, die aufgrund einer Langzeitbeatmung tracheostomiert werden, bekommen meist bereits eine Breitspektrumantibiose, welche keiner Ergänzung bedarf.

Erfolgt eine Tracheostomie aufgrund eines infizierten, teilnekrotischen Tumorgeschehens des Larynx oder des Hypopharynx bei einem Patienten in deutlich reduziertem Allgemeinzustand, wird der Heilverlauf durch eine perioperative Antibiose über mehrere Tage (z. B. mit einem Cephalosporin oder Clindamycin) positiv beeinflusst.

4.2.3 OP-Setting in Abhängigkeit von der Dringlichkeit

Das OP-Setting zur Tracheostomie hängt wie auch die OP-Vorbereitung von der Dringlichkeit der Maßnahme ab und muss situationsgerecht modifiziert werden.

- **Notfalltracheostomie**

Die Notfalltracheostomie findet in der Regel unter reanimationsähnlichen Bedingungen dort statt, wo sich der Notfall ereignet. Nur selten wird man die Option haben, den Patienten zur Notfalltracheostomie in den OP oder einen Schockraum zu bringen. Die Tracheostomietechnik richtet sich nach der schnellst möglichen Sicherung der Atemwege. Ob eine Koniotomie oder Tracheostomie, eine Längs- oder Querinzision der Haut erfolgt und auf welcher Höhe tracheostomiert wird, entscheidet der Operateur nach seiner Erfahrung, der Lokalsituation und den vorhandenen Instrumenten. Mit dem eventuell anwesenden Anästhesisten werden Art und Notwendigkeit einer Anästhesie, die Beatmung sowie die geplante Maßnahme zur Atemwegssicherung schnell abgesprochen. Auf eine Hautdesinfektion oder ein steriles OP-Feld muss im Notfall verzichtet werden. Die Zeit für eine möglichst optimale Lagerung des Patienten mit leicht überstrecktem Kopf ist gut investiert, da sie die Chancen einer erfolgreichen Notfalltracheostomie wesentlich verbessert.

Ein Skalpell geeigneter Größe ist als minimales Instrumentarium für eine Notfalltracheostomie notwendig. Ein spreizendes Instrument (Schere, Klemme…) und ein Sauger erleichtern die Prozedur erheblich. Ist im Notfall keine geeignete Trachealkanüle zur Hand, wird ein gewöhnlicher Endotrachealtubus in die eröffnete Trachea eingebracht. Da beim Notfalleingriff kaum Blutstillung erfolgen kann, ist es wichtig, den Tubus umgehend zu cuffen, um Blutaspiration zu vermeiden und die Beatmung zu gewährleisten. Zur Blutstillung kann der Tracheostomabereich komprimiert werden, bis eine kontrollierte Blutstillung unter Operationsbedingungen erfolgen kann.

> Nach erfolgreicher Notfalltracheostomie und initialer Stabilisierung des Patienten ist eine zeitnahe chirurgische Optimierung des notfallmäßig angelegten Tracheostomas notwendig.

Eine postoperative intravenöse Antibiose (z. B. Cephalosporin) hat sich zur Vermeidung von Wundinfektionen nach dem zumeist unsterilen Eingriff bewährt.

Die Chancen für eine erfolgreiche Notfalltracheostomie hängen wesentlich von der Anatomie des Patienten und der Erfahrung des Operateurs ab. Für den Notfall lässt sich nur die Erfahrung des Operateurs optimieren, z. B. durch Kursbesuche mit praktischer Übungsmöglichkeit oder durch Hospitation in einer Klinik mit hoher Tracheostomiefrequenz.

- **Eilige Tracheostomie im Operationssaal**

Die eilige Tracheostomie wird erforderlich, wenn der Atemweg durch konventionelle Anästhesiemöglichkeiten nur unsicher oder nur für einen begrenzten Zeitraum gesichert werden kann. Typische Indikationen für eine eilige Tracheostomie sind beispielsweise postoperative Hämatome, z. B. nach Schilddrüsen- oder Carotis-Operationen, unerwartete postoperative beidseitige Recurrensparesen, anatomische Intubations- und Beatmungshindernisse (z. B. Adipositas permagna, Wirbelkörperexophyten bei Morbus Forestier, Tumoren) oder rasch progrediente Ödeme unter Radiochemotherapie bei Kopf-Hals-Malignomen.

In diesen Situationen besteht nur begrenzt Zeit für Vorbereitungen und es bedarf einer sehr guten Abstimmung der operativen Maßnahmen mit der Anästhesie. Zunächst muss

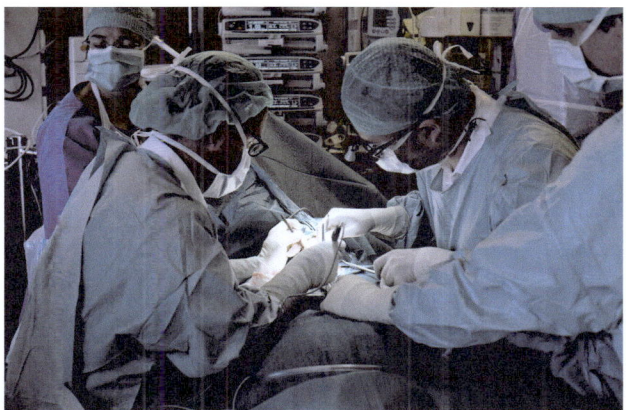

● **Abb. 4.14** Operationssetting einer eiligen Tracheostomie im Operationssaal

gemeinsam entschieden werden, ob eine Intubation zur Tracheostomie in Narkose hinreichend sicher möglich ist. Falls die Intubation weder durch den Anästhesisten noch durch den Operateur sicher möglich ist, muss die Tracheostomie in Lokalanästhesie durchgeführt werden (siehe unten). Falls der Patient mit vertretbarem Risiko transportabel ist, sollte die Tracheostomie im OP erfolgen (● Abb. 4.14).

Für die eilige Tracheostomie wird ein erfahrener Operateur, eine Assistenz und OP-Pflegepersonal mit komplettem Instrumentarium zusammengerufen. Unabhängig davon, ob auf der Intensivstation oder im OP, erfolgt der Eingriff unter sterilen Kautelen. Der Patient wird nach Narkoseeinleitung und Intubation gelagert, das OP-Feld wird chirurgisch desinfiziert und steril abgedeckt. Die Tracheostomie erfolgt mit komplettem chirurgischem Instrumentarium. Die Tracheostomie-Technik wird nach den anatomischen Gegebenheiten und der zugrunde liegenden Problematik gewählt.

Eine formgerechte OP-Aufklärung ist bei einer eiligen Tracheostomie selten möglich. Einige erklärende Worte für den Patienten und seine Angehörige, gegebenenfalls auch per Telefon, sollten jedoch selbstverständlich sein und ersparen Ärger und Missverständnisse, die im Nachgang oft schwer auszuräumen sind.

- **Open-bedside-Tracheotomie auf der Intensivstation**

Die «Open-bedside-Tracheotomie» wird in der Regel auf der Intensivstation durchgeführt, wenn der Transport eines beatmeten Patienten in den Op nicht im Verhältnis zum vertretbaren medizinischen Risiko durch den Transport steht (● Abb. 4.15). Zu bedenken ist dabei, dass auf der Intensivstation meist keine OP-Lampen vorhanden sind, keine sterile OP-Atmosphäre herzustellen ist, die Lagerung des Patienten meist nicht optimal gelingt und die breiten Betten den Operateur und den Assistenten herausfordern. Mit guten Stirnlampen und einer «flexiblen Haltung» bei allen Beteiligten gelingt die «Bedside-Tracheostomie» in der Regel problemlos. Zu vermeiden ist eine Tracheostomie am Patientenbett, wenn die Gefahr besteht, dass umgehend weitere operative Maßnahmen notwendig werden, die Tracheostomie also nahtlos in einen operativen Eingriff übergeht (z. B. Blutstillung, Revisions-OP). Auch bei mutmaßlich komplexer Tracheostomie (z. B. sehr tief stehender Larynx, Gerinnungsstörung, Trachealkompression durch Neoplasie oder große Struma, Retracheostomie, Zustand nach ausgedehnten Halsweichteileingriffen) sollte eindeutig die Durchführung im OP bevorzugt werden.

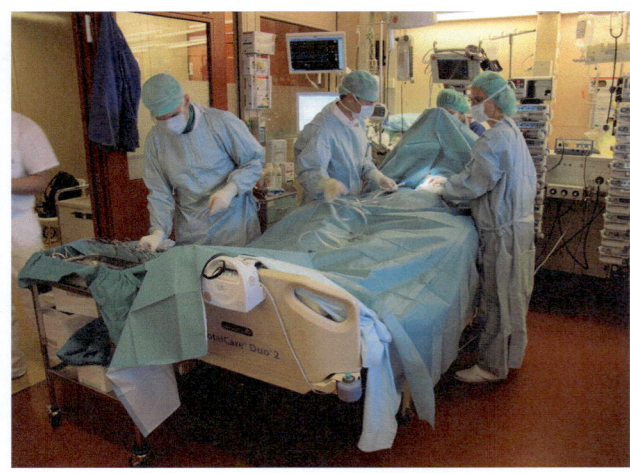

Abb. 4.15 Open-bedside-Tracheostomie auf der Intensivstation

- **Elektive Tracheostomie**

Elektiv erfolgt eine Tracheostomie, die beispielsweise im Rahmen von Kopf-Hals-chirurgischen Eingriffen zur Sicherung des postoperativen Atemweges (z. B. nach Larynxteilresektion, ausgedehnten Mittelgesichtsfrakturen o. Ä.) angelegt werden muss. Auch intensivmedizinische Gründe wie die Langzeitbeatmung aufgrund pulmonaler oder neurologischer Erkrankungen können elektiv eine Tracheostomie erfordern. Bei der Vorbereitung einer elektiven Tracheostomie ist besonderer Wert auf die Aufklärung des Patienten oder seiner Angehörigen/Betreuer zu legen. Ein informiertes Einverständnis und dessen schriftliche Fixierung sind zwingend nötig. Details zur Operationsaufklärung vor einer Tracheostomie werden im nächsten Abschnitt dargelegt. Eine elektive Tracheostomie sollte möglichst immer im OP unter möglichst optimalen und sterilen Bedingungen erfolgen. Ein aufgrund schlechter OP-Bedingungen nur mangelhaft angelegtes Tracheostoma ist für die weitere Rehabilitation des Patienten ein erhebliches Problem.

Im Elektivfall sollte der Anspruch an die Anlage eines optimalen chirurgischen Tracheostomas besonders hoch sein, da genügend Zeit für eine entsprechende Vorbereitung und ein sorgsames operatives Vorgehen zur Verfügung steht. Dementsprechend wird auch die für den Patienten und dessen Krankheitsbild optimale Tracheostomieform gewählt (▶ Abschn. 4.2.5).

4.2.4 Operationsaufklärung

Für Patienten und Angehörige ist die Ankündigung eines Luftröhrenschnittes zumeist schockierend. Ziele des präoperativen Aufklärungsgespräches sind deshalb, einerseits die operativen Risiken, wie juristisch gefordert, zu besprechen und ein informiertes Einverständnis zu erreichen, andererseits aber auch die Angst vor der als «bedrohlich» empfundenen Operation zu nehmen und ein Leben «danach» aufzuzeigen. Aus Patientensicht sind besonders die Fragen wichtig, ob und wann Sprechen und Schlucken wieder möglich sind, ob das Tracheostoma dauerhaft bleibt, wie lange der Eingriff dauert und ob er gefährlich ist. Diese Fragen sollten möglichst vor der Tracheostomie besprochen werden. Für Patienten, die ein dauerhaftes Tracheostoma bekommen (insbesondere vor einer Laryngektomie, sollte je nach Gesundheitszustand und Möglichkeit der Kontakt mit einem betroffenen, bereits tracheostomierten Patienten ermöglicht werden. Persönliche Schilderungen über ein Leben mit Kanüle können oft Ängste und Vorbehalte abbauen.

Die präoperative Aufklärung von Patienten mit akuter Luftnot muss sich aufgrund der Dringlichkeit auf die wichtigsten Informationen rund um die Tracheostomie und auf die notwendige Sicherung des Atemweges beschränken, um Stress aus der Situation zu nehmen und die Angst des Patienten vor dem Eingriff zu reduzieren.

Neben den allgemeinen Operationsrisiken wie Nachblutung, Infektion, Thrombose, Embolie und neben therapeutischen Alternativen sollten vor einer elektiven chirurgischen Tracheostomie folgende Themen mit dem Patienten besprochen werden:
- Erklärung des Begriffes Tracheostomie (Luftröhrenschnitt…) und der Anatomie vor und nach der Operation in für den Patienten verständlicher Sprache
- Grund und Dauer der Tracheostomie, evtl. Möglichkeit der späteren Kanülenentfernung
- Auswirkungen der Tracheostomie auf Sprechen und Schlucken mit möglicherweise zeitweiser Schluck- und Sprechunfähigkeit
- Versorgung mit Kanülen- und Hilfsmitteln
- Tracheostomaversorgung
- Option der Schilddrüsenteilresektion bei Isthmusknoten
- Mögliche postoperative Komplikationen: Trachealstenose, Recurrensparese, Granulationen
- Asphyxie bei Kanülenverlust oder Kanülenverlegung (besonders bei Kindern)

Es ist selbstverständlich, dass die OP-Indikation und das Aufklärungsgespräch schriftlich dokumentiert werden. Mittlerweile stehen standardisierte Aufklärungsbögen kommerziell zur Verfügung, die die Aufklärung und die Dokumentation erleichtern. Bei komatösen oder nicht geschäftsfähigen Patienten ist im Falle eines elektiven Eingriffs das Einverständnis des gesetzlichen Betreuers/Sachwalters (z. B. Angehörige) einzuholen.

4.2.5 Tracheostomietechniken

Aus der Erfahrung bei trachealchirurgischen Eingriffen ergeben sich einige allgemeine Operationsprinzipien, die auch bei der chirurgischen Tracheostomie hilfreich sind:
- Es sollte so wenig Trachealgewebe zerstört werden wie irgendwie möglich! Insbesondere das vertikale Durchtrennen von Trachealspangen führt dazu, dass die Bogenspannung der Spangen irreversibel verloren geht und die Trachea kollabiert. Werden mehrere Trachealspangen vertikal durchtrennt, ist die Entstehung einer Trachealstenose eine mögliche Folge.
- Die Durchblutung der Trachealspangen erfolgt über horizontal verlaufende Anastomosen zwischen den seitlich der Trachea gelegenen vertikal verlaufenden zuführenden Arterien, ähnlich einer Strickleiter (◘ Abb. 4.16). Werden Trachealspangen beim Annähen an die Haut komplett umstochen, führt dies unweigerlich zu einer Durchblutungsstörung und Nekrose der Trachealspange im betroffenen Bereich. Die Folgen sind sekundäre Wundheilung und freiliegende Trachealspangenfragmente im Tracheostomakanal.
- Zur Vermeidung von bedrohlichen Tracheostomablutungen sollten arrosionsgefährdete Gefäße (z. B. V. jugularis anterior) die nahe am späteren Tracheostoma verlaufen, ligiert werden.

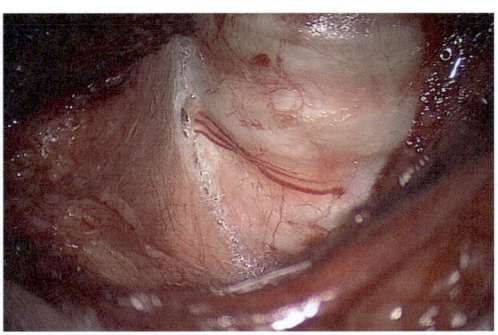

Abb. 4.16 Blutversorgung der Trachealspangen durch vertikal verlaufende Arterien mit Anastomosenbildungen

- Eine sorgfältige Blutstillung während der Operation kann einer späteren Aspiration von Blut vorbeugen. Insbesondere vor der Eröffnung der Trachea sollte der Situs «trocken» sein.
- Der Schilddrüsenisthmus kann nach kranial oder kaudal verlagert werden, wenn er klein ist. Droht der Isthmus das Tracheostoma einzuengen, sollte er reseziert werden. Dabei ist auf eine ausreichende Resektion und gute Blutstillung zu achten. Nicht selten werden Nachblutungen nach chirurgischer Tracheostomie durch Schilddrüsengefäße verursacht.
- Die Lage des N. laryngeus recurrens ist bei der Präparation der Trachea zu beachten. Eine trachea-nahe Präparation hat sich zur Schonung des Nervens bewährt.
- Nähte zwischen Haut und Trachea sollten spannungsarm geknüpft werden, um die Durchblutung des Gewebes zu erhalten und eine primäre Wundheilung zu gewährleisten. Die Wahl einer geeigneten Tracheostomieform kann wesentlich dazu beitragen, dass ein spannungsarm vernähtes und komplett epithelisiertes Tracheostoma angelegt werden kann.
- Eine horizontale Hautinzision in den Hautspannungslinien ist für die Wundheilung vorteilhaft, da expektoriertes Trachealsekret nicht über den Hautschnitt fließt. Zusätzlich aufgetragener Hautlack (z. B. Langzeithautschutzpräparate, ▶ Abschn. 7.4.2) verhindert zuverlässig die Hautmazeration im Tracheostomakanal.
- Die Lagerung des Patienten trägt wesentlich zur Vereinfachung der Tracheostomie bei. Durch Überstrecken des Kopfes tritt der Larynx höher und die Trachea wird besser zugänglich. Bei sehr tief stehendem Larynx oder mangelnder Reklinierbarkeit kann der Larynx intraoperativ mit einem Häkchen nach kranial gezogen werden, um den Zugang zur Trachea zu erleichtern.
- Durch regelmäßige Palpation während der Operation können wichtige anatomische Strukturen lokalisiert werden, insbesondere ein hoch verlaufender Truncus brachiocephalicus (Becker et al. 2014) fällt dem danach tastenden Finger sicher auf.
- Fällt die Identifikation der Trachea durch Narben oder Tumorgewebe schwer, so kann durch Punktion und Luftaspiration die Orientierung erleichtert werden. Gelegentlich kann der Tubus oder der Cuff bei der Probepunktion oder aber auch bei der scharfen Eröffnung der Trachea eines zuvor intubierten Patienten beschädigt werden, so dass die respiratorische Instabilität des Patienten ein rasches weiteres operatives Vorgehen notwendig macht.
- Eine Cuff-Schädigung bei der Eröffnung der Trachea kann in der Regel vermieden werden, indem der Endotrachealtubus vor der Tracheostomie so weit wie möglich nach kaudal geschoben wird (Auskultation zur Vermeidung der einseitigen Beat-

4.2 · Chirurgische Tracheostomie

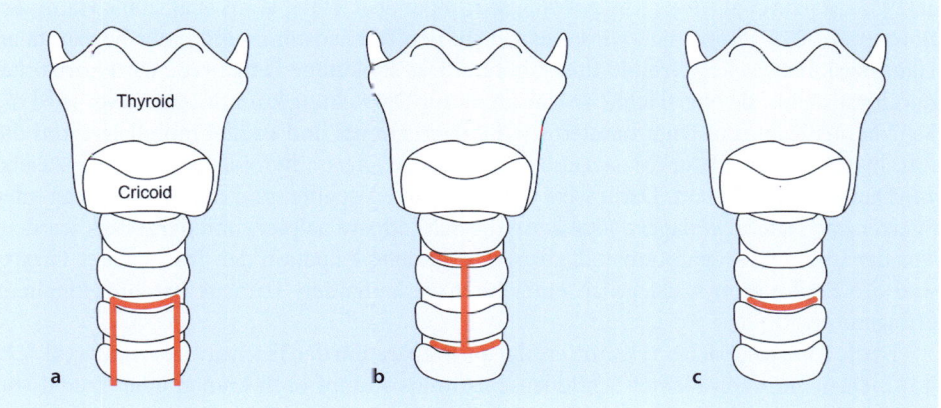

Abb. 4.17 Inzisionstechniken in die Trachea. **a** Björk-Lappen, **b** H-Inzision, **c** interkartilaginäre Inzision bei Visiertracheotomie. Mit freundlicher Genehmigung von Oliver Kötter

mung!). Damit bleibt dem Anästhesisten eine unsichere Beatmungssituation und dem Operateur ein Luft- und Blut-sprühender OP-Situs erspart.
- Die Eröffnung der Trachea erfolgt optimal zwischen 2 Trachealspangen, um deren Spannung zu erhalten. Bei normaler Anatomie ist das Eingehen in die Trachea zwischen der 2. und der 3. Trachealspange zu empfehlen. Je weiter kranial die Trachea eröffnet wird, umso größer ist die Gefahr der Verletzung des Ringknorpels.
- Wird die Trachea zu weit kaudal eröffnet, ist die Annaht an die Haut schwierig. Der Tracheostomakanal verläuft dann ungünstig schräg und tief.
- Die Ansichten zum optimalen Nahtmaterial für das Tracheostoma gehen weit auseinander. Die wichtigste Anforderung an das Nahtmaterial ist, dass es ausreichend stabil ist, die Trachea an der Halshaut zu fixieren. Dabei sind die ständigen Zugkräfte beim Schlucken zu bedenken. Geeignet für die Naht am Tracheostoma beim Erwachsenen sind beispielsweise Vicrylnähte der Stärke 2.0 bis 1 oder Ethilone 4.0 bis 2.0. Das Nahtmaterial kann ab dem 10. postoperativen Tag entfernt werden (Hautnähte zwischen dem 7.–10. po. Tag und Stomanähte zwischen dem 10.–12. po. Tag). Ist das Tracheostoma zu diesem Zeitpunkt infiziert, ist die schrittweise Teilentfernung der Nähte zur Verhinderung einer Nahtdehiszenz zu empfehlen.

Die chirurgische Tracheostoma-Anlage kann mit unterschiedlichen Techniken durchgeführt werden (Abb. 4.17):
- Chirurgische Tracheostomie mit Björk-Lappen
- Chirurgische Tracheostomie mit modifiziertem H-Schnitt
- Visiertracheostomie
- Modifizierte Star-Plasty beim Erwachsenen
- Revisionstracheostomie
- Tracheostomie im Rahmen der Laryngektomie

Die wichtigsten Techniken sollen im Folgenden genauer erklärt werden.

Chirurgische Tracheostomie mit Björk-Lappen

Die Tracheostomie mit einem Björk-Lappen stellt eine operative Basisprozedur dar, deren Vor- und Nachteile in den letzten 50 Jahren sehr gut beobachtet werden konnten (Björk et al. 1955, Malata et al. 1996, Kinley 1965, McGregor et al. 1983, Walts et al. 2003, Hammarfjord et al. 2015). Begonnen wird diese Form der Tracheostomie mit einer horizontalen Hautinzision zwischen Krikoid und Jugulum. Das subkutane Fettgewebe wird horizontal durchtrennt, bis die oberflächliche Halsfaszie zur Darstellung kommt. Auf dieser wird die Schicht aus Haut und Unterhautfettgewebe nach kranial und kaudal mobilisiert und die infrahyoidale Muskulatur (M. sternohyoideus und M. sternothyroideus) mit der Linea alba zur Darstellung gebracht. Dann wird die Linea alba gespalten und durch Hakenzug oder Sperrer nach lateral verlagert. Jetzt kann die Schilddrüse palpiert und dargestellt werden. Vor der weiteren Präparation sollte nun eine gezielte Palpation der Trachea, des Larynx und die Exploration hinsichtlich eines hoch verlaufenden Truncus brachiocephalicus erfolgen.

Ist die Anatomie sicher erkannt, erfolgt die Präparation der Tracheavorderfläche (◘ Abb. 4.18). Dazu kann ein kleiner Schilddrüsenisthmus stumpf nach kranial oder kaudal von der Trachea abgeschoben werden (◘ Abb. 4.19). Verlegt der Schilddrüsenisthmus den Weg zur Trachea oder engt er das zukünftige Tracheostoma ein, wird er durchtrennt und nach lateral verlagert oder reseziert. Die jetzt frei liegende Tracheavorderfläche wird über etwa 4 Trachealspangen dargestellt, damit das Björk-Läppchen angelegt werden kann. Nach guter Blutstillung wird die Trachea idealerweise zwischen der 2. und 3. Trachealspange horizontal eröffnet (◘ Abb. 4.20), ohne den Cuff des Beatmungstubus zu beschädigen. Austretendes Trachealsekret wird abgesaugt und die Tubuslage überprüft. Liegt der Cuff nahe der Horizontalinzision der Trachea, wird der Tubus etwa 2 cm weiter nach kaudal geschoben.

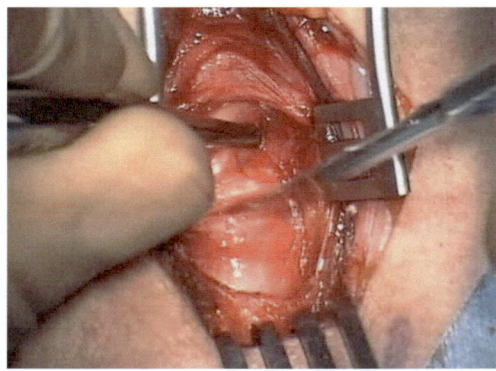

◘ **Abb. 4.18** Björk-Tracheostomie: oberflächliche Inzision der Trachea zwischen 2. und 3. Trachealspange

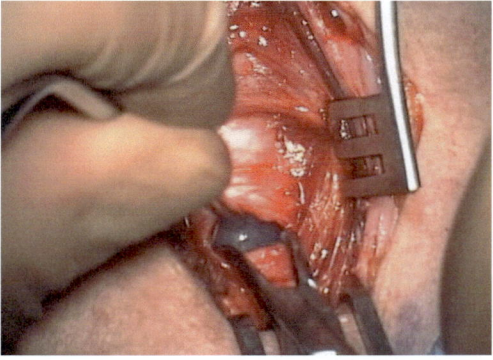

◘ **Abb. 4.19** Björk-Tracheostomie: stumpfes Aufspreizen der Trachea (hier mit einem Klemmchen) zur Schonung des Cuffs

4.2 · Chirurgische Tracheostomie

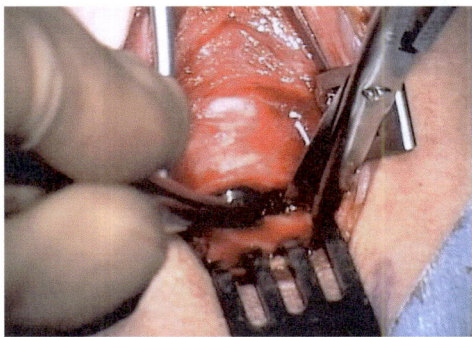
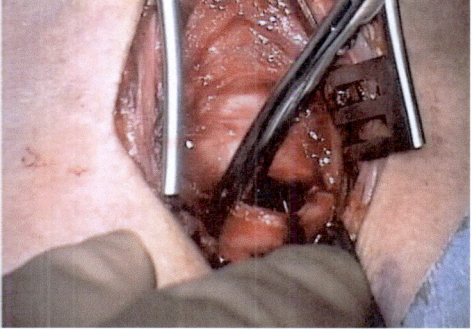

Abb. 4.20 Björk-Tracheostomie: Anlage des Björk-Läppchens durch laterales Spalten der 3. Trachealspange links und rechts

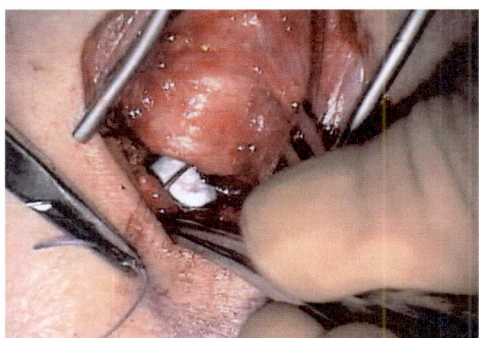
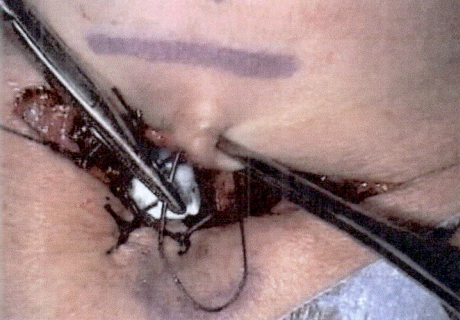

Abb. 4.21 Björk-Tracheostomie: Vernähen des kranialen und kaudalen Hautrandes mit dem Björk-Läppchen

Dann erfolgt die Anlage des Björk-Lappens, eines kaudal gestielten Lappens in der vorderen Trachealwand. Hierzu wird die 3. Trachealspange am Übergang der Tracheavorderfläche zur Seitenfläche vertikal durchtrennt. Die Lappenbasis soll dabei etwas breiter sein als die Lappenspitze. Die Lappenspitze muss mindestens so breit sein wie die Trachealkanüle. Nun wird die mobile Spitze des Björk-Läppchens, der ehemalige kraniale Rand der 3. Trachealspange, durch zwei kräftige Nähte mit moderater Spannung mit der Halshaut vernäht (Abb. 4.21, Abb. 4.22). Er bildet eine Art «Rutschbahn» für die Trachealkanüle in die Trachea, welche die Kanülendislokation verhindern soll.

Je nach Breite der Trachealspangen kann zur Bildung eines ausreichend langen Björk-Lappens die vertikale Durchtrennung einer weiteren Trachealspange nötig werden. Eine dritte Trachealspange sollte nur in absoluten Ausnahmefällen durchtrennt werden, da die Stabilität der Trachea hierdurch kritisch geschwächt und eine Trachealstenose riskiert wird.

Nach Fixierung des Björk-Lappens an der Halshaut werden die übrigen Trachestomanähte angebracht. Der kraniale Trachealrand (Unterkante der 2. Trachealspange) wird passgenau mit dem kranialen Hautrand vernäht. Wenn möglich kann der seitliche Rand der Trachealöffnung (Stumpf der vertikal durchtrennten 3. Trachealspange) mit einer Dreiecksnaht nach lateral stabilisiert werden. Dazu wird eine Naht vom lateralen kranialen Hautschnitt in den Stumpf der 3. Trachealspange und von dort zum lateralen kaudalen

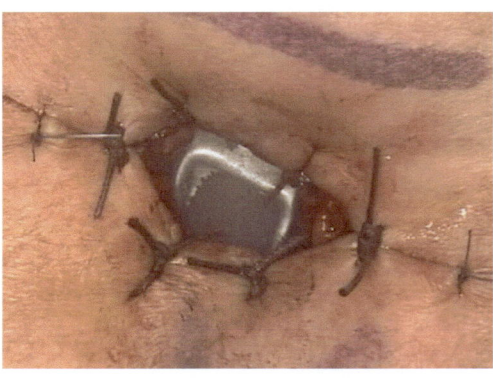

Abb. 4.22 Björk-Tracheostomie: typische ovale Tracheostomaform

Wundende geführt und mit leichtem Zug verknotet. Diese Naht verhindert den Kollaps der instabilen Stümpfe der 3. Trachealspange in das Lumen des Tracheostomas.

Ja nach Länge der Hautinzision erfolgen nun noch einige seitliche Hautnähte. Die Haut des Tracheostomas wird mit einem Langzeithautschutz vor Trachealsekret geschützt und eine Trachealkanüle eingebracht. Bei der Umintubation vom Beatmungstubus auf die Trachealkanüle ist Aufmerksamkeit geboten. Der Operateur beobachtet das Zurückziehen des Beatmungstubus über das Tracheostoma und saugt Blutkoagel, die sich eventuell in der Trachea gebildet haben, ab, bevor sie nach kaudal rutschen und aspiriert werden.

Eine Tracheostomie mit Björk-Lappen ist für die Stabilität der Trachea nicht förderlich. Sie sollte nur zur Anwendung kommen, wenn die Tracheostomieformen ohne Vertikaldurchtrennung von Trachealspangen (z. B. Visiertracheostomie) nicht anwendbar sind. Dies kann dann der Fall sein, wenn eine ausgeprägte Adipositas vorliegt oder der Larynx sehr tief steht. Die Tracheostomie mit Björk-Lappen kommt folglich oft dann zum Einsatz, wenn die Voraussetzungen ungünstig sind. In diesen Situationen hat sie sich bewährt. In Extremsituationen kann die Lage des Björk-Lappens nach kranial oder kaudal verschoben werden (Horizontalinzision der Trachea zwischen 1. und 2. Trachealspange oder 3. und 4. Trachealspange).

Eine Tracheostomie mit Björk-Lappen verschließt sich nach Dekanülierung nicht immer von selbst und muss meist operativ verschlossen werden.

- **Chirurgische Tracheostomie mit modifiziertem H-Schnitt**

In seltenen Fällen kann ein epithelisiertes Tracheostoma durch Anlage eines um 90° gedrehten H-Lappens aus der Tracheavorderwand gebildet werden (Abb. 4.17). Nachteil dieser Technik ist, dass meist 2 Trachealspangen in der Medianen gespalten werden müssen und irreversibel ihre Spannung verlieren. Dieser Nachteil fällt dann nicht ins Gewicht, wenn z. B. bei einer Trachealstenose, oder einer Retracheostomie bereits defekte Trachealspangen in der Tracheavorderwand vorliegen.

- **Visiertracheostomie**

Die Anlage einer Visiertracheostomie (Abb. 4.23) erfolgt durch horizontale Inzision der Haut im Jugulum auf 4–6 cm Länge (Abb. 4.24). Das subkutane Fettgewebe wird durchtrennt (Abb. 4.25) und die infrahyoidale Muskulatur in der Linea alba gespalten (Abb. 4.26). Der Schilddrüsenisthmus wird verlagert oder durchtrennt (Abb. 4.27) und die Trachea dargestellt. Um ein gutes Visier anlegen zu können, muss die Trachealseitenwand zwischen der 2. und 4. Trachealspange zur Hälfte dargestellt werden (Abb. 4.28). Dann

4.2 · Chirurgische Tracheostomie

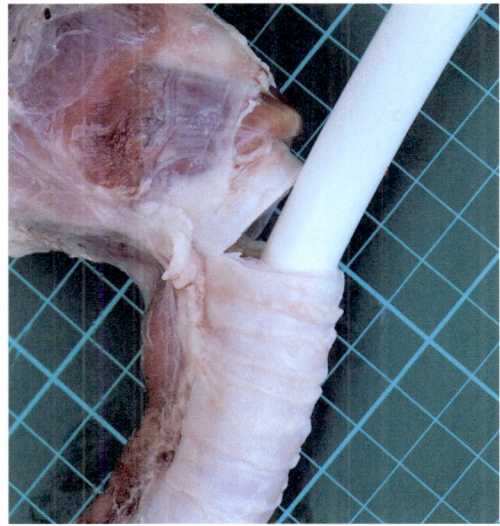

Abb. 4.23 Visiertracheostomie am Tiermodell

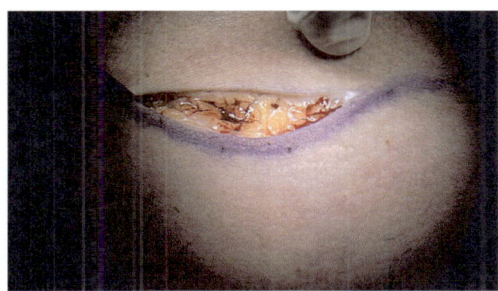

Abb. 4.24 Visiertracheostomie (Schritt 1): 6 cm langer Hautschnitt im Jugulum

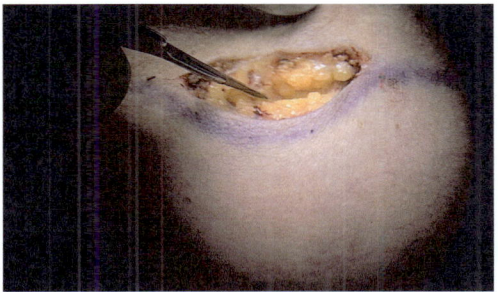

Abb. 4.25 Visiertracheostomie (Schritt 2): Durchtrennen des subkutanen Fettgewebes bis auf die oberflächliche Halsfaszie

wird zwischen der 2. und 3. oder der 3. und 4. Trachealspange die Trachea eröffnet, ohne die Trachealspangen zu verletzen (Abb. 4.29). Die horizontale Inzision der Trachea zwischen den Trachealspangen wird nach lateral bis zur Hälfte der Trachealwand geführt (Abb. 4.30 u. Abb. 4.31). Dies ermöglicht das Aufspreizen der Trachea in Form eines Visiers. Durch jeweils drei Nähte der kaudalen (Abb. 4.32) und kranialen (Abb. 4.33) Trachealränder an die Halshaut wird ein epithelisiertes, stabiles, visierförmiges Tracheostoma angelegt (Abb. 4.34).

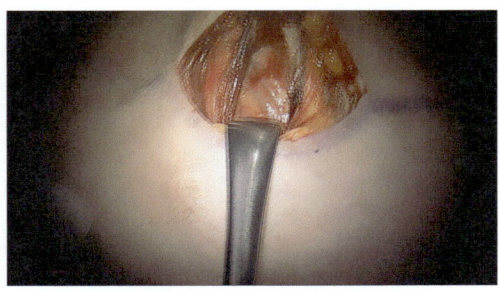

Abb. 4.26 Visiertracheostomie (Schritt 3): Die infrahyoidale Muskulatur wird in der Linea alba gespalten und lateral verdrängt. Der Schilddrüsenisthmus kommt zur Darstellung

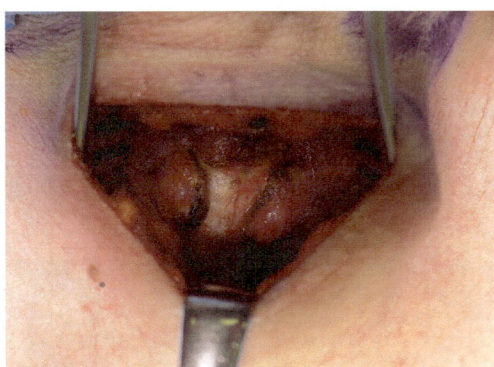

Abb. 4.27 Visiertracheostomie (Schritt 4): Der Schilddrüsenisthmus wurde nach bipolarer Koagulation durchtrennt. Eine sichere Blutstillung des durchtrennten Isthmus ist wichtig. Ist der Isthmus kräftiger ausgeprägt, sind Umstechungsligaturen ratsam

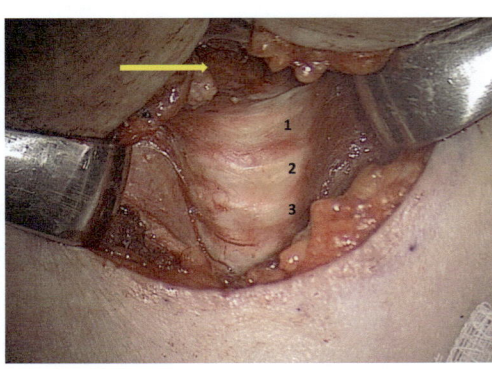

Abb. 4.28 Visiertracheostomie (Schritt 5): Die ersten drei Trachealspangen (Markierung 1–3) werden sorgfältig dargestellt, um die korrekte Höhe für die Tracheostomie festzulegen. Der Pfeil markiert den Ringknorpel

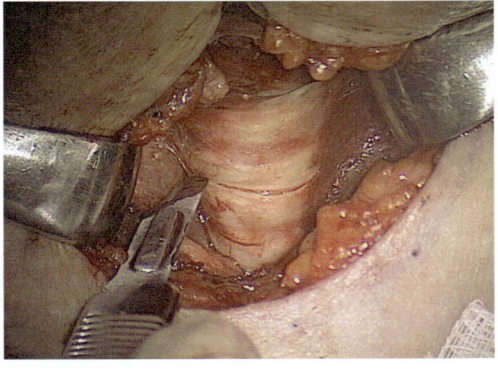

Abb. 4.29 isiertracheostomie (Schritt 6): Oberflächliche Inzision an der Unterkante der 2. Trachealspange, um die Gefäßversorgung von lateral und den Cuff zu schonen

4.2 · Chirurgische Tracheostomie

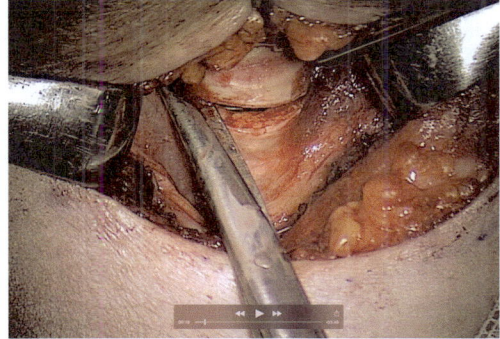

Abb. 4.30 Visiertracheostomie (Schritt 7): Nach Vorschieben des Tubus zur Schonung des Cuffs wird das Visier mit der Schere eingeschnitten

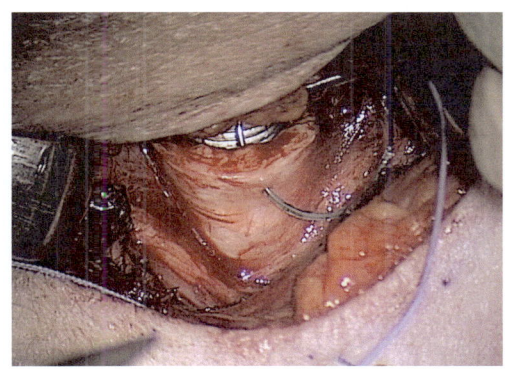

Abb. 4.31 Visiertracheostomie (Schritt 8): Das tangentiale Anstechen der Trachealspange vermeidet ein unbeabsichtigtes Umstechen der Blutversorgung von lateral

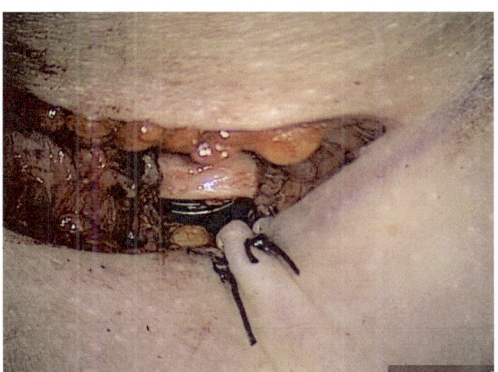

Abb. 4.32 Visiertracheostomie (Schritt 9): Spannungsarmes epithelisierendes Vernähen des kaudalen Randes des trachealen Visiers mit der Halshaut

Der große Vorteil einer Visiertracheotomie ist die optimale Schonung der Trachealspangen, die nicht vertikal durchtrennt werden müssen. Die Spannung der Trachealspangen bleibt erhalten; es kann eine Trachealstenose beim Tracheostomaverschluss vermieden werden. Zum Verschluss einer Visiertracheotomie werden die Nähte gelöst. Dabei werden gegebenenfalls die Trachealspangen etwas von der Haut mobilisiert. Die Trachea klappt durch ihre Eigenspannung in ihre ursprüngliche Form zurück.

Die Visiertracheostomie eignet sich besonders für schlanke und normalgewichtige Patienten und für Patienten, die nur vorübergehend ein Tracheostoma benötigen (Probst

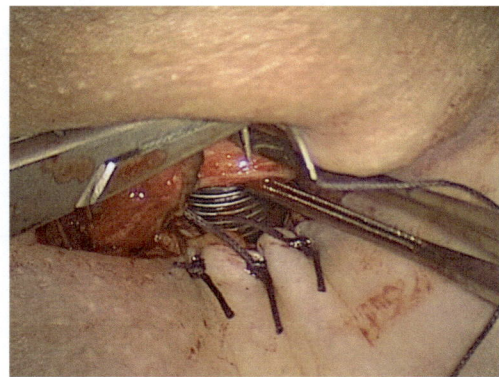

Abb. 4.33 Visiertracheostomie (Schritt 10): Vernähen des kranialen Randes des Visiers mit der Haut. Eine vollständige Bedeckung der Trachealspange mit Haut schützt die Trachealspange und ist Voraussetzung für eine primäre Wundheilung

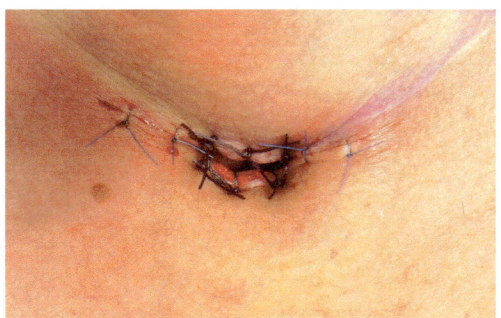

Abb. 4.34 Visiertracheostomie (Schritt 11): Fertigstellung der typischerweise schlitzförmigen Visiertracheostomie durch laterale Hautnähte

et al. 2004, Hammarfjord et al. 2015). Weniger geeignet ist die Visiertracheostomie für Patienten mit einer dicken Weichteilschicht zwischen Trachea und Haut, z. B. bei Adipositas oder einer großen Struma. Dann müsste die Trachea zur Anlage einer Visiertracheostomie weit aufgespreizt und unter Zug mit der Haut vernäht werden. Wundheilungsstörungen und Dehiszenzen wären zu erwarten. Auch für Kinder ist eine Visiertracheostomie wegen des geringen Lumens der Trachea nur bedingt geeignet.

- **Modifizierte Star-Plasty beim Erwachsenen**

Die modifizierte Star-Plasty eignet sich zur Anlage eines Tracheostomas bei erwachsenen Patienten mit einem kurzen dicken Hals. Hierfür wird im Bereich des späteren Tracheostomas eine quadratische Hautexzision von 1,5 cm Seitenlänge durchgeführt. Von den Ecken dieser quadratischen Exzision werden Hautinzisionen von 4–8 cm nach lateral geführt. Die entstehenden trapezförmigen Hautareale werden im Subkutanniveau mobilisiert und nach lateral verlagert. Nun wird je nach den anatomischen Gegebenheiten so viel subkutanes Fettgewebe und Schilddrüsenisthmus reseziert, bis die trapezförmigen Hautläppchen mit wenig Spannung an die Trachea geführt werden können. Dann wird die Tracheavorderwand dargestellt und entweder ein Björk-Lappen angelegt oder eine quadratische Exzision aus der Tracheavorderwand vorgenommen. Abschließend werden die vier trapezförmigen Hautläppchen mit den vier Rändern der Trachealinzision vernäht (Schwarz et al. 2017, Gupta et al. 2015, Solares et al. 2004).

Die modifizierte Star-Plasty eignet sich besonders für die dauerhafte Anlage eines Tracheostomas bei Patienten mit einer dicken Gewebsschicht zwischen Haut und Trachea

4.2 · Chirurgische Tracheostomie

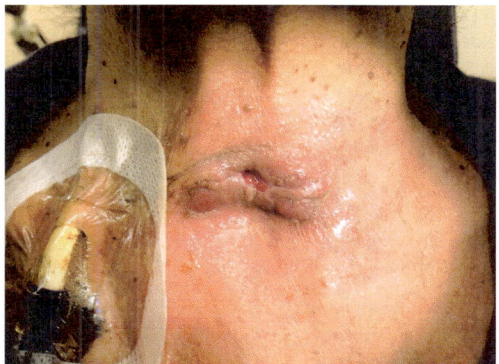

Abb. 4.35 Lokale Herausforderung bei Re-Tracheostomie

(Fett, Schilddrüse, Tumor). Sie sollte wohlüberlegt nur dann zum Einsatz kommen, wenn andere Tracheostomietechniken, welche die Trachealspangen schonen, nicht durchführbar sind. Dem deutlich tieferen Tracheostomakanal, der durch eine Star-Plasty beim adipösen Erwachsenen entsteht, muss durch Auswahl einer Trachealkanüle mit ausreichend langem horizontalem Kanülenrohr Rechnung getragen werden.

- **Revisionstracheostomie mit Resektion von Narbengewebe**

Soll eine Re-Tracheostomie erfolgen oder muss ein funktionell unbefriedigendes Tracheostoma chirurgisch revidiert werden, so findet man anstatt der gewohnten Anatomie einen narbigen Defekt in der Tracheavorderwand mit einigen zerstörten Trachealspangen vor. Die Anlage einer Visiertracheostomie oder eines Björk-Lappens sind meist nicht möglich. In diesen Fällen erfolgt eine Tracheostomie mit Resektion des narbigen Defektes. Dabei wird eine möglichst kreisrunde Öffnung ausreichender Größe in der Tracheavorderwand angestrebt, die mit der Halshaut stabil vernäht werden kann. Insbesondere die Revisionsoperation nach dilatativer Tracheostomie kann anspruchsvoll sein. In jedem Fall sollte präoperativ in Narkose eine Tracheobronchoskopie erfolgen, um eine Trachealstenose auszuschließen und die Höhe des Tracheostomas bzw. der Narbe festzustellen. Nach PDT kann eine begleitende Trachealstenose durch dislozierte Knorpelspangen, meist im Bereich der Punktionsstelle, vorliegen (Abb. 4.35), die mitreseziert werden sollte.

Auch nach einem vorangegangenen chirurgischen Tracheostomaverschluss liegt nicht selten eine geringgradige Trachealstenose mit Instabilität der Vorderwand und Narbenbildung vor. Ist der Defekt der Trachea endoskopisch erfasst und der chirurgische Zugang zur Trachea klar, folgt die Überlegung, wie der Tracheostomakanal vollständig mit Haut bedeckt werden kann. Bei schlanken Patienten gelingt dies meist problemlos durch Horizontalinzision und Mobilisation der Haut um das Tracheostoma herum. Bei adipösen Patienten ist eine Inzision ähnlich der Star Plasty (siehe oben) und die Resektion von beispielsweise Fett, Schilddrüsenisthmus und Narben notwendig, um die Haut spannungsarm mit der Trachealöffnung zu vernähen.

Die intraoperative Identifikation der Trachea kann bei Z. n. Tracheostomaverschluss überraschend schwierig sein. Gelingt sie durch Palpation und Präparation nicht ausreichend sicher, so kann durch Punktion und Luftaspiration die Lage der Trachea positiv bestätigt werden.

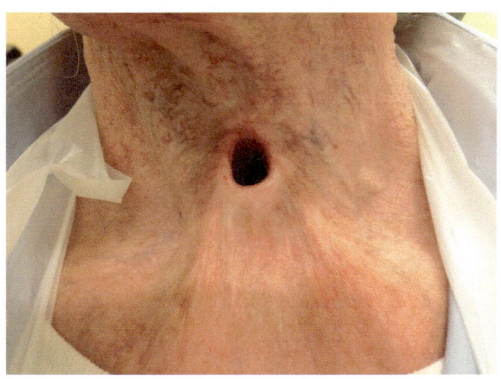

Abb. 4.36 Zustand nach Laryngektomie und Versorgung mit einer Stimmprothese

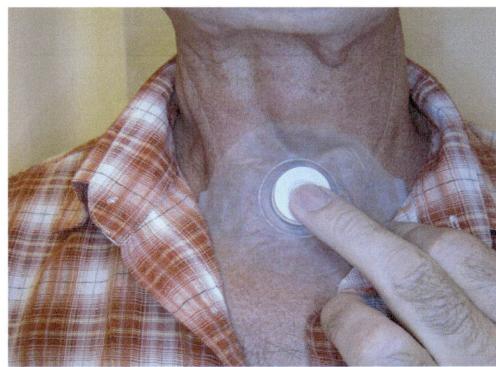

Abb. 4.37 Idealer Sitz eines Tracheostomapflasters für den Aufsatz eines HME-Filters bzw. Sprechventils

- **Tracheostomie im Rahmen der Laryngektomie**

Die Rehabilitation und Lebensqualität eines Patienten nach totaler Laryngektomie wird maßgeblich durch Form und Funktion des Tracheostomas beeinflusst (Abb. 4.36). Deshalb kommt der Tracheostomie im Rahmen einer Laryngektomie eine besondere lebenslange Bedeutung zu.

Ein zu kleines Tracheostoma behindert die Atmung, erfordert eine dauerhafte Kanülenversorgung und verhindert die Nutzung moderner Hilfsmittel. Ein zu großes Tracheostoma kann schlecht zum Sprechen mit einer Stimmprothese abgedichtet werden. Liegt das Tracheostoma in einer Vertiefung zwischen den Ansätzen des M. sternocleidomastoideus, so behindert dies das Anbringen von Tracheostomapflastern zur HME-Nutzung (Abb. 4.37). Die vorspringenden Ansätze des M. sternocleidomastoideus führen auch dazu, dass eine Trachealkanüle durch ihr Bändchen aus der Trachea herausgezogen wird.

Idealerweise wird bei der Laryngektomie ein Tracheostoma angelegt, das der Größe eines Trachealringes des Patienten entspricht. Hierfür wird nach der Resektion des Larynx die oberste intakte Trachealspange in eine gesonderte kreisrunde Hautinzision unterhalb der Operationswunde eingenäht. Die Eigenspannung der Trachealspange sorgt dafür, dass das Tracheostoma nicht schrumpft und ergibt einen stabilen meist primär heilenden, epithelisierten Tracheostomarand. Zusätzlich können die ventralen Anteile des M. sternocleidomastoideus im kaudalen Drittel ohne wesentliche Funktionseinschränkungen inzidiert werden, um das Halsprofil um das Tracheostoma herum möglichst flach zu gestalten.

Tracheostomie in Lokalanästhesie

Treffen Anästhesist und Operateur die Entscheidung, dass die Intubation und Atemwegssicherung für eine Vollnarkose oder die Vollnarkose an sich (z. B. wegen hochgradiger Herzinsuffizienz) nicht hinreichend sicher möglich ist, muss die Tracheostomie in Lokalanästhesie erfolgen. Gegen eine Tracheostomie in Lokalanästhesie sprechen grobe anatomische Hindernisse (z. B. fehlende Reklinierbarkeit des Kopfes mit Kinnspitze auf dem Brustbein, große Tumormasse vor der Trachea) oder eine ausgeprägte Blutgerinnungsstörung. In der Praxis erfolgt eine Abwägung des Intubations- und Narkoserisikos gegen die Risiken der Operation in Lokalanästhesie (Fang et al. 2015). Diese Abwägung leisten Operateur und Anästhesist gemeinsam.

Eine Tracheostomie in Lokalanästhesie ist für den Patienten immer besser als eine kritische Atemwegssituation mit «can not intubate, can not ventilate».

Da die Tracheostomie in Lokalanästhesie bei kritisch kranken Patienten erfolgt, ist die anästhesiologische Mitbetreuung des Patienten mit Monitoring, Sauerstoffapplikation und medikamentöser Anxiolyse sowie Schmerztherapie selbstverständlich. Der Eingriff sollte im OP unter optimalen personellen und apparativen Voraussetzungen durchgeführt werden.

Der Patient sollte mit erhöhtem Oberkörper, bis hin zu einer sitzenden Position gelagert werden.

Die sterile OP-Feldabdeckung muss etwas modifiziert werden. Die Lokalanästhesie erfolgt durch Infiltration zunächst der Haut und des Subkutangewebes in der geplanten Schnittrichtung (z. B. 5 ml 1 % Scandicain oder Xylocain). Die Verwendung eines Lokalanästhetikums mit Adrenalinzusatz (z. B. Xylonest 1 % mit Adrenalinzusatz 1:200 000) führt zu einer guten Reduktion von Kapillarblutungen, was die Präparation in Lokalanästhesie deutlich vereinfacht. Nach Lokalanästhesie der Haut und des Unterhautgewebes werden mehrere Depots des Lokalanästhetikums prä- und paratracheal in die Tiefe infiltriert (ca. 10 ml von 1 % Scandicain oder Xylocain). Dabei muss auf sorgfältige Aspiration vor der Injektion geachtet werden. Schließlich legt man sich eine sterile Spritze mit 5 ml Lokalanästhesie auf den OP-Tisch um bei Bedarf intraoperativ zu infiltrieren.

Während der Operation schluckt der Patient mehr oder weniger häufig. Wird die Operation hierdurch wesentlich behindert, so kann der Larynx mit einem kleinen Häkchen nach kranial gezogen werden. In dieser Position macht der Larynx nicht die komplette Schluckbewegung mit, die Trachea wird ebenfalls nach kranial bewegt und der OP-Situs wird beruhigt. Auf sorgfältige Blutstillung ist zu achten, da der unbetäubte Hustenreflex die Operation erheblich komplizieren kann. Zur Reduktion des Hustenreflexes wird, vor der Eröffnung der Trachea, Lokalanästhetikum in den Zwischenraum der Trachealspangen gespritzt, wo die Trachea eröffnet werden soll. Die Lokalanästhesie reduziert den Hustenreiz deutlich und erleichtert die Präparation an der Trachea.

Nach der Eröffnung der Trachea sollte der Assistent das Eindringen von Blut in die Trachea mit dem Sauger verhindern, ohne in der Trachea selbst zu manipulieren. Welche Tracheostomietechnik zur Anwendung kommt, wird abhängig von der Tracheostomieindikation und den Begleitumständen entschieden. Alle oben beschriebenen Verfahren können in Lokalanästhesie durchgeführt werden.

4.3 Perkutan-dilatative Tracheotomie

Christian Zauner

4.3.1 Hintergrund

Die Tracheotomie ist eine sehr weit verbreitete interventionelle Methode, um bei Patienten einen gesicherten Atemweg zu gewährleisten. Dieser Eingriff war über lange Zeit ausschließlich chirurgisch vorgenommen worden (Shelden 1955, Baumann 2010, Cheung 2014, Susarla 2012). Als Alternative zum chirurgischen Vorgehen wurde in der Mitte des vorigen Jahrhunderts von Hunter Shelden (1955) ein neues Verfahren zur Anlage eines Tracheostomas beschrieben (▶ Abschn. 2.6). Dabei erfolgte mit einer gespaltenen Nadel von ventral eine transkutane Punktion der Trachea, über die danach eine Kanüle in die Trachea eingeführt wurde. Das Vorschieben der Trachealkanüle führte zu einer zunehmenden Dehnung der Nadel und somit auch zu einer Dilatation des den Stichkanal umgebenden Gewebes. Das war die Geburtsstunde der perkutanen dilatativen Tracheotomie (PDT).

Danach dauerte es eine geraume Zeit bis dieses interventionelle Verfahren weitere Verbreitung erfuhr. Diese setzte erst nach der Veröffentlichung von Pasquale Ciaglia (1985) ein, der eine PDT basierend auf einer modifizierten Seldinger-Methode vornahm. Dieser hatte die Trachea ebenfalls von ventral mit einer Kanüle punktiert und über diese Kanüle einen Führungsdraht in die Trachea eingelegt. Über diesen Führungsdraht wurden dann nacheinander mehrere Kunststoffdilatatoren vorgeschoben, deren Durchmesser graduell zugenommen hatten. Mit diesem Vorgehen war es möglich, schrittweise eine progrediente Dilatation des umgebenden Gewebes zu erzielen und zuletzt eine Kanüle in die Trachea einzusetzen.

Diese Methode (auch als **«klassische Ciaglia-Methode»** bezeichnet) wurde in der Zwischenzeit wiederholt modifiziert, sodass nun mehrere unterschiedliche Techniken zur Anlage einer PDT zur Verfügung stehen (Griggs 1990, Fantoni 1997, Byhahn 2000, Frova 2002, Zgoda 2005, Gromann 2009). Alle verfügbaren Techniken sind von internistischen Intensivmedizinern, von Anästhesisten und von Chirurgen direkt am Patientenbett anwendbar. Durch die Möglichkeit, die PDT vor Ort auf der Intensivstation vornehmen zu können, ist ein potentiell risikobehafteter Patiententransport von der Intensivstation in den Operationssaal nicht mehr nötig (Delaney 2006, Susarla 2012, Cabrini 2012). Gleichzeitig können Kosten reduziert werden, da weder ein Operationssaal noch ein gesamtes Operationsteam mit dem nötigen Instrumentarium zur Verfügung stehen muss. Die PDT selbst ist mit einer kurzen Eingriffszeit und mit einer niedrigen intra- und postoperativen Komplikationsrate assoziiert und kann somit grundsätzlich sicher und rasch durchgeführt werden (Delaney 2006, Cools-Lartigue 2013). Trotzdem sollte eine strenge Patientenauswahl getroffen werden, da nicht alle Patienten uneingeschränkt für diesen Eingriff geeignet sind (De Leyn 2007, Baumann 2010, Durbin 2010, Bittner 2012, Cools-Lartigue 2013, Hsia 2013, Cheung 2014).

Auf Basis dieser Erkenntnisse entwickelte sich die PDT zur Anlage einer elektiven Tracheotomie bei kritisch Kranken mittlerweile zum Routineeingriff und nimmt einen festen Platz im Behandlungsregime künstlich beatmeter Intensivpatienten ein.

4.3.2 Kontraindikationen

Bei Vorliegen von unklaren anatomischen Verhältnissen ist die Anlage einer PDT kontraindiziert, wenn beispielweise wichtige anatomische Leitstrukturen (Thyroid, Krikoid sowie die Trachea mit ihren Knorpelspangen) nicht eindeutig identifiziert werden können. Solche Verhältnisse können nach vorangegangenen, operativen Eingriffen am Hals, bei Vorliegen einer großen Struma oder auch bei sehr adipösen Patienten mit kurzem Hals vorliegen (► Abschn. 3.7). Des Weiteren sollte eine PDT bei einem sogenannten «schwierigen Atemweg», einer instabilen Halswirbelsäule sowie im Rahmen eines respiratorischen Notfalles nicht durchgeführt werden. Bei Infektionen im Bereich des geplanten Eingriffsgebietes sollte die Anlage einer PDT ebenfalls unterbleiben. Kinder und Jugendliche <16 Jahren sollten keine PDT erhalten, da wegen der hohen Elastizität der Trachea die Gefahr einer Verletzung der Tracheahinterwand deutlich erhöht ist. Diese und weitere Kontraindikationen sind in der folgenden Übersicht zusammengefasst (Baumann 2010, Cools-Lartigue 2013, Bittner 2012, De Leyn 2007, Durbin 2010).

Kontraindikationen für die Anlage einer perkutan-dilatativen Tracheostomie
- Anatomische Anomalien mit schlechter Identifizierbarkeit der anatomischen Leitstrukturen
- Adipositas
- Kurzer dicker Hals
- Pathologien im Halsbereich (z. B. Schilddrüsenhyperplasie, Tracheomalazie, Gefäßanomalien, Neoplasien)
- Vorangegangene Operation oder Bestrahlung im Halsbereich
- Schwieriger Atemweg
- Hoher Beatmungsaufwand mit Oxygenerungsstörung
- Notfalltracheotomie
- Schwere Koagulopathie/Thrombozytopenie
- Therapeutische Antikoagulation
- Instabilität der Halswirbelsäule
- Infektionen im Eingriffsbereich
- Erhöhter Hirndruck

Bei zunehmender Erfahrung mit der Anlage einer PDT sind viele der genannten Kontraindikationen eher relativ als absolut einzuschätzen. Jedoch sollte jeder, der eine PDT vornimmt, die spezifischen Kontraindikationen beachten. Darüber hinaus ist eine Absprache mit chirurgischen Kollegen empfehlenswert, die bei Komplikationen während oder nach einer PDT-Anlage im Bedarfsfall intervenieren können. Die chirurgische Tracheotomie und die PDT sind keine konkurrierenden, sondern sich ergänzende Methoden (Baumann 2010). Steht vor Ort keine Abteilung mit der nötigen chirurgischen Fachexpertise zur Verfügung, ist die Indikation zur PDT deutlich strenger zu stellen, wobei auch sämtliche Hilfsmittel intensiv genutzt werden sollten.

4.3.3 Allgemeine Aspekte zur Anlage einer PDT

Die derzeit verfügbaren Instrumentarien zur Anlage einer PDT unterscheiden sich maßgeblich in der Technik der stumpfen Dilatation des prätrachealen Gewebes und der vorderen Trachealwand. Die ersten Schritte in der Durchführung bis zum Beginn der Dilatation sind aber größtenteils ident und sollen hier kurz dargestellt werden.

Während des gesamten Eingriffes befinden sich die Patienten in Rückenlage. Bereits vor Beginn muss eine suffiziente Analgosedierung gewährleistet sein. Der Hals wird moderat überstreckt, indem der Patient auf einer weichen, unter den Schultern platzierten Rolle gelagert wird. Als Rolle kann ein zusammengerolltes Kopfkissen oder Betttuch Verwendung finden. Die Vitalparameter der Patienten (zumindest Herzfrequenz, Blutdruck und periphere Sauerstoffsättigung) müssen kontinuierlich überwacht werden.

Es folgt eine exakte Inspektion und Palpation des Eingriffgebietes. Dabei müssen die anatomischen Leitstrukturen (Thyroid, Krikoid sowie die Trachea mit ihren Knorpelspangen) eindeutig identifizierbar sein (Baumann 2010, Susarla 2012). Ergänzend ist eine Sonographie des Halses zu empfehlen (Kristensen 2011, Bittner 2012, Hsia 2013, Terragni 2014). Damit kann die Distanz zwischen Hautoberfläche und Trachea bestimmt sowie eine mögliche anatomische Anomalie erkannt werden. Durch dieses Vorgehen kann das Verletzungsrisiko von Gefäßen und benachbarten anatomischen Strukturen minimiert werden.

Nach chirurgischer Hautdesinfektion und sterilem Abdecken des Operationsgebietes folgt, auch bei laufender Analgosedierung, die Durchführung einer Lokalanästhesie. Die FiO$_2$ am Respirator sollte derart gewählt werden, dass während des gesamten Eingriffes eine suffiziente Oxygenierung gewährleistet ist. Danach wird das jeweilige Eingriffsset vorbereitet und der liegende endotracheale Tubus unter bronchoskopischer Sicht etwas zurückgezogen. Die Spitze des Tubus sollte knapp oberhalb des vorgesehenen Niveaus der PDT positioniert werden.

Üblicherweise erfolgt die Anlage einer PDT entweder zwischen dem zweiten und dritten oder zwischen dem dritten und vierten Trachealring, wobei empfohlen wird, kranial des vierten Trachealringes zu bleiben (Susarla 2012, Gromann 2009, Muhammad 2000). Eine weiter distal angelegte PDT erhöht das Risiko einer Blutung aus dem Truncus brachiocephalicus (Baumann 2012, Susarla 2012, De Leyn 2007, Grant 2006). Wird die PDT zu nahe am Krikoid angelegt, besteht die Gefahr für das Auftreten von subglottischen Stenosen, welche schwierig zu behandeln sind (Dollner 2002, Francois 2003). Die Punktionsstelle wird palpatorisch bzw. durch eine Sonographie des Halses ermittelt (Susarla 2012, Kristensen 2011). Eine Verletzung des Isthmus glandulae thyreoideae muss vermieden werden. Eine weitere Möglichkeit, die richtige Punktionsstelle zu identifizieren, stellt die Diaphanoskopie mit Hilfe des Bronchoskopes dar. Dieses Verfahren ist jedoch meist nur bei einem schlanken Hals erfolgreich anwendbar.

Nachdem das Bronchoskop in den Endotrachealtubus zurückgezogen wurde, um während des Eingriffes eine Schädigung des Gerätes zu verhindern, erfolgt die primäre Punktion der Trachea mit einer Nadel (Abb. 4.38), die auf eine mit Kochsalzlösung teilgefüllte Spritze aufgesetzt werden kann.

Die Nadel wird unter ständiger Aspiration vorgeschoben, wobei die Trachea genau in der Medianen punktiert werden sollte. Nach dem Eindringen der Nadel in das Tracheallumen kann Luft aspiriert werden. Die Punktion kann bronchoskopisch überwacht werden, um eine streng mediane Trachealpunktion zu gewährleisten und eine Verletzung der Tracheahinterwand zu vermeiden (Baumann 2010, Bittner 2012, Hsia 2013). Nach

4.3 · Perkutan-dilatative Tracheotomie

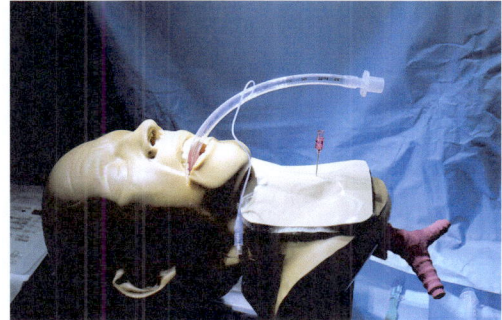

Abb. 4.38 Primäre Punktion der Trachea mit einer Nadel am Übungsobjekt zur dilatativen Anlage einer PDT

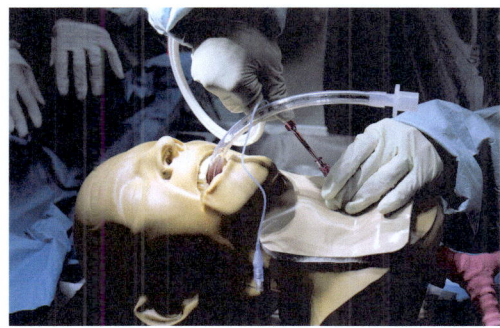

Abb. 4.39 Vorschieben des Führungsdrahtes in Richtung Carina

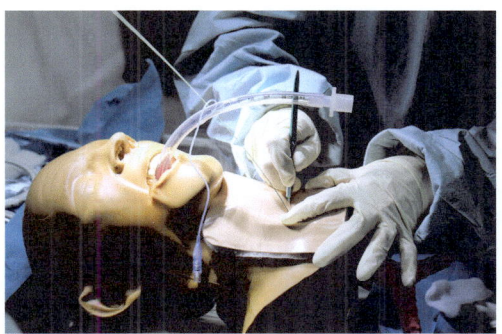

Abb. 4.40 Seitliche Inzision der Haut

der Entfernung des Nadelmandrins wird über den in situ verbleibenden Kunststoffkatheter ein Führungsdraht eingebracht, der in Richtung Carina vorgeschoben wird (Abb. 4.39). Nadel und Kunststoffkatheter werden über den liegenden Führungsdraht zurückgezogen und entfernt. Nun wird auf beiden Seiten des Führungsdrahtes die Haut horizontal über eine Gesamtlänge von etwa 15–20 mm inzidiert (Abb. 4.40). Dabei ist zu beachten, dass neben dem Führungsdraht keine Hautbrücken bestehen bleiben, weil dadurch die nachfolgende Dilatation behindert sein kann. Bei der Dimension der Inzision sollte der Außendurchmesser der vorgesehenen Trachealkanüle berücksichtigt werden, damit diese am Ende des Eingriffes problemlos in die Trachea eingebracht werden kann. Nach diesen Schritten folgt die je nach Tracheotomie-Set spezifische Dilatationsmethode (Abb. 4.41).

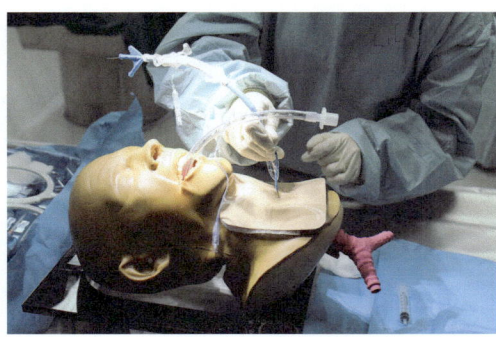

Abb. 4.41 Dilatation über Führungsdraht mit Tracheostomie-Set

An manchen Abteilungen wird die Trachealkanüle nach einer perkutanen Dilatationstracheotomie mit Hautnähten fixiert, um in den ersten Tagen nach der PDT eine akzidentelle Dekanülierung zu verhindern. In den meisten Fällen ist aber eine Fixierung mittels Halteband ausreichend, das an der Halteplatte der Kanüle befestigt wird.

4.3.4 Spezielle PDT-Techniken

- **Single-Step Dilatation (z. B. Ciaglia Blue Rhino®; Portex ULTRAperc – White-Rhino®)**

Als Weiterentwicklung der klassischen Ciaglia-Technik mit mehreren Kunststoffdilatatoren (Ciaglia 1985, Byhahn 2000) steht mit der so genannten «Ciaglia-Blue-Rhino®-Methode» ein Einschrittverfahren zur Verfügung (◘ Abb. 4.42, ◘ Abb. 4.43, ◘ Abb. 4.44). Dabei wird der Stichkanal durch das prätracheale Gewebe und die Vorderwand der Trachea mit einem konisch geformten Dilatator erweitert (◘ Abb. 4.42). Dieser Dilatator besteht, im Vergleich zu den Dilatatoren der klassischen Methode, aus weicherem Material und ist mit einer hydrophilen Beschichtung überzogen. Damit kann im feuchten Milieu der Reibungswiderstand und somit das Risiko einer Trachealverletzung reduziert werden.

Nach dem Einlegen des Führungsdrahtes in die Trachea erfolgt eine erste Dilatation mit dem kurzen 14F-Dilatator. Dieser wird entlang des Führungsdrahtes unter leichten Drehbewegungen bis in die Trachea vorgeschoben, wodurch eine erste, geringe Erweiterung des prätrachealen Gewebes erzielt werden kann. Danach folgt die Dilatation mit dem konischen Dilatator, nachdem dessen hydrophile Oberfläche mit sterilem Wasser oder einer sterilen Kochsalzlösung aktiviert wurde. Dazu wird zuvor der beigepackte Führungs-

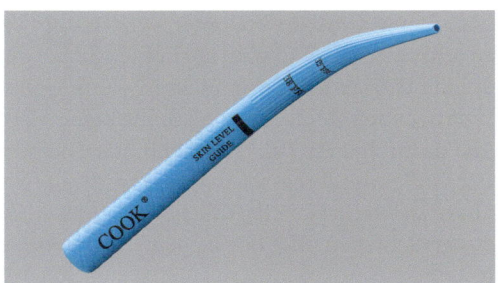

Abb. 4.42 BlueRhinoTM Dilatator (mit freundlicher Genehmigung der Firma Cook Medical, Bloomington, Indiana)

4.3 · Perkutan-dilatative Tracheotomie

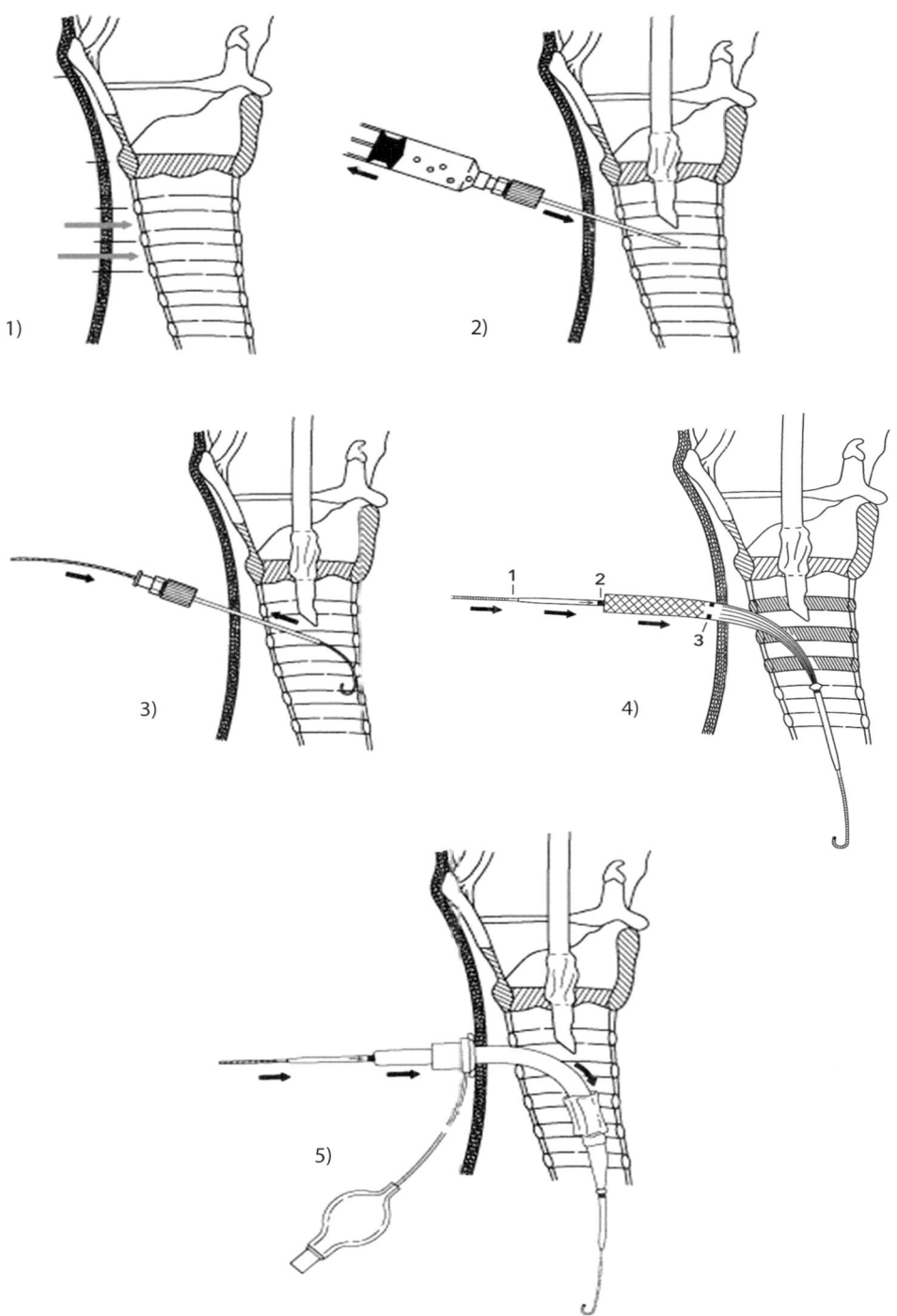

Abb. 4.43 Schematische Durchführung der perkutan-dilatativen Tracheotomie nach der «Ciaglia-BlueRhino®-Methode» (mit freundlicher Genehmigung der Firma Cook Medical, Bloomington, Indiana)

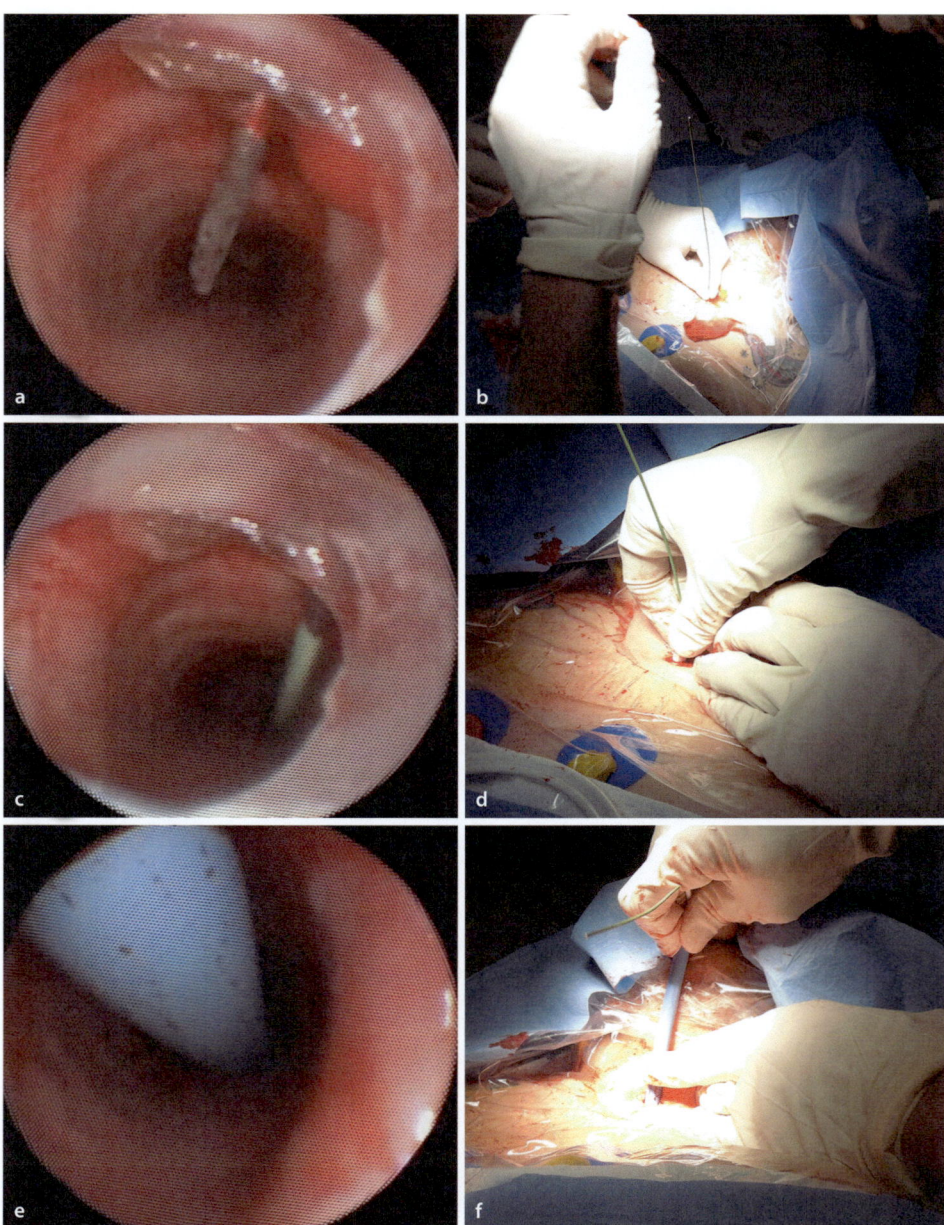

Abb. 4.44 Praktisches Vorgehen bei der perkutan-dilatativen Tracheotomie nach der Ciaglia-Blue Rhino®-Methode. **a** Bronchoskopisches Bild durch den zurückgezogenen Trachealtubus: Punktion mittig in die Tracheavorderwand kaudal der zweiten Trachealspange; **b** Der atraumatische Seldinger-Draht ist in die Trachea nach kaudal vorgeschoben und der erste Dilatator wir aufgefädelt; **c** Endoskopisches Bild des Seldinger-Drahtes in der Trachea; **d** Über den Seldinger-Draht erfolgt die erste kurze Dilatation des Hautkanals über die Hautinzision bis in die Trachea; **e** Endoskopisches Bild des Dilatationsstabes in der Trachea. Eine Verletzung der Hinterwand wird durch die bronchoskopische Kontrolle vermieden; **f** Die zweite Dilatation erfolgt (in diesem Fall wegen des ausgeprägten Subkutangewebes) mit einem Dilatationsstab über den Seldinger-Draht;

4.3 · Perkutan-dilatative Tracheotomie

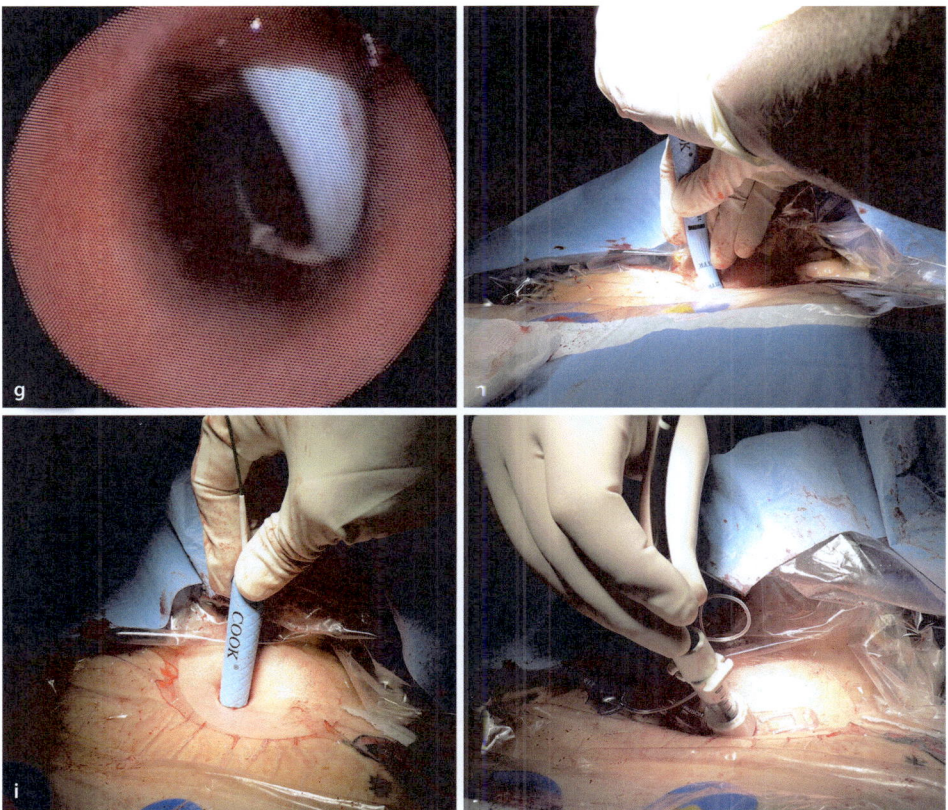

Abb. 4.44 (Fortsetzung). **g** Endoskopisches Bild der Spitze des Blue-Rhino-Dilatators während des Aufdehnens. Bronchoskopisch wird auf die Schonung der Hinterwand geachtet und beobachtet, ob es zu einer Trachealspangenfraktur kommt; **h** Über den Seldinger-Draht wird der Blue-Rhino-Dilatator eingebracht; **i** Vollständig vorgeschobener Blue-Rhino-Dilatator. Dem Gewebe wird Zeit gegeben sich zu dehnen, um den Einsatz der Kanüle zu erleichtern; **j** Über einen Einführstab und den Seldinger-Draht wurde die Trachealkanüle eingebracht. Jetzt erfolgt die zwingend notwendige endoskopische Lagekontrolle

katheter in den Führungskanal des konischen Dilatators eingesetzt. Diese Einheit, bestehend aus Dilatator und Führungskatheter, wird dann gemeinsam über den liegenden Führungsdraht bis zum distalen Wulst des Führungskatheters vorgeschoben (**Abb. 4.44; Abb. 4.45, Abb. 4.46**).

Danach erfolgt durch ein weiteres Vorschieben der Dilatator-Katheter-Einheit über den Führungsdraht die eigentliche Dilatation. Der Dilatator wird maximal soweit vorgeschoben, bis die entsprechende Markierung am Dilatator das Hautniveau erreicht hat. Der Dilatator sollte nun mehrfach vor- und zurückbewegt werden, um eine ausreichende Dilatation des angelegten Tracheostomas zu gewährleisten.

Während die einzuführende Trachealkanüle überprüft und vorbereitet wird, verbleibt der Dilatator in situ. Dabei ist unbedingt auf eine ausreichende Ventilation und Oxygenierung des Patienten zu achten. Die Trachealkanüle wird auf den passenden Ladedilatator geladen, nachdem auch bei diesem die hydrophile Oberfläche aktiviert wurde. Vor der Insertion ist darauf zu achten, dass am distalen Ende zwischen der Kanüle und dem Lade-

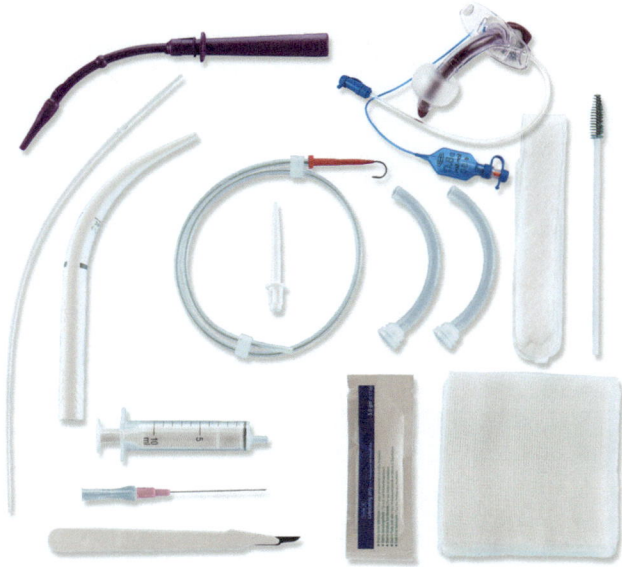

Abb. 4.45 UltraPerc – Perkutan dilatatives Tracheotomie-Set mit Single-Step-Dilatator (mit freundlicher Genehmigung der Fa. Smiths Medical Deutschland GmbH)

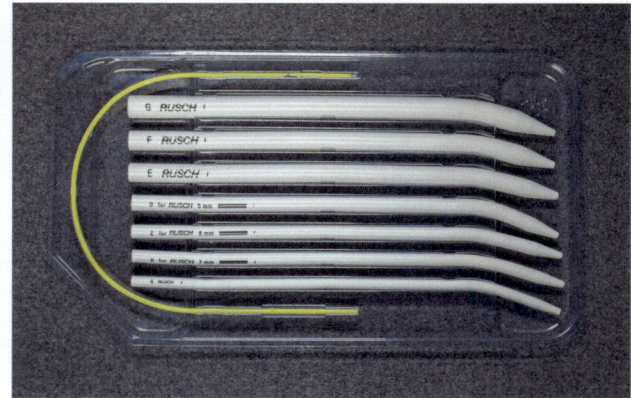

Abb. 4.46 Kommerzielles Set für die dilatative Anlage einer perkutan-dilatativen Tracheotomie nach der «Ciaglia-Blue-Rhino®»-Methode mit dem Percu-Quick® Dilatator Set der Firma Rüsch (Fa. Rüsch)

dilatator möglichst kein Spalt vorhanden ist (Cheung 2014). Durch einen Spalt kann während der Kanüleninsertion diese etwas deformiert werden, wodurch sich das Vorschieben in die Trachea schwierig gestalten kann. Der Cuff der Kanüle wird mit einer 10-ml-Spritze vollständig evakuiert und die Kanülenoberfläche gleitfähig gemacht.

Nach Entfernung des konischen Dilatators wird der Ladedilatator mit Kanüle über den verbliebenen Führungskatheter und Führungsdraht in die Trachea vorgeschoben. Die Kanüle wird aufgecufft und der Ladedilatator gemeinsam mit dem Führungskatheter und dem Führungsdraht entfernt. Die Kanüle wird nach dem Verbinden mit dem Respirator mit einem Halteband fixiert (Susarla 2012).

- **Rotations-Tracheotomie (PercuTwist®)**

Die Rotations-Tracheotomie stellt ebenfalls ein Einschrittverfahren dar. Dabei wird die Dilatation mittels einer selbstschneidenden Dilatationsschraube (Frova 2002) durchge-

4.3 · Perkutan-dilatative Tracheotomie

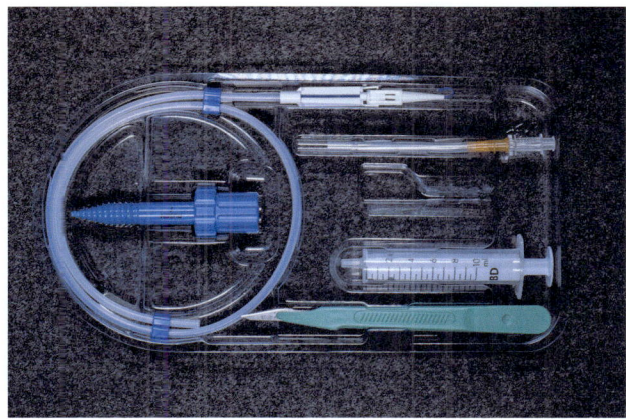

Abb. 4.47 PercuTwist®-Set (z. B. Fa. Rüsch)

führt (Abb. 4.47). Mit dieser Methode sollen Komplikationen verhindert werden, die mit einer direkten Kompression der Trachea in Zusammenhang stehen.

Nach der Insertion des Führungsdrahtes und adäquater Hautinzision wird der selbstschneidende Schraubendilatator nach Aktivierung der hydrophilen Oberfläche mit sterilem Wasser oder einer sterilen Kochsalzlösung über den Führungsdraht geschoben. Primär wird während der ersten Schraubbewegungen ein leichter bis mäßiger Druck ausgeübt. Eine Annäherung der vorderen und hinteren Trachealwand soll möglichst vermieden werden. Nach dem Durchtritt der Spitze des Schaubdilatators durch die Vorderwand der Trachea wird nicht mehr unter leichtem Druck, sondern unter leichtem Zug während der Schraubbewegung weiter dilatiert. Mit diesem Vorgehen soll das Kollabieren der Trachea und ein Kontakt zwischen Trachealhinterwand und Dilatator vermieden werden. Die Schraubbewegung wird so lange fortgesetzt, bis intratracheal keine weitere Zunahme des Gewindedurchmessers mehr erkennbar ist. Gleichzeitig dazu nimmt der Schraubwiderstand spürbar ab.

Das Entfernen des Dilatators erfolgt durch eine vorsichtige Schraubbewegung in die Gegenrichtung. Nach Überprüfung der Trachealkanüle wird diese auf einen Führungsdilatator geladen. Diese Einheit wird über den Führungsdraht in die Trachea vorgeschoben. Der Führungsdilatator wird danach gemeinsam mit dem Führungsdraht entfernt und die Trachealkanüle mit dem Respirator verbunden und entsprechend fixiert.

Ballon-Dilatation (Ciaglia Blue Dolphin©)

Diese Technik wurde 2005 von Zgoda und Berger erstbeschrieben und in der Zwischenzeit modifiziert und verbessert (Zgoda 2005, Gromann 2009). Bei dieser Technik wird kein nach intraluminal gerichteter Druck auf die Trachea ausgeübt, sondern ein durch einen Ballon aufgebauter radialer Druck (Abb. 4.48). Dadurch soll das Risiko einer Trachealringfraktur minimiert werden.

Als Vorbereitung des «Ciaglia Blue Dolphin»-Sets wird das Inflationsgerät mit mind. 20 ml steriler Kochsalzlösung gefüllt. Es werden nun alle Schlauchanschlüsse am Ballonkatheter auf ihre Dichtigkeit überprüft, ohne jedoch den Ballon zu befüllen. Das muss in jedem Fall vermieden werden. Danach erfolgt nach Entfernung der gesamten Luft aus dem Inflationsgerät die Verbindung mit dem entsprechenden Anschluss des Ballonkatheters. Der Sperrhebel wird nun nach rechts geschoben, um eine unabsichtliche Inflation des Ballons zu verhindern. Die Trachealkanüle wird nach der Behandlung des Ballons

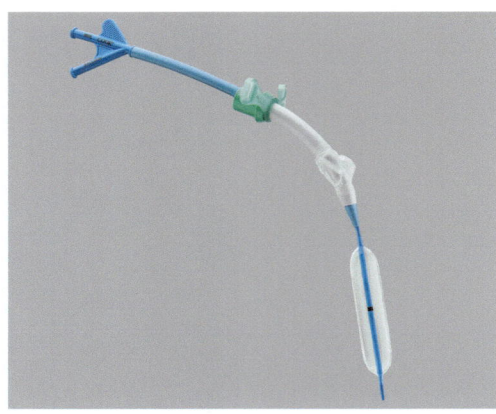

Abb. 4.48 Ballon-Einführset für die perkutan-dilatative Tracheotomie: Ciaglia Blue Dolphin® (mit freundlicher Genehmigung von Cook Medical, Bloomington, Indiana)

und des Einführungsdilatators mit reichlich Gleitmittel auf den Einführungsdilatator geschoben.

Nachdem eine 2 cm lange Hautinzision angelegt und der Führungsdraht bis zur distalen Hautniveaumarkierung in die Trachea eingebracht wurde, folgt eine geringe Erweiterung des Punktionskanals mit dem kurzen 14-French-Dilatator, der über den Führungsdraht vorgeschoben wird. Bei der Entfernung des kurzen Dilatators ist auf die weiterhin korrekte Positionierung des Führungsdrahtes zu achten. Bei vollständig entleertem Ballon werden der Ballonkatheter und die Trachealkanüle gemeinsam als Einheit auf den Führungsdraht geschoben. Die distale Markierung des Führungsdrahtes muss dabei weiterhin auf dem Hautniveau gehalten werden. Das proximale Ende des Ballonkatheters wird jetzt an der Markierung am proximalen Teil des Führungsdrahtes ausgerichtet.

Durch dieses Vorgehen kann eine korrekte Ausrichtung des distalen Endes des Ballonkatheters sichergestellt und das Risiko für eine Verletzung der Tracheahinterwand minimiert werden. Ballonkatheter, Trachealkanüle und Führungsdraht werden nun gemeinsam soweit vorgeschoben, bis sich der Ballon zur Hälfte in der Trachea befindet. Jetzt wird nochmals die Ausrichtung von Führungsdraht und Ballonkatheteransatz überprüft und die schwarze Markierung am Ballonkatheter an der vorderen Trachealwand platziert. Erst danach erfolgt die Inflation des Ballons. Dazu sollte bei der ersten Inflation der Ballonkatheter mit den Fingern stabilisiert werden.

Nach dem Umlegen des Sperrhebels am Inflationsgerät nach links kann der Ballon mit dem Kolben weiter inflatiert werden. Nachfolgend wird der Sperrhebel wieder nach rechts geschoben, wodurch der Druck aufrechterhalten wird. Um den Druck im Ballon weiter zu steigern, wird der Handgriff im Uhrzeigersinn gedreht. Der Druck im Ballon sollte jedoch nur bis max. 11 atm erhöht werden, um eine Ballonruptur zu verhindern. Der Ballon ragt nun etwa 1–2 cm über das Hautniveau hinaus. Der maximal erzielte Druck im Ballon wird 10–20 s beibehalten. Sollte in dieser Zeit der Druck im Ballon abnehmen, kann durch Drehen am Handgriff das Druckniveau bedarfsmäßig nachjustiert werden.

Nach der Dilatation muss der Ballon vollständig deflatiert werden. Dazu wird der Sperrhebel nach links geschoben und die Kochsalzlösung komplett aus dem Ballon aspiriert. Den Sperrhebel muss man danach umgehend wieder nach rechts schieben, um wiederum eine akzidentelle Inflation zu verhindern. Nun kann der deflatierte Ballonkatheter, der Einführungsdilatator, die Trachealkanüle und der Führungsdraht gemeinsam in die Trachea eingeführt werden. Diese Einheit sollte während des Einführens stets senkrecht

4.3 · Perkutan-dilatative Tracheotomie

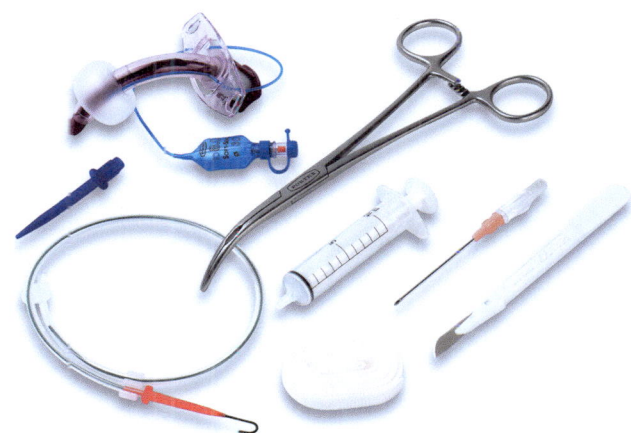

Abb. 4.49 Griggs-Einschritt-Dilatations-Kit (Portex Blue Line Ultra (BLU). Kit für die perkutane Tracheostomie nach Griggs mit Dilatationszange (mit freundlicher Genehmigung der Fa. Smiths Medical GmbH Deutschland)

auf die Trachealachse stehen, um eine gleichmäßige Dilatation zwischen den Knorpelspangen gewährleisten zu können.

Während dieses Vorgehens ist immer auf die korrekte Ausrichtung des Ballonkatheters an der Markierung des proximalen Anteils des Führungsdrahtes zu achten. Sobald die Trachealkanüle richtig platziert ist, kann die Einheit aus Ballonkatheter, Einführungsdilatator und Führungsdraht vorsichtig herausgezogen werden. Sollte beim Entfernen Widerstand spürbar sein, ist primär sicherzustellen, dass die gesamte Kochsalzlösung aus dem Ballon aspiriert wurde. Ist der Widerstand danach weiterhin vorhanden, sollte die gesamte Einführungseinheit gemeinsam mit der Trachealkanüle entfernt werden. Bei korrekt liegender und fixierter Trachealkanüle kann diese mit dem Respirator verbunden werden. Danach erfolgen bei suffizienter Beatmung über die Kanüle die Entfernung des endotrachealen Tubus und eine bronchoskopische Kontrolle des Lokalbefundes des neu angelegten Tracheostomas sowie der korrekten Kanülenlage in der Trachea (Gromann 2009).

- **Guide Wire Dilating Forceps (GWDF)**

Diese Technik wurde erstmalig 1990 von Griggs et al. beschrieben (Griggs et al. 1990). Dabei erfolgt die Dilatation des Gewebes und der Vorderwand der Trachea mit Hilfe einer modifizierten Zange, die als Dilatator verwendet wird (◘ Abb. 4.49).

Die Zange wird unter bronchoskopischer Kontrolle entlang des zwischen dem ersten und zweiten Trachealring eingebrachten Führungsdrahtes in die Trachea vorgeschoben. Danach wird die Zange geöffnet, um die Trachealwand und das umgebende Weichteilgewebe auf den Durchmesser des zuvor gesetzten Hautschnittes zu dehnen. Nach der erfolgreichen Dilatation und Entfernung der Zange wird die Kanüle mit Hilfe eines kleinen Trokars über den Führungsdraht in die Trachea eingeführt. Zuletzt werden der Trokar und der Führungsdraht entfernt und die Beatmung reetabliert.

4.3.5 Komplikationen

Die PDT hat sich im Verlauf der letzten Jahre zur Methode der Wahl zur Anlage eines Tracheostomas bei kritisch Kranken entwickelt. Jedoch ist diese Methode (▶ Kap. 11) nicht frei von Komplikationen (Baumann 2010, Cheung 2014, De Leyn 2007, Hsia 2013, Durbin

Tab. 4.2 Komplikationen einer PDT

Periinterventionelle Komplikationen	Frühkomplikationen	Spätkomplikationen
Tod	Tod	Tracheoarterielle Fistel
Verlust des Atemweges	Akzidentelle Dekanülierung	Blutung
Hypoxie/Hypoxämie	Kanülendislokation	Schluckstörung
Hyperkapnie	Blutung	Dysarthrie
Luftembolie	Hautemphysem	Trachealstenosen
Trachealruptur	Pneumomediastinum	Tracheoösophageale Fistel
Knorpelspangenfraktur	Pneumothorax	Granulom
Blutung	Infektion	Persistierendes Stoma
Pneumomediastinum	Ulzeration	–
Hautemphysem	–	–
Aspiration	–	–
Fausse route/Via falsa	–	–

2010). Deren Inzidenz ist insgesamt zwar gering, jedoch können diese auch schwerwiegend sein und im schlimmsten Fall den Tod der Patienten zur Folge haben (Simon 2013). Abhängig vom Zeitpunkt des Auftretens werden periinterventionelle sowie Früh- und Spätkomplikationen (Tab. 4.2) unterschieden (Cheung 2014, De Leyn 2007).

Periinterventionell stellt der Verlust des Atemweges mit einer daraus resultierenden Hypoxie oder Hypoxämie eine der gefürchtetsten Komplikationen dar (Susarla 2012). Diese Komplikation kann während des Eingriffes akzidentell durch eine zu weite Retraktion des endotrachealen Tubus eintreten. Dieses Risiko ist bei Patienten mit einer ungünstigen Anatomie (wie z. B. Adipositas, Tracheomalazie, schwieriger Atemweg) deutlich erhöht, kann aber durch den Einsatz einer Realtime-Bronchoskopie substantiell minimiert werden (Susarla 2012, Hsia 2013, Terragni 2014). Trotzdem ist bei solchen Patienten Vorsicht geboten, und es sollte eine chirurgische Anlage erwogen werden.

> Während des Eingriffes können auch mediastinale Strukturen verletzt werden. So wurden z. B. Frakturen von Knorpelspangen oder Verletzungen der Trachealwand (Trachealruptur) beschrieben (Baumann 2010, Cheung 2014, Hsia 2013). Durch diese Komplikationen kann ein Hautemphysem, ein Pneumomediastinum oder ein Pneumothorax entstehen, welche postinterventionell durch die Anfertigung eines Thoraxröntgens ausgeschlossen werden müssen.

Bei Vorliegen eines signifikanten Pneumothorax ist dieser zu entlasten, und eine Trachealruptur sollte umgehend einer thoraxchirurgischen Sanierung zugeführt werden. Ein Hautemphysem kann auch durch die kontrollierte Beatmung mit hohen Spitzendruckwerten oder durch Husten des Patienten gegen einen okkludierenden Wundverband bedingt sein. Aus diesem Grund ist eine suffiziente Analgosedierung während des gesamten Eingriffes zu gewährleisten. Ein Hautemphysem resorbiert sich meist spontan innerhalb von wenigen Tagen (De Leyn 2007). Das Risiko für die Anlage einer Via falsa kann durch eine begleitende Realtime-Bronchoskopie (▶ Abschn. 4.3.6) vermindert werden (Bittner 2012).

> **Blutungen im Eingriffsgebiet können sowohl periinterventionell als auch als Frühkomplikation auftreten (Cheung 2014).**

Die meisten Blutungen fallen in der Regel leicht aus und bedürfen meist keiner größeren Intervention. Sickerblutungen im Gewebe können mit einem, um die Kanüle festsitzenden Verband tamponiert werden (Baumann 2010). In seltenen Fällen können Blutungen auch schwerwiegend verlaufen, wobei diese dann meist arteriell sind. Dabei kommt es häufig zu einer tracheovaskulären Fistelbildung, bei der oftmals der Truncus brachiocephalicus betroffen ist. Dieser kann durch die Kanüle selbst oder durch den Cuff arrodiert werden (Grant 2006). Diese Komplikation lässt sich typischerweise 3–30 Tage nach einer PDT beobachten und führt zu einer Massenblutung ins Bronchialsystem, die eine Hypoxie zur Folge hat.

Schwerwiegende Blutungen stellen immer eine Indikation für eine chirurgische Revision dar (Baumann 2010). Zur Vermeidung von Blutungen ist es wichtig, die Trachea streng in der Medianen zu punktieren, um größere, zervikale Gefäßstrukturen im Rahmen der Dilatation nicht zu verletzen. Darüber hinaus sollte die PDT nicht zu kaudal (i.e. kaudal des 4. Trachealringes) erfolgen, da eine solche Lokalisation die Gefahr einer Verletzung des Truncus brachiocephalicus erhöht (Baumann 2010, Susarla 2012, De Leyn 2016, Grant 2006).

Wundinfektionen sind selten zu beobachten. Diese können meist mittels Lokaltherapie ausreichend behandelt werden (Baumann 2010, Susarla 2012, Higgins 2007). Eine systemische, antibiotische Therapie wird in den seltensten Fällen nötig. Sollte es zu Gewebsnekrosen im Eingriffsgebiet kommen, ist eine neuerliche, endotracheale Intubation zu empfehlen. Danach kann ein sorgfältiges Wunddebridement vorgenommen werden (De Leyn 2007).

Mögliche Spätkomplikationen sind in ◘ Tab. 4.2 zusammengefasst.

4.3.6 Hilfsmittel: Bronchoskopie und Ultraschall

Die flexible Bronchoskopie und die Sonographie stellen zwei diagnostische Verfahren dar, die in der Lage sind, das Auftreten von eingriffsbedingten Komplikationen zu minimieren. Beide Verfahren können sowohl vor dem Eingriff als auch während des Eingriffes als «Realtime-Methode» angewandt werden.

Flexible Bronchoskopie

Der Einsatz der flexiblen Bronchoskopie ist mittelweile auf den meisten Intensivstationen ein Routineeingriff geworden. Damit kann in manchen Fällen diaphanoskopisch die korrekte Punktionsstelle festgestellt werden. Während der PDT kann mit Hilfe der Bronchoskopie unter Sicht die Positionierung des endotrachealen Tubus, die streng mediane Punktion sowie die Lage und Vorschubrichtung des Führungsdrahtes überwacht werden (Baumann 2010, Susarla 2012, Terragni 2014). Darüber hinaus ist es so möglich, den Dilatationsvorgang unter Sicht vorzunehmen. Während dieses Arbeitsschrittes wird Druck auf die vordere Trachealwand ausgeübt und diese so der hinteren Trachealwand angenähert. Dabei besteht das Risiko, die Pars membranacea zu verletzen und somit eine Trachealruptur zu verursachen, die dann oftmals einer chirurgischen Sanierung bedarf. Dieses Risiko kann durch die Visualisierung des Eingriffes vermindert werden. Des Weiteren ist unter bronchoskopischer Kontrolle die Prävalenz anderer potentieller Komplikationen (z. B. akzidentelle Extubation, Via falsa, Pneumomediastinum oder Pneumothorax) reduziert (Bittner 2012, Terragni 2014). Diese Risikoreduktion konnte jedoch nicht in allen Studien bestätigt werden (Jackson 2011, Dennis 2013). Postinterventionell ist bronchoskopisch die korrekte Lage der Trachealkanüle überprüfbar.

Als problematisch wird die Teilokklusion des Endotrachealtubus durch das Bronchoskop während des Eingriffes angesehen, die eine vorübergehende Hyperkapnie mit konsekutiver respiratorischer Azidose nach sich ziehen kann. Durch die kurze Dauer des Eingriffes ist diese jedoch meist sehr moderat und stellt in den seltensten Fällen eine Gefahr für die Patienten dar (Bittner 2012, Jackson 2011).

- **Sonographie**

Die Sonographie ist eine valide, nicht-invasive und kostengünstige Methode, um innere Organe oder auch Weichteilstrukturen zu beurteilen. Somit ist es mit dieser Methode möglich, bereits vor Beginn einer PDT wichtige Informationen über die Strukturen der individuellen Halsanatomie des Patienten, wie Trachea, Schilddrüse und Blutgefäße, direkt am Patientenbett zu erhalten (Cheung 2014, Hsia 2013, Kristensen 2011, Terragni 2014, Rudas 2012). Durch die exakte Lokalisation der Trachea sowie durch die exakte Identifikation der einzelnen Trachealringe kann die Position zur Anlage einer PDT genau bestimmt werden. Zusätzlich ist es möglich, den Abstand der vorderen Trachealwand zum Hautniveau und die Weite des Tracheallumens zu bestimmen, wodurch eine patientenangepasste Auswahl der Größe der Trachealkanüle erfolgen kann (Bittner 2012, Hsia 2013, Muhammad 2000, Bertram 1995).

Sonographisch lassen sich auch Lage und Größe der Schilddrüse und der Verlauf von arteriellen und venösen Blutgefäßen identifizieren. Dabei stellt besonders die Identifikation von aberranten Gefäßen einen wichtigen Aspekt dar (z. B. die A. thyroidea ima, die vom Truncus brachiocephalicus abgeht oder die V. thyroidea inferior im Bereich des Schilddrüsenisthmus), die durch das geplante Eingriffsgebiet ziehen können (Cheung 2014, Muhammad 2000). Eine Punktion dieser oder auch anderer subkutan verlaufender Blutgefäße kann eine schwerwiegende Blutungskomplikation nach sich ziehen. Durch die sonographische Darstellung der Schilddrüse kann eine irrtümliche Punktion des Organs, insbesondere eine Punktion des Schilddrüsenisthmus, verhindert werden.

Somit kann eine präinterventionelle Sonographie der vorderen Halsanatomie (▶ Kap. 3) in manchen Fällen zu einer Revidierung der geplanten Punktionsstelle führen, um diese in sicherer Entfernung von angrenzenden, vulnerablen Strukturen vorzunehmen (Rudas 2012, Yavus 2014).

Die Sonographie kann auch als so genannte «Realtime-Sonographie» eingesetzt werden (Sustic 1999). Dabei wird ultraschallgezielt die Trachea punktiert und nachfolgend das reguläre Vorschieben des einzubringenden Führungsdrahtes überwacht. Dieses Vorgehen ist besonders zu empfehlen, wenn die anatomischen Leitstrukturen nicht suffizient identifiziert werden können. Dazu zählen Patienten mit ausgeprägter Adipositas, mit einer schwierig zu beurteilenden Oberflächenanatomie und mit einer bereits präexistenten Tracheotomie in der Anamnese (Tremblay 2011).

Als weiterer Vorteil einer ultraschallgezielten PDT-Anlage wird die fehlende Okklusion der Luftwege, wie während der flexiblen Bronchoskopie, angesehen, wodurch das Auftreten einer Hyperkapnie während des Eingriffs nicht zu erwarten ist (Cheung 2014). Dieser Vorteil ist besonders bei Patienten mit neurologischen Grunderkrankungen bzw. nach einem

Schädel-Hirn-Trauma zu berücksichtigen, da es durch eine Hyperkapnie zu einem Anstieg des Hirndrucks kommen kann. Ein Nachteil bei diesem Vorgehen ist die Tatsache, dass während des Eingriffes die vulnerable Pars membranacea der Trachea nicht suffizient überwacht werden kann, wodurch das Risiko einer Verletzung dieses Bereiches evident ist.

Deshalb sollten möglichst beide Verfahren, sowohl die Bronchoskopie als auch die Sonographie, kombiniert zum Einsatz kommen. Vor dem Eingriff sollte die vordere Halsregion sonographisch hinsichtlich der genauen anatomischen Begebenheiten sowie hinsichtlich spezieller anatomischer Varietäten evaluiert werden. Die Anlage der PDT sollte danach unter bronchoskopischer Kontrolle vorgenommen werden. In speziellen Fällen kann die Punktion der Trachea zusätzlich ultraschallgezielt durchgeführt werden.

4.4 Tracheotomie im Säuglings- und Kleinkindalter

Dietmar Thurnher

Pädiatrische Tracheotomien wurden früher meist als Notfallmaßnahmen im Rahmen akuter Atemwegsobstruktionen (z. B. akute Epiglottitis etc.) durchgeführt. Moderne Impfprogramme, entsprechender Antibiotikaeinsatz und Fortschritte in der pädiatrischen Intensivmedizin haben dazu geführt, dass heutzutage Tracheotomien bei Säuglingen und Kleinkindern meist elektiv bei neurodegenerativen Erkrankungen und/oder der Notwendigkeit für eine maschinelle Beatmung bei langfristiger respiratorischer Insuffizienz durchgeführt werden (Trachsel u. Hammer 2006).

Bis zu 50 % der tracheotomierten Kleinkinder sind unter einem Jahr alt (Lewis et al. 2003), darunter finden sich viele Dauerkanülenträger.

4.4.1 Anatomische Vorbemerkungen

Der kindliche Kehlkopf unterscheidet sich von dem des Erwachsenen in wesentlichen Punkten (Abb. 4.50):
- Der Kehlkopf des Säuglings und Kleinkindes ist wesentlich trichterförmiger als der des Erwachsenen und steht auch wesentlich höher im Hals.
- Beim Kleinkind ist die Epiglottis auf Höhe der Halswirbel C2–3, während sie beim Erwachsenen auf Höhe der Halswirbel C4–5 steht.
- Die engste Stelle des kindlichen Atemwegs stellt das Krikoid dar, beim Erwachsenen ist es die Glottisebene.

Von Bedeutung für das Notfall-Airwaymanagement sind (Ondik et al. 2003):
- Die im Verhältnis größere Zunge des Säuglings/Kleinkindes, was eine Intubation deutlich erschweren kann.
- Eine im Verhältnis größere und auch steifere Epiglottis, welche weiter hinten als beim Erwachsenen lokalisiert ist.
- Die Größe des Ligamentum cricothyroideum (Ligamentum conicum), da hier beim Erwachsenen im Falle einer «Can't intubate, can't ventilate-Situation eine Krikothyreotomie oder Koniotomie durchgeführt wird. Beim Säugling hat das Ligamentum conicum eine Fläche von ca. 3x3 mm und die Trachea einen Durchmesser von ca. 4–5 mm.

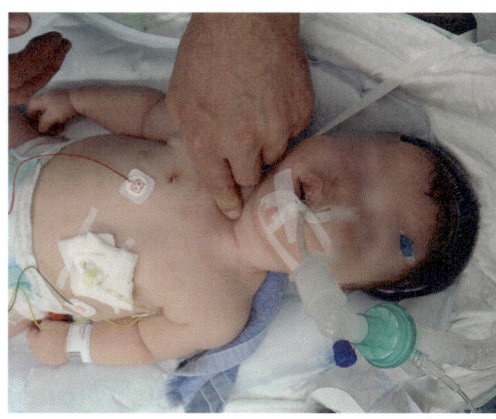

Abb. 4.50 Palpation der deutlich kleineren Dimensionen am kindlichen Hals

- Weiters stehen beim Säugling und Kleinkind die Lungenspitzen über die Clavicula nach kranial, was die Gefahr eines Pneumothorax deutlich erhöht.
- Das sehr große Occiput des Säuglings erfordert eine andere Lagerung des Patienten als die des Erwachsenen, da die Flexion des Kopfes schneller zu einem Kollaps der Atemwege führt.

> Aufgrund der anatomischen Dimensionen des Larynxskeletts dürfen beim Säugling und Kleinkind keine «klassische» Koniotomie und auch bei Jugendlichen unter 15 Jahren keine perkutan-dilatative Tracheotomie durchgeführt werden.

4.4.2 Lagerung des Patienten unter Berücksichtigung anatomischer Landmarken

Der Patient wird in Rückenlage gelagert. Um das im Verhältnis sehr große Occiput des Säuglings bzw. Kleinkindes auszugleichen, ist es auch in einer Atemnotsituation unbedingt erforderlich, eine entsprechend große Schulterrolle zu platzieren und das Kinn des Kindes zu reklinieren. Dies gelingt am besten mit einem breiten Klebeband, welches nach Carr (2007) vom Kinn zur OP-Tischhinterkante zu beiden Seiten des Kopfes geklebt wird (Abb. 4.51). Werden diese beiden Lagerungsmaßnahmen ungeachtet des oft bestehenden Zeitdruckes nicht sorgfältig ausgeführt, werden die unten geschilderten weiteren Maßnahmen eventuell kompromittiert sein.

Nach entsprechender Lagerung ist die beim Säugling am leichtesten zu tastende Landmarke das Jugulum. Die prominenteste Landmarke des Larynxskeletts ist der Ringknorpel. Der Schildknorpel ist in diesem Alter meist noch hinter dem Zungenbein gelegen. Das Jugulum und die Position des Krikoids werden mit einem Markierstift eingezeichnet (Abb. 4.52).

Im Airwaymanagement von Säuglingen und Kleinkindern stehen aus den oben geschilderten Gründen nur wenige Maßnahmen zur Verfügung:
- Endotracheale Intubation oder Reintubation(sversuche)
- Nadelkoniotomie/Nadeltracheotomie im Sinne einer Notfallmaßnahme in einer «Can't intubate, can't ventilate»-Situation
- Pädiatrische Tracheotomie im Sinne einer selektiven Chirurgie (nicht als Notfalleingriff).

4.4 · Tracheotomie im Säuglings- und Kleinkindalter

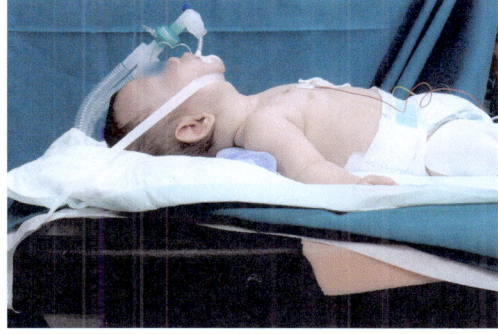

Abb. 4.51 Lagerung von Säuglingen und Kleinkindern mit Schulterrolle und Kinnhochzug durch Klebeband zur optimalen Darstellung von Larynx und Trachea zur Tracheostomie

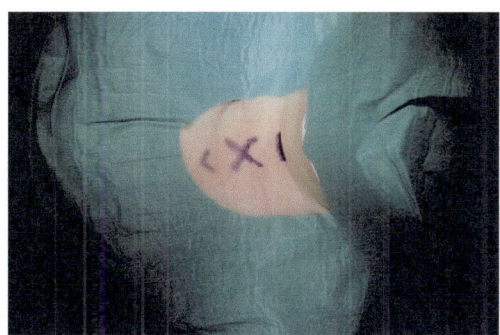

Abb. 4.52 Markierung der anatomischen Landmarken bei Säugling/Kleinkind

4.4.3 Durchführung der Nadelkoniotomie

Die «Nadel-Koniotomie» mittels Jet-Ventilationskatheter (z. B. mit Nadel nach «Ravussin», ◘ Abb. 4.53) wird wie folgt durchgeführt:
- Überstrecken des Kopfes
- Identifikation der chirurgischen Landmarken
- Durchstechen des Ligamentum conicum mit einem Nadelkatheter
- Wenn in der Notfallsituation das Krikoid nicht sicher identifiziert wird, kann oberhalb des Jugulums der Versuch gemacht werden, direkt in die Trachea zu stechen.

Anatomische Nebenbemerkung: Das Ligamentum conicum (=cricothyroideum) spannt sich zwischen Schild- und Ringknorpel auf und stellt anatomisch gesehen den anteromedialen Teil des Conus elasticus dar. Dieses fibröse Band ist relativ schlecht durchblutet. In diesem Bereich findet sich kein klinisch relevantes Gefäß bzw. Nerv. Die einzige Ausnahme ist die variabel vorkommende Arteria cricothyroidea, ein Ast der Arteria laryngea superior. Dieses Gefäß verläuft von beiden Seiten kommend horizontal im oberen Anteil des Ligaments, also am Unterrand des Schildknorpels. Im Bereich des Ligamentum conicums kommt der Atemweg der Haut am nächsten und dies ist somit auch die geeignetste Stelle, um diesen im Notfall schnell und relativ komplikationsarm zu eröffnen.

Es wird das Ligamentum mit einem nadelgestützten Plastikkatheter (14 G bei Kindern, 16 G bei Säuglingen) durchstochen (◘ Abb. 4.54), auf den eine 10-ml-Spritze aufgesetzt ist, welche zur Hälfte mit physiologischer Kochsalzlösung gefüllt ist. Die Spitze des Katheters

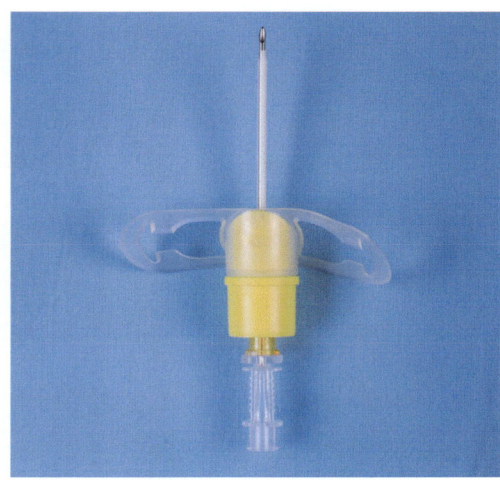

◻ **Abb. 4.53** Nadel nach Ravussin (Größe für Kinder: gelb)

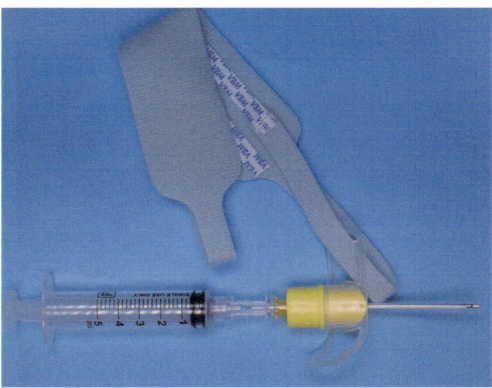

◻ **Abb. 4.54** Ravussin-Nadel mit aufgesetzter Spritze

wird gleich wie bei der chirurgischen Koniotomie leicht nach kaudal geführt, um die Verletzung endolaryngealer Strukturen zu vermeiden. Nachdem das Ligament durchstochen ist, wird mittels der aufgesetzten Spritze aspiriert. Zeigen sich Luftblasen in der Saline, liegt die Spitze des Katheters intralaryngeal und die Nadel kann aus dem Katheter entfernt werden. Das gleiche Verfahren wird bei der Punktion der Trachea verwendet.

Der Katheter wird nun mit einem manuell steuerbaren Ventilationsgerät verbunden. Der kleine Patient wird darüber beatmet. Die Nadelkoniotomie oder die Punktion der Trachea ist nur eine vorübergehende Maßnahme, da hier keine geregelten Gasabflüsse passieren. Nach erfolgter Atemwegssicherung in einer «Can't intubate, can't ventilate»-Situation kann nun das weitere Vorgehen, wie weitere (kontrollierte) Intubationsversuche oder eine chirurgische Tracheostomie, erfolgen.

4.4.4 Methoden der pädiatrischen Tracheotomie

Dies ist in aller Regel keine Notfallintervention, der kleine Patient ist idealerweise für den Eingriff endotracheal intubiert und in Rückenlage positioniert.

Beim Säugling und Kleinkind sollte eine alleinige horizontale Inzision der Trachea, die beim Erwachsenen üblich ist, vermieden werden, da dies die Entstehung einer suprastomalen subglottischen Stenose fördern kann (Fry et al. 1985).

- **Standardmethode der pädiatrischen Tracheotomie**

Die Vorbereitungen für eine chirurgische Tracheostomie beim Säugling und Kleinkind umfassen:
- Überstrecken des Kopfes (s.o.)
- Markierung der Landmarken. (s.o.)
- Horizontaler Hautschnitt und Hautlappenpräparation: Vor der Inzision wird eine entsprechende horizontale Markierung eingezeichnet. Die horizontale Hautinzision erfolgt in der Mitte zwischen Jugulum und Cricoid, wobei die Länge der Inzision auch vom Alter des Kindes abhängig ist (ca. 1,5–2,5 cm). Anschließend werden ein oberer und unterer oberflächlicher Hautlappen präpariert. Beim Säugling bzw. Kleinkind ist üblicherweise reichlich subkutanes Fett vorhanden. Dieses wird z. B. mit der monopolaren Nadel so weit entfernt, dass die Faszie der infrahyoidalen Muskulatur zur Darstellung kommt.
- Spalten der infrahyoidalen Muskulatur und Durchtrennen des Isthmus der Schilddrüse: Fassen der infrahyoidalen Muskulatur beidseitig der Linea alba und Durchtrennen derselben. Die Muskulatur wird vom Isthmus der Schilddrüse bzw. der Vorderwand der Trachea abpräpariert. Der Isthmus der Schilddrüse wird dargestellt und kann beim Säugling und Kleinkind leicht mit der monopolaren Nadel durchtrennt werden. Anschließend Darstellen der Tracheavorderwand mit einem Stieltupfer.
- Vertikale Inzision der Trachea und Anlage eines Tracheostomas: Vor der Eröffnung des Atemweges sollte das anästhesiologische Team darüber informiert werden. Die Tracheavorderwand wird nun in Höhe der Trachealspangen 3 und 4 in der Mittellinie vertikal inzidiert. Die Trachealränder werden nun mit 4 Nähten an der Haut fixiert, damit das Stoma bei einer akzidentellen Dekanülierung offenbleibt. Zur Erleichterung des Kanülenwechsels können diese Hautnähte lang belassen werden, um durch beidseitigen Zug daran das Stoma erweitern zu können.
- Einführen einer Trachealkanüle: Nun zieht die Anästhesie den Intubationsschlauch soweit zurück, dass die Spitze gerade noch am Oberrand des Stomas zu sehen ist. Jetzt kann eine entsprechend große Kanüle eingeführt und am Stomarand oder um den Hals entsprechend mit einem Kanülenband gesichert werden.

- **Star-Plasty (Methode nach Koltai)**

Die wesentlichen Schritte der Star-Plasty beim Kind sind in ◘ Abb. 4.55 dargestellt. Die Vorgehensweise ist am Beginn gleich wie bei der Standardmethode:
- Überstrecken des Kopfes (s.o.)
- Markierung der Landmarken (s.o.)
- Einzeichnen der Schnittmarkierung: Bei der Star-Plasty wird auf halber Höhe zwischen den Markierungen für das Krikoid und das Jugulum ein Quadrat mit einer Seitenlänge von 1 cm mit den Eckpunkten eingezeichnet. Die Eckpunkte werden nun zu einem um 45° gekippten Kreuz verbunden, was dann der Schnittführung der Hautinzision entspricht. Dieses Areal wird mit 1 ml Lidocain 1 % (mit 1:100 000 U Epinephrin) unterspritzt.
- Hautinzision und Hebung der Hautlappen: Die Hautinzision erfolgt mit einer kleinen Klinge (Nr. 15). Die kleinen Hautdreiecke werden deutlich über deren Grenze mit

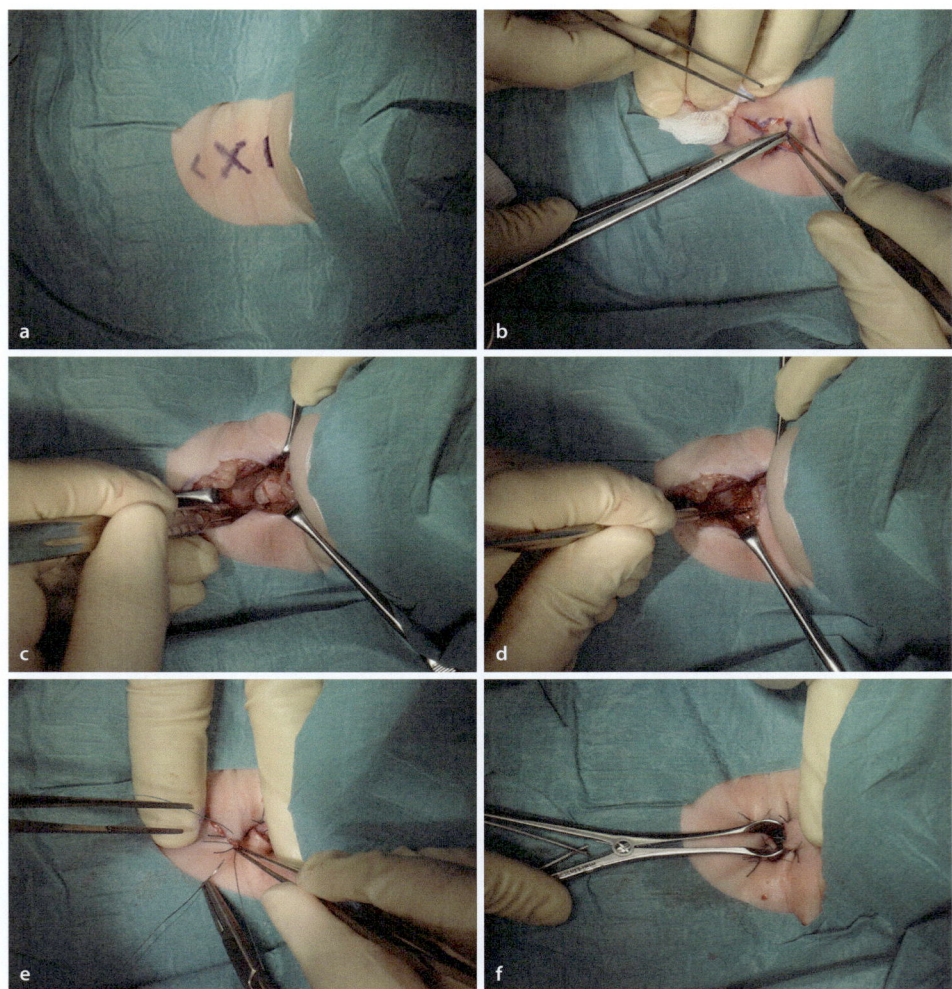

Abb. 4.55 Operationsschritte der Star-Plasty beim Kind. **a** Markierung der anatomischen Landmarken; **b** Hautinzision und Hebung der Hautlappen; **c** Spalten der infrahyoidalen Muskulatur und Durchtrennen des Isthmus der Schilddrüse; **d** Kreuzförmige Inzision der Trachea und Anlage eines Tracheostomas; **e** Anlage der Stoma- und Hautnähte; **f** Endergebnis der Star-Plasty: kleines kreisförmig eingenähtes Tracheostoma

einer Schere unterminiert. Wie bei der Standardmethode wird das subkutane Fett im OP-Bereich bis zur Faszie der infrahyoidalen Muskulatur scharf exstirpiert.
- Spalten der infrahyoidalen Muskulatur und Durchtrennen des Isthmus der Schilddrüse: Der nächste Schritt wird in Analogie zur Standardmethode durchgeführt: Fassen der infrahyoidalen Muskulatur beidseitig der Linea alba und Durchtrennen derselben. Die Muskulatur wird vom Isthmus der Schilddrüse bzw. der Vorderwand der Trachea abpräpariert und nach lateral retrahiert. Der Isthmus der Schilddrüse wird dargestellt und kann beim Säugling und Kleinkind leicht mit der monopolaren Nadel durchtrennt werden. Alternativ dazu kann der Isthmus auch konventionell

ligiert und durchtrennt werden. Anschließend folgt ein Durchtrennen der paratrachealen Faszie und ein Darstellen der Tracheavorderwand.
- Kreuzförmige Inzision der Trachea und Anlage eines Tracheostomas: Bei der Star-Plasty wird eine plusförmige Inzision in die Trachea geschnitten. Die horizontale Inzision wird zwischen zwei Trachealspangen ausgeführt. Anschließend werden 2 Trachealspangen ober- und unterhalb der horizontalen Inzision vertikal in der Medianen durchtrennt. Da die kreuzförmigen Hautinzisionen und die kreuzförmigen Trachealinzisionen um 45° versetzt sind, können nun die jeweiligen Hautläppchenspitzen in die passenden Knorpelecken und die jeweiligen Knorpelläppchenspitzen in die passenden Hautecken genäht werden. Dafür verwendet man je nach Größe des Säuglings oder Kleinkindes Vicryl Nr. 4 oder Nr. 5., wobei hier jeweils eine vertikale Rückstichnaht gesetzt wird.
- Einlage einer Trachealkanüle: Nun zieht die Anästhesie den Intubationsschlauch soweit zurück, dass die Spitze gerade noch am Oberrand des Stomas zu sehen ist. Jetzt kann eine entsprechend große Kanüle eingeführt und am Stomarand oder um den Hals entsprechend mit einem Kanülenband gesichert werden.

Das Endergebnis der Star-Plasty ist ein kleines kreisförmig eingenähtes Tracheostoma, welches durch den Gewebezug stabil ist und auch bei akzidenteller Dekanülierung nicht kollabiert. Weitere Vorteile der Star-Plasty sind geringere Wundinfektionsraten und ein vermindertes Emphysem- und Pneumothoraxrisiko (Eliashar et al. 2004). Nachteile sind eine längere OP-Dauer sowie eine höhere Rate an persistierenden tracheokutanen Fisteln (Sautter et al. 2006) als bei der Standardmethode.

> Die Star-Plasty sollte aus den oben genannten Gründen für kindliche Patienten mit chronischen Erkrankungen und der daraus resultierenden notwendigen Langzeitbeatmung in Betracht gezogen werden.

Literatur

Baumann HJ, Kemei C, Kluge S (2010) Die Tracheotomie auf der Intensivstation. Pneumologie 64: 769–776
Becker C, Csatari Z, Pfeiffer J (2014) Truncus bicaroticus: an underestimated anatomic variation. Laryngoscope 124(5):1141–1142
Bertram S, Emshoff R, Norer B (1995) Ultrasonographic anatomy of the anterior neck: implications for tracheostomy. J Oral Maxillofac Surg 53:1420–1424
Bittner EA, Schmidt UH (2012) The ventilator liberation process: update on technique, timing, and termination of tracheostomy. Respir Care 57:1626–1634
Björk VO, Engstrom CG (1955) The treatment of ventilatory insufficiency after pulmonary resection with tracheostomy and prolonged artificial ventilation. J Thorac Surg 30(3):356–367
Brown CA, 3rd, Cox K, Hurwitz S, Walls RM (2014) 4,871 emergency airway encounters by air medical providers: a report of the Air Transport Emergency Airway Management (NEAR VI: «A-TEAM») Project. West J Emerg Med 15 (2):188–193. doi:10.5811/westjem.2013.11.18549
Byhahn C, Lischke V, Halbig S, Scheifler G, Westphal K (2000) Ciaglia blue rhino: a modified technique for percutaneous dilatation tracheostomy. Technique and early clinical results. Anaesthesist 49:202–206
Cabrini L, Landoni G, Greco M, Costagliola R, Monti G, Colombo S, Greco T, Pasin L, Borghi G, Zangrillo A (2014) Single dilator vs. guide wire dilating forceps tracheostomy: a meta-analysis of randomized trials. Acta Anaesthesiol Scand 58:135–142
Cabrini L, Monti G, Landoni G, Biondi-Zoccai G, Boroli F, Mamo D, Plumari VP, Colombo S, Zangrillo A (2012) Percutaneous tracheostomy, a systematic review. Acta Anaesthesiol Scand 56:270–281

Campbell M, Shanahan H, Ash S, Royds J, Husarova V, McCaul C (2014) The accuracy of locating the cricothyroid membrane by palpation – an intergender study. BMC Anesthesiol 14:108. doi:10.1186/1471-2253-14-108

Carr MM (2007) Pediatric tracheotomy. Operative techniques in Otolaryngology 18:12

Cheung NH, Napolitano LM (2014) Tracheostomy: epidemiology, indications, timing, technique, and outcomes. Respir Care 59:895–919

Ciaglia P, Firsching R, Syniec C (1985) Elective percutaneous dilational tracheostomy. A new simple bedside procedure; preliminary report. Chest 87:715–719

Cools-Lartigue J, Aboalsaud A, Gill H, Ferri L (2013) Evolution of percutaneous dilatational tracheostomy – review of current techniques and their pitfalls. World J Surg 37:1633–1646

Cooper S (2013) «We need to cut the neck!»: Confronting psychological and moral distress during emergency cricothyrotomy. Narrat Inq Bioeth 3 (2):E5–9. doi:10.1353/nib.2013.0051

Cote CJ, Hartnick CJ (2009) Pediatric transtracheal and cricothyrotomy airway devices for emergency use: which are appropriate for infants and children? Paediatr Anaesth 19 Suppl 1:66–76. doi:10.1111/j.1460–9592.2009.02996.x

De Leyn P, Bedert L, Delcroix M, Depuydt P, Lauwers G, Sokolov Y, van Meerhaeghe A, van Schil P (2007) Tracheostomy: clinical review and guidelines. Eur J Cardiothorac Surg 32:412–421

Delaney A, Bagshaw SM, Nalos M (2006) Percutaneous dilatational tracheostomy versus surgical tracheostomy in critically ill patients: a systematic review and meta-analysis. Crit Care 10:R55

Dennis BM, Eckert MJ, Gunter OL, Morris JA jr, May AK (2013) Safety of bedside percutaneous tracheostomy in the critically ill: evaluation of more than 3,000 procedures. J Am Coll Surg 216: 858–867

DiGiacomo C, Neshat KK, Angus LD, Penna K, Sadoff RS, Shaftan GW (2003) Emergency cricothyrotomy. Mil Med 168 (7):541–544

Dollner R, Verch M, Schweiger P, Deluigi C, Graf B, Wallner F (2002) Laryngotracheoscopic findings in long-term follow-up after Griggs tracheostomy. Chest 122:206–212

Durbin CG (2010) Tracheostomy: why, when, and how? Respir Care 55:1056–1068

Durbin CG, Perkins MP, Moores LK (2010) Should tracheostomy be performed as early as 72 hours in patients requiring prolonged mechanical ventilation? Respir Care 55:76–87

Eisenburger P, Laczika K, List M, Wilfing A, Losert H, Hofbauer R, Burgmann H, Bankl H, Pikula B, Benumof JL, Frass M (2000) Comparison of conventional surgical versus Seldinger technique emergency cricothyrotomy performed by inexperienced clinicians. Anesthesiology 92 (3):687–690

Eliashar R, Gross M, Attal P, Hocwald E, Sichel JY (2004) «Starplasty» prevents tracheotomy complications in infants. International Journal of Pediatric Otorhinolaryngology 68:325–329

Fang CH, Friedman R, White PE, Mady LJ, Kalyoussef E (2015) Emergent awake tracheostomy – The five-year experience at an urban tertiary care center, Laryngoscope 125(11):2476–2479

Fantoni A, Ripamonti D (1997) A non-derivative, non-surgical tracheostomy: the translaryngeal method. Intensive Care Med 23:386–392

François B, Clavel M, Desachy A, Puyraud S, Roustan J, Vignon P (2003) Complications of tracheostomy performed in the ICU: subthyroid tracheostomy vs surgical cricothyroidotomy. Chest 123:151–158

Frerk C, Mitchell VS, McNarry AF, Mendonca C, Bhagrath R, Patel A, O'Sullivan EP, Woodall NM, Ahmad I (2015) Difficult Airway Society 2015 guidelines for management of unanticipated difficult intubation in adults. Br J Anaesth 115 (6):827–848. doi:10.1093/bja/aev371

Frova G, Quintel M (2002) A new simple method for percutaneous tracheostomy: controlled rotating dilation. A preliminary report. Intensive Care Med 28:299–303

Fry TL, Jones RO, Fischer ND et al. (1985) Comparisons of tracheostomy incisions in a pediatric model. Ann Otol Rhinol Laryngol 94:450–453

Goumas P, Kokkinis K, Petrocheilos J, Naxakis S, Mochloulis G (1997) Cricothyroidotomy and the anatomy of the cricothyroid space. An autopsy study. J Laryngol Otol 111 (4):354–356

Grant CA, Dempsey G, Harrison J, Jones T (2006) Tracheo-innominate artery fistula after percutaneous tracheostomy: three case reports and a clinical review. Br J Anaesth 96:127–131

Gray H, Lewis WH (1918) Anatomy of the human body. Lea & Febiger, Philadelphia, New York

Griggs WM, Worthley LI, Gilligan JE, Thomas PD, Myburg JA (1990) A simple percutaneous tracheostomy technique. Surg Gynecol Obstet 170:543–545

Gromann TW, Birkelbach O, Hetzer R (2009) Tracheotomie mittels Ballondilatation. Chirurg 80:622–627

Gupta A, Stokken J, Krakivitz P, Malhotra P, Anne S (2015) Tracheostomy in neurologically compromised peadiatric patients: role of starplasty. J. Laryngol Otol 129(19):1009–1012

Hagiya H, Naito H, Hagioka S, Okahara S, Morimoto N, Kusano N, Otsuka F (2014) Effects of antibiotics administration on the incidence of wound infection in percutaneous dilatational tracheostomy. Acta Med Okayama 68(2):57–62

Hammarfjord O, Ekanayake K, Norton J, Stassen LF (2015) Limited dissection and early primary closure of the tracheostomy stoma in head and neck oncology operations: a retrospective study of 158 cases. Int J Oral Maxillofac Surg 44(3):297–300

Higgins KM, Punthakee X (2007) Meta-analysis comparison of open versus percutaneous tracheostomy. Laryngoscope 117:447–454

Hsia DW, Ghori UK, Musani AI (2013) Percutaneous dilational tracheostomy. Clin Chest Med 34:515–526

Hsiao J, Pacheco-Fowler V (2008) Cricothyroidotomy. New England Journal of Medicine 358 (22):e25. doi:10.1056/NEJMvcm0706755

Huang H, Li Y, Ariani F, Chen X, Lin J (2014) Timing of tracheostomy in critically ill patients: a meta-analysis. PLoS One 9:e92981

Jackson LS, Davis JW, Kaups KL, Sue LP, Wolfe MM, Bilello JF, Lemaster D (2011) Percutaneous tracheostomy: to bronch or not to bronch – that is the question. J Trauma 71:1553–1556

Kinley CE (1965) A technique of tracheostomy. Can Med Assoc J 9 (92):79–81

Koltai PJ (1998) Starplasty. A new technique of pediatric tracheostomy. Arch Otolaryngol Head Neck Surg 124: 1105–1111

Kristensen MS (2011) Ultrasonography in the management of the airway. Acta Anaesthesiol Scand 55:1155–1173

Lamb A, Zhang J, Hung O, Flemming B, Mullen T, Bissell MB, Arseneau I (2015) Accuracy of identifying the cricothyroid membrane by anesthesia trainees and staff in a Canadian institution. Can J Anaesth 62 (5):495–503. doi:10.1007/s12630-015-0326-y

Langvad S, Hyldmo PK, Nakstad AR, Vist GE, Sandberg M (2013) Emergency cricothyrotomy – a systematic review. Scand J Trauma Resusc Emerg Med 21:43. doi:10.1186/1757-7241-21-43

Law JA, Broemling N, Cooper RM, Drolet P, Duggan LV, Griesdale DE, Hung OR, Jones PM, Kovacs G, Massey S, Morris IR, Mullen T, Murphy MF, Preston R, Naik VN, Scott J, Stacey S, Turkstra TP, Wong DT (2013) The difficult airway with recommendations for management – part 1– difficult tracheal intubation encountered in an unconscious/induced patient. Can J Anaesth 60 (11):1089–1118. doi:10.1007/s12630-013-0019-3

Lewis CW, Carron JD, Perkins JA et al. (2003) Tracheotomy in pediatric patients: A national perspective. Arch Otolaryngol Head Neck Surg 129:523–529

Makowski AL (2013) A survey of graduating emergency medicine residents' experience with cricothyrotomy. West J Emerg Med 14 (6):654–661. doi:10.5811/westjem.2013.7.18183

Malata CM, Foo IT, Simpson KH, Batchelor AG (1996) An audit of Björk flap tracheostomies in head and neck plastic surgery. Br J Oral Maxillofac Surg 34(1):42–46

McGregor IA, Neill RS (1983) Tracheostomy and the Björk flap. Lancet 26(2)/(8361):1259

Muhammad JK, Major E, Wood A, Patton DW (2000) Percutaneous dilatational tracheostomy: haemorrhagic complications and the vascular anatomy of the anterior neck. A review based on 497 cases. Int J Oral Maxillofac Surg 29:217–222

Newgard CD, Koprowicz K, Wang H, Monnig A, Kerby JD, Sears GK, Davis DP, Bulger E, Stephens SW, Daya MR (2009) Variation in the type, rate, and selection of patients for out-of-hospital airway procedures among injured children and adults. Acad Emerg Med 16 (12):1269–1276. doi:10.1111/j.1553-2712.2009.00604.x

Ondik MP, Kimatian S, Carr MM (2007) Management of the difficult airway in the pediatric patient. Operative Techniques in Otolaryngology 18:121–112

Probst G, Dubiel S, Deitmer T (2004) The cartilage conserving concept of surgical tracheostomy, Laryngorhinootol 83(7):461–465

Prunty SL, Aranda-Palacios A, Heard AM, Chapman G, Ramgolam A, Hegarty M, Vijayasekaran S, von Ungern-Sternberg BS (2015) The ‚Can't intubate can't oxygenate' scenario in pediatric anesthesia: a comparison of the Melker cricothyroidotomy kit with a scalpel bougie technique. Paediatr Anaesth 25 (4):400–404. doi:10.1111/pan.12565

Rudas M, Seppelt I (2012) Safety and efficacy of ultrasonography before and during percutaneous dilatational tracheostomy in adult patients: a systematic review. Crit Care Resusc 14:297–301

Sabato SC, Long E (2016) An institutional approach to the management of the 'Can't Intubate, Can't Oxygenate' emergency in children. Paediatr Anaesth 26 (8):784–793. doi:10.1111/pan.12926

Sanabria A (2014) Which percutaneous tracheostomy method is better? A systematic review. Respir Care 59:1660–1670

Sautter NB, Krakovitz BR, Solares CA, Koltai PJ (2006) Closure of persistent tracheocutaneous fistula following «starplasty» tracheostomy in children. International Journal of Pediatric Otorhinolaryngology 70:99–105

Schwarz Y, Muhanna N, Raveh D, Shaul C, Shahroor S, Peleg U, Attal P, Sichel JY (2017) Starplasty tracheostomy: case series and literature review. Wur Arch Otorhinolaryngol 7. doi: 10.1007/sDD405-017-4464-4. [Epub ahead of print]

Shelden CH, Pudenz RH, Freshwater DB, Crue BL (1955) A new method for tracheotomy. J Neurosurg 12:428–431

Siempos II, Ntaidou TK, Filippidis FT, Choi AMK (2015) Effect of early versus late or no tracheostomy on mortality and pneumonia of critically ill patients receiving mechanical ventilation: a systematic review and meta-analysis. Lancet Respir Med 3:150–158

Solares CA, Krakovitz P, Hirose K, Koltai PJ (2004) Starplasty: revisiting a pediatric tracheostomy technique. Otolaryngol Head Neck Surg 131(5):717–722

Susarla SM, Peacock ZS, Alam HB (2012) Percutaneous dilatational tracheostomy: review of technique and evidence for its use. J Oral Maxillofac Surg 70:74–82

Sustić A, Zupan Z, Eskinja N, Dirlić A, Bajek G (1999) Ultrasonographically guided percutaneous dilatational after anterior cervical spine fixation. A 43:1078–1080

Tachibana N, Niiyama Y, Yamakage M (2014) Incidence of cannot intubate-cannot ventilate (CICV): results of a 3-year retrospective multicenter clinical study in a network of university hospitals. J Anesth. doi:10.1007/s00540-014-1847-1

Talving P, DuBose J, Inaba K, Demetriades D (2010) Conversion of emergent cricothyrotomy to tracheotomy in trauma patients. Arch Surg 145 (1):87–91. doi:10.1001/archsurg.2009.137

Terragni P, Faggiano C, Martin EL, Ranieri VM (2014) Tracheostomy in mechanical ventilation. Semin Respir Crit Care Med 35:482–491

Trachsel D, Hammer J (2006) Indications for tracheostomy in children. Paediatr Respir Rev 7:162–168

Tremblay LN, Scales DC (2011) Ultrasound-guided tracheostomy – not for the many, but perhaps the few or the one. Crit Care 15:147

Vicq D'Azyr F (1805) Ouvres des Vicq D'Azyr. Bd. 1 L. Duprant-Duverger, Paris

Walts PA, Murthy SC, DeCamp MM (2003) Techniques of surgical tracheostomy. Clin Chest Med 24(3): 413–422

Weiss M, Engelhardt T (2010) Proposal for the management of the unexpected difficult pediatric airway. Paediatr Anaesth 20 (5):454–464. doi:10.1111/j.1460-9592.2010.03284.x

Wong DT, Prabhu AJ, Coloma M, Imasogie N, Chung FF (2003) What is the minimum training required for successful cricothyroidotomy?: a study in mannequins. Anesthesiology 98 (2):349–353

Yavus A, Yilmaz M, Göya C, Alimoglu E, Kabaalioglu A (2014) Advantages of US in percutaneous dilatational tracheostomy: randomized controlled trial and review of the literature. Radiology 273:927–936

Young D, Harrison DA, Cuthbertson BH, Rowan K (2013) Effect of early vs late tracheostomy placement on survival in patients receiving mechanical ventilation. JAMA 309:2121–2129

Zgoda MA, Berger R (2005) Balloon-facilitated percutaneous dilational tracheostomy tube replacement: preliminary report of a novel technique. Chest 128:3688–3690

Anästhesiologische Aspekte

Gerald Ihra

5.1 Grundsätzliche Überlegungen zu Vollnarkose und Lokalanästhesie – 94

5.2 Sedoanalgesie – 96

5.3 Intubation und Alternativen – 97

5.4 Jetventilation – 98

Literatur – 101

© Springer-Verlag GmbH Austria 2018
B. Schneider-Stickler, P. Kress (Hrsg.), *Tracheotomie und Tracheostomaversorgung*
https://doi.org/10.1007/978-3-7091-4868-6_5

5.1 Grundsätzliche Überlegungen zu Vollnarkose und Lokalanästhesie

Das anästhesiologische Vorgehen bei der elektiven Tracheotomie ist von der raschen Eröffnung des Atemweges im Notfall zu unterscheiden. Während im ersten Fall eine Narkose mit kurzwirksamen intravenösen Medikamenten (z. B. Propofol, Mivacurium, Fentanyl oder Remifentanil) bevorzugt oder beim bereits beatmeten Patienten der Intensivstation die bestehende Sedierung vertieft und ergänzt wird, muss in der Situation des Notfalls die Erhaltung der Spontanatmung unter Sauerstoffinsufflation oder unter Lokalanästhesie mit nur geringer oder keiner Sedierung angestrebt werden. Die Anwesenheit des chirurgischen Teams vor Gabe jeglicher Medikamente ist dabei Voraussetzung. Das Monitoring der vitalen Funktionen entspricht insgesamt dem Standard, wie er für Vollnarkosen besteht:

- Pulsoxymetrie
- EKG
- Blutdruck
- Exspiratorisches CO_2

Über den Einsatz einer arteriellen Kanüle muss individuell entschieden werden, es darf aber dadurch im Notfall zu keiner Verzögerung kommen.

Während der Beatmung via endotrachealen Tubus sollte eine $FiO_2 \geq 0{,}5$ gewählt werden. Bei eingeschränkter Lungenfunktion ist der Sauerstoffgehalt im Atemgas weiter zu erhöhen.

Wird eine Tracheotomie mittels Dilatationstechnik durchgeführt, muss endoskopisch über den endotrachealen Tubus die korrekte Punktionsstelle ermittelt und beobachtet werden (Abb. 5.1 u. Abb. 5.2), und insbesondere vor einer Verletzung der Tracheahinterwand durch entsprechendes Monitoring gewarnt werden.

Idealerweise wird das endoskopische Bild dem OP-Team über einen Monitor projiziert. Auf diese Sichtkontrolle sollte während der perkutanen Dilatation als Sicherheitsfaktor nicht verzichtet werden, allerdings ist dafür eine erfahrene Assistenz einzuplanen.

Ein typisches Beatmungsproblem, das während der Anlage des Tracheostomas nach Eröffnung der Trachea auftritt, ist die erhöhte Leckage, die eine beträchtliche Steigerung

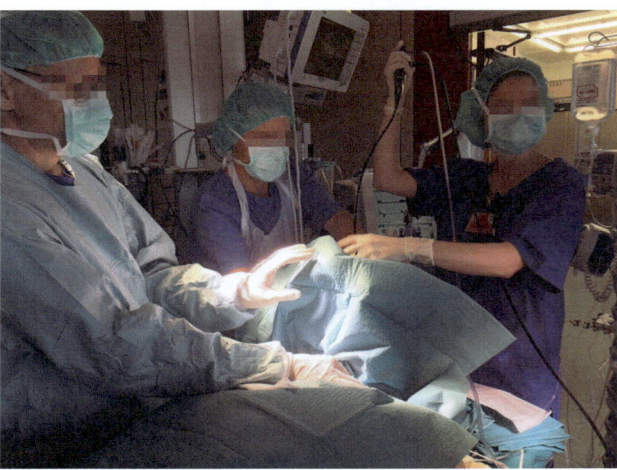

Abb. 5.1 Bronchoskopie während einer perkutan-dilatativen Tracheostomie

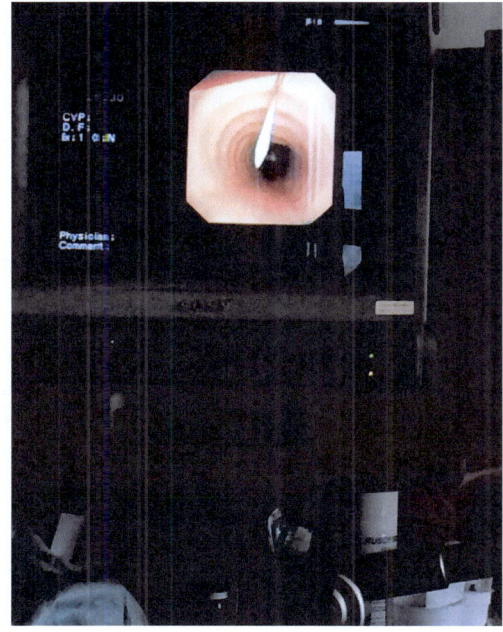

Abb. 5.2 Endoskopische Kontrolle der Punktion am Monitor zur Vermeidung einer Verletzung der Tracheahinterwand

des Gasflusses am Respirator notwendig macht. Eine Leckage kann auch schon früher auftreten, wenn der Cuff des endotrachealen Tubus während der Tracheostomie unbeabsichtigt zerschnitten wird, und sich das effektive Tidalvolumen durch den teilweisen Rückstrom des Atemgases über den oberen Atemweg verringert.

Wird ein fiberoptisches Instrument eingesetzt, kommt es durch die Reduktion des freien Querschnitts im endotrachealen Tubus zur deutlichen Behinderung des exspiratorischen Flusses. Es empfiehlt sich daher primär auf die Einstellung eines PEEP bei der Beatmung zu verzichten, das Atemzeitverhältnis zugunsten der Exspiration zu verändern, und die Dimensionen von Intubationstubus und Endoskop entsprechend günstig zu wählen. Trotzdem muss die Entwicklung assoziierter Komplikationen, wie Hypoxämie, Hyperkapnie und respiratorischer Azidose, sowie die Folgen eines intrinsischen PEEP (Auto-PEEP) bedacht werden. Auf die Gefahr der CO_2-Retention wird insbesondere bei neurochirurgischen Patienten hingewiesen. Als Folge des erhöhten intrathorakalen Druckes muss bei steigendem intrinsischen PEEP mit hämodynamischen Auswirkungen im Sinne eines verminderten Herzauswurfs und Blutdruckabfalls, sowie in seltenen Fällen bei gleichzeitigen Mediastinalverletzungen sogar mit einem Pneumothorax gerechnet werden. Neue Techniken und Alternativen zum endotrachealen Tubus wurden aus diesem Grund entwickelt und erprobt.

Ist die chirurgische Durchführung der Tracheostomie abgeschlossen, und die Beatmung über die tracheale Kanüle sichergestellt, erfolgt die Absaugung des blutigen Sekretes, sowie die endoskopische Kontrolle bei liegendem Bronchoskop via Trachealkanüle. Die Lage der Trachealkanülenspitze ist mit Bezug zur Carina abzuklären, ein abschließendes Thoraxröntgen wird angefertigt. Die Möglichkeit der Verlegung eines Bronchusastes durch ein Blutkoagel mit konsekutiver Bildung einer Lungenatelektase sollte dabei beachtet werden. Gelegentlich verzichten erfahrene Anwender bei komplikationsloser Durchführung auf die abschließende Röntgenaufnahme.

Die Narkoseausleitung oder die Reduktion der Sedierung beim Intensivpatienten erfolgt mit Rücksicht auf die vitalen Funktionen und Komorbiditäten wie üblich. Für die Toleranz des neuen Tracheostomas ist postoperativ keine Sedierung mehr notwendig. Atemphysiologisch werden durch die Tracheotomie folgende Vorteile erwartet:
- eine Verkleinerung des anatomischen Totraums,
- ein verringerter Atemwegswiderstand und damit
- eine Reduktion der Atemarbeit.

Auf die unterschiedliche Häufigkeit von Blutungskomplikationen wurde öfter hingewiesen. In einer früheren Übersichtsarbeit wurde die Inzidenz solcher Blutungen bei dilatativer Tracheotomie anhand gepoolter Ergebnisse mehrerer Autoren mit 1,9 % angegeben (Westphal 1999). Der Einsatz einer präoperativen Ultraschalluntersuchung könnte sich zur Diagnostik aberranter Gefäßverläufe und zur Reduktion der Blutungskomplikationen günstig auswirken. Ebenso wird bei elektiven Eingriffen ein ausreichender zeitlicher Abstand zur Gabe eines Antikoagulans nach Möglichkeit eingeplant.

5.2 Sedoanalgesie

Die Verfahren zur Sedierung und Analgesie werden nach den drei grundsätzlichen Situationen, in denen die Tracheotomie stattfindet, ausgewählt.

Für die elektive Tracheotomie eines wachen Patienten wird zumeist nach Prämedikation mit einem Benzodiazepin-Präparat (z. B. Midazolam) eine Vollnarkose mit den üblichen kurzwirksamen intravenösen Medikamenten durchgeführt. Um den operativen Eingriff bei einem sedierten und intubierten Patienten der Intensivstation durchzuführen, wird die bestehende Sedierung vertieft und mit Narkosemedikamenten (z. B. Propofol, Etomidate, Ketamin) sowie einer Muskelrelaxierung (z. B. Rocuronium, Mivacurium) ergänzt.

Im Falle eines Noteingriffes bei akutem Atemwegsproblem muss die Spontanatmung mit den physiologischen pharyngealen und laryngealen Reflexen erhalten bleiben. Die Stressreaktion kann mittels geringer Sedierung unterdrückt werden, während die Analgesie zur chirurgischen Trachealeröffnung mittels lokaler Betäubung erfolgt. Eine assistierte Atemunterstützung mittels Gesichtsmaske wird im Bedarfsfall den Gasaustausch verbessern. Ähnliche Verfahren mit erhaltener Spontanatmung wurden für die fiberoptische Intubation bei schwierigem Atemweg unter Einsatz moderner kurzwirksamer Präparate (z. B. Remifentanil) und bei stabilen hämodynamischen Verhältnissen beschrieben (Machata 2003). Es ist auf die unbeabsichtigte intravenöse Bolusgabe von Remifentanil über die Infusionsleitung bei Start der herkömmlichen Infusionstherapie («Flush») mit nachfolgendem Atemstillstand zu achten.

Als Nachteil der fehlenden Relaxierung müssen unter Lokalanästhesie mögliche Trachealverletzungen durch abrupte Hustenbewegungen gesehen werden. Alternative Hilfsmittel (z. B. ein Videolaryngoskop etc.) sollten vor Beginn der Tracheotomie für den Einsatz bei Sistieren der Spontanatmung und schwieriger Intubation bereitstehen, wie in allgemeinen Richtlinien zur Bewältigung eines schwierigen Atemweges beschrieben wurde (Piepho 2015, Apfelbaum 2013, Gerlach 2006). Das regelmäßige Team-Training des «schwierigen Atemwegs» in Simulationsübungen ist ebenso empfehlenswert (◘ Abb. 5.3).

Die Dosierungen sämtlicher Medikamente müssen wie üblich individuell nach Körpergewicht und Komorbiditäten angepasst sein.

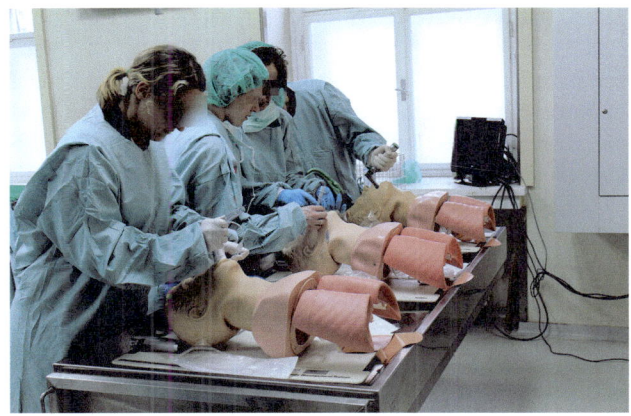

Abb. 5.3 Airway-Management-Trainingskurse zur Beherrschung des schwierigen Atemwegs

5.3 Intubation und Alternativen

Die elektive Tracheotomie wird klassischerweise in Intubationsnarkose durchgeführt, um während des gesamten Ablaufs einen sicheren Atemwegszugang zu garantieren. Damit sollen die ausreichende Oxygenierung und Ventilation sowie der Aspirationsschutz gewährleistet werden. Gelegentlich wird bei offener Tracheotomie die Wahl eines dünnen endotrachealen Tubus empfohlen, der weit in die distale Trachea vorgeschoben wird. Ist allerdings das endoskopische Monitoring während der Tracheotomie vorgesehen, muss ein Tubus-Innendurchmesser von ausreichender Dimension gewählt werden, um die Beatmung während der Tracheotomie zu ermöglichen. Sowohl bei offener als auch bei perkutaner Dilatations-Tracheotomie werden die Patienten üblicherweise relaxiert, um ungestörte Operationsbedingungen ohne störende Hustenreflexe zu gewährleisten. Da der Tubus schließlich vor Einführen der Trachealkanüle durch das neu angelegte Tracheostoma zurückgezogen werden muss, ist auf einen ausreichenden Zugang zur Tubusfixierung während der OP zu achten. Das Zurückziehen des Beatmungstubus erfolgt zunächst nur bis knapp oberhalb des angelegten Tracheostomas. Erst wenn die Beatmung nach Umstecken des Beatmungsschlauches auf die Trachealkanüle erfolgt, kann der Beatmungstubus vollständig entfernt werden. Zu den Komplikationen, die unter Verwendung des endotrachealen Tubus auftreten können, zählen die Cuffpunktion mit anschließender Leckage und Hypoventilation sowie die akzidentelle Extubation während der Reposition des Tubus im Larynx.

Wie bereits erwähnt, können Alternativen zur konventionellen endotrachealen Intubationstechnik erwogen werden. Durch den größeren Innendurchmesser und den ungestörten endoskopischen Blick auf den Larynx und die proximale Trachea ist über die Vorteile der Larynxmaske anstelle des endotrachealen Tubus berichtet worden (Dosemeci 2002). Davor müssen allerdings die allgemeinen Kontraindikationen bei Verwendung der Larynxmaske beachtet werden (Hillebrand 2007). Eine andere Möglichkeit bietet das starre Tracheotomie-Endoskop nach Klemm, das im Zusammenhang mit der Jetventilation (▶ Abschn. 5.4) beschrieben wird (Klemm 2006).

5.4 Jetventilation

Spezielle Verfahren der künstlichen Beatmung ermöglichen die Applikation von Atemgas über englumige Katheter oder Kanülen («Injektoren»). Um unter solchen Verhältnissen ein ausreichendes Tidalvolumen zu bewegen, muss der Respirator als Hochdruckquelle konstruiert sein, der resultierende Gasstrahl wird als «Jet» bezeichnet.

Die Jetventilation mit einem Jet-Gerät (◘ Abb. 5.4) unter Verwendung von Jet-Larynxrohren (◘ Abb. 5.5) bzw. Jet-Kathetern (◘ Abb. 5.6) hat in den letzten Jahren einen besonderen Stellenwert in der Mikrolaryngoskopie und der Phonochirurgie (◘ Abb. 5.7, ◘ Abb. 5.8 u. ◘ Abb. 5.9) bekommen.

Je nach gewählter Atemfrequenz wird die Jetventilation als «normfrequent» (AF<60/min) oder als «hochfrequent» (AF>60/min) bezeichnet. In den vergangenen Jahrzehnten haben sich diese Techniken je nach Position der Injektoren als supraglottisch oder infraglottisch, translaryngeal oder transtracheal in der chirurgischen Atemwegsanierung etabliert (Biro 1999, Ihra 2000). Da das Atemgas unter hohem Druck (oft 1–2 bar) vom

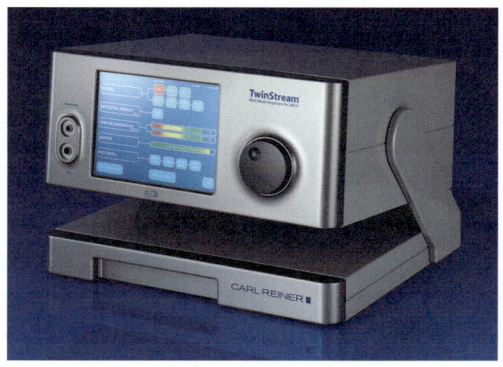

◘ **Abb. 5.4** TwinStream™ Multi Mode Respirator für tubuslose Jet-Laryngoskopie, Jet-Bronchoskopie, Jet-Tracheoskopie und alle Formen der Jet-Beatmung im operativen und intensivmedizinischen Bereich (mit freundlicher Genehmigung der Fa. Carl Reiner, Wien)

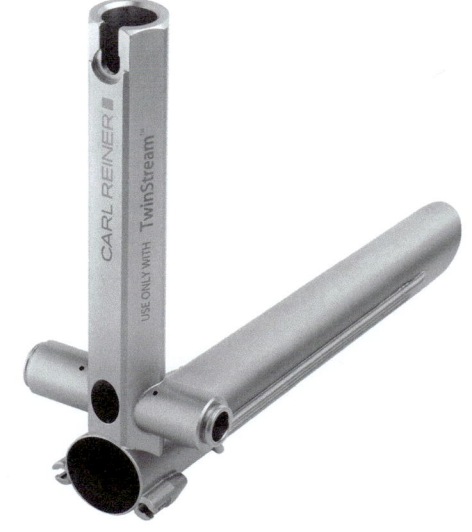

◘ **Abb. 5.5** Carl Reiner Jet-Laryngoskop (mit freundlicher Genehmigung der Fa. Carl Reiner, Wien)

5.4 · Jetventilation

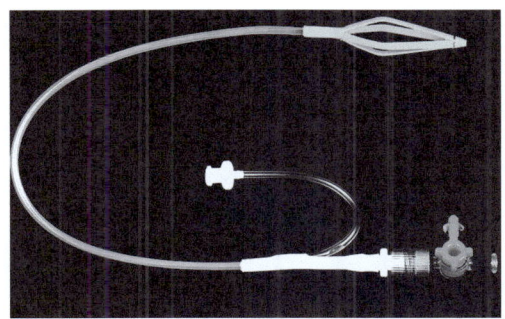

Abb. 5.6 Hunsaker-Katheter

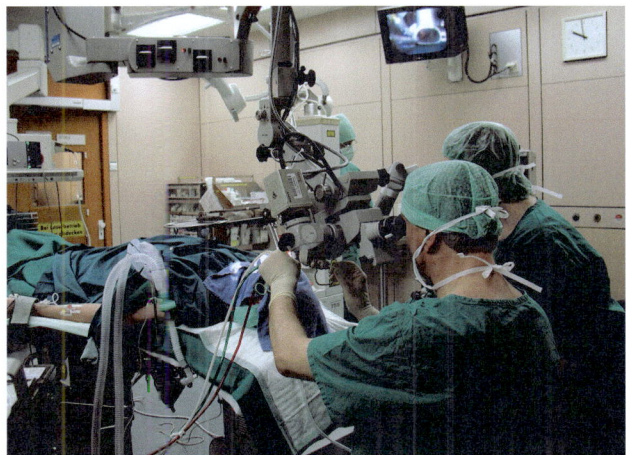

Abb. 5.7 Jet-Ventilation im klinischen Einsatz im Rahmen von phonochirurgischen und laserchirurgischen Eingriffen

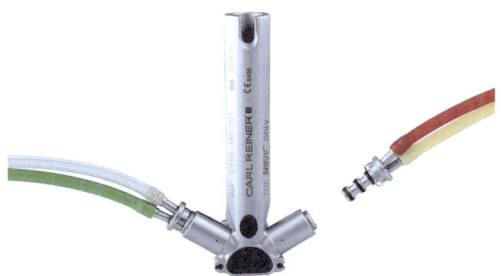

Abb. 5.8 Jet-Larynxrohr mit Anschlüssen (mit freundlicher Genehmigung der Fa. Carl Reiner, Wien)

Jetgerät abgegeben wird, muss jederzeit auf die Entstehung eines Barotraumas geachtet werden. Die Bestimmung des Atemwegsdruckes ist im offenen Beatmungssystem jedoch schwierig. Insbesondere bei hoher Frequenz der Jet-Pulse mit kurzer Exspirationszeit und/oder bei Stenose des oberen Atemwegs ist der passive vollständige Gasabfluss aus der Lunge gefährdet, wie bereits zum intrinsischen PEEP (s.o.) erwähnt wurde. Bei kompletter Blockade des passiven exspiratorischen Abflusses wird innerhalb weniger Sekunden ein dramatischer intrathorakaler Druckanstieg zu schweren pulmonalen oder mediastinalen Schäden führen. Zur Vermeidung von Komplikationen muss neben der notwendigen Ausrüstung daher unbedingt auf die ausreichende Schulung und klinische Erfahrung des Per-

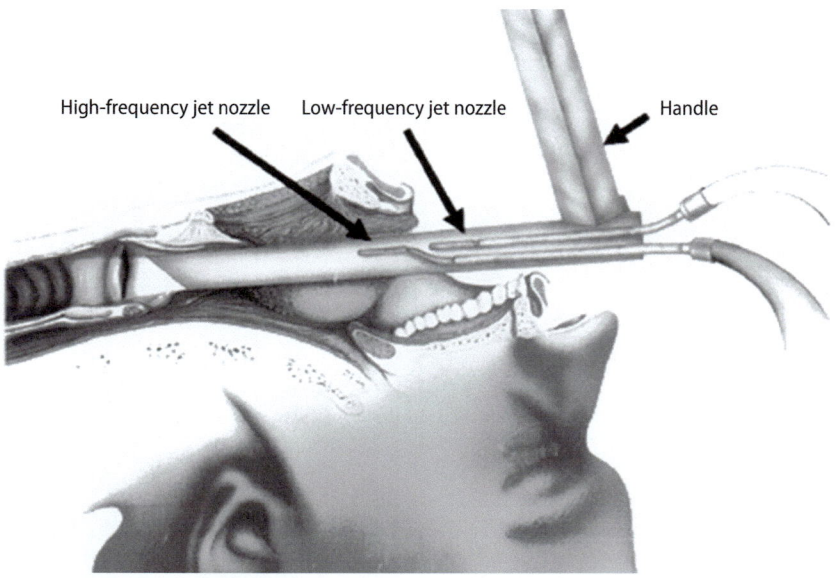

Abb. 5.9 Jet-Laryngoskop im klinischen Einsatz. (Aus: Rezaie et al. 2006, mit freundlicher Genehmigung von Oxford Journals)

sonals Wert gelegt werden. Die Jet-Anwendung ist daher auf spezialisierte Zentren beschränkt.

Den Einsatz einer solchen Jet-Methode zur alternativen Beatmung ohne Beatmungstubus ermöglicht das Tracheoskopie-Endoskop für Dilatationstracheotomien (TED) nach Klemm (Novak 2011). Das starre Endoskopie-Rohr wird in die proximale Trachea eingeführt, und die Jet-Beatmung über die integrierten Injektoren begonnen. Die Beatmung kann jedoch auch konventionell über einen weiteren kranialen Rohranschluss durchgeführt werden. Um bei perkutanen Dilatationen die Tracheahinterwand vor einer Perforation zu schützen, ist die hintere Lippe des TED verlängert. Unter Verzicht auf eine endotracheale Intubation besteht somit während des perkutanen Eingriffes die optimale Sicht zur Beurteilung der trachealen Strukturen und der Dilatation, und der Schutz der Tracheahinterwand vor unbeabsichtigter Perforation.

Gelegentlich wird für die offene chirurgische Tracheotomie translaryngeal ein Jet-Katheter (MonJet-Tube) mit der Öffnung in der distalen Trachea zur Beatmung eingelegt (Hunsaker 1994), wodurch der Großteil des Trachealquerschnittes frei bleibt und die chirurgischen Instrumente an der Trachealwand nicht mit dem Katheter in Kontakt kommen.

> Allerdings besteht im Falle der kompletten proximalen Atemwegsobstruktion das hohe Risiko des sofortigen Barotraumas, wenn die Jet-Beatmung nicht augenblicklich abgeschaltet wird. Diese Gefahr besteht bei Verwendung eines herkömmlichen Beatmungstubus nicht, da über den Tubus der exspiratorische Gasfluss immer gesichert ist.

Um den Gasaustausch unter Jetventilation zu verbessern, kann als spezielle Technik die Kombination zweier Jetstrahlen angewendet werden (Bacher 2000). Diese Technik wird als «Superponierte Hochfrequenz-Jetventilation» bezeichnet (Aloy 1991, Ihra AINS 2000) Dabei wird mittels Applikation eines hochfrequenten Jetstrahls ein intrinsischer PEEP erzeugt, der die Lunge auch in der Exspiration gebläht hält, während gleichzeitig mit einem normfrequenten Jetstrahl wie bei einer konventionellen Beatmung die Lunge intermittierend expandiert wird. Für die Anwendung dieser Methode sind zwei Injektoren und ein spezielles Jetgerät notwendig.

Fazit für die Praxis

Das anästhesiologische Verfahren zur Tracheostomie unterscheidet sich zwischen dem elektiven Eingriff und der raschen Eröffnung des Atemweges im Notfall. Das klinische Vorgehen und die möglichen assoziierten respiratorischen und hämodynamischen Störungen werden diskutiert. Klassischerweise wird die elektive Tracheotomie in Intubationsnarkose durchgeführt, allerdings sind Alternativen zur Beatmung mit dem endotrachealen Tubus verfügbar. Der Einsatz der Jetventilation wurde als vorteilhafte Ergänzung zur Beatmung über ein starres Tracheoskop für die Dilatations-Tracheotomie beschrieben.

Literatur

Aloy A, Schachner M, Cancura W (1991) Tubeless transaryngeal superimposed jet ventilation. Eur Arch Otorhinolaryngol 248:475–478

Apfelbaum JL, Hagberg CA, Caplan RA, Blitt CD, Connis RT, Nickinovich DG, Hagberg CA, Caplan RA, Benumof JL, Berry FA, Blitt CD, Bode RH, Cheney FW, Connis RT, Guidry OF, Nickinovich DG, Ovassapian A (2013) Practice guidelines for management of the difficult airway – an updated report by the American Society of Anesthesiologists Task Force on Management of the Difficult Airway. Anesthesiology 118:251–270

Bacher A, Lang T, Weber J, Aloy A (2000) Respiratory efficacy of subglottic low-frequency, subglottic combined-frequency, and supraglottic combined-frequency jet ventilation during micro- laryngeal surgery. Anesth Analg 91:1506–1512

Biro P, Wiedemann K (1999) Jetventilation und Anästhesie für diagnostische und therapeutische Eingriffe an den Atemwegen. Anaesthesist 48:669–685

Dosemeci L, Yilmaz M, Gürpinar F, Ramazanoglu A (2002) The use of the laryngeal mask airway as an alternative to the endotracheal tube during percutaneous dilatational tracheostomy. Intensive Care Med 28:63–67

Gerlach K, Dorges V, Uhlig T (2006) Der schwierige Atemweg. Anästhesiol Intensivmed Notfallmed Schmerzther 41:23–93

Hillebrand H, Motsch J (2007) Larynxmaske. Möglichkeiten und Grenzen. Anaesthesist 56:617–632

Hunsaker DH (1994) Anesthesia for microlaryngeal surgery: The case for subglottic jet ventilation. Laryngoscope 104: 1–30

Ihra G, Gockner G, Kashanipour A, Aloy A (2000) High-frequency jet ventilation in European and North American institutions: developments and practice. Eur J Anaesthesiol 17:418–430

Ihra G, Hieber C, Kraincuk P, Marker E, Kashanipour A, Aloy A (2000) Klinische Erfahrungen mit der Doppel-Jet-Technik: Die Superponierte Hochfrequenz-Jet-Ventilation in der Larynxchirurgie. Anästhesiol Intensivmed Notfallmed Schmerzther 35:509–514

Klemm E (2006) Tracheotomy-endoscop for dilatational percutaneous tracheotomy (TED). [Article in German] Laryngorhinootologie 85(9):628–632

Machata AM, Gonano C, Holzer A, Andel D, Spiss CK, Zimpfer M, Illievich UM (2003) Awake nasotracheal fiberoptic intubation: patient comfort, intubating conditions, and hemodynamic stability during conscious sedation with remifentanil. Anesth Analg 97:904–908

Novak A, Klemm E (2011) Percutaneous dilatational tracheotomy using the tracheotomy endoscope (TED). Laryngoscope 121:1490–1494

Piepho T, Cavus E, Noppens R, Byhahn C, Dörges V, Zwissler B, Timmermann A (2015) S1-Leitlinie Atemwegsmanagement. Anaesthesist 64: 859–873

Rezaie-Majd A, Bigenzahn W, Denk DM, Burian M, Kornfehl J, Grasl MCh, Ihra G, Aloy A (2006) Superimposed high-frequency jet ventilation (SHFJV) for endoscopic laryngotracheal surgery in more than 1500 patients. Br J Anaesth 96(5):650–659. [Epub 2006 Mar 30.]

Westphal K, Byhan C, Lischke V (1999) Die Tracheotomie in der Intensivmedizin. Anaesthesist 48:142–156

Indikationen zur Tracheostomie

Berit Schneider-Stickler, Peter Kress, Hubertus Engels, Christian Sittel, Christian Zauner, Michaela Trapl

6.1 Indiktionsstellungen – 105

6.2 Tracheostomie in der Hals-Nasen-Ohren-Heilkunde – 106
6.2.1 Allgemeines – 106
6.2.2 Akute Verlegung der Atemwege – 106
6.2.3 Tracheostomie bei Kopf-Hals-chirurgischen Tumoroperationen – 107

6.3 Traumatologie – 109
6.3.1 Notfallszenario: Unfall – 109
6.3.2 Weiteres diagnostisches Vorgehen mit Beurteilung der Tracheostomienotwendigkeit – 110

6.4 Laryngotracheale Stenosen – 112
6.4.1 Stridor als Leitsymptom laryngotrachealer Stenosen – 112
6.4.2 Supraglottische Stenosen – 113
6.4.3 Glottische Stenosen – 114
6.4.4 Subglottische Stenosen – 117
6.4.5 Idiopathische progressive subglottische Stenosen – 121
6.4.6 Trachealstenosen – 122

6.5 Beidseitige Stimmlippenmotilitätsstörungen – 123
6.5.1 Klinik und Diagnostik – 123
6.5.2 Ursachen – 124
6.5.3 Therapiemöglichkeiten – 124

© Springer-Verlag GmbH Austria 2018
E. Schneider-Stickler, P. Kress (Hrsg.), *Tracheotomie und Tracheostomaversorgung*
https://doi.org/10.1007/978-3-7091-4868-6_6

6.6 Tracheostomie aus intensivmedizinischer Sicht – 130
6.6.1 Indikationen und Zeitpunkt einer PDT an einer ICU – 130
6.6.2 Weitere Vorteile einer PDT – 132
6.6.3 Kontraindikationen – 133

6.7 Tracheostomie in der Neurologie – 134
6.7.1 Vorbemerkung – 134
6.7.2 Kriterien für eine notwendige invasive mechanische Beatmung – 135
6.7.3 Maschinelle Beatmung bei akutem Atemversagen – 135
6.7.4 Dysphagien im Rahmen neurologischer Erkrankungen – 137

6.8 Pädiatrische Notfälle mit Tracheostomieindikation – 140
6.8.1 Allgemeines – 140
6.8.2 Laryngomalazie – 141
6.8.3 Angeborene Stimmlippenparesen – 142
6.8.4 Weitere Diagnosen frühkindlicher Atemwegsverlegung – 142

Literatur – 143

6.1 Indiktionsstellungen

Berit Schneider-Stickler

Die Indikationen zur Tracheotomie haben sich in den letzten Jahrzehnten immer mehr vom Bereich der Akutversorgung bei obstruktiven Atemwegsverlegungen hin zum Bereich der Intensivmedizin verlagert. Die Liste der Indikationen zur Tracheotomie wird mittlerweile von intensivmedizinischen Indikationen angeführt (De Leyn et al. 2007, Baumann et al. 2010, Terragni et al. 2014, Hillejan u. Rawert 2015):

- Erleichterung des Weaning-Prozesses mit rascherer Entwöhnung vom Respirator und verkürzter Aufenthaltsdauer auf den Intensivstationen
- Reduktion der Sedierung im intensivmedizinischen Bereich bei Respiratorentwöhnung
- Verhinderung von endolaryngealen Komplikationen (Intubationsgranulome, Druckulzera, Granulationsgewebsbildung, Ankylosen im Krikoarytaenoidgelenk, Stenosebildungen) bei absehbarer Langzeitbeatmung
- Notwendigkeit einer regelmäßigen Tracheobronchialtoilette
- Permanente bzw. temporäre Obstruktionen (Kopf-Hals-Tumoren, Stenosen, Missbildungen) im Bereich der oberen Atemwege
- Schutz der oberen Atemwege bei fehlenden Schutzreflexen mit Speichelmanagementproblemen und Aspiration
- Notfallmaßnahme bei akuter Atemwegsverlegung als Ultima ratio bei «can't intubate, can't ventilate»-Situation

Im intensivmedizinischen Bereich ist die Tracheostomie in Deutschland mit jährlich ca. 31.000 Eingriffen der häufigste operative Eingriff (Genzwürker u. Hinkelbein 2007). Die Angaben zur Häufigkeit von Tracheotomien variieren in der Literatur.

Mittlerweile geht man davon aus, dass bis zu 24 % der Intensivpatienten tracheotomiert werden (Mehta u. Mehta 2017).

Die Mehrzahl der während eines intensivmedizinischen Aufenthaltes tracheotomierten Patienten wird bereits auf der Intensivstation wieder dekanüliert. Dennoch werden viele betroffene Patienten mit dem Tracheostoma auf die Normalstationen verlegt und von dort entweder in Rehabilitationseinrichtungen oder in den Homecare-Bereich entlassen.

Während die perkutan-dilatative Tracheostomie eine Domäne der Intensivmediziner geworden ist, liegt die chirurgische Tracheostomie vor allem in den Händen der Hals-Nasen-Ohren-Ärzte und Mund-Kiefer-Gesichts-Chirurgen. Zunehmend häufiger werden mittlerweile Tracheotomien auch durch Allgemeinchirurgen, Thoraxchirurgen und plastische Chirurgen durchgeführt. Hier steht die prophylaktische Sicherung der Atemwege im Rahmen operativer Eingriffe oder Verletzungen und Verbrennung im Kopf-Hals-Bereich im Vordergrund. Gelegentlich machen Stenosen und Tumorresiduen im Bereich der oberen Atemwege eine Tracheotomie erforderlich.

Bei neurologischen Patienten mit persistierender Dysphagie und Aspiration ist oft eine Langzeit-Tracheotomie erforderlich. Diese Patienten sollten vorzugsweise mit einem chirurgisch angelegten Tracheostoma versorgt werden, welches wesentliche Vorteile für die Tracheostomaversorgung im rehabilitativen Bereich bietet (leichterer und sicherer Kanülenwechsel, selten Kanülendislokation etc.). Eine perkutan-dilatative Tracheostomie ist dagegen eher für Intensivpatienten mit prognostisch temporärer Kurzzeittracheostomie indiziert.

Im Folgenden sollen wesentliche Indikationen und Einsatzgebiete für die Tracheostomie ausführlich dargestellt werden.

6.2 Tracheostomie in der Hals-Nasen-Ohren-Heilkunde

Peter Kress

6.2.1 Allgemeines

Die Tracheostomie ist ein fester Bestandteil vieler Kopf-Hals-chirurgischer Operationen. Sowohl bei der akuten Atemwegsverlegung durch Fremdkörper, Trauma, Entzündung oder Blutung, als auch bei Tumorerkrankungen des Larynx, das Pharynx, der Trachea und der Schilddrüse erfolgt die Atemwegssicherung regelmäßig durch eine Tracheostomie. Das geschickte Timing der Tracheostomie und die Auswahl der optimalen Tracheostomietechnik sind von großer Bedeutung für die Sicherheit des Patienten und seine spätere Rehabilitation.

6.2.2 Akute Verlegung der Atemwege

Eine akute Verlegung der Atemwege beispielsweise durch ein angioneurotisches Ödem, einen Halsabszess (◘ Abb. 6.1) oder ein Larynxtrauma wird im Notfall meist durch eine Intubation verhindert (Kupfer et al. 2010). Gelingt dies nicht, kommen chirurgische Maßnahmen wie die Koniotomie oder eine Notfalltracheostomie in Betracht. Die hierfür geeigneten Techniken sind oben (▶ Abschn. 4.1 u. 4.2) ausführlich beschrieben.

Wurde eine akute Verlegung der Atemwege durch eine Intubation verhindert, stellt sich anschließend die Frage, ob und wann eine elektive Tracheostomie zur Sicherung des schwierigen Atemwegs erfolgen muss. Dabei sind folgende Aspekte zu bedenken:

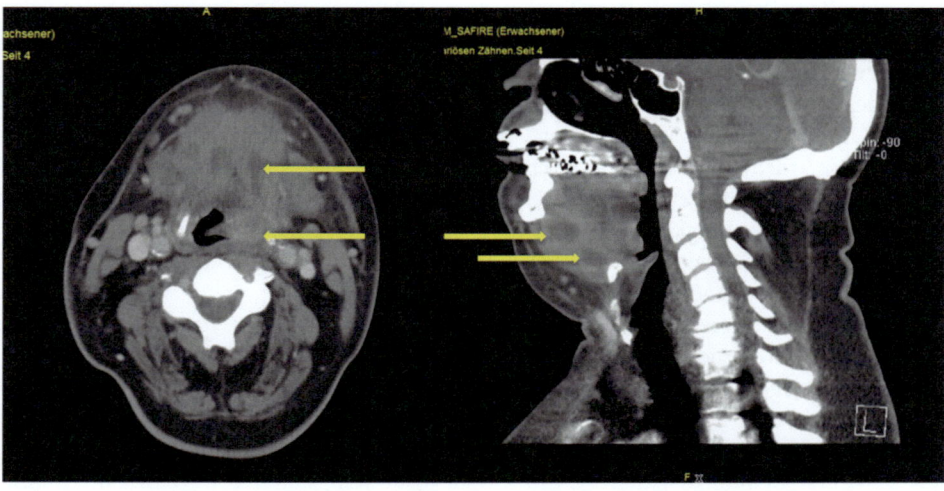

◘ **Abb. 6.1** Computertomografie bei ausgedehntem Halsabszess mit Einengung der Atemwege

Ist durch den eingebrachten Beatmungstubus eine ausreichende Beatmung über einen längeren Zeitraum möglich? Wenn im Notfall nur ein sehr kleinlumiger Endotrachealtubus einführbar war und eine Umintubation riskant erscheint, spricht dies für eine elektive Tracheostomie.

Ist der Beatmungstubus für eine suffiziente Beatmung ausreichend groß gewählt und davon auszugehen, dass die Ursache für die Atemwegsverlegung innerhalb einer überschaubaren Zeit (48 h) rückläufig ist (z. B. bei einem Abszess oder Ödem), sollte eine Tracheostomie vermieden werden. Es ist dann sicherzustellen, dass es nicht zu einer akzidentellen Extubation, beispielweise beim Transport des Patienten, kommt. Vor der Extubation sind starr-endoskopische Untersuchungen durch HNO-Arzt und Anästhesie ratsam, um einen geeigneten Zeitpunkt für die Extubation auszuwählen und für eine schwierige Reintubation vorbereitet zu sein.

In einigen Fällen ist jedoch anzunehmen, dass die Verlegung der Atemwege über mehrere Tage anhält. Ein ausgedehntes parapharyngeales Abszessgeschehen oder eine Laugenverätzung des Pharynx verursachen eine Verlegung der Atemwege, die länger als 72 h anhält. Somit steigt die Gefahr einer Asphyxie im Falle einer akzidentellen Extubation mit unmöglicher Reintubation und von Druckschäden des Larynx durch den Endotrachealtubus. In diesen Fällen sollte eine elektive Tracheostomie unmittelbar nach der akuten intensivmedizinischen Stabilisierung des Patienten erfolgen.

Es gibt aber auch Kontraindikationen für eine Tracheostomie. Ist der Atemweg durch eine endotracheale Intubation primär gesichert, können Koagulopathien, anatomische Hindernisse, Patientenverfügungen und die intensivmedizinische Prognose eine Tracheostomie kontraindizieren.

Neben den oben angeführten Aspekten sind regelmäßige (z. B. alle 24 h) endoskopische Untersuchungen der verlegten Atemwege durch den HNO-Arzt gemeinsam mit den Intensivmedizinern zu empfehlen. Gemeinsam gilt es je nach Entwicklung des Atemwegshindernisses und der allgemeinen intensivmedizinischen Situation über folgende Punkte zu entscheiden:

- Beibehaltung der Intubation
- Zeitpunkt für einen Extubationsversuch
- Tracheostomie.

> Die Tracheostomietechnik der ersten Wahl bei der temporären Verlegung der Atemwege ist die Visiertracheostomie, bei der keine Trachealspangen zerstört werden und die einen einfachen Tracheostomaverschluss ermöglicht.

6.2.3 Tracheostomie bei Kopf-Hals-chirurgischen Tumoroperationen

Die Tracheostomie ist ein fester Bestandteil großer Kopf-Hals-chirurgischer Tumoreingriffe. Sie erfolgt zum Schutz des Patienten vor Aspiration und Asphyxie bei zu erwartenden lokalen Schwellungen und Dysphagien mit Aspiration in der postoperativen Phase. Operationen größerer Tumoren im Mund-Rachen-Kehlkopf-Bereich und postoperative Bestrahlungen machen meist eine temporäre Tracheostomie erforderlich. Bei Laryngektomien muss immer ein permanentes endständiges Tracheostoma angelegt werden.

Der postoperative Schutz des Patienten vor Asphyxie ist notwendig, wenn ausgedehnte postoperative Schwellungen des Pharynx und des Larynx durch Ödeme oder Hämatome zu erwarten sind. Typische Eingriffe hierfür sind ausgedehnte Resektionen an Zunge,

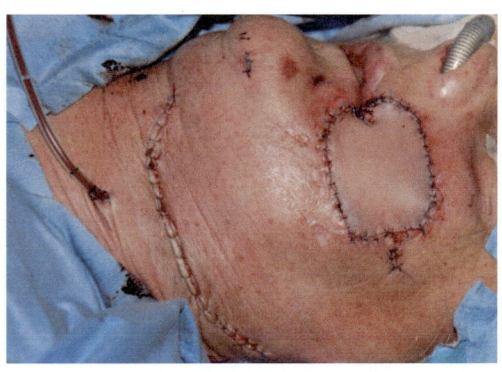

Abb. 6.2 Postoperativer Situs nach Tumoroperation im Kopf-Hals-Bereich mit Radialis-Lappen-Rekonstruktion

Mundboden, Pharynx und Teilresektionen des Larynx. Diese Eingriffe erfolgen häufig kombiniert mit einer Ausräumung der Halslymphknoten («neck dissection») und einer Rekonstruktion mit Lappenplastiken (z. B. Radialislappen/ Abb. 6.2, Latissimus-dorsi-Lappen, Pectoralis-major-Lappen). In dieser Kombination ist die Wahrscheinlichkeit einer postoperativen Atemwegsproblematik so groß, dass eine primäre intraoperative Tracheostomie zu empfehlen ist (Leiser et al. 2017, Gupta et al. 2016). Neben dem Ausmaß des chirurgischen Traumas und der zu erwartenden Verlegung der Atemwege durch Schwellung des Wundgebietes sind auch die direkt postoperativ zu erwartenden funktionellen Defizite ausschlaggebend für die intraoperative Tracheostomie. Von besonderer Bedeutung ist die postoperative Funktion der Hirnnerven N. glossopharyngeus (IX), N. vagus (X) und N. hypoglossus (XII). Der N. glossopharyngeus innerviert sensibel und sensorisch die Zunge und den Pharynx.

Ein kompletter Ausfall des N. glossopharyngeus durch eine chirurgische Maßnahme ist selten, da er sehr verzweigt verläuft und eine Plexusbildung am Pharynx mit dem N. vagus erfolgt (z. B. Plexus pharyngeus), so dass Innervierungsbezirke überlappen. Dennoch ist bei einem Ausfall der Sensibilität z. B. der Rachenhinterwand oder des Zungengrundes mit einer erheblichen Schluckstörung mit Aspiration zu rechnen. Der einseitige Ausfall des N. hypoglossus, der die Zunge motorisch innerviert, kann meist gut kompensiert werden. Ein beidseitiger Ausfall des N. hypoglossus verursacht eine erhebliche Dysphagie durch Bolustransportstörung, ohne dass mit einer schweren Aspiration gerechnet werden muss.

Der komplette einseitige Ausfall des N. vagus führt temporär zu einer erheblichen Schluckstörung mit Aspirationsgefahr, die der ansonsten gesunde Patient oft ohne Tracheostomie kompensieren kann. Eine beidseitige Schädigung des N. vagus oder einer seiner Äste (N. laryngeus superior, Rami pharyngei) führt zu schwerer Aspiration und Dysphagie. Besonders bedeutsam ist der Ausfall des N. laryngeus superior, der motorisch zur Tonhöhenmodulation bei Phonation beiträgt (Innervation des M. cricothyroideus) und für die Sensibilität der Larynxschleimhaut kranial der Stimmlippen verantwortlich ist. Er liefert die sensiblen Informationen für das reflektorische Schließen des Kehlkopfs und den Hustenreflex und sollte bei Teilresektionen des Kehlkopfs, wenn immer möglich, geschont werden.

Die Rami pharyngei des N. vagus bilden zusammen mit Fasern des N. glossopharyngeus den Plexus pharyngeus, der in 3 bis 5 Fasern von lateral über die A. carotis zum Pharynx zieht. Verletzungsgefahr für den Plexus pharyngeus besteht bei Präparation medial der A. carotis cranial des Zungenbeins, z. B. bei der Anlage einer Pharyngotomie, einem ventralen Zugang zur HWS oder einer Karotisplastik. Der Plexus pharyngeus versorgt die Pharynxmuskulatur vom Weichgaumen bis zum Hypopharynx mit efferenten Impulsen und ist für den Schluckakt, den Würgereflex und den Schluckreflex verantwortlich.

Der Ramus oesophageus des N. vagus versorgt die quergestreifte Muskulatur des Ösophagus motorisch und kann paratracheal verletzt werden. Seine Verletzung führt zu einer Motilitätsstörung des oberen Ösophagus. Neben Schädigung von Hirnnerven verursachen auch Wunden und rekonstruierte Wundoberflächen funktionelle Störungen des Schluckaktes und der Sensibilität des Pharynx mit Aspirationsgefahr. Werden größere Areale des Hypopharynx oder des Larynx laserchirurgisch reseziert, entsteht eine Wundfläche ohne Sensibilität. Durch postoperative Schmerzen wird der Schluckakt behindert und es tritt nicht selten eine ausgeprägte Aspiration auf.

Die Indikation zur Tracheostomie bei diesen Eingriffen wird je nach Erfahrungen des Operateurs sehr unterschiedlich gestellt. Bei ausgedehnten Resektionen des Pharynx und Larynx mit Rekonstruktion des Defektes durch eine Lappenplastik ist in der Regel eine Tracheostomie in gleicher Sitzung angezeigt. Eine reine Rekonstruktion des Gaumens oder der Wange beispielsweise mit einem Radialislappen kann bei einem ansonsten gesunden Patienten ohne Tracheostomie erfolgen. Auch vergleichsweise kleine Kopf-Hals-chirurgische Eingriffe wie z. B. eine einseitige Neck-Dissection können in Abhängigkeit von vorbestehenden Schäden z. B. Ausfall von Hirnnerven oder Zustand nach Radiatio zu erheblicher Dysphagie und Ödembildung führen. Eine präoperative Aufklärung für eine eventuell notwendige sekundäre Tracheostomie ist in diesen Fällen ebenfalls ratsam.

In der Kopf-Hals-chirurgischen Praxis kommen oft kombinierte Schädigungen aus Hirnnervenläsionen und (rekonstruierten) Wundflächen vor, die eine individuelle Abschätzung der zu erwartenden funktionellen Defizite und des postoperativen Atemwegsrisikos durch den Operateur während der Operation erfordern, um die Entscheidung für oder gegen eine gleichzeitige Tracheostomie zu treffen.

> Die Tracheostomie im Rahmen von Kopf-Hals-chirurgischen Eingriffen muss einen sicheren Atemweg bieten und sollte deshalb durch Anlage eines epithelisierten/plastischen Tracheostomas erfolgen. Wenn immer technisch machbar, ist die Visiertracheostomie zu empfehlen, die ohne Destruktion von Trachealspangen ein stabiles sicheres Tracheostoma ergibt (Probst et al. 2004).

6.3 Traumatologie

Hubertus Engels

6.3.1 Notfallszenario: Unfall

Die Sicherung der Atemwege ist eine der wesentlichen Aktionen bei der Versorgung von traumatologischen Patienten. Besonders wichtig ist sie bei Patienten mit Traumata des Hals- und Kopfbereiches, sind doch die Mund- und Nasenhöhle der Eingang zu den Atemwegen. Die Sicherung der Atemwege steht an erster Stelle und muss noch vor der Versorgung von Blutungen und Sicherung der Zirkulation entsprechend der ABCD-Regel (Tab. 6.1) erfolgen. Hierzu ist zunächst die klinische Beurteilung der Atemwege im Rahmen der ersten notfallmäßigen Untersuchung des Patienten erforderlich. Die Atemwege müssen beurteilt werden, gegebenenfalls müssen die die Atemwege verlegenden Hindernisse (z. B.

Tab. 6.1 ABCD(E)-Regel in der Notfallsituation

	Notfall-Schema	Wesentliche Maßnahmen
A	Airway (Atemweg)	Reklination des Kopfes Fremdkörperentfernung Atemwegssicherung (Guedel- oder Wendl-Tubus, Intubation) Stabile Seitenlage
B	Breathing (Beatmung)	O_2-Gabe Assistierte oder kontrollierte Beatmung Atemunterstützende Lagerung
C	Circulation (Kreislauf)	Druckverband bei Blutungen Volumentherapie Medikamentöse Therapie EKG-Überwachung
D	Disability (Defizit, neurologisches)	Ursachenorientierte Antidot-Therapie (Glukose-Substitution etc.)
E	Exposure/Environment (Exploration)	Ganzkörperuntersuchungen Hypothermieprophylaxe

Zahnprothese) beseitigt werden. Eine Intubation des Patienten kann daher schon zwecks Sicherung der Atemwege am Unfallort notwendig sein.

6.3.2 Weiteres diagnostisches Vorgehen mit Beurteilung der Tracheostomienotwendigkeit

Nach Beurteilung und Sicherung der Atemwege sollte die weitere Diagnostik (klinische Untersuchung, radiologische Diagnostik) durchgeführt werden.

In der Regel sind die oberen Atemwege in der bildgebenden Diagnostik gut dargestellt und sollten ähnlich intensiv beurteilt werden wie die traumatologischen Aspekte. Es gilt abzuwägen, ob im Rahmen der weiteren operativen Frakturversorgung auch eine invasive Sicherung der Atemwege nötig ist (◘ Abb. 6.3). Insbesondere ist die Frage zu klären, ob eine vorübergehende Schutzintubation und Beatmung oder eine Tracheostomie sinnvoll ist (Lewis et al. 2017, Holmgren et al. 2007).

Hierbei sind zunächst die in der Bildgebung dargestellten verlegenden Prozesse durch Fremdkörper, Fragmente, Einblutung und Ödeme zu beurteilen. Dann gilt es zu überlegen, welche Veränderungen durch den geplanten operativen Eingriff zu erwarten sind.

Die Sicherung der Atemwege kann von einer klinischen Verlaufskontrolle in Intubations-Bereitschaft über die kurzzeitige Intubation bis hin zur Tracheotomie erfolgen. In die jeweilige Therapieentscheidung müssen folgende Kriterien des Patienten miteinbezogen werden:
- Allgemeinzustand
- Komorbiditäten (v.a. Atemwegs- und Gerinnungserkrankungen)
- Alter.

6.3 · Traumatologie

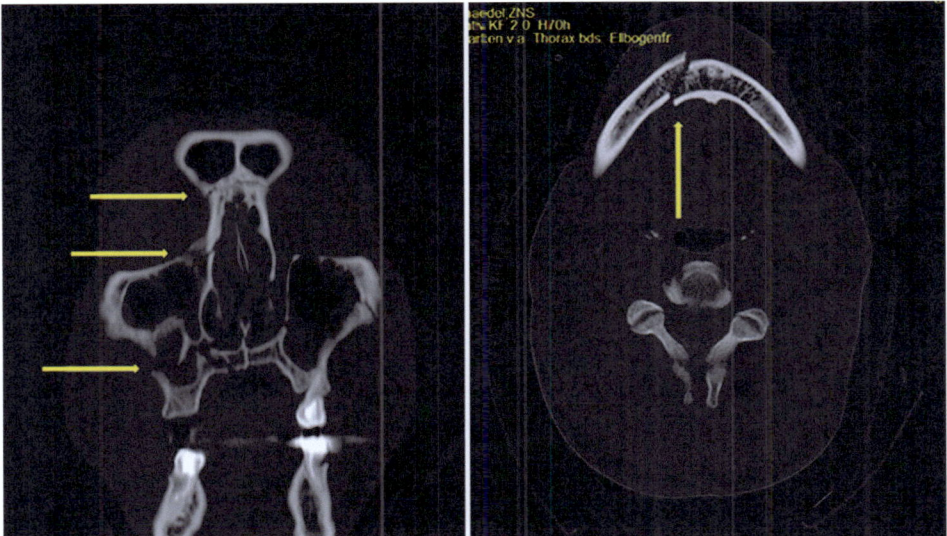

Abb. 6.3 Computertomografie eines ausgedehnten Mittelgesichtstraumas nach einem Motorradunfall, das im Rahmen der Versorgung eine Tracheostomie notwendig machte: links: Frakturen in den Ebenen Le Fort I, II und III beidseits, rechts: instabil dissoziierte Fraktur der Mandibula

Bei Frakturen des Gesichtsschädels sollte eine Einschätzung der Sicherheit der Atemwege gemäß dem Muster der jeweiligen Fraktur erfolgen. Selbstverständlich müssen auch Verletzungen des Stammes und der Extremitäten in die Beurteilung miteinbezogen werden. Bei einfachen geschlossenen Unterkieferfrakturen, die selten mit Begleithämatomen einhergehen, sind die Atemwege gut zu beurteilen. Eine Verlegung der Atemwege kommt hierbei selten vor und tritt auch im weiteren Verlauf nicht auf.

Offene Unterkieferfrakturen erfordern eine klinische Verlaufskontrolle unter stationären Bedingungen und Intubations-Bereitschaft, um die Hämatombildung im Bereich des Mundbodens zu beurteilen.

Bei Mehrfachfrakturen des Unterkiefers ist eine differenzierte Beurteilung der Sicherheit der Atemwege in Abhängigkeit von Begleitverletzungen der Weichteile, also des Mundbodens, Zungengrundes, der Wangen- und Halsweichteile notwendig. So kann bei traumaassoziierten massiven Einblutungen in die oben genannten Regionen und die Halslogen eine Tracheotomie indiziert sein. Ebenso kann eine frakturbedingte Glossoptose eine Indikation zur Tracheotomie sein. Es sollte insbesondere die Tatsache berücksichtigt werden, dass es im postoperativen Verlauf zu Schwellungen der gut durchbluteten Gesichts- und Halsweichteile kommen kann. Auch sollte die Art der operativen Therapie in die Entscheidung zur Tracheotomie einfließen. So sollte bei einer notwendigen Ruhigstellung der Unterkieferfraktur durch eine intermaxilläre Fixierung die Tracheotomie in Erwägung gezogen werden.

Bei Mittelgesichtsfrakturen muss die Beurteilung der Sicherheit der Atemwege ebenfalls in Abhängigkeit vom Ausmaß der Fraktur gesehen werden. So sind bei einfachen lateralen Mittelgesichtsfrakturen wie Jochbein- und Jochbogen-Frakturen die Atemwege in der Regel nicht gefährdet. Das Gleiche gilt für einfache geschlossene Nasenbeinfrakturen.

Bei zentralen und zentro-lateralen Mittelgesichtsfrakturen ist die Beurteilung der Sicherheit der Atemwege schwieriger (Ng et al. 1998, Keller et al. 2015). Oft sind mehrere

Frakturebenen betroffen, was erfahrungsgemäß zu massiven Einblutungen und Ödemen der Gesichts- und Halsweichteile führt. Solche Frakturen gehen oft mit Hämatomen, die aus Einblutungen aus der A. maxillaris und deren Ästen entstehen, einher. Die Einblutungen können vom Naso- über den Oro- bis zu Hypopharynx und Larynx durch Ausdehnung über die Gesichts- und Halslogen reichen und die Atemwege verlegen. Aufgrund der schwierigen Beurteilbarkeit der Atemwege sollte im Zweifelsfalle zugunsten der Tracheotomie entschieden werden.

Selbstverständlich ist eine Beurteilung von Traumen des Gesichtsschädels nicht ohne eine Beurteilung des Hirnschädels denkbar.

Eine Tracheotomie kann schon vor der eigentlichen Versorgung der Frakturen indiziert sein, sie kann aber auch im Rahmen der Frakturversorgung, wenn mit OP-bedingten Komplikationen der Atemwege zu rechnen ist, durchgeführt werden.

Frakturen des Larynx erfordern eine zeitnahe Beurteilung durch einen traumatologisch erfahrenen Hals-Nasen-Ohren-Arzt (Bell et al. 2008).

Fazit für die Praxis
Zusammenfassend ist die Indikation zur Tracheotomie vom Gesamtbild des Traumas und dem Allgemeinzustand des Patienten abhängig. Bei der Entscheidung zur Tracheotomie sollten die Atemwege durch sorgfältige klinische, endoskopische und radiologische Untersuchung beurteilt werden. In die Entscheidung müssen genaue Kenntnisse über die konkreten Gesichtsschädelverletzungen und deren Therapie, aber auch über Verletzungen aller Regionen miteinfließen. Es sind außerdem Komorbiditäten wie Herz-Kreislauf- und Lungenerkrankungen, Gerinnungsstörungen und Alter des Patienten zu berücksichtigen. Oftmals führt eine abwägende Diskussion der vorliegenden Befunde und der geplanten Therapie mit der Anästhesie sehr schnell zu einer guten Entscheidung.
So können Weichteilverletzungen der Submandibularregion und des Halses mit hämatombedingten oder ödematösen Verlegungen der Atemwege einhergehen.
Bei Verletzungen in Mund-, Kiefer- und Gesichts-chirurgischen Regionen ist die Beurteilung der oberen Atemwege bedingt durch deren besondere anatomische Nachbarschaft, insbesondere bei Frakturen von äußerst relevanter diagnostischer und therapeutischer Bedeutung.

6.4 Laryngotracheale Stenosen

Christian Sittel

6.4.1 Stridor als Leitsymptom laryngotrachealer Stenosen

> Das Leitsymptom der Atemwegsverengungen in der oberen Luftröhre und im Kehlkopf ist der inspiratorische Stridor. Je nach Auftreten und Dauer werden der fixierte und der dynamische Stridor unterschieden.

Treten die Atemgeräusche ab einer gewissen Belastung stets reproduzierbar auf oder bestehen sie schon in Ruhe dauerhaft, spricht man von einem **fixierten Stridor**, der auf eine anatomische Veränderung hinweist. Der **dynamische Stridor** ist hingegen wechselnd und meist schwellungsbedingt. Die genaue Diagnose von Art, Lage und Ausmaß der Stenose ist von essentieller Bedeutung für die erfolgreiche Behandlung. Erste Hinweise gibt die

flexible transnasale Endoskopie am wachen Patienten. Goldstandard in der Stridordiagnostik ist die Endoskopie von Larynx und Trachea in kurzer Allgemeinnarkose, bei der mit einer 0°-Optik der gesamte Atemweg von der Epiglottis bis zur Bifurkation visualisiert wird. Dabei werden folgende Parameter beurteilt:
- Länge der Stenose
- Ausmaß und Grad der Stenose
- Konsistenz des Gewebes
- Aktivität
- Anatomische Lagebeziehung.

Zusätzliche Informationen zur Beurteilung extrathorakaler Stenosen können aus der Lungenfunktionsmessung gewonnen werden (▶ Abschn. 22.2).

Die prinzipielle Neigung ringförmiger Wundflächen zur konzentrischen Narbenbildung stellt das pathophysiologische Korrelat der meisten Stenosierungsprozesse dar, die durch chronische Entzündungen, laryngoösophagealen Reflux sowie individuelle Disposition getriggert werden. Die erfolgreiche ausgeheilte operative Rekonstruktion im Falle eines Stenoseprozesses hat ein nur noch minimales Risiko einer neuerlichen Stenosierung und sollte daher stets das primäre Ziel sein. Bougierungsbehandlungen und Platzhaltereinlagen («Stents») können nur im Ausnahmefall einen dauerhaft stabilen Atemweg bewirken und lösen nach einer initial erfolgreichen Rekanalisierung meist zahlreiche weitere Probleme aus, deren Behandlung schwierig sein kann. Sie sollten daher nur bei malignen Stenosen oder im Falle wenig aussichtsreicher alternativer Rekonstruktionsverfahren angewendet werden.

In diesem Beitrag wird ein Überblick über die wichtigsten nicht-malignen Stenosetypen und deren Behandlung gegeben. Im Vordergrund stehen die Stenosen im Erwachsenenalter. Atemwegsverengungen bei Kindern unterscheiden sich in vielfacher Hinsicht vom Erwachsenen, sie werden daher in ▶ Abschn. 6.8 gesondert behandelt.

6.4.2 Supraglottische Stenosen

Die Anteile des Kehlkopfs oberhalb der Stimmlippenebene sind in besonderem Maße schwellungsbereit. Zudem liegen sie unmittelbar in der Schluckstraße und sind damit für Verletzungen exponiert. Im Erwachsenenalter sind supraglottische Stenosen fast ausschließlich erworben. Besonders häufig sind Schwellungen durch Infektionen oder durch ingestierte Fremdkörper. Die Behandlung ist dann primär konservativ.

Beim Verschlucken von Säuren oder Laugen kommt es zu Verätzungen. Die konsekutiven Vernarbungen können schwierig zu behandelnde Stenosen verursachen. Auch nach operativen Maßnahmen, insbesondere im Rahmen der Tumorbehandlung, kann es zu Vernarbungen im Kehlkopfeingangsbereich kommen. Die Behandlung der supraglottischen Stenosen ist nicht standardisiert und hängt von der individuellen Situation ab. Sie wird erschwert durch die ausgeprägte und wenig vorhersagbare Narbenbildung der Weichteile des oberen Kehlkopfs und die enge funktionelle Beziehung dieses Areals zum Schluckakt. Bei der Therapieplanung muss die Gefahr der Auslösung oder Verschlimmerung einer Aspiration stets bedacht werden und kann eine wichtige Kontraindikation für eine operative Rekonstruktion sein (◘ Abb. 6.4, ◘ Abb. 6.5).

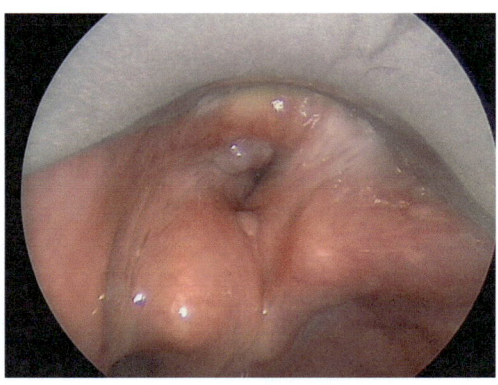

Abb. 6.4 Supraglottische narbige Stenose (© Christian Sittel)

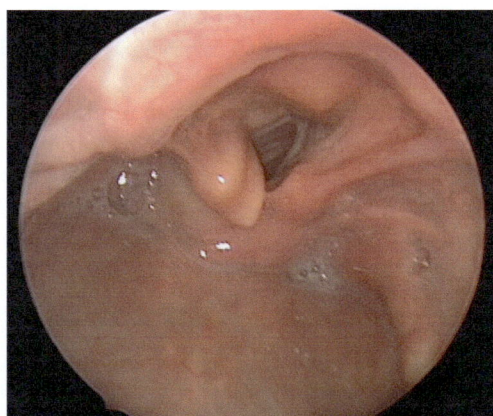

Abb. 6.5 Zustand nach erfolgreicher Rekonstruktion (© Christian Sittel)

6.4.3 Glottische Stenosen

Eine Atemwegsverengung auf dem Niveau der Stimmlippen wird meist als «beidseitige Recurrensparese» bezeichnet. Zwar handelt es sich tatsächlich in der Mehrzahl der Fälle um eine simultane Funktionseinschränkung beider Nervi laryngei recurrentes, aber es gibt wichtige andere Ätiologien für beidseitige Stimmlippenmotilitätsstörungen, die eine andersartige Behandlung erfordern. Bis zur genauen Diagnostik sollte man daher zunächst allgemein von einer beidseitigen Stimmlippenimmobilität sprechen.

- **Bilaterale neurogene Stimmlippenlähmung**

Die mit Abstand häufigsten Ursachen für eine beidseitige Läsion des unteren Motoneurons des N. laryngeus recurrens sind operative Eingriffe an der Schilddrüse. Das Risiko einer beidseitigen Lähmung konnte durch die konsequente Anwendung des neurophysiologischen intraoperativen Monitorings sowie mikrochirurgischer Operationstechniken zur Darstellung und Schonung des Nervens auf deutlich unter 1 % gesenkt werden. Hat sich diese seltene Komplikation dennoch manifestiert, bestehen typischerweise unmittelbar beim Aufwachen aus der Narkose Stridor und Atemnot, die ein unmittelbares Handeln erforderlich machen können. Die Dyspnoe kann allerdings auch gering ausgeprägt sein und sich erst bei Belastung stärker bemerkbar machen. Daher erfordern schon leichtere Zeichen der Luftnot eine diagnostische Sicherung durch eine indirekte Laryngoskopie.

> Die Stimmbildung ist beim beidseitigen Stimmlippenstillstand meist wenig beeinträchtigt und umso besser, je enger der Restspalt ist. Allerdings besteht bei eher geringem Restspalt eine höhergradige akute Dyspnoe!

- **Akut dekompensierte beidseitige Recurrensparese**

Kommt es nach einem operativen Eingriff an beiden Hemisphären der Schilddrüse zu inspiratorischem Stridor und Luftnot, besteht der hochgradige Verdacht auf eine Läsion beider Nn. recurrentes mit Ausbildung einer glottischen Stenose. Wenn die Erstmaßnahmen einer hochdosierten Gabe von Kortikosteroiden sowie Sauerstoffgabe nicht ausreichen, ist die erneute Intubation zur Sicherung der Atmung angezeigt, um kurzfristig Zeit zu gewinnen. In dieser Situation besteht das Dilemma zwischen Handlungsdruck einerseits und unsicherer Prognose der Stimmlippenbeweglichkeitsstörung andererseits, das eine definitive operative Erweiterung der Glottis mit der Folge einer dauerhaften Stimmverschlechterung verbietet. Zumeist wird daher die Entscheidung zur Tracheotomie getroffen, die für den Patienten jedoch eine hohe Belastung bedeutet. In spezialisierten Zentren kann alternativ eine passagere Laterofixation nach Lichtenberger ausgeführt werden (▶ Abschn. 6.5.3).

Bei geringer ausgeprägter Dyspnoe kann die Injektion von Botulinumtoxin ausreichend sein (▶ Abschn. 6.5.3).

- **Kompensierte beidseitige Recurrensparese**

Wenn die Atmung in der Akutphase durch konservative oder operative Maßnahmen gesichert oder zumindest ausreichend kompensiert ist, stellt sich zunächst die Frage nach der weiteren Behandlungsnotwendigkeit. Bei den meisten iatrogenen Läsionen kommt es nicht zu einer Nervendurchtrennung, sondern zu Funktionsbeeinträchtigungen durch Druck, Zug, Elektrokoagulation im Rahmen der Blutstillung oder Minderdurchblutung nach ausgedehnter Präparation. Die Möglichkeit der funktionell ausreichenden Wiederherstellung der Nervenfunktion ist also gegeben, kann klinisch aber nicht zuverlässig eingeschätzt werden. In spezialisierten Zentren bietet die Elektromyographie des Larynx zwar eine bessere Prognose, die aber immer noch in etwa 20 % der Fälle nicht ausreichend zuverlässig ist. Erst nach 6–8 Monaten ab Schädigung kann mit ausreichender Sicherheit ein Endheilungszustand angenommen werden, auf dessen Grundlage weitere dauerhafte invasive Maßnahmen geplant werden können.

Grundsätzlich bietet die Tracheotomie eine technisch einfache und zuverlässige Möglichkeit der Normalisierung der Atmung durch Umgehung der Stenose. Das Tragen einer Sprechkanüle erlaubt in aller Regel eine gute Stimmqualität durch Anblasen der engstehenden Stimmlippen bei Exspiration. Dennoch wird eine Tracheotomie von der großen Mehrzahl der betroffenen Patienten als stigmatisierende Belastung empfunden, so dass Möglichkeiten einer Tracheotomievermeidung gesucht werden, auch wenn sie mit anderen funktionellen Einschränkungen einhergehen.

Die naheliegende Lösung besteht in einer operativen Glottiserweiterung (▶ Abschn. 6.5.3). Ziel ist dabei, die erloschene Funktion der variablen Glottisöffnung so zu ersetzen, dass ein möglichst guter Kompromiss zwischen Atmung (große Öffnung) und Stimmbildung (kleine Öffnung) erreicht wird. Zu diesem Zweck wurden in den letzten Jahrzehnten eine Vielzahl endoskopischer Operationstechniken beschrieben, die sich oft nur geringfügig unterscheiden. Alle nehmen für sich in Anspruch, die Atmung zu verbessern, ohne die Stimmfunktion allzu sehr zu beeinträchtigen. Alle statisch-resezierenden Verfahren (▶ Abschn. 6.5.3) tauschen jedoch bis zu einem gewissen Grad Stimmfunktion gegen Atmung, sie sind nicht in der Lage, das physiologische Stimmlippenspiel wiederherzustellen. Dafür sind sie mit geringem Aufwand und reproduzierbarem Erfolg ausführbar (Eckel 2001, 2003).

Im Unterschied zu den statisch-resezierenden Verfahren versuchen Reinnervationstechniken (▶ Abschn. 6.5.3) die Wiederherstellung der Stimmlippenbeweglichkeit. Zwar zeigen immer weiter verfeinerte mikrochirurgische Techniken zum Teil beeindruckende Ergebnisse, der extrem große operative Aufwand und die mangelnde Reproduzierbarkeit haben eine routinemäßige Anwendung aber bislang vereitelt. Eine interessante Alternative verspricht der bereits seriennah entwickelte Kehlkopfschrittmacher, bei dem die Stimulation der Kehlkopföffner über eine implantierte Elektrode erfolgt. Die ersten Patientenanwendungen zeigen positive Ergebnisse und berechtigen zu der Hoffnung, zukünftig eine zuverlässige Stimmlippenreinnervation mit einem standardisierten Verfahren zur Verfügung zu bekommen.

- **Interarytaenoidfibrose/Arytaenoidankylose**

Eine Vernarbung des Krikoarytaenoidgelenks führt zu einer mechanischen Fixierung des Stellknorpels, der in der Folge nicht mehr abduziert werden kann. Es resultiert eine Stimmlippenimmobilität, die primär sehr ähnlich wie eine Stimmlippenlähmung imponiert, der Nerv ist jedoch nicht geschädigt. Meist sind beide Krikoarytaenoidgelenke betroffen. Häufigste Ursache sind längere Intubationen, aber auch Systemerkrankungen. In ausgeprägten Fällen führen narbige Veränderungen bei der direkten Laryngoskopie zur korrekten Diagnose. Klinisch eindeutige Hinweise liefert die laryngeale Elektromyographie, wenn sie eine ungestörte Innervation nachweisen kann. Das Verfahren steht jedoch nur an spezialisierten Zentren zur Verfügung. Alternativ kann der Verdacht im Rahmen einer Mikrolaryngoskopie gesichert werden. Mit einem Stimmlippenspreizer wird die fehlende passive Mobilität als Korrelat der mechanischen Fixierung überprüft (◘ Abb. 6.6).

Die korrekte Diagnose ist von hoher Bedeutung, weil sich die Behandlung der beidseitigen Arytaenoidankylose von der beidseitigen Stimmlippenlähmung erheblich unterscheidet. Eine spontane Ausheilung ist ausgeschlossen, so dass die Therapieplanung unmittelbar mit der Diagnosestellung beginnen kann. Sofern die Stenosierung nicht zu stark ausgeprägt ist, kann eine endoskopische Therapie erfolgen. Die für die beidseitige Stimmlippenlähmung beschriebenen Verfahren der posterioren Chordektomie und der Laterofixation führen bei der beidseitigen Arytaenoidankylose jedoch nicht zum Erfolg. Aus

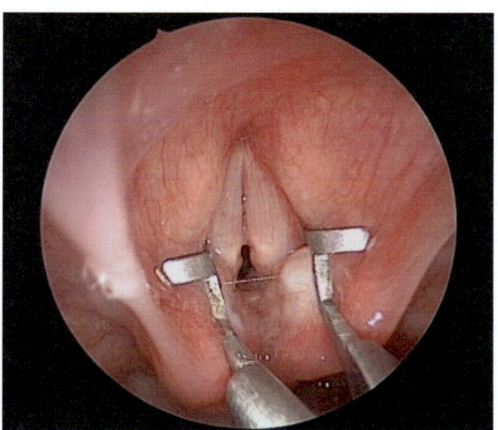

◘ **Abb. 6.6** Interarytaenoidfibrose: endoskopische Diagnostik mit eingesetztem Stimmlippenspreizer (© Christian Sittel)

6.4 · Laryngotracheale Stenosen

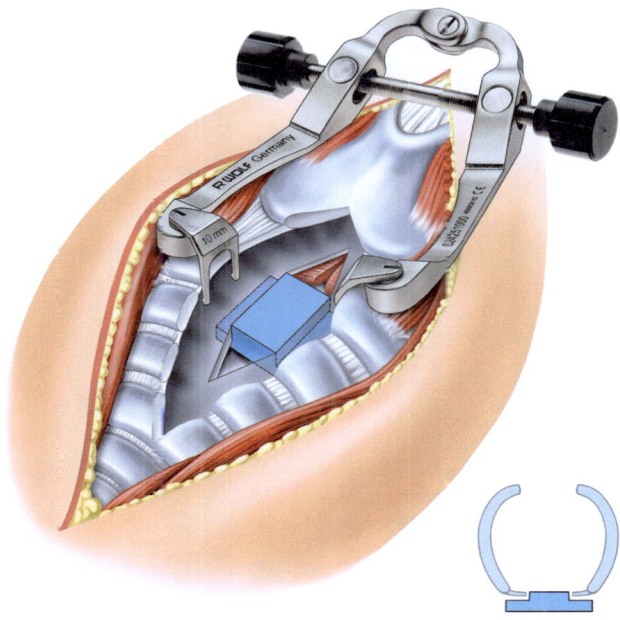

Abb. 6.7 Laryngotracheale Rekonstruktion posterior mit autologem Rippenknorpel (© Christian Sittel)

diesem Grund ist die korrekte Differentialdiagnose von so hoher Bedeutung. Der fixierte Stellknorpel muss im Sinne einer subtotalen Arytaenoidektomie partiell entfernt werden, um ein ausreichendes Lumen in der dorsalen Glottis zu schaffen. Durch erneute Narbenbildung ist nicht selten eine Re-Stenosierung zu verzeichnen. Für initial hochgradige Stenosen und bei Re-Stenosierung nach fehlgeschlagener endoskopischer Glottiserweiterung stehen offene Verfahren zur Verfügung, in erster Linie die posteriore laryngotracheale Rekonstruktion mit autologem Rippenknorpel (Abb. 6.7).

6.4.4 Subglottische Stenosen

Narbige Stenosen

Der Ringknorpel ist als einziger Abschnitt im Atemweg vollständig knorpelig durchbaut und weist schon physiologisch den geringsten Querschnitt auf. Gemeinsam mit zahlreichen weiteren Faktoren macht dies das Krikoid zur Prädilektionsstelle für die Ausbildung von Stenosen (Abb. 6.8 u. Abb. 6.9).

Aus diesem Grund sind echte Stenosen der Trachea ohne Beteiligung des Ringknorpels viel seltener als am laryngotrachealen Übergang.

Die korrekte Unterscheidung ist von hoher Bedeutung, weil das technisch einfachere Verfahren der Segmentresektion der Trachea nur bei reinen Trachealstenosen erfolgreich sein kann. Endoskopische Therapieverfahren wie die Bougierung und in jüngster Zeit die Hochdruck-Ballondilatation können bei frischen Stenosen im Stadium der Entstehung den Atemweg dauerhaft erweitern (Gnagi 2016). Bei ausgeheilten narbigen Stenosen sind sie regelmäßig nicht erfolgreich. Laserchirurgische Maßnahmen sollten nur in ausgewählten Einzelfällen und zurückhaltend angewendet werden. Nach initialer Erweiterung kommt es häufig zu einer verstärkten Re-Stenosierung. Unkritische Wiederholungen laserchirurgi-

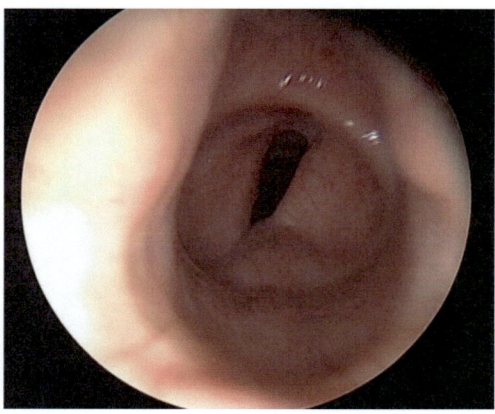

Abb. 6.8 Hochgradige subglottische Narbenstenose (© Christian Sittel)

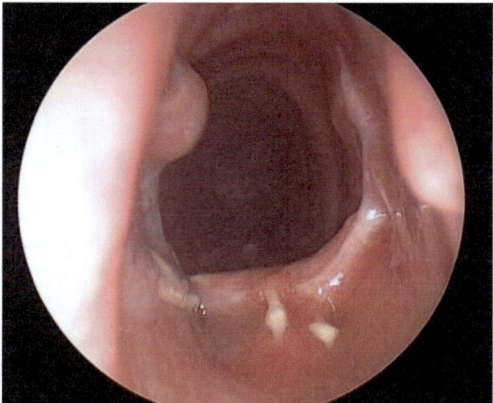

Abb. 6.9 Zustand nach erfolgreicher Rekonstruktion durch eine krikotracheale Resektion (© Christian Sittel)

scher Eingriffe verschlechtern zudem die Voraussetzungen für offene Rekonstruktionen. Auch die Einlage von Stents jedweden Typs sollte bei benignen subglottischen Stenosen dem Einzelfall vorbehalten bleiben, insbesondere wenn keine realistische Rekonstruktionsmöglichkeit besteht. Verborkung, Keimbesiedlung, Granulationsbildung, Impaktierung und Fremdkörperreaktion stellen nach mehreren Monaten Probleme dar, die nur mehr schwer lösbar sein können. Auch hier gilt, dass durch die Therapie eine initial rekonstruierbare Stenose im schlimmsten Fall inoperabel wird.

Intubationsassoziierte Läsionen bilden mit Abstand die größte Gruppe. Ätiologisch geht man von einer druckbedingten Ischämie aus. Als Folge der Minderperfusion kommt es zu Schleimhautläsionen und chronischen Entzündungsreaktionen. Ein ösophagolaryngealer Reflux gilt als Co-Faktor, eine individuelle Disposition ist vermutlich zur Ausbildung einer manifesten Stenose erforderlich. Die reine Dauer der Intubation wird hingegen heute als nicht entscheidend angesehen (Roediger 2008).

Subglottische Stenosen sollten einheitlich klassifiziert werden, eine gut nutzbare Einteilung, die zugleich als Richtlinie für den diagnostischen Prozess verwendet werden kann, wurde aktuell von der European Laryngological Society veröffentlicht (Monnier et al. 2015).

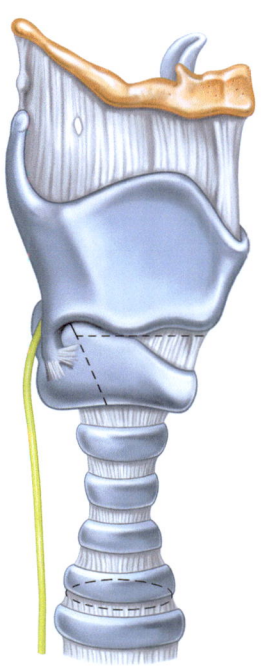

Abb. 6.10 Grenzen der cricotrachealen Resektion (© Christian Sittel)

- **Cricotracheale Resektion**

Die cricotracheale Resektion (CTR) ist seit der Einführung durch Pearson (1986) und Grillo (2003) recht schnell zum Verfahren der Wahl zur Behandlung hochgradiger Ringknorpelstenosen geworden. Durch die vollständige Resektion der pathologischen Areale und die primäre epitheliale Rekonstruktion werden postoperative Schwellungen und Granulationen minimiert. Auf eine passagere Tracheotomie und die Einlage von Platzhaltern kann verzichtet werden, das Verfahren wird somit einzeitig möglich (Hseu 2014). Bei der CTR wird der anteriore Ringknorpelbogen mit den kaudal davon liegenden Stenoseanteilen reseziert. Die vollständige denudierte Ringknorpelplatte kann mit einem Diamantbohrer zusätzlich ausgedünnt werden und wird nach circumferentieller Mobilisation der kaudalen Trachea mit der Pars membranacea wieder primär und vollständig epithelial bedeckt, indem eine thyrotracheale Anastomose geschaffen wird (◘ Abb. 6.10, ◘ Abb. 6.11 u. ◘ Abb. 6.12).

Die primäre Resektion macht das Verfahren nahezu unabhängig von der zugrunde liegenden Pathologie einsetzbar und somit enorm vielseitig (Sittel 2008). Wesentliche Voraussetzung ist ein gewisser Abstand des kranialen Stenoserandes zur nicht involvierten Glottisebene. Allerdings ist die technische Umsetzung der CTR anspruchsvoll und mit einer erheblichen Lernkurve verbunden. Die möglichen Komplikationen einer Rekurrensläsion und einer Anastomosendehiszenz sind zwar selten, aber schwerwiegend (Hu 2015).

- **Laryngotracheale Rekonstruktion**

Unter dem Oberbegriff der laryngotrachealen Rekonstruktion (LTR) werden Verfahren subsumiert, bei denen die Stenose nicht reseziert, sondern durch Interposition von körpereigenem Gewebe augmentiert wird. Typischerweise wird hierfür patienteneigener Rippenknorpel verwendet, der anterior und/oder posterior im Bereich der Stenose einge-

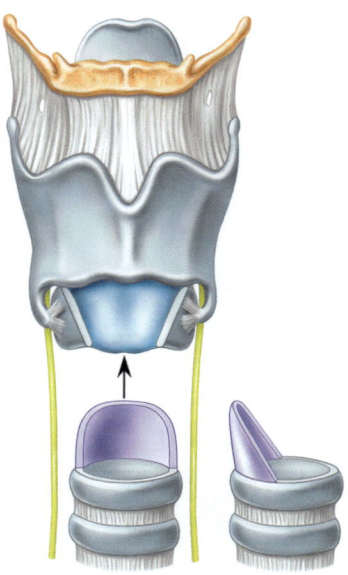

Abb. 6.11 Situs nach Resektion der Stenose (© Christian Sittel)

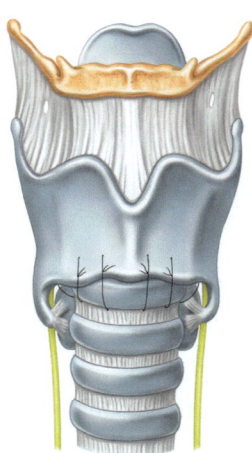

Abb. 6.12 Rekonstruktion durch thyrotracheale Anastomose (© Christian Sittel)

bracht wird, und zwar in Höhe des vorderen Ringknorpelbogens sowie der Ringknorpelplatte. Dieses Therapieverfahren hat gegenüber der cricotrachealen Resektion (CTR) bei subglottischen Stenosen ohne Glottisbeteiligung in den letzten Jahren massiv an Boden verloren. Dennoch bleibt die LTR bei komplexen Stenosen mit Glottisbeteiligung bis heute das Verfahren der Wahl, auch als Mittel zur Rezidivbehandlung nach nicht ausreichend erfolgreicher cricotrachealer Resektion hat sich die Technik weiterhin sehr bewährt. Außerdem kann bei komplexen Multilevelstenosen eine primäre Kombination aus CTR und LTR angewendet werden.

Im Vergleich zur CTR ist die LTR technisch weniger anspruchsvoll und weist ein weniger dramatisches Komplikationspotential auf. Dem stehen allerdings einige Nachteile gegenüber. So ist eine passagere Tracheotomie unvermeidlich, außer bei der isolierten Vorderwandverbreiterung bei der anterioren LTR, die allerdings nur bei geringgradigen

Stenosen in Betracht kommt. Zur postoperativen Schienung des destabilisierten Larynx muss ein Platzhalter eingelegt werden, der häufig weitere Probleme verursacht, insbesondere Granulationen und Druckläsionen. Dadurch werden nicht selten weitere korrigierende Eingriffe notwendig. Die Entnahmestelle des Transplantats am Thorax löst eine zusätzliche Morbidität aus, die oft höhergradig ist als an der zervikalen Wunde. Von besonderer Bedeutung ist jedoch, dass höhergradige Stenosen, langstreckige Malazien, ausgeprägte granulierende Narbenareale und höheres Lebensalter keine guten Voraussetzungen für die Einheilung von autologen Knorpeltransplantaten bieten. In diesen Fällen sind die Ergebnisse der LTR der CTR deutlich unterlegen.

6.4.5 Idiopathische progressive subglottische Stenosen

Wenn trotz intensiver Diagnostik keine spezifische Ätiologie identifiziert werden kann, spricht man von einer idiopathischen subglottischen Stenose (Ashiku 2004). Dabei handelt es sich um eine progressive entzündlich-fibrosierende Erkrankung des subepithelialen Gewebes des subglottischen Abhangs der Stimmlippen sowie des subglottischen Larynx am Übergang zur zervikalen Trachea. Die Erkrankung betrifft fast ausschließlich Frauen im gebärfähigen Alter und geht mit langsam zunehmender Dyspnoe und inspiratorischem Stridor einher. Die korrekte Diagnose wird oft verzögert gestellt, nicht selten wird zunächst mit einer Asthma-Therapie begonnen, deren fehlendes Ansprechen dann weitere Untersuchungen auslöst.

Über die Therapie der idiopathischen progressiven subglottischen Stenose (IPSS) herrscht keine Einigkeit: Einige Autoren fassen die Erkrankung als benigne Raumforderung im pathophysiologisch in vielerlei Hinsicht speziellen Abschnitt des subglottischen Larynx auf (Blumin 2011, Damrose 2008, Mark 2008). Dementsprechend wird die Strategie der möglichst vollständigen Entfernung des fibrosierenden Segments verfolgt, zumeist durch eine offene krikotracheale Resektion (Giudice 2003). Andere Laryngologen und insbesondere Pulmologen gehen von einer progressiven und rezidivierenden Erkrankung aus und favorisieren mehrfache endoskopische Eingriffe in Kombination mit lokalen Medikamentenapplikationen, um einen offenen Atemweg zu erhalten (Nouraei 2013).

Die IPSS bleibt bis heute ein in vielerlei Hinsicht enigmatisches Krankheitsbild. Insbesondere die Ätiologie ist weiterhin nahezu vollständig unklar (Stone 2003, Valdez 2002). Ausprägungsgrad, klinische Präsentation des endoskopischen Befunds und die Progressionsneigung können individuell sehr unterschiedlich manifestiert sein. Diese Heterogenität erschwert die Vergleichbarkeit der Behandlungsergebnisse ebenso wie die Diskussion zur optimalen Therapie. Daher werden zahlreiche Therapieverfahren empfohlen, die sich grundsätzlich unterscheiden. Für mildere Fälle und als adjuvantes Verfahren können endoskopische Verfahren heute als gut etabliert gelten. Die geringere Invasivität wird erkauft mit einer höheren Interventionsfrequenz und einer geringeren Wahrscheinlichkeit, einen dauerhaft normalisierten Atemweg zu erreichen. Demgegenüber sind die offenen operativen Verfahren mit einem höheren Aufwand und einem höheren Risiko behaftet, können aber im Erfolgsfall eine dauerhafte Restitutio ad integrum des laryngotrachealen Übergangs bewirken (◘ Abb. 6.13, ◘ Abb. 6.14).

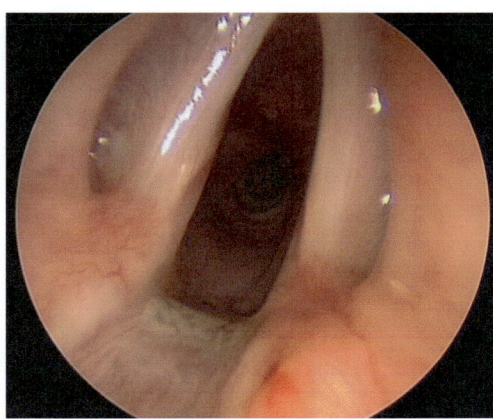

Abb. 6.13 Idiopathische progressive subglottische Stenose mit spiralförmigen Narbenzügen (© Christian Sittel)

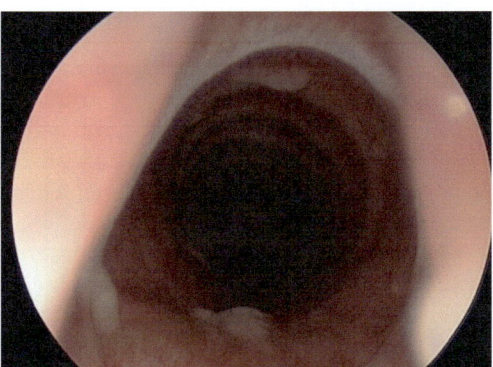

Abb. 6.14 Zustand nach erfolgreicher Rekonstruktion durch eine krikotracheale Resektion (© Christian Sittel)

6.4.6 Trachealstenosen

Isolierte Stenosen der zervikalen Trachea unterhalb der Ringknorpelebene sind vergleichsweise selten. Typische Ursachen sind Verletzungen mit Ausbildung einer ringförmigen Narbe, zumeist durch Intubation oder andere ärztliche Maßnahmen. Eine Sonderform stellt die Tracheomalazie dar, bei der es durch chronische Entzündungen oder anhaltende Kompression von außen zu einem Verlust der Stabilität mehrerer Trachealspangen kommt. Die Luftröhre kollabiert bei Inspiration, da sie dem dabei entstehenden Unterdruck nicht standhalten kann. Die korrekte Diagnostik ist von entscheidender Bedeutung für die Wahl des Behandlungsverfahrens. So ist die nicht vollständig resezierte Pathologie ein wesentlicher Risikofaktor für die Restenosierung.

6.5 Beidseitige Stimmlippenmotilitätsstörungen

Berit Schneider-Stickler, Christian Sittel

6.5.1 Klinik und Diagnostik

Ein- und beidseitige Stimmlippenmotilitätsstörungen gehen durch die resultierenden Stimm- und/oder Atmungsprobleme mit deutlichen Einschränkungen der Lebensqualität einher. Folgen von Stimmlippenparesen können sich in unterschiedlichem Ausmaß auf die Stimm- und Atemfunktion auswirken. Aufgrund ihrer klinischen Bedeutung soll ihnen hier ein ausführliches Kapitel in Ergänzung zum ▶ Abschn. 6.4.3 gewidmet werden.

Bei **einseitigen Paresen bzw. Stimmlippenmotilitätsstörungen** dominieren Stimmklangveränderungen mit Heiserkeit, Behauchtheit und subjektiver Dyspnoe beim Sprechen durch den unkontrollierten Atemdurchsatz.

Beidseitige Stimmlippenparesen bzw. Stimmlippenmotilitätsstörungen führen meist zu einer deutlichen Verengung der Glottis, die häufig eine akute Atemnot zur Folge hat. Nur in seltenen Fällen kommen Patienten mit beidseitigen Stimmlippenimmobilitäten im Alltag ohne Notwendigkeit einer glottiserweiternden Maßnahme respiratorisch zurecht. Führende Symptome bei beidseitigen Stimmlippenmotilitätsstörungen sind in der Regel inspiratorischer Stridor und Dyspnoe.

Die Diagnose einer ein- bzw. beidseitigen Stimmlippenmotilitätsstörung wird laryngoskopisch gestellt. Zumeist sind sie bereits bei der klassischen Kehlkopfspiegelung erkennbar. State-of the-Art ist mittlerweile die endoskopische Kehlkopfuntersuchung mit starren oder flexiblen Optiken bzw. Chip-on the-Tip-Endoskopen.

Die Stellung der immobilen Stimmlippe bestimmt die klinische Symptomatik. Je nach Restaktivität bzw. Reinnervation finden sich unterschiedliche Kraftverhältnisse zwischen den Adduktoren (Schließer) und Abduktoren (Öffner), wobei zumeist die Adduktoren das Übergewicht haben. Es werden die mediane, paramediane, intermediäre und laterale Stimmlippenstellung bei respiratorischer Fixierung unterschieden.

Über die Diagnosestellung hinaus kommt der Laryngoskopie jedoch kaum eine Bedeutung zu. Prognostische Aussagen zur Ausheilungswahrscheinlichkeit auf dem Boden der Stimmlippenstellung sind unzuverlässig, eine vermeintliche Restbeweglichkeit kann leicht mit passiven Bewegungen bei Inspiration oder supraglottischen Kontraktionen verwechselt werden. Die Beurteilung des Restspalts ist untersucherabhängig und taugt nur sehr eingeschränkt als Basis für eine therapeutische Entscheidung, für die stets die subjektiv empfundene Luftnot des Patienten das wichtigste Kriterium darstellt.

Die Laryngoskopie allein ist nicht in der Lage, differentialdiagnostisch zwischen nervalen Schädigungen des N. laryngeus recurrens bzw. des N. vagus, Erkrankungen des Krikoarytaenoidgelenks, Interarytaenoidfibrosen und myogenen Ursachen zu unterscheiden. Hierzu wird eine elektromyographische (EMG) Untersuchung des Kehlkopfes dringend empfohlen. Das Larynx-EMG liefert nicht nur wertvolle differentialdiagnostische, sondern darüber hinaus wichtige prognostische Hinweise. Nachdem je nach Schädigungsart des Nervens (Neurapraxie, Axonotmesis, Neurotmesis) unterschiedliche Prognosen zu erwarten sind, wäre es für die Wahl zwischen temporären und permanenten Behandlungsmöglichkeiten wichtig, frühzeitige Aussagen über die Art der Nervenschädigung und die mögliche Prognose zu treffen. Aus diesem Grunde erlebt die Elektromyographie des Larynx seit einigen Jahren eine neue Blüte. Mit dem EMG sind nicht nur Denervierungen und Reinnervierungshinweise ableitbar, sondern auch die eventuelle synkinetische Reinnervation des Larynx diagnostizierbar.

Die **synkinetische Reinnervation** beschreibt allgemein eine Bewegungsstörung mit unwillkürlicher Mitbewegung eines nicht an der beabsichtigten Bewegung beteiligten Muskels; sie tritt dann auf, wenn das Axon eines intakten Motoneurons einen anderen zuvor denervierten Muskel reinnerviert.

Für die diagnostische Beurteilung der Atemwegsverlegung bei Stimmlippenmotilitätsstörungen werden zusätzliche Lungenfunktionsmessungen (Spirometrie, Bodyplethysmographie) empfohlen, um durch Messungen des Atemwegswiderstandes bzw. des Peak Expiratory Flow (PEF) Hinweise für therapeutische Überlegungen zu gewinnen (▶ Kap. 22).

Die beidseitige mediane Stimmlippenfixierung ist meist mit akuter Atemnot verbunden und erfordert ein rasches therapeutisches Eingreifen. Bei paramedianer Stimmlippenposition berichten die Patienten manchmal über eine Ruhedyspnoe, oder aber über eine Belastungsdyspnoe in unterschiedlichem Ausmaß. Je weiter lateral die Stimmlippen stehen (intermediäre oder laterale Stimmlippenposition), desto weniger steht die Atemnot, sondern der Stimmverlust mit hochgradig behauchter Stimmklangkomponente im Vordergrund.

Die Chancen für eine Verbesserung der Atemsituation bei anfänglich enger Glottis hängen wesentlich von der Reinnervation des M. cricoarytaenoideus posterior (M. posticus) und zugleich vom Grad der inspiratorischen Mitanspannung der Schließer bei synkinetischer Reinnervation ab (Müller u. Förster 2012).

6.5.2 Ursachen

Abgesehen von einerseits rheumatoiden Erkrankungen mit Beteiligung der Krikoarytaenoidgelenke, Interarytaenoidfibrosen als Folge von operativen Eingriffen in Intubationsnarkose oder von Langzeitintubationen und andererseits seltenen Muskelerkrankungen mit Beteiligung der intrinsischen Larynxmuskulatur werden die meisten beidseitigen Stimmlippenmotilitätsstörungen durch Schädigungen des N. laryngeus recurrens bzw. des N. vagus verursacht. Die nervalen Schädigungen können entzündlicher, tumoröser, iatrogener, traumatischer oder idiopathischer Genese sein.

Im Erwachsenenalter sind beidseitige Stimmlippenparesen oft Folge operativer Eingriffe mit Schädigung des N. vagus bzw. des N. recurrens. Die Häufigkeitsangaben für postoperative beidseitige Paresen variieren zwischen 26–59 % (Sapundzhiev et al. 2008).

Im Säuglingsalter gilt die kongenitale beidseitige Stimmlippenparese als zweithäufigste Ursache für Stridor (Modi 2012). Hier sind neurologische Erkrankungen, kardiopulmonale und zentrale Malformationen, traumatische und idiopathische Ursachen abzuklären. Mehr als die Hälfte der Kinder mit beidseitiger Stimmlippenparese benötigt aufgrund der Atemwegsobstruktion eine Tracheotomie (Berkowitz 1996). Erfahrungsgemäß normalisiert sich die respiratorische Stimmlippenbeweglichkeit bei etwa 50 % der betroffenen Säuglinge, daher sollten weitere chirurgische Maßnahmen mit dem Ziel der Dekanülierung erst nach dem 1. Lebensjahr angestrebt werden.

6.5.3 Therapiemöglichkeiten

Die zumeist im Vordergrund stehende Atemnot bei beidseitiger Stimmlippenparese erfordert ein rasches therapeutisches Eingreifen, da es je nach Glottisweite zu lebensbedroh-

6.5 · Beidseitige Stimmlippenmotilitätsstörungen

Tab. 6.2 Übersicht über operative Verfahren bei beidseitigen Stimmlippenparesen

Statische Operationsverfahren	Dynamische Operationsverfahren
– (Laser-)chirurgische Glottiserweiterung – Laterofixation – Tracheotomie	– Unselektive Reinnervationstechniken – Selektive Reinnervationstechniken – Funktionelle Neurostimulation («Laryngeal Pacing»)

licher Atemnot, akuter Asphyxie und pulmonalen Komplikationen aufgrund der extrathorakalen Atemwegsobstruktion kommen kann.

In der Akutsituation sind zumeist die hochdosierte intravenöse Kortisongabe und die Intubation zu empfehlen. Bei weiteren frustranen Extubationsversuchen oder auch bei akuter Verlegung der oberen Atemwege ist die Tracheotomie die Therapie der Wahl. Grundsätzlich jedoch ist die Tracheotomie nur als Notfallstrategie zu betrachten, da das Tracheostoma und das Tragen einer Trachealkanüle für viele Patienten eine Stigmatisierung bedeuten und sie eine schnellstmögliche Dekanülierung anstreben.

Nur wenige Patienten entscheiden sich nach ausführlicher Aufklärung über therapeutische Alternativen für das dauerhafte Tragen einer Trachealkanüle. Für die Patientenaufklärung und für die Wahl eines operativen glottiserweiternden Eingriffes ist es wichtig, zwischen temporären und permanenten Paresen zu unterscheiden. Sittel unterscheidet darüber hinaus zwischen akut dekompensierten (▶ Abschn. 6.4.3) und kompensierten beidseitigen Stimmlippenparesen (▶ Abschn. 6.4.3).

Das Management beidseitiger Stimmlippenparesen sieht verschiedene Klassifikationsmöglichkeiten vor (Sapundzhiev et al. 2008). Eines der wichtigsten Einteilungskriterien ist der Aspekt der strukturellen Veränderungen im Bereich der Glottis. Ein anderes Kriterium ist der operative Zugangsweg: mit offenem Zugang von außen oder endoskopisch.

Bei Müller und Förster findet sich die Einteilung in statische und dynamische Operationsverfahren (Müller u. Förster 2013). Diese Einteilung berücksichtigt die unterschiedlichen Anforderungen an die Kehlkopffunktion bei Atmung, Phonation und Schlucken (◘ Tab. 6.2).

Statische Operationsverfahren

Statische Operationsverfahren können immer nur einen Kompromiss zwischen Atmung, Phonation und Schlucken erreichen. Während die Schluckfunktion meist nicht beeinträchtigt wird, kann eine operative Verbesserung der Atemsituation meist nur auf Kosten der Stimmqualität erreicht werden.

Jegliches operatives Vorgehen mit strukturellen Resektionen zur Glottiserweiterung ist irreversibel. Im Vordergrund glottiserweiternder Eingriffe stehen laserchirurgische Resektionen im Bereich der Aryknorpel und der Stimmlippe (Sapundzhiev et al. 2008, Young u. Rosen 2011). Zumeist werden partielle Resektionen des Processus vocalis des Aryknorpels und der posterioren Anteile der Stimmlippen vorgenommen.

Die weitest verbreitete Technik ist die **posteriore Chordektomie** mit dem CO_2-Laser mit Resektion im hinteren Drittel einer Stimmlippe. Das Ausmaß der Volumenreduktion des paraglottischen Raums definiert die Erweiterung des Atemwegs. Die erhaltenen vorderen Stimmlippenanteile stehen weiter der Stimmbildung zur Verfügung. Das Verfahren ist technisch einfach und schnell ausführbar. Die Nachteile bestehen in der Schaffung einer

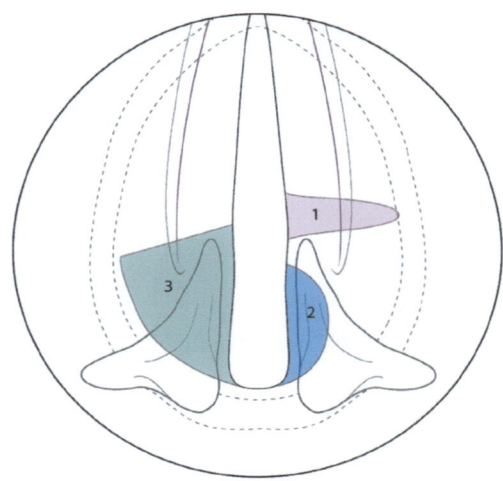

Abb. 6.15 Operative Vorgehenstechniken zur laserchirurgischen Glottiserweiterung. 1=transverse posteriore Chordotomie, 2=laserchirurgische Entfernung der medialen Anteile des Aryknorpels, 3=Laserchirurgische Entfernung ausgedehnter Anteile bzw. des gesamten Aryknorpels. (Mit freundlicher Genehmigung von Rosen u. Simpson 2008)

offenen Wundfläche, die zu Schwellung, Fibrinbelägen und Granulationsbildung neigt, die in der postoperativen Heilungsphase die angestrebte Glottiserweiterung konterkarieren. Das Verfahren ist zudem stark anwenderabhängig und bezüglich der Stimmergebnisse kaum vorhersagbar.

Der Vorteil des laserchirurgischen Vorgehens liegt allein im endolaryngealen Zugang. Die endoskopische Arytenoidektomie wurde erstmals 1948 durch Thornell beschrieben (Thornell 1948). Diese Technik hat in den nachfolgenden Jahrzehnten diverse Modifikationen erfahren. Die heutigen laserchirurgischen Glottiserweiterungen werden meist mit dem CO_2-Laser durchgeführt. Eine schematische Übersicht über die wichtigsten operativen Vorgehensweisen findet sich bei Young und Rosen (2011), Abb. 6.15, und bei Sapundzhiev et al. (2008), Abb. 6.16.

Um eine bestmögliche Stimmsituation zu erhalten, wird zumeist nur einseitig laserchirurgisch erweitert. In einigen Fällen ist jedoch zur Schaffung eines ausreichend weiten Glottisquerschnitts ein beidseitiges Vorgehen notwendig.

> Laserchirurgische Glottiserweiterungen eignen sich wegen ihrer Irreversibilität nur für Patienten mit permanenten Paresen.

Alternativen zu laserchirurgischen Glottiserweiterungen sind chirurgische Verfahren zur Arytenoidabduktion (Woodson 2010, 2011). Operative Techniken sollen bei diesem Vorgehen die gestörte Funktion des M. cricoarytaenoideus posterior simulieren, ohne die Stimmfunktion dabei wesentlich zu beeinträchtigen.

Die Laterofixation der gelähmten Stimmlippe im Bereich der Aryknorpel bzw. der angrenzenden Stimmlippe mit Abduktion durch Nahttechniken ist seit den 1970er Jahren regelmäßig im klinischen Einsatz (Sessions et al. 1976, Damrose 2011). Seit Einführung der «Lichtenberger Nadel» als Führungsinstrument für das endoskopische Einbringen des Nahtmaterials hat die Operationstechnik eine deutliche Vereinfachung und damit Verbreitung gefunden (Lichtenberger 1983, 2003).

Dabei wird im Rahmen einer Mikrolaryngoskopie mit dem Lichtenberger Nadelschieber ein Faden von endo- nach extralaryngeal ausgestochen, und zwar mit einem Ende oberhalb des Processus vocalis einer Stimmlippe, mit dem anderen Ende unterhalb davon. Die beiden Fadenenden werden außerhalb am Hals subkutan verknotet und bilden so eine

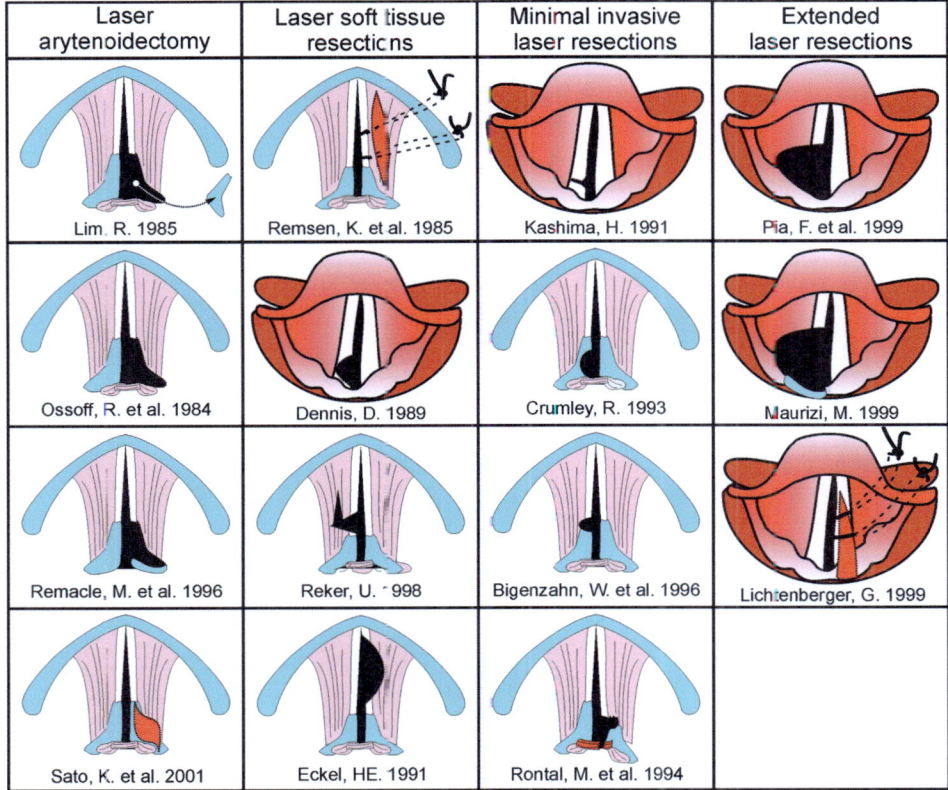

Abb. 6.16 Übersicht über Verfahren laserchirurgischer Glottiserweiterung bei beidseitigen Rekurrensparesen. (Mit freundlicher Genehmigung von Sapundzhiev et al. 2008)

Schlinge, deren Zug eine Stimmlippe lateralisiert, die dorsale Glottisöffnung vergrößert und damit den Atemweg erweitert (Abb. 6.17).

Die Laterofixation eignet sich insbesondere für temporäre Stimmlippenparesen, da das Nahtmaterial bei Regeneration der respiratorischen Stimmlippenmotilität leicht entfernt werden kann.

Bei der **definitiven Laterofixation nach Lichtenberger** wird auch mikrolaryngoskopisch mit dem CO_2-Laser Volumen im paraglottischen Raum geschaffen (Abb. 6.18). Im Unterschied zur posterioren Chordektomie wird die Resektion weiter dorsal gelegt mit gleichzeitiger partieller Resektion des Processus vocalis des Arytenoidknorpels. Der posteriore paraglottische Raum wird dabei lediglich ausgehöhlt, der freie Rand der Stimmlippe und der Processus vocalis bleiben erhalten. Wie bei der passageren Laterofixation wird ein Faden von endo- nach extralaryngeal mit dem Lichtenberger Nadelschieber durchgestochen, jeweils unter- und oberhalb der Stimmlippe in Höhe des Processus vocalis. Durch Zug an diesem Faden wird der Arytenoidknorpel lateralisiert, wobei die Größe der paraglottischen Tasche das Ausmaß der Glottiserweiterung definiert. Zugleich bewirkt der Faden eine Annäherung der Wundflächen und einen Verschluss der paraglottischen Tasche, wodurch Fibrinbeläge und Granulationen minimiert werden. Der Erhalt der freien Stimmlippenkante und der Stimmlippenspannung bietet gute Voraussetzungen für die

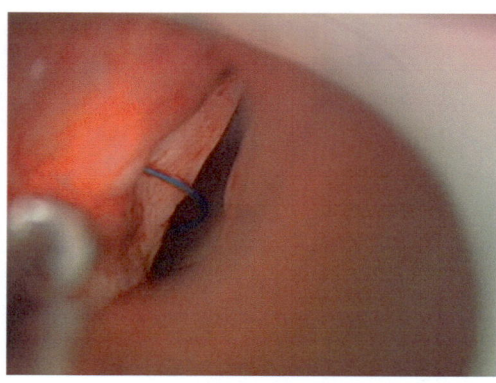

◘ Abb. 6.17 Passagere Laterofixation nach Lichtenberger (linke Stimmlippe)

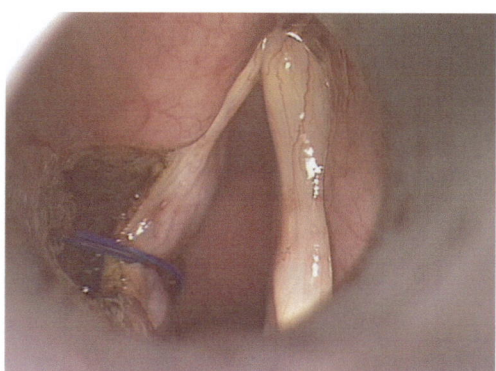

◘ Abb. 6.18 Definitive Laterofixation nach Lichtenberger (linke Stimmlippe)

Stimmlippenbildung. Das Ausmaß der Stimmeinschränkung ist jedoch auch bei dieser Technik individuell schwer abzuschätzen.

- **Dynamische Operationsverfahren**

Ziel dieser Therapieansätze ist die teilweise oder vollständige Wiederherstellung der Stimmlippenbeweglichkeit.

In verschiedenen Studien konnte gezeigt werden, dass die «gelähmte Stimmlippe» in vielen Fällen synkinetisch reinnerviert wird und damit kontraktionsfähig wäre. Bisher gestaltet sich die zielgerichtete Reinnervation der Adduktoren und Abduktoren noch schwierig.

Dynamische Operationsverfahren lassen sich in Reinnervationstechniken (unselektiv/selektiv) und Neurostimulationstechniken unterscheiden (Müller u. Förster 2013).

Laryngeale Reinnervationstechniken beruhen auf operativen Verknüpfungen eines denervierten Nerven mit einem anderen Nerven, über den ein Anschluss an die motorischen Endplatten und eine muskuläre Kontraktionsfähigkeit wiederhergestellt werden soll. Selektive Reinnervationstechniken zielen auf die Wiederherstellung der respiratorischen Stimmlippenfunktion bei synkinetischer Innervation (Marina et al. 2011). Heutige Reinnervationstechniken beruhen vor allem auf Studien von Marie et al. (2000), der beide M. cricoarytaenoideus posterior mit einem Ast aus dem rechten N. phrenicus und die Adduktoren mit Ästen des N. hypoglossus reinnerviert. Aus funktioneller Sicht verhindert

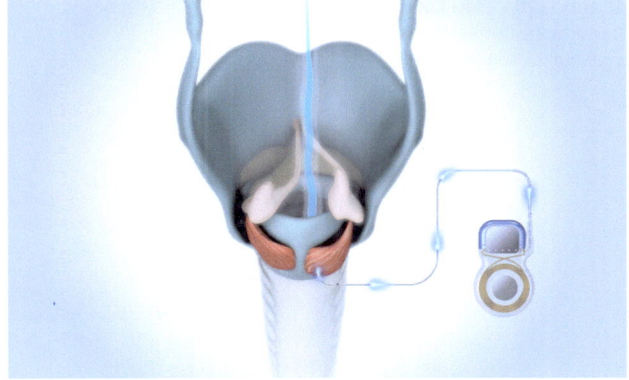

Abb. 6.19 Prinzip des Kehlkopfschrittmachers («Laryngeal Pacing». Aus: Förster et al. 2015; mit freundlicher Genehmigung der Fa. Med-El.)

die Reinnervation der Adduktoren die unweigerliche Atrophie des M. vocalis und trägt somit zu einer optimalen postoperativen Stimmfunktion bei.

Hinsichtlich des funktionellen Outcomes nach selektiver Reinnervation finden sich unterschiedliche Haltungen. Während die Arbeitsgruppe um Marie eher positive Erfahrungen gesammelt hat, finden sich auch kritische Stimmen, die als mögliche Ursache für eher geringe postoperative Erfolgsraten die vielfach variierende nervale Innervation des Stimmlippenöffners sehen (Su et al. 2015).

Unselektive Reinnervationstechniken haben für die beidseitige Stimmlippenparese eine eher untergeordnete Bedeutung. Wie Wang et al. (2011) berichteten, kann mit Hilfe der laryngealen Reinnervation unter Verwendung der Ansa cervicalis bei einseitigen Stimmlippenparesen eine vollständige synkinetische Reinnervation nach chirurgischen Nervenschädigungen erreicht werden.

- **Neurostimulationstechniken: «funktionelle Elektrostimulation» und «Laryngeal Pacing»**

Die Forschung im Bereich der Neurostimulation und der «funktionellen Elektrostimulation» bei Rekurrensparesen geht auf Zelaer zurück, der 1977 gemeinsam mit Dedo erstmals über die elektrische Stimulierbarkeit unterschiedlicher Muskeln berichtete. Im Jahre 2003 wurde von der Arbeitsgruppe um Zelaer erstmals über die Implantation eines «Kehlkopfschrittmachers» (Itrel II Stimulator der Firma Medtronic Inc.) berichtet (Zelaer 2003).

Inzwischen befindet sich auch ein «Laryngeal Pacing-System» der Fa. MED-EL auf dem Markt (Abb. 6.19), welches zumindest im Tierversuch (Foerster et al. 2015) vielversprechende Ergebnisse erwarten lässt.

- **Alternative Therapiemöglichkeiten: Endolaryngeale Lokalapplikation von Botulinumtoxin**

In subakuten Situationen mit vorzugsweise Belastungsdyspnoe oder aber bei späterer synkinetischer Reinnervation kann die lokale Injektion von Botulinumtoxin in die Kehlkopfmuskulatur überlegt werden. Dabei wird die EMG-kontrollierte transkutane (Abb. 6.20) gegenüber der endolaryngealen Applikationstechnik bevorzugt.

Seit einigen Jahren wird bereits die Applikation von Botulinumtoxin in den M. thyroarytaenoideus bzw. M. cricoarytaenoideus lateralis (Ongkasuwan u. Courey 2011, Lenkue et al. 2015) und in den M. cricothyroideus (Daniel u. Cordona 2014) praktiziert.

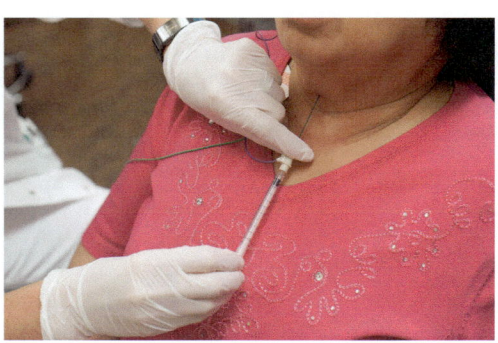

Abb. 6.20 EMG-kontrollierte transkutane Botulinumtoxin-Injektion in den M. vocalis

Die chemische Denervierung führt zu einer Herabsetzung des Muskeltonus, dadurch resultiert je nach injiziertem Muskel eine gewisse Glottiserweiterung, die auf minimalinvasive Weise zur Atemkompensation beiträgt. Bei akuter Dyspnoe ist das Verfahren wegen des verzögerten Wirkeintritts nicht anwendbar.

Die Verwendung von Botulinumtoxin führt in vielen Fällen zu einer mehrmonatigen Verbesserung der Atemnot, bevor neuerliche Injektionen notwendig werden oder andere Therapieverfahren bei nicht ausreichender Verbesserung der Atemsituation erforderlich sind. In seltenen Fällen kann allerdings durch Reduktion der Stimmlippenspannung bei Injektion in den M. vocalis (M. thyroarytaenoideus) das Ansaugen der Stimmlippen im Atemstrom und damit die Atemnot verstärkt werden.

Es ist daher sehr genau zu überlegen, welcher Muskel für die Botulinumtoxin-Injektion im Bedarfsfall in Frage kommt.

6.6 Tracheostomie aus intensivmedizinischer Sicht

Christian Zauner

6.6.1 Indikationen und Zeitpunkt einer PDT an einer ICU

Die endotracheale Intubation stellt anfangs die effizienteste Form bei kritisch Kranken dar, eine suffiziente Beatmung zu gewährleisten. Danach kann bei manchen Patienten im weiteren Verlauf des intensivstationären Aufenthaltes die Anlage eines Tracheostomas notwendig werden.

Für Intensivpatienten werden diverse Indikationen in der unten aufgeführten Übersicht aufgelistet, wobei in erster Linie der Bedarf für eine Langzeitbeatmung im Rahmen des respiratorischen Versagens unterschiedlicher Genese genannt wird (Cheung 2014, Baumann 2010, Bittner 2012, De Leyn 2007, Hsia 2013). Obwohl die Dauer nach wie vor nicht klar definiert ist, ab welchem Beatmungstag man von Langzeitbeatmung spricht, wird derzeit meist eine Periode von 14 Tagen zugrunde gelegt (Cheung 2014, Durbin 2010). In dieser Zeitspanne sollte die mutmaßliche, weitere Beatmungsdauer täglich neu beurteilt werden, sodass bei Patienten mit dem Bedarf einer Langzeitbeatmung eine Tracheotomie bereits frühzeitig durchgeführt werden kann. Jedoch ist die zukünftige Beatmungsdauer für individuelle Intensivpatienten von den behandelnden Ärzten zumeist nicht präzise zu prognostizieren. So war in einer großangelegten Studie für viele Patienten, die aufgrund der zugrunde liegenden Randomisierung eine späte Tracheotomie erhalten sollten, diese im weiteren intensivstationären Verlauf nicht mehr nötig. Sie verbesserten sich klinisch derart, dass sie vor dem geplanten Eingriffstermin von der künstlichen Beatmung geweant, erfolgreich extubiert und bereits an eine nachgeordnete Station transferiert werden konnten (Young 2013).

Im selben Kontext wie die Langzeitbeatmung stellt das Weaningversagen eine Indikation für eine PDT dar. Vor allen Dingen ist bei kritisch Kranken, welche mehrere frustrane Spontanatmungsversuche und somit ein prolongiertes Weaning aufweisen, die Anlage einer PDT gründlich zu evaluieren. Auch das Vorliegen von vermehrtem Bronchialsekret kann die Anlage einer PDT notwendig machen, um für einen längeren Zeitraum den direkten Zugang zum Bronchialsystem für eine suffiziente Bronchialtoilette zu gewährleisten. Diese Indikation liegt häufig bei Patienten mit chronisch respiratorischer Insuffizienz oder bei neurologischen Grunderkrankungen vor.

Stenosen der oberen Atemwege, Verletzungen im Mund- oder Pharynxbereich oder auch Tumoren werden bei Intensivpatienten eher selten eine PDT erforderlich machen. Auch der Gefahr einer Schädigung von anatomischen Strukturen des Larynx durch eine prolongierte endotracheale Intubation kommt in letzter Zeit durch eine Verbesserung der Tubuseigenschaften weniger Bedeutung zu. Jedoch sind solche Schädigungen auch heute bei langer Beatmungsdauer nicht gänzlich auszuschließen.

Indikationen für perkutan-dilatative Tracheotomien (PDT) im Intensivbereich
- Langzeitbeatmung
- Protrahiertes Weaning
- Weaningversagen
- Vermehrtes Bronchialsekret
- Prolongiert eingeschränkte Vigilanz
- Fehlende Schutzreflexe der Atemwege
- Atemwegsicherung
- Obstruktion der oberen Luftwege
- Vermeidung von Larynxschädigungen

Der optimale Zeitpunkt für die Anlage eines Tracheostomas und den Wechsel vom Endotrachealtubus zur Trachealkanüle bei Intensivpatienten wird nach wie vor sehr kontrovers diskutiert. Es liegen derzeit keine klaren Empfehlungen vor, ob eine frühzeitige Tracheotomie gegenüber einer späteren Tracheostoma-Anlage Vorteile bietet. Darüber hinaus existiert bislang weder für die frühe noch für die späte Tracheotomie eine einheitliche Definition. Für die frühe Tracheotomie variiert der zeitliche Rahmen zwischen 2 und 10 Tagen (Cheung 2014, Baumann, 2010, Bittner 2012, Terragni 2014).

In ausgewählten Studien konnte durch eine frühe Tracheotomie zwar die Beatmungsdauer sowie der Bedarf an Medikamenten zur Analgosedierung reduziert werden; ein positiver Einfluss dieses Vorgehens auf die Dauer des Spitalsaufenthaltes, das Auftreten von ventilator-assoziierten Pneumonien (VAP) und insbesondere ein positiver Einfluss auf die Mortalität konnte aber bisher nicht nachgewiesen werden (Baumann 2010, Young 2013, Terragni 2010, Huang 2014). Aus den genannten Gründen sowie wegen der schlechten Prognostizierbarkeit der zu erwartenden Beatmungsdauer ist die routinemäßige Anlage einer frühen Tracheotomie derzeit nicht zu empfehlen; es sollte mit der Anlage eines Tracheostomas zumindest 10 Tage zugewartet werden (Cheung 2014). In dieser Zeit kann sichergestellt werden, dass ein Patient einen fortdauernden Bedarf an künstlicher Beatmung oder an einer intensiven Bronchialtoilette aufweist.

Eine Ausnahme bilden möglicherweise ausgewählte Patienten nach schwerem Polytrauma und/oder Kopfverletzungen, bei denen nachhaltig ein niedriger Glasgow Coma Score vorliegt; bei diesen Patienten sollte eine PDT wahrscheinlich früher (z. B. innerhalb von 5 Tagen) ins Auge gefasst werden. Um diese Empfehlung zu untermauern, werden aber noch weitere, multizentrische Studien benötigt (Cheung 2014).

> Nachdem durch eine frühe Tracheotomie das Überleben der Patienten nicht verbessert und im Einzelfall, für einen individuellen Patienten, die Notwendigkeit und der Benefit nicht verlässlich prognostiziert werden kann, müssen klinische Überlegungen und mögliche Komplikationen in der individuellen Entscheidungsfindung Berücksichtigung finden. Daher kann die routinemäßige Anlage einer frühen PDT derzeit nicht empfohlen werden (Baumann 2010, Plummer 1989).

6.6.2 Weitere Vorteile einer PDT

Neben den positiven Auswirkungen einer PDT bei Langzeitbeatmung und protrahiertem Weaning bzw. Weaningversagen ist die PDT noch mit weiterem potentiellen Nutzen assoziiert. Die PDT führt sowohl zu einer Verbesserung des Patientenkomforts als auch zu einer Verbesserung der Patientensicherheit (Durbin 2010, Blot 2008). Letztere wird durch die Schaffung eines gesicherten Atemweges gewährleistet. Sollte es zu einer akzidentellen Dekanülierung kommen, sind bei tracheotomierten Patienten weder ein spezielles Instrumentarium noch spezielle Kenntnisse nötig, um die Trachealkanüle rasch wieder einsetzen zu können. Einschränkend ist dabei aber unbedingt der Anlagezeitpunkt der PDT zu beachten.

Bei einer frisch angelegten PDT kann eine notfallmäßige Rekanülierung sehr schwierig sein, da bei einem frischen Tracheostoma der dilatierte Kanal primär nur durch die Kanüle offengehalten wird. Bei einer frühen Dekanülierung besteht die Gefahr, dass sich durch die Retraktion des umgebenden Gewebes das neu angelegte Tracheostoma rasch verengt und somit der Wiedereinsatz der Kanüle nicht mehr möglich ist. Wird hier versucht, die Kanüle forciert wiedereinzusetzen, kann es zu fatalen Blutungen, Kanülenfehllagen oder auch schwerwiegenden Trachealverletzungen kommen. Deshalb sollten Patienten in den ersten 5–10 Tagen nach Anlage einer PDT im Notfall endotracheal reintubiert werden. Erst danach sollte unter geordneten Verhältnissen die Rekanülierung erfolgen. Dazu ist möglicherweise eine erneute Dilatation des präformierten Tracheostomas nötig (Baumann 2010).

Die Anlage einer PDT führt zumeist zu einer Verbesserung des Patientenkomforts, da eine Trachealkanüle im Vergleich zum Endotrachealtubus erfahrungsgemäß besser toleriert wird. Diese verbesserte Toleranz macht häufig eine raschere Dosisreduktion von Sedativa bzw. Analgetika möglich. Dadurch kann eine verkürzte Sedierungsdauer und eine Reduktion der kumulativen Sedierungsdosis erzielt werden, wodurch wiederum der kritisch Kranke früher seine Autonomie erreicht. Diese Kombination aus verkürzter Sedierungsdauer, reduzierter Kumulativdosis und rascherer Autonomie kann möglicherweise die Inzidenz des so genannten «ICU-Delirs» (=Intensivstationsdelir) reduzieren. Außerdem ist die Kommunikation mit den Patienten verbessert, die durch eine bessere Lesbarkeit der Mimik und durch den Einsatz spezieller Sprechkanülen gewährleistet wird (Boles 2007). Durch die Entfernung des transoral gelegenen Endotrachealtubus werden Schluckakt, Bronchialtoilette und die Pflege des Nasen-Rachen-Raumes erleichtert, sowie das Risiko für das Entstehen von Larynxulzera reduziert. Darüber hinaus wird es möglich, Patienten mit einer liegenden Trachealkanüle von der Intensivstation weg an eine nachgeordnete Station zu transferieren.

Die Anlage einer PDT führt zu Veränderungen atemphysiologischer Parameter, die ein Weaning von der künstlichen Beatmung erleichtern sollen (Baumann 2010, Durbin 2010, Diehl 1999). Dazu zählen u. a. eine Verringerung des Atemwegswiderstandes und der Atemarbeit sowie ein reduziertes Totraumvolumen. Der anatomische Totraum beträgt bei einem durchschnittlichen Erwachsenen etwa 150 ml. Dieses Volumen übersteigt das Volumen in einer Trachealkanüle jedoch deutlich, welches bei etwa 5 ml liegt. Als zusätzlicher Aspekt kommt der nur geringe Unterschied im Volumen zwischen einem Endotrachealtubus und einer Trachealkanüle in Betracht; dieser beträgt lediglich etwa 20 ml (Davis 1999). Somit erscheint es eher unwahrscheinlich zu sein, dass solche kleinen Volumenunterschiede die Atemmechanik signifikant beeinflussen können. Als eine plausiblere Erklärung kommt eine Reduktion der Atemarbeit in Betracht, da durch die Anlage einer Tracheotomie der Flowwiderstand verringert wird. Es ist dabei aber auf eine adäquate Dimensionierung der Trachealkanüle zu achten. Bei einem vergleichbaren Innendurchmesser von Endotrachealtubus und Trachealkanüle wird durch die kürzere Kanülenlänge die Atemarbeit reduziert.

In einigen Veröffentlichungen wurde durch die PDT bei kritisch Kranken im Vergleich zu endotracheal intubierten Patienten eine geringere Inzidenz von VAP beschrieben (Siempos 2015). Diese Ergebnisse sind jedoch nicht konsistent und bedürfen einer weiteren wissenschaftlichen Abklärung.

6.6.3 Kontraindikationen

Die Anlage einer PDT ist bei Vorliegen von unklaren anatomischen Verhältnissen kontraindiziert, bei welchen die anatomischen Leitstrukturen (Thyroid, Krikoid sowie die Trachea mit ihren Knorpelspangen) nicht eindeutig identifiziert werden können (De Leyn 2007, Baumann 2010, Bittner 2012, Hsia 2013, Cools-Lartigue 2013, Cheung 2014). Solche Verhältnisse können nach vorangegangenen operativen Eingriffen am Hals, bei einer großen Struma oder auch bei sehr adipösen Patienten mit kurzem Hals vorhanden sein. Des Weiteren sollte eine PDT bei einem sogenannten «schwierigen Atemweg», einer instabilen Halswirbelsäule sowie im Rahmen eines respiratorischen Notfalles nicht durchgeführt werden (Cheung 2014, Baumann 2010, De Leyn 2007, Cools-Lartigue 2013). Bei Infektionen im Bereich des geplanten Eingriffsgebietes sollte die Anlage einer PDT ebenfalls unterbleiben. Kinder und Jugendliche <16 Jahren sollten keine PDT erhalten, da wegen der hohen Elastizität der Trachea die Gefahr einer Verletzung der Tracheahinterwand deutlich erhöht ist. Diese und weitere Kontraindikationen sind in der folgenden Übersicht zusammengefasst.

> **Kontraindikationen für eine perkutan-dilatative Tracheotomie**
> — Anatomische Anomalien mit schlechter Identifizierbarkeit der anatomischen Leitstrukturen
> — Adipositas
> — Kurzer Hals
> — Pathologien im Halsbereich (wie Schilddrüsenhyperplasie, Tracheomalazie, Gefäßanomalien, Neoplasien)
> — Vorangegangene Operation oder Bestrahlung im Halsbereich
> — Schwieriger Atemweg
> — Hoher Beatmungsaufwand mit Oxygenierungsstörung
> — Notfalltracheotomie
> — Schwere Koagulopathie/Thrombozytopenie
> — Therapeutische Antikoagulation
> — Instabilität der Halswirbelsäule
> — Infektionen im Eingriffsbereich
> — Erhöhter Hirndruck

Bei wachsender Erfahrung mit der Anlage einer PDT sind viele der in der Übersicht genannten Kontraindikationen eher relativ als absolut einzuschätzen (Durbin 2010, Ben-Nun 2005). Jedoch sollte jeder, der eine PDT vornimmt, die spezifischen Kontraindikationen beachten. Darüber hinaus ist eine Absprache mit chirurgischen Kollegen empfehlenswert, die bei Komplikationen während oder nach einer PDT-Anlage intervenieren können (De Leyn 2007). Die chirurgische Tracheotomie und die PDT sind keine konkurrierenden, sondern sich ergänzende Methoden. Steht vor Ort keine Abteilung mit der nötigen chirurgischen Fachexpertise zur Verfügung, ist die Indikation zur PDT deutlich strenger zu stellen, wobei auch sämtliche Hilfsmittel intensiv genutzt werden sollten (Kristensen 2011, Rudas 2012, Bittner 2012, Hsia 2013, Terrogni 2014, Cheung 2014).

6.7 Tracheostomie in der Neurologie

Berit Schneider-Stickler, Michaela Trapl

6.7.1 Vorbemerkung

Berit Schneider-Stickler

Das vorliegende Kapitel zu den Indikationen der Tracheostomie bei neurologischen Patienten ist aus der mittlerweile jahrzehntelangen Mitbehandlung neurologischer tracheotomierter und/oder schluckgestörter Patienten entstanden. Einerseits werden neurologische Intensivpatienten regelmäßig durch HNO-Fachärzte, Fachärzte für Chirurgie, Anästhesisten und Intensivmediziner tracheotomiert, andererseits liegt die Verantwortung für Tracheostomaversorgung und Rehabilitation von Stimme, Sprache und Schlucken ebenfalls in den Händen des HNO-Facharztes bzw. Phoniaters. Deshalb soll hier die Indikationsstellung zur Tracheostomie bei neurologischen Patienten aus Sicht des HNO-Arztes und Phoniaters gegeben werden.

Neurologische Patienten stellen im intensivmedizinischen Bereich aufgrund erhöhten intrakraniellen Drucks, Störungen der neuromuskulären Überleitung und oft instabiler Verhältnisse der Halswirbelsäule eine besondere Herausforderung dar.

Die Diagnostik und Therapie der oft begleitenden Schluckstörungen liegt wiederum in den Händen von Phoniatrie und Logopädie, die sowohl die Schluckrehabilitation als auch den eventuellen Umgang mit Tracheostomien planen und durchführen.

6.7.2 Kriterien für eine notwendige invasive mechanische Beatmung

Berit Schneider-Stickler

Neurologen versorgen allein in Kliniken Deutschlands etwa eine Million Patienten pro Jahr (Gesundheitsberichterstattung des Bundes). Dabei werden genauso Patienten mit sogenannten Volkskrankheiten (z. B. chronische Polyneuropathie, Migräne) behandelt wie Patienten mit neurodegenerativen Erkrankungen (z. B. Morbus Parkinson) oder autoimmunologischen Prozessen (z. B. Multiple Sklerose).

Einige neurologische Erkrankungen gehen mit dem Risiko eines akuten Atemversagens und/oder dem Risiko einer schweren Dysphagie einher.

Die Indikation zur endotrachealen Intubation bzw. Tracheostomie ergibt sich nach Veltkamp und Schwab (2002) aus zwei wesentlichen Indikationsstellungen:
- eine manifeste oder sich abzeichnende, konservativ nicht therapierbare respiratorische Insuffizienz und
- der Ausfall der Schutzreflexe.

6.7.3 Maschinelle Beatmung bei akutem Atemversagen

Berit Schneider-Stickler

Einige neurologische Erkrankungen haben ein hohes Risiko für ein akutes respiratorisches Versagen. Die Notwendigkeit zu einer maschinellen Beatmung ergibt sich neben fehlenden Schutzreflexen aus der Kombination respiratorischer Parameter:
- Abfall von pO_2
- Anstieg von CO_2
- Anstieg der Atemfrequenz
- Reduzierte Vitalkapazität
- Komatöse Bewusstseinslage

Die Indikation zur Tracheostomie wird meist dann gestellt, wenn eine prolongierte maschinelle Beatmung erwartet wird. Bei manchen neurologischen Patienten kann bereits frühzeitig abgeschätzt werden, dass eine Langzeitbeatmung notwendig werden wird. In diesen Fällen sollte auch möglichst frühzeitig tracheotomiert werden.

In verschiedenen Studien konnte gezeigt werden, dass die frühe Tracheotomie Vorteile hinsichtlich Beatmungsdauer, Weaning-Prozess, Pneumonierisiko, Aufenthaltsdauer auf der ICU und Gesamtüberleben hat (Bösel et al. 2012, Bösel 2014, Andriolo et al. 2015). Dabei wurde bereits 1959 von Klinger auf die Bedeutung der Tracheotomie bei Schädel-Hirn-Verletzten hingewiesen. Neben der Möglichkeit der Entfernung von aspiriertem Blut und Speiseresten sah Klinger damals den Zweck der Tracheostomie in der Möglichkeit der gezielten Bronchialtoilette, um einer Pneumonie entgegenzuwirken.

Eine Langzeitbeatmung ist vor allem bei Intensivpatienten mit ischämischen Insult, intrazerebraler/intraventrikulärer Blutung oder schwerer Subarachnoidalblutung anzunehmen (Bösel et al. 2009). In der Frage, ob früh (3 Tage nach Ereignis) oder spät (7–14 Tage nach Ereignis) tracheotomiert werden soll, scheinen die Patienten eher von einer frühen Tracheotomie und raschem Ausschleichen der Analgosedierung zu profitieren.

Überhaupt stellen Patienten mit Schädel-Hirn-Traumata und Schlaganfällen (sowohl ischämisch als auch hämorrhagisch) eine große Gruppe der intensivpflichtigen Patienten mit Notwendigkeit einer maschinellen Beatmung und nachfolgender Tracheotomie dar (Bösel et al. 2009, Seder u. Bösel 2017, Humble et al. 2016). Bei diesen Patienten stehen die Schädigung des Zentralnervensystems und der erhöhte intrakranielle Druck im Vordergrund. Erhöhter Hirndruck führt zu Vigilanzminderung bzw. zu Bewusstlosigkeit und zu einer Beeinträchtigung der Schutzreflexe mit dem Risiko der Mikro- und Makroaspiration. Bei Beteiligung des Hirnstammes kann es auch zu Atemantriebsstörungen kommen (Veltkamp u. Schwab 2002).

Raumfordernde Infarkte erfordern in der Regel interventionelle Verfahren (z. B. Hemikraniektomie) oder moderate Hypothermien. Diese Behandlungen setzen meist eine temporäre maschinelle Beatmung voraus, deren Dauer oft nicht prognostiziert werden kann. Je nach Ausdehnung des Infarktgeschehens und der neurologischen Symptomatik wird in Abhängigkeit von Lage des Infarktgeschehens (v. a. bei infratentorieller Lokalisation mit konsekutiver, primärer Störung des Atemantriebes) die Indikation zur Intubation und/oder Tracheotomie gestellt. Bei supratentoriellen ischämischen Schlaganfällen ist die Prognose eher gut zu bewerten; die Ausnahme stellt der maligne Mediainfarkt dar, bei dem es ebenfalls zu einer Atem- bzw. Bewusstseinsstörung kommen kann.

Aber auch Patienten mit Erkrankungen des peripheren Nervensystems (◘ Tab. 6.3) sind regelmäßig von Atemproblemen aufgrund des Ausfalls der Atemmuskulatur betroffen, die eine sofortige Intervention zur Aufrechterhaltung der Atemfunktion erfordern. Bei einigen

◘ **Tab. 6.3** Erkrankungen des peripheren Nervensystems mit dem Risiko von Atemproblemen

Einteilung	Beispiele
Erkrankungen Motoneuronen	Amyotrophe Lateralsklerose Poliomyelitis
Erkrankungen des neuromuskulären Überganges	Myasthenia gravis Lambert-Eaton-Syndrom
Muskuläre Erkrankungen	Progressive Muskeldystrophien (z. B. Typ Duchenne) Myopathien (z. B. nach Steroiden) Rhabdomyolyse
Neuropathien	Morbus Charcot-Marie-Tooth Guillain-Barré-Syndrom Critical-Illness-Polyneuropathie Neuropathie des N. phrenicus

neuromuskulären Erkrankungen ist vor allem das Diaphragma (=Zwerchfell) betroffen, wenn es zu einer Funktionsstörung des N. phrenicus auf seinem Weg von den Nuclei von C3–C5 bis zum Diaphragma kommt (Howard 2016). Einseitige Paresen sind meist asymptomatisch, allerdings kann es auch hier bei bestimmten Körperbewegungen (Vorbeugen etc.) oder zusätzlicher Schwäche der Mm. intercostales zu Dyspnoe kommen. Patienten mit beidseitiger Parese des Diaphragmas entwickeln in der Mehrzahl der Fälle ernste respiratorische Probleme (v. a. nächtliche Hypoventilation und Atemstillstand).

Mittlerweile gibt es unzählige Studien, die sich mit den Vor- und Nachteilen der Tracheotomie im Rahmen einer Langzeitbeatmungsnotwendigkeit und mit Prädiktoren für mögliche Atemprobleme bei peripheren neuromuskulären Erkrankungen beschäftigen.

Als Beispiel sei das Guillain-Barré-Syndrom genannt. Hier tritt eine Ateminsuffizienz in etwa 20–30 % der Fälle auf (Winer et al. 1988, Rees et al. 1998, Fletcher et al. 2000, Dhar et al. 2008). Immunmodulierende Therapien konnten den Anteil von Patienten mit Beatmungsnotwendigkeit in den letzten Jahren deutlich senken (Raphael et al. 2012, Hughes et al. 2014). Walgaard et al. (2016) suchten nach einfachen Prädiktoren für die prognostische Beurteilung hinsichtlich der Beatmungsdauer: Allein die Fähigkeit bzw. Unfähigkeit des Patienten, einen Arm zu heben, bzw. der Nachweis axonaler Degeneration war aussagekräftig genug, um eine längere Beatmungsdauer und ein schlechteres Outcome vorherzusagen.

Prediktoren für den möglichen Krankheitsverlauf und notwendige palliative Therapieschritte werden auch für die Motorneuronenerkrankungen gesucht. Als die 5 wichtigen Faktoren, die einen eher negativen Krankheitsverlauf erwarten lassen, gelten (Moura et al. 2016):

- Alter >65 Jahre
- Auftreten der Symptome an einer zweiten Lokalisation innerhalb von 6 Monaten
- Forcierte Vitalkapazität <63 %
- Schwäche der Hals-Nacken-Region
- Pyramidenzeichen

Atemstillstand, Pneumonie und Aspirationspneumonie zählen zu den gefürchteten Komplikationen bei amyotropher Lateralsklerose, die eine Hospitalisierung mit intensivmedizinischer Betreuung notwendig machen (Pisa et al. 2016)

6.7.4 Dysphagien im Rahmen neurologischer Erkrankungen

Michaela Trapl

Neurologische Erkrankungen sind der häufigste Auslöser für Schluckstörungen. Etwa 70 % aller Dysphagien haben eine neurologische Erkrankung als Ursache. Der häufigste Grund für eine neurogene Schluckstörung ist der Schlaganfall. Schluckstörungen treten in 50–80 % der Fälle im Akutstadium nach Schlaganfall auf.

Bei neurogenen Dysphagien im Rahmen von degenerativen Prozessen ist die Demenz mit 84 % die häufigste Erkrankung mit Dysphagie als Begleitsymptom. Das Auftreten von Dysphagien bei Parkinson wird mit 50–80 % in der Literatur angegeben (Prosiegel 2010, Warnecke 2013). Im Verlauf akuter oder degenerativer neurologischer Erkrankungen, kann es aus unterschiedlichen medizinischen Gründen zu einer erheblichen Verschlechterung des Allgemeinzustandes kommen, sodass ein Intensivaufenthalt mit einer Tracheotomie sowie einer vorübergehenden, oder sogar dauerhaften Beatmung angezeigt ist. Die

Indikationen (▶ Abschn. 6.6) für eine Tracheotomie können in diesen Fällen entweder das Vorliegen einer schweren Dysphagie (Schutztracheotomie) oder eine Ateminsuffizienz (Langzeitbeatmung >7–10 Tage), aber auch die Notwendigkeit von Sekretmobilisation und Sekretabtransport (Bronchialtoilette → Absaugen) sein. Sobald sich der Patient in einer medizinisch stabilen Phase befindet ist ein frühzeitiger Therapiebeginn wichtig für die weitere Rehabilitation (Beyer 2013).

▪ Dysphagie bei Schlaganfall

Im Rahmen eines akuten Schlaganfalles besteht ein hohes Risiko (50–80 %) zur Entwicklung einer begleitenden Dysphagie. Das Pneumonierisiko steigt für diese Patienten um das 3fache (Martino 2005, Joundi et al. 2017).

Ein standardisiertes Schluckscreening sollte daher in den ersten Stunden nach Insult obligatorisch sein, um Dysphagien zu erkennen, zu behandeln und Pneumonien zu verhindern (Hinchey 2005, Al-Khaled et al. 2016, Bray et al. 2016). Bei einem Teil der Patienten bildet sich die Dysphagie innerhalb weniger Tage nach Insult zurück, während sich bei ca. 15–25 % der Patienten die Schluckstörung schwerwiegend zeigt und persistiert.

Insulte im Bereich des Hirnstammes haben meist eine ungünstige Prognose und zeigen initial eine derart schwere Schluckstörung, die mitunter ein komplettes Unvermögen der Schluckaktauslösung zur Folge haben kann. Ist die Speichelaspiration so massiv, dass die Gefahr einer Störung der Vitalfunktionen besteht, bedarf es in manchen Fällen einer Schutztracheotomie. Infarkte des Großhirns zeigen unterschiedliche Ausprägungen und Symptome. So kommt es bei einer rechtsseitigen Läsion häufiger zu einer Neglectsymptomatik mit stiller Aspiration über die vernachlässigte Seite und vereinzelt auch zu hochgradigen Schluckstörungen. Linkshirnige Infarkte sind durch apraktische Symptomatik auffällig und bessern sich durch das Wiedererlernen der automatisierten Funktion etwas rascher als rechtsseitige Läsionen. Dennoch kann auch bei linkshirnigen Infarkten eine Aspirationsgefahr bestehen. In der Regel werden Insultpatienten mit supratentoriellen Läsionen nur dann tracheotomiert, wenn es im Rahmen eines sog. malignen Mediainfarktes zu einer Kompression des Hirnstammes kommt.

▪ Dysphagie bei Demenz

Aufgrund der demographischen Entwicklung der Bevölkerung treten vor allem Krankheiten wie die Demenz immer stärker in den Fokus unserer Gesellschaft. Die Demenz ist eine mehrdimensionale Krankheit mit Störungen der Gedächtnisleistungen, des Denkvermögens, der Urteilsfähigkeit, der Orientierung der Sprache und des Handelns. Sie verläuft progressiv über mehrere Stadien bis hin zum Tod.

Die Zahl der Demenzkranken zeigte einen kontinuierlichen Anstieg im Laufe der letzten Jahre. Litten im Jahr 2000 noch 7,1 Millionen Menschen weltweit unter einer dementiellen Erkrankung, so wird sich die Zahl nach Schätzungen des Dachverbandes «Alzheimer´s Disease International» bis in das Jahr 2050 verdreifacht haben. Vor allem Länder mit niedrigen und mittleren Durchschnittseinkommen werden davon betroffen sein. In Österreich zeigt sich der Prävalenzanstieg ähnlich dramatisch. Die Neuerkrankungsrate wird auf 24.000/Jahr geschätzt. Etwa 1,4 % der 65- bis 69-Jährigen sind in Österreich betroffen, bei den 80- bis 84-Jährigen sind es 13 % und bei den über 95-Jährigen 35 %. Für Frauen ist das Risiko im Verhältnis 3:2 größer an einer Demenz zu erkranken (Reith u. Mühl-Benninghaus 2017, Grohall 2016).

In der Literatur werden unterschiedliche Einteilungen der Schweregrade von Demenz vorgestellt. Das Auftreten von Dysphagien wird häufig erst in den fortgeschrittenen

Demenzstadien erwähnt. Die Symptome bei dementiell bedingter Dysphagie sind: verlängerte orale Phase bei festen und flüssigen Konsistenzen, verlängerte Kehlkopfhebung, verlängerte Gesamtdauer des Schluckaktes sowie eine eingeschränkte Kontrolle des Überganges von oraler zu pharyngealer Phase (Warnecke 2013).

Ganz typisch für Patienten mit fortgeschrittener Demenz ist das nicht mehr Essen können aufgrund kognitiver und planungsassoziierter Defizite. Die sogenannte «Esspraxie» hindert demente Patienten zu essen, obwohl sie vielleicht noch sicher schlucken könnten. Die Wahrnehmung der Speisen, die Handhabung des Besteckes, das Öffnen des Mundes bei Annäherung eines Löffels oder einer Gabel können nicht mehr planerisch umgesetzt werden, und die Nahrungsaufnahme kann kaum bis überhaupt nicht mehr über den oralen Weg erfolgen. Therapeutisch kann hier vielleicht noch die ein oder andere Methode helfen, ein wenig Nahrung zu verabreichen, aber längerfristig gesehen wird der Patient über andere Wege versorgt werden müssen. Schwer demente Patienten mit einer PEG-Sonde zu versorgen oder sogar aufgrund von Speichelaspiration zu tracheotomieren wird immer noch kontrovers diskutiert und muss im Einzelfall interdisziplinär und mit den Angehörigen entschieden werden.

- **Dysphagie bei Parkinson**

Das Parkinson-Syndrom ist eine fortschreitende Erkrankung, die durch die Kardinalsymptome Bradykinese, Rigor, Tremor und posturaler Kontrollstörung charakterisiert ist. Es werden je nach Ausprägung der Symptome verschiedene Parkinsontypen unterschieden. Die Auswirkungen auf den Schluckakt sind vielfältig. Mehr als 50 % der Parkinsonpatienten entwickeln im Verlauf ihrer Erkrankung eine neurogene Dysphagie. Letztere ist wiederum ein Risikofaktor für die Entwicklung von Aspirationspneumonien und stellt eine häufige Todesursache in dieser Patientengruppe dar (Warnecke 2013).

Alle drei Schluckphasen können beim Parkinsonpatienten betroffen sein und werden von der Stärke des Tremors, von der Stärke der Rigidität aber auch vom Ausmaß der Dysarthrie beeinflusst. Die Rigidität wirkt sich auf die orale Phase im Speziellen auf die Motilität der Zungenmuskulatur, aber auch der Kaumuskulatur aus. Die orale Phase wird dadurch erheblich verlangsamt («Tongue pumping action»/Pumpbewegungen der Zunge und des Kehlkopfes). Weiters ist eine verlangsamte Kontraktion der pharyngealen Muskulatur zu beobachten, sowie sensomotorische Defizite in dieser Region. Häufig kommt es gerade bei Parkinsonpatienten zu Störungen der ösophagealen Phase. Eine reduzierte ösophageale Motilität, eine unzureichende Öffnung oder Verschluss beider ösophagealer Sphinkter und eine verlängerte ösophageale Transitzeit sind Merkmale einer Parkinson-induzierten neurogenen Dysphagie. Parkinsonpatienten im Endstadium ihrer Erkrankung sind meist nicht mehr fähig, Nahrung oral zu sich zu nehmen. Die Anlage einer PEG-Sonde ist daher schon frühzeitig anzudenken, um die dringend notwendigen Medikamente weiterhin kontinuierlich verabreichen zu können (Yorkston 2004).

- **Dysphagie bei amyotropher Lateralsklerose**

Die amyotrophe Lateralsklerose (ALS) ist eine rasch progrediente neuromuskuläre Erkrankung mit Degeneration des ersten und zweiten Motoneurons. Bei ca. 30 % der Patienten beginnt die Krankheit mit einer progressiven Bulbärparalyse und einer daraus resultierenden neurogenen Dysphagie. Die ersten Anzeichen einer bulbären Beteiligung zeigen sich im Fibrillieren des Zungenkörpers. Die Zunge wird im Verlauf immer schwächer und auch die Sprache zeigt sich dysarthrisch. Kau- und Lippenmuskulatur nehmen an Kraft ab, sodass Nahrung leichter aus dem Mund austreten kann (Drooling). Die Aktivität des Velums wird insuffizient und beeinträchtigt das Sprechen (Rhinolalia aperta) und das Schlucken (nasale Regurgitation). In der pharyngealen Phase des Schluckablaufes verlängert sich die Muskelaktivität der Larynxelevatoren, was eine Öffnungsstörung des oberen Ösophagussphinkters zur Folge haben kann. Durch die immer schwächer werdende pharyngeale Peristaltik kommt es durch einen unvollständigen Bolustransport vermehrt zu Residuen im Larynxbereich mit Gefahr der Penetration und Aspiration.

Der Muskelabbau setzt sich im weiteren Krankheitsverlauf auch im gesamten respiratorischen System fort. Ineffektiver Husten, fehlender Aspirationsschutz, Schwäche der Atemmuskulatur, pathologische Atem-Schluck-Koordination und Veränderungen der Vitalkapazität können den Patienten innerhalb kurzer Zeit intensivpflichtig machen. Je nachdem, wie sich der Patient entschieden hat, werden eine Tracheotomie und eine künstliche Beatmung eingeleitet oder nicht. Die Ateminsuffizienz ist bei Patienten mit ALS die häufigste Todesursache.

In der logopädischen Therapie arbeitet man begleitend an kompensatorischen Möglichkeiten, den Schluckakt zu verbessern und Aspirationen zu verhindern. Man sollte engmaschige Schluckuntersuchungen durchführen, um eine Verschlechterung der Schluckleistung rechtzeitig zu evaluieren. Atemtherapie ist der zweite und wichtigste Schwerpunkt in der Therapie. Durch Atemwahrnehmungsübungen und Erklärungen zur Funktionsweise der Atmung kann man den Einsatz von Beatmungshilfen unter Umständen ein wenig hinauszögern. Ein Hustentraining unter Verwendung einer Abhusthilfe (Cough-Assist-Gerät) hilft dem Patienten, seine pulmonalen Sekrete auszuhusten und wieder besser atmen zu können. Wird der Patient tracheotomiert und beatmet, ist eine begleitende logopädische Therapie indiziert, um Kommunikationswege zu finden und zu üben, sowie im Bereich des Schluckens orale gustatorische Stimuli im Rahmen der Möglichkeiten und im Sinne der Lebensqualität anzubieten (Winterholler 2007).

6.8 Pädiatrische Notfälle mit Tracheostomieindikation

Berit Schneider-Stickler

6.8.1 Allgemeines

Bereits in ▶ Abschn. 6.4 wurde eine eindrucksvolle Übersicht über Stenosen in Larynx, Pharynx und Trachea im Erwachsenenalter gegeben, die auf die kindliche Situation nicht direkt übertragen werden kann. In der Beurteilung der Tracheostomieindikation im Säuglings- und Kindesalter gilt auch hier die Regel, dass Kinder nicht als kleine Erwachsene angesehen werden dürfen.

Bereits unmittelbar nach der Geburt können sich akute Atemnotsituationen durch angeborene Anomalien von Larynx und Trachea ergeben. Während noch vor einigen Jahren die pädiatrische Tracheotomie bei einer Vielzahl von entzündlichen Erkrankungen mit Atemwegsverlegung im Vordergrund stand, sind es jetzt vor allem angeborene Atemwegsverlegungen, neurologische Defizite und Langzeitbeatmung (Kremer et al. 2002, Zenk et al. 2009, Di Dio et al. 2016), die eine Tracheotomie indizieren.

> **Hauptsymptom der kindlichen Atemnot ist der Stridor.**

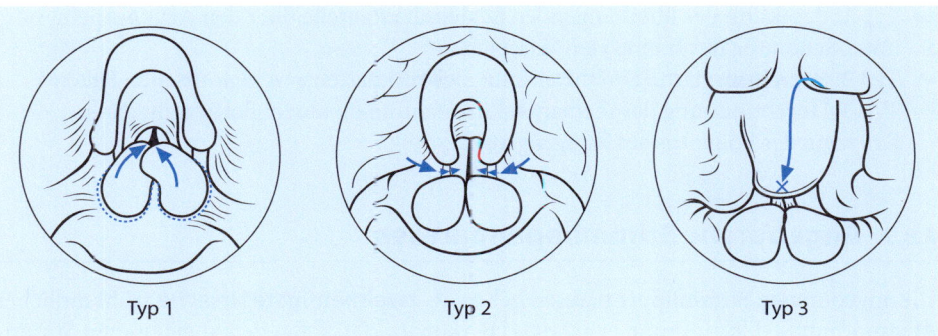

Abb. 6.21 Typen der Laryngomalazie. (Illustration: © Angelika Kramer)

6.8.2 Laryngomalazie

Von den angeborenen Atemwegsverlegungen steht die Laryngomalazie an erster Stelle.

Die Laryngomalazie ist die häufigste angeborene Larynxanomalie (Monnier 2011, Dobbie u. White 2013, Di Dio et al. 2016). Es sind eher Buben als Mädchen betroffen. Es kommt bei Inspiration zu einem Einwärtskollaps der supraglottischen Strukturen mit Auftreten eines inspiratorischen Stridors. Meist beginnt der Stridor 2–4 Wochen nach der Geburt. Im Verlaufe der ersten 6–8 Monate kann sich die Symptomatik des Stridors je nach Schweregrad verschärfen. Zum Ende des 2. Lebensjahres stabilisiert sich in der Regel die klinische Symptomatik.

Zur Beschreibung der Laryngomalazie existieren zahlreiche Klassifikationen. Die gebräuchlichste Klassifikation stammt von Olney et al. (1999), in der 3 Typen unterschieden werden (Abb. 6.21):
— Typ I: Schleimhautprolaps in der Regio arytaenoidea
— Typ II: verkürzte aryepiglottische Falten und eine daraus resultierende tubuläre Epiglottis
— Typ III: Dorsalverlagerung der Epiglottis

Die Laryngomalazie kann als alleinige Diagnose oder im Rahmen multipler Missbildungen auftreten.

Der inspiratorische Stridor nimmt meist bei Aktivitäten wie Schreien und Saugen zu. Auch eine Aufrichtung des Kindes kann zu einer Verschlechterung der Atemsituation führen.

Die Diagnostik der Laryngomalazie stützt sich nicht nur auf endoskopische Untersuchungstechniken, sondern vor allem auf anamnestische Angaben der Eltern und des Pflegepersonals. Bei klinischem Verdacht auf eine Laryngomalazie sind neben einer flexiblen Endoskopie beim wachen Kind auch eine Schlafendoskopie in Sedoanalgesie indiziert.

In leichten Fällen einer Laryngomalazie ist der Verlauf selbstlimitierend. In schweren Fällen ist jedoch ein chirurgisches Vorgehen notwendig. Meist bleibt im Falle einer Laryngomalazie für die Planung eines chirurgischen Vorgehens im Sinne einer Supraglottoplastik genügend Zeit, so dass eine Tracheostomie hier nur im absoluten Notfall indiziert ist.

Das chirurgische Vorgehen bei einer Laryngomalazie unterscheidet 3 Typen der **Supraglottoplastik**, die sich auf die Typen der Laryngomalazie beziehen:

- Typ 1: Resektion der überhängenden Schleimhautanteile über den Aryknorpeln unter Schonung der Interarytenoidregion
- Typ 2: laserchirurgische Durchtrennung der verkürzten aryepiglottischen Falten
- Typ 3: Durchtrennung des medianen Ligamentum glossoepiglottica und Nahtfixierung der Epiglottis am Zungengrund

6.8.3 Angeborene Stimmlippenparesen

Die angeborenen Stimmlippenparesen gelten als **zweithäufigste Ursache** frühkindlicher Atemnot mit Stridor (Simma et al. 1994, Berkowitz 2007). Bei den angeborenen Stimmlippenparesen überwiegen die beidseitigen Stimmlippenparesen, die aufgrund der Atemwegsobstruktion zumeist eine sehr rasche therapeutische Intervention erfordern. Ursachen können Denervierungen, zentrale Ursache oder fehlende Demyelinisierung sein.

Einseitige Paresen imponieren mehrheitlich durch verschiedene Grade der Dysphonie (zumeist behaucht und heiser), während beidseitige Stimmlippenparesen weniger durch Dysphonien, dafür umso häufiger durch Dyspnoe charakterisiert sind.

Beidseitige Stimmlippenlähmungen sind oft mit einem Arnold-Chiari-Syndrom, Hydrozephalus, Myelomeningozele oder intrazerebralen Blutungen vergesellschaftet.

Auch werden bei beidseitigen Stimmlippenlähmungen neben neurologischen Komorbiditäten häufig kardiopulmonale und/oder gastrointestinale Missbildungen beobachtet. Im Falle einer frühkindlichen beidseitigen Rekurrensparese kommen aus therapeutischer Sicht ähnliche chirurgische Interventionen wie beim Erwachsenen (▶ Abschn. 6.5) in Betracht. Nachdem allerdings frühkindliche Stimmlippenparesen oft nur temporär sind, wäre die Tracheotomie die chirurgische Alternative, um dauerhafte stimmverschlechternde Interventionen (z. B. laserchirurgische Glottiserweiterung) zu vermeiden.

6.8.4 Weitere Diagnosen frühkindlicher Atemwegsverlegung

Zu den eher selten auftretenden Diagnosen der angeborenen frühkindlichen Atemwegsobstruktion zählen (Monnier 2011):
- Angeborene subglottische Stenosen
- Laryngeale Synechien
- Laryngeale Atresie
- Subglottische Hämangiome
- Laryngeale Zysten und Zelen
- Laryngeale und tracheale Spaltbildungen
- Angeborene Tracheomalazie
- Trachealstenosen

Bei Verdacht auf eine dieser Diagnosen sind entsprechende endoskopische Untersuchungen im wachen und sedierten Zustand indiziert, die durch entsprechende bildgebende Verfahren ergänzt werden müssen.

Hauptursache von erworbenen Atemwegsobstruktionen ist meist eine vorangegangene Langzeitintubation. Die Häufigkeit frustraner Intubationsversuche, Größe und Typ des Beatmungstubus und Dauer der maschinellen Beatmung sind wichtige Kriterien für mögliche spätere Stenosen in Larynx und Trachea nach Intubation und Langzeitbeatmung.

Literatur

Al-Khaled M, Matthis C, Binder A, Mudter J, Schattschneider J, Pulkowski U, Strohmaier T, Niehoff T, Zybur R, Eggers J, Valdueza JM, Royl G, und for QugSS II Group (2016) Dysphagia in patients with acute ischemic stroke: early dysphagia screening may reduce stroke-related pneumonia and improve stroke outcomes. Cerebrovasc Dis 42(1–2):81–89

Andriolo BN, Andriolo RB, Saconato H, Atallah ÁN, Valente O (2015) Early versus late tracheostomy for critically ill patients. Cochrane Database Syst Rev 12;1:CD007271

Ashiku SK, Kuzucu A, Grillo HC et al. (2004) Idiopathic laryngotracheal stenosis: effective definitive treatment with laryngotracheal resection. The Journal of thoracic and cardiovascular surgery 127:99–107

Barbone F (2016) Hospitalizations due to respiratory failure in patients with Amyotrophic Lateral Sclerosis and their impact on survival: a population-based cohort study. BMC Pulm Med 3;16(1):136

Baron DM, Hochrieser H, Metnitz PG, Mauritz W (2016) Tracheostomy is associated with decreased hospital mortality after moderate or severe isolated traumatic brain injury. Wien Klin Wochenschr 128 (11–12):397–403

Baumann HJ, Kemei C, Kluge S (2010) Die Tracheotomie auf der Intensivstation. Pneumologie 64:769–776

Baumann HJ, Kemei C, Kluge S (2010) Tracheostomy in the intensive care unit. [Article in German]. Pneumologie 64(12):769–76. doi: 10.1055/s-0030-1255743. [Epub 2010 Sep 20.]

Bell RB, Verschueren DS, Dierks EJ (2008) Management of laryngeal trauma. Oral Maxillofac Surg Clin North Am 20(3):415–430

Ben-Nun A, Altman E, Best LA (2005) Extended indications for percutaneous tracheostomy. Ann Thorac Surg 80:1276–1279

Berkowitz RG (1996) Laryngeal electromyography findings in idiopathic congenital bilateral vocal cord paralysis. Ann Otol Rhinol Laryngol 105:207–212. (Grade C)

Berkowitz RG (2007) Natural history of tracheostomy-dependent idiopathic congenital bilateral vocal fold paralysis. Otolaryngol Head Neck Surg 136(4):649–652

Beyer Ch et al. (2013) Von der Tracheotomie zur Dekanülierung. Lehmanns Media, Berlin

Bittner EA, Schmidt UH (2012) The ventilator liberation process: update on technique, timing, and termination of tracheostomy. Respir Care 57:1626–1634

Blot F, Similowski T, Trouillet JL, Chardon P, Korach JM, Costa MA, Journois D, Thiéry G, Fartoukh M, Pipien I, Bruder N, Orlikowski D, Tankere F, Durand-Zaleski I, Auboyer C, Nitenberg G, Holzapfel L, Tenaillon A, Chastre J, Laplanche A (2008) Early tracheotomy versus prolonged endotracheal intubation in unselected severely ill ICU patients. Intensive Care Med 34:1779–1787

Blumin JH, Johnston N (2011) Evidence of extraesophageal reflux in idiopathic subglottic stenosis. Laryngoscope 121:1266–1273

Boles JM, Bion J, Connors A, Herridge M, Marsh B, Melot C, Pearl R, Silverman H, Stanchina M, Vieillard-Baron A, Welte T (2007) Weaning from mechanical ventilation. Eur Respir J 29:1033–1056

Bösel J (2014) Tracheostomy in stroke patients. Curr Treat Options Neurol 16(1):274

Bösel J, Hook Y, Poli S, Steiner T (2009) Frühe Tracheotomie bei zerebrovaskulären neurologischen Intensivpatienten. Akt Neurol 36:P497

Bösel J, Schiller P, Hacke W, Steiner T (2012) Benefits of early tracheostomy in ventilated stroke patients? Current evidence and study protocol of the randomized pilot trial SETPOINT (Stroke-related Early Tracheostomy vs. Prolonged Orotracheal Intubation in Neurocritical care Trial). Int J Stroke 7(2): 173–182. doi: 10.1111/j.1747-4949.2011.00703.x

Bray BD, Smith CJ, Cloud GC, Enderby P, James M, Paley L, Tyrrell PJ, Wolfe CD, Rudd AG, und SSNAP Collaboration (2017) The association between delays in screening for and assessing dysphagia after acute stroke, and the risk of stroke-associated pneumonia. J Neurol Neurosurg Psychiatry 88(1):25–39

Byhahn C, Lischke V, Westphal K (2000) Tracheotomie – Indikation und Anwendung in der Intensivmedizin. Steinkopf, Darmstadt

Cheung NH, Napolitano LM (2014) Tracheostomy: epidemiology, indications, timing, technique, and outcomes. Respir Care 59:895–919

Cools-Lartigue J, Aboalsaud A, Gill H, Ferri L (2013) Evolution of percutaneous dilatational tracheostomy – a review of current techniques and their pitfalls. World J Surg 37:1633–1646

Damrose EJ (2008) On the development of idiopathic subglottic stenosis. Medical hypotheses 71: 122–125

Damrose EJ (2011) Suture laterofixation of the vocal fold for bilateral vocal fold immobility. Curr Opin Otolaryngol Head Neck Surg 19(6):416–421

Daniel SJ, Cardona I (2014) Cricothyroid onabotulinum toxin A injection to avert tracheostomy in bilateral vocal fold paralysis. JAMA Otolaryngol Head Neck Surg 140(9):867–869

Davis K Jr, Campbell RS, Johannigman JA, Valente JF, Branson RD (1999) Changes in respiratory mechanics after tracheostomy. Arch Surg 134:59–62

De Leyn P, Bedert L, Delcroix M, Depuydt P, Lauwers G, Sokolov Y, van Meerhaeghe A, van Schil P (2007) Tracheostomy: clinical review and guidelines. Eur J Cardiothorac Surg 32:412–421

Dhar R, Stitt L, Hahn AF (2008) The morbidity and outcome of patient with Guillain-Barre syndrome admitted to the intensive care unit. J Neurol Sci 264(1–2):121–128

Di Dio D, Amrhein P, Koitschev A, Sittel C (2016) Supraglottoplasty for pediatric laryngomalacia: Results from 71 cases. [Article in German] HNO 64(12):905–908

Diehl JL, El Atrous S, Touchard D, Lemaire F, Brochard L (1999) Changes in the work of breathing induced by tracheotomy in ventilator-dependent patients. Am J Respir Crit Care Med 159:383–388

Dobbie AM, White DR (2013) Laryngomalacia. Pediatr Clin North Am 60(4):893–902. doi: 10.1016/j.pcl.2013.04.013. [Epub 2013 Jun 14.]

Durbin CG (2010) Tracheostomy: why, when, and how? Respir Care 55:1056–1068

Eckel HE, Sittel C (2001) Beidseitige Rekurrenslähmungen. HNO 49(3):166–179

Eckel HE, Wittekindt C, Klussmann JP, Schroeder U, Sittel C (2003) Management of bilateral arytenoid cartilage fixation versus recurrent laryngeal nerve paralysis. Ann Otol Rhinol Laryngol 112(2):103–108

Fletcher DD, Lawn ND, Wolter TD, Wijdicks EF (2000) Long-term outcome in patients with Guillain-Barre syndrome requiring mechanical ventilation. Neurology 54(12):2311–2315

Foerster G, Arnold D, Bischoff S, Boltze K, Scholle HC, Schubert H, Mueller AH (2016) Pre-clinical evaluation of a minimally invasive laryngeal pacemaker system in mini-pig. Eur Arch Otorhinolaryngol 273(1):151–158

Genzwürker H, Hinkelbein J (2007) Fallbuch Anästhesie, Intensivmedizin, Notfallmedizin und Schmerztherapie. Thieme, Stuttgart

Gesundheitsberichterstattung des Bundes (2014) Fallpauschalenbezogene Krankenhausstatistik (DRG-Statistik): Diagnosen, Prozeduren, Fallpauschalen und Case Mix der vollstationären Patientinnen und Patienten in Krankenhäusern. Fachserie 12 Reihe 6.4 (Artikelnummer: 2120640137004). Erschienen 2014, korrigiert 2015

Giudice M, Piazza C, Foccoli P et al. (2003) Idiopathic subglottic stenosis: management by endoscopic and open-neck surgery in a series of 30 patients. European archives of oto-rhino-laryngology: official journal of the European Federation of Oto-Rhino-Laryngological Societies (EUFOS): affiliated with the German Society for Oto-Rhino-Laryngology – Head Neck Surg 260:235–238

Gnagi SH, White DR (2016) Beyond dilation: current concepts in endoscopic airway stenting and reconstruction. Curr Opin Otolaryngol Head Neck Surg 24(6):516–521

Grillo HC (2003) The history of tracheal surgery. Chest surgery clinics of North America 13:175–189

Grohall W (2016) Demenz-Herausforderung für den Hausarzt. Online verfügbar unter: https://medonline.at/ (Abgerufen am: 10.06.2017)

Gupta K, Mandlik D, Patel P, Vijay DG, Kothari JM, Toprani RB, Patel KD (2016) Clinical assessment scoring system for tracheostomy (CASST) criterion: Objective criteria to predict pre-operatively the need for a tracheostomy in head and neck malignancies. J Craniomaxillofac Surg 44(9):1310–1313

Hillejan L, Rawert H (2015) Tracheotomy – surgical and percutaneous. [Article in German]. Zentralbl Chir 140(3):339–358; quiz 359–360

Hinchey JA, Shephard T, Furie K, Smith D, Wang D, Tonn S (2005) Formal dysphagia screening protocols prevent pneumonia. Stroke 36(9):1972–1976

Holmgren EP, Bagheri S, Bell RB, Bobek S, Dierks EJ (2007) Utilization of tracheostomy in craniomaxillofacial trauma at a level1 trauma center, J Oral Maxillofac Surg 65(10):2005–2010

Howard RS (2016) Respiratory failure because of neuromuscular disease. Curr Opin Neurol 29(5):592–601

Hseu AF, Benninger MS, Haffey TM et al. (2014) Subglottic stenosis: a ten-year review of treatment outcomes. Laryngoscope 124:736–741

Hsia DW, Ghori UK, Musani AI (2013) Percutaneous dilational tracheostomy. Clin Chest Med 34:515–526

Hu A, Mccaffrey J, Hillel A (2015) Cricotracheal resection. Ear Nose Throat J 94(6):214–215

Huang H, Li Y, Ariani F, Chen X, Lin J (2014) Timing of tracheostomy in critically ill patients: a meta-analysis. PLoS One 9:e92981

Hughes RA, Swan AV, van Doorn PA (2014) Intravenous immunoglobulin for Guillain-Barre syndrome. Cochrane Database Syst Rev (9):CD002063

Humble SS, Wilson LD, McKenna JW, Leath TC, Song Y, Davidson MA, Ehrenfeld JM, Guillamondegui OD, Pandharipande PP, Patel MB (2016) Tracheostomy risk factors and outcomes after severe traumatic brain injury. Brain Inj 30(13–14):1642–1647

Joundi RA et al. (2017) Predictors and outcomes of dysphagia screening after acute ischemic stroke. Stroke 48(4):900–906

Kathryn M, Yorkston RM (2004) Management of speech and swallowing disorders in degenerative desease, 2nd edn. Pro-Ed, Austin, Texas

Keller MW, Han PP, Galarneau MR, Brigger MT (2015) Airway management in severe combat maxillofacial trauma. Otolaryngol Head Neck Surg 153(4):532–537

Klinger M (1959) Zur Indikation der Tracheotomie bei Schädel-Hirn-Verletzten. Dtsch med Wochenschr 84(13):597–603

Kremer B, Botos-Kremer AI, Eckel HE, Schlöndorff G (2002) Indications, complications, and surgical techniques for pediatric tracheostomies – an update. J Pediatr Surg 37(11):1556–1562

Kristensen MS (2011) Ultrasonography in the management of the airway. Acta Anaesthesiol Scand 55:1155–1173

Kupfer Y, Ramachandran K, Tessler S (2010) ACE inhibitor-induced angioedema in elderly African American females requiring tracheostomy. J Natl Med Assoc 102(6):529–530

Leiser Y, Barak M, Ghantous Y, Yehudai N, Abu El-Naaj I (2017) Indications for elective tracheostomy in reconstructive surgery in patients with oral cancer. J Craniofac Surg 28(2):e18–e22

Lekue A, García-López I, Santiago S, Del Palacio A, Gavilán J (2015) Diagnosis and management with botulinum toxin in 11 cases of laryngeal synkinesis. Eur Arch Otorhinolaryngol 272(9):2397–2402

Lewis R, Scott N, Fardy M (2017) Head and neck surgery: tracheostoma or not? Br J Oral Maxillofac Surg 18:Pii:S0266-4356(17)30017-077

Lichtenberger G (2003) Comparison of endoscopic glottis-dilating operations. Eur Arch Otorhinolaryngol 260(2):57–61

Lichtenberger G (1983) Endo-extralaryngeal needle carrier instrument. Laryngoscope 93:1348–1350

Mann G, Hankey GJ, Cameron D (1999) Swallowing function after stroke: prognosis and prognostic factors at 6 months. Stroke 30(4):744–748

Marie JP, Dehesdin D, Ducastelle T, Senant J (1989) Selective reinnervation of the abductor and adductor muscles of the canine larynx after recurrent nerve paralysis. Ann Otol Rhinol Laryngol 98(7 Pt 1): 530–536

Marina MB, Marie JP, Birchall MA (2011) Laryngeal reinnervation for bilateral vocal fold paralysis. Curr Opin Otolaryngol Head Neck Surg 19(6):434–438

Mark EJ, Meng F, Kradin RL et al. (2008) Idiopathic tracheal stenosis: a clinicopathologic study of 63 cases and comparison of the pathology with chondromalacia. Am J Surg Pathol 32(8):1138–1143

Marseglia L, D'Angelo G, Impellizzeri P, Salvo V, Catalano N, Bruno R, Galletti C, Galletti B, Galletti F, Gitto E (2017) Neonatal stridor and laryngeal cyst: Which comes first? Pediatr Int 59(1):115–117. doi: 10.1111/ped.13192

Martino R et al. (2005) Dysphagia after stroke: incidence, diagnosis, and pulmonary complications. Stroke 36: 2756–2763

Mehta C, Mehta Y (2017) Percutaneous tracheostomy. Ann Card Anaesth 20(Supplement):S19–S25. doi: 10.4103/0971-9784.197793

Modi VK (2012) Vocal cordotomy. Adv Otorhinolaryngol 73:123–6. doi: 10.1159/000334466. [Epub 2012 Mar 29.]

Monnier P (2011) Pediatric airway surgery. Springer, Berlin Heidelberg

Monnier P, Dikkers FG, Eckel H et al. (2015) Preoperative assessment and classification of benign laryngotracheal stenosis: a consensus paper of the European Laryngological Society. European archives of oto-rhino-laryngology: official journal of the European Federation of Oto-Rhino-Laryngological Societies (EUFOS): affiliated with the German Society for Oto-Rhino-Laryngology – Eur Arch Otorhinolaryngol 272(10):2885–2896

Moura MC, Casulari LA, Novaes MR (2016) A predictive model for prognosis in motor neuron disease. J Neurol Disord 4(8). pii: 316

Müller AH, Förster G. Reinnervation and neurostimulation of the larynx.

Ng M, Saadat D, Sinha UK (1998) Managing the emergency airway in Le Fort fractures. J Craniomaxillofac Trauma 4(4):38–43

Nouraei SA, Sandhu GS (2013) Outcome of a multimodality approach to the management of idiopathic subglottic stenosis. Laryngoscope 123(10):2474–2484

Olney DR, Greinwald JH Jr, Smith RJ, Bauman NM (1999) Laryngomalacia and its treatment. Laryngoscope 109(1):1770–1775

Ongkasuwan J1, Courey M (2011) The role of botulinum toxin in the management of airway compromise due to bilateral vocal fold paralysis. Curr Opin Otolaryngol Head Neck Surg 19(6):444–448

Pearson FG, Brito-Filomeno L, Cooper JD (1986) Experience with partial cricoid resection and thyrotracheal anastomosis. Ann Otol Rhinol Laryngol 95(6 Pt 1):582–585

Plummer AL, Gracey DR (1989) Consensus conference on artificial airways in patients receiving mechanical ventilation. Chest 96:178–180

Probst G, Dubiel S, Deitmer T (2004) The cartilage conserving concept of surgical tracheostomy. Laryngo-rhinootologie 83(7):461–465

Prosiegel M (2008) Leitlinien der DGN – Neurogene Dysphagien. Online verfügbar unter: https://www.dgn.org/images/red_leitlinien/LL_2014/PDFs_Download/030111_DGN_LL_neurogene_dysphagien_final.pdf (Abgerufen am: 10.06.2017)

Raphael JC, Chevret S, Hughes RA, Annane D (2012) Plasma exchange for Guillain-Barre syndrome. Cochrane Database Syst Rev (7):CD001798

Rees JH, Thompson RD, Smeeton NC, Hughes RA (1998) Epidemiological study of Guillain-Barre syndrome in south east England. J Neurol Neurosurg Psychiatry 64(1):74–77

Reith W, Mühl-Benninghaus R (2017) Differenzialdiagnose demenzieller Erkrankungen. Consilium 55(5):378–385

Roediger FC, Orloff LA, Courey MS (2008) Adult subglottic stenosis: management with laser incisions and mitomycin-C. Laryngoscope 118:1542–1546

Rossa M (2009) Erster Österreichischer Demenzbericht Teil 1: Analyse zur Versorgungssituation durch das CC Integrierte Versorgung der österreichischen Sozialversicherung. Online verfügbar unter: http://www.wgkk.at/portal27/portal/wgkkportal/content/contentWindow?contentid=10008.595154&action=b&cacheability=PAGE&version=1391231137 (Abgerufen am: 10.06.2017)

Rudas M, Seppelt I (2012) Safety and efficacy of ultrasonography before and during percutaneous dilatational tracheostomy in adult patients: a systematic review. Crit Care Resusc 14:297–301

Sapundzhiev N, Lichtenberger G, Eckel HE, Friedrich G, Zenev I, Toohill RJ, Werner JA (2008) Surgery of adult bilateral vocal fold paralysis in adduction: history and trends. Eur Arch Otorhinolaryngol 265(12):1501–1514

Seder DB, Bösel J (2017) Airway management and mechanical ventilation in acute brain injury. Handb Clin Neurol 140:15–32

Sessions DG, Ogura JH, Heeneman H (1976) Surgical management of bilateral vocal cord paralysis. Laryngoscope 86:559–556

Siempos II, Ntaidou TK, Filippidis FT, Choi AMK (2015) Effect of early versus late or no tracheostomy on mortality and pneumonia of critically ill patients receiving mechanical ventilation: a systematic review and meta-analysis. Lancet Respir Med 3:150–158

Simma B, Spehler D, Burger R, Uehlinger J, Ghelfi D, Dangel P, Hof E, Fanconi S (1994) Tracheostomy in children. Eur J Pediatr 153(4):291–296

Sittel C, Blum S, Streckfuss A et al. (2008) Cricotracheal resection in nontracheotomized adults: a prospective case series. Ann Otol Rhinol Laryngol 117(4):288–294

Sittel C, Wassermann K, Mathen F, Eckel HE (2001) Die uni- und bilaterale Lähmung des Nervus laryngeus inferior (recurrens). Pneumologie 55(12):568–578

Stone JH (2003) Wegener's granulomatosis etanercept trial research G. Limited versus severe Wegener's granulomatosis: baseline data on patients in the Wegener's granulomatosis etanercept trial. Arthritis and rheumatism 48:2299–2309

Su WF, Liu SC, Wang SD, Su WY, Ma KH, Huang TT (2015) Nerve branches to the posterior cricoarytenoid muscle may complicate the laryngeal reinnervation procedure. Laryngoscope 125(2):419–423

Terragni P, Faggiano C, Martin EL, Ranieri VM (2014) Tracheostomy in mechanical ventilation. Semin Respir Crit Care Med 35:482–491

Terragni PP, Antonelli M, Fumagalli R, Faggiano C, Berardino M, Pallavicini FB, Miletto A, Mangione S, Sinardi AU, Pastorelli M, Vivaldi N, Pasetto A, Della Rocca G, Urbino R, Filippini C, Pagano E, Evangelista A, Ciccone G, Mascia L, Ranieri VM (2010) Early vs late tracheotomy for prevention of pneumonia in mechanically ventilated adult ICU patients: a randomized controlled trial. JAMA 303:1483–1489

Thornell WC (1948) Intralaryngeal approach for arytenoidectomy in bilateral abductor vocal cord paralysis. Arch Otolaryngol 47:505–508

Valdez TA, Shapshay SM (2002) Idiopathic subglottic stenosis revisited. Ann Otol Rhinol Laryngol 111: 690–695

Veltkamp R. Schwab S (2002) Moderne Aspekte der künstlichen Beatmung in der Neurologie. Akt Neurol 29: 123–133

Walgaard C, Lingsma HF, van Doorn PA, van der Jagt M, Steyerberg EW, Jacobs BC (2017) Tracheostomy or not: prediction of prolonged mechanical ventilation in Guillain-Barré Syndrome. Neurocrit Care 26(1):6–13

Wang W, Chen D, Chen S, Li D, Li M, Xia S, Zheng H (2011) Laryngeal reinnervation using ansa cervicalis for thyroid surgery-related unilateral vocal fold paralysis: a long-term outcome analysis of 237 cases. PLoS One 29;6(4):e19128

Warnecke T, Dziewas R (2013) Neurogene Dysphagien. Kohlhammer, Stuttgart

Winer JB, Hughes RA, Osmond C (1988) A prospective study of acute idiopathic neuropathy. I. Clinical features and their prognostic value. J Neurol Neurosurg Psychiatry 51(5):605–612

Winterholler C (2007) Die Therapie von Schluckstörungen bei Amyotropher Lateralsklerose (ALS) – Das Konzept der palliativen Logopädie logoTHEMA:10

Woodson G (2011) Arytenoid abduction for bilateral vocal fold immobility. Curr Opin Otolaryngol Head Neck Surg 19(6):428–433

Woodson G (2010) Arytenoid abduction: indications and limitations. Ann Otol Rhinol Laryngol 119(11):742–748

Young D, Harrison DA, Cuthbertson BH, Rowan K (2013) Effect of early vs late tracheostomy placement on survival in patients receiving mechanical ventilation. JAMA 309:2121–2129

Zealear DL, Billante CR, Courey MS, Netterville JL, Paniello RC, Sanders I, Herzon GD, Goding GS, Mann W, Ejnell H, Habets AM, Testerman R, Van de Heyning P (2003) Reanimation of the paralyzed human larynx with an implantable electrical stimulation device. Laryngoscope 113(7):1149–1156

Zealear DL, Dedo HH (1977) Control of paralysed axial muscles by electrical stimulation. Acta Otolaryngol 83(5–6):514–527

Zenk J, Fyrmpas G, Zimmermann T, Koch M, Constantinidis J, Iro H (2009) Tracheostomy in young patients: indications and long-term outcome. Eur Arch Otorhinolaryngol 266(5):705–711

Tracheostomaversorgung

Berit Schneider-Stickler

7.1 Verantwortlichkeit der Nachsorge – 150

7.2 Das Tracheostoma als Wunde – 150
7.2.1 Wundarten im Überblick – 150
7.2.2 Physiologie der Wundheilung – 151
7.2.3 Primäre versus sekundäre Wundheilung – 154

7.3 Einteilung in «frisches», «epithelisiertes» und «infiziertes» Tracheostoma – 156

7.4 Allgemeine Grundlagen der Tracheostomaversorgung – 156
7.4.1 Reinigung und Antiseptik des Tracheostomas – 156
7.4.2 Peristomaler Hautschutz und Wundauflagen – 157
7.4.3 Wahl der Trachealkanüle – 158

7.5 «Standard Operating Procedure (SOP) zur Tracheostomaversorgung» – 158

7.6 Wunddokumentation nach Tracheostomie – 159

Literatur – 166

Arbeitsmaterial – 166

© Springer-Verlag GmbH Austria 2018
B. Schneider-Stickler, P. Kress (Hrsg.), *Tracheotomie und Tracheostomaversorgung*
https://doi.org/10.1007/978-3-7091-4868-6_7

7.1 Verantwortlichkeit der Nachsorge

Nachdem die Tracheotomie und deren Nachbetreuung jahrhundertelang eher eine Domäne der Ärzte war, hat sie sich in den letzten Jahrzehnten zu einem multidisziplinären Aufgabenbereich entwickelt. Die Herausforderungen der modernen Wundversorgung im Allgemeinen haben auch die Versorgung des Tracheostomas als «Wunde» wesentlich beeinflusst (Arora u. Kramer 2003).

Viele Wunden heilen von allein (Probst u. Vasel-Biergans 2012). Dank der Reparaturfähigkeit des menschlichen Organismus heilen viele Tracheostomen auf natürlichem Wege ohne Wundheilungsstörungen ab. Andererseits sind Tracheotomien oft bei multimorbiden Patienten mit Immunsuppression und schlechter Wundheilung erforderlich, die ein höheres Risiko einer Wundheilungsstörung in sich bergen. Zur Wundversorgung gehört daher ein hohes Maß an patientenorientierter und patientenindividueller Behandlung.

Heilungsverzögerungen und Wundheilungsstörungen können nicht nur lokale Ursachen haben, sondern in der allgemeinen gesundheitlichen Verfassung der Patienten begründet sein.

Ärzte sollten ihren Aufgabenbereich nicht nur auf die chirurgische Anlage des Tracheostomas beschränken, sondern sich auch für die postoperative Behandlung der von ihnen angelegten «Wunde» verantwortlich fühlen. Dazu sind Kenntnisse über die Physiologie der Wundheilung, Beeinflussungsfaktoren der Wundheilung und die medizinische Behandlung akuter und chronischer Wunden Voraussetzung. Ein unverzichtbarer Partner in der Behandlung von Wunden ist inzwischen die Krankenpflege geworden, die durch ihr hohes Maß an praktischer Erfahrung und klinischer Fachkenntnis das moderne Wundmanagement maßgeblich vorangetrieben hat.

Pharmakologische Entwicklungen und Interventionsstudien haben zu einem Umdenken in vielen Behandlungsdetails zur Wundversorgung geführt. Die Art der Wundbehandlung, die Wahl der Wundauflagen, die Wahl der Antiseptika etc. haben in den letzten Jahren deutliche Veränderungen erfahren.

Grundsätzlich gilt, dass zumeist erst die Wunde, die nicht heilen will, unserer gezielten fachlichen Aufmerksamkeit bedarf.

Die Therapieanordnung zur Behandlung des frischen und auch des epithelisierten Tracheostomas ist noch immer ärztlich verankert. Die Betreuung eines jeden Patienten mit Tracheostoma sollte bestenfalls unter Einbindung von Pflegekräften mit Fachweiterbildung als zertifizierter Wundmanager/Wundtherapeut bzw. von Wundmanagern erfolgen, um eine bestmögliche Wundversorgung zu offerieren.

Die Ausbildung von Fachtherapeuten für Tracheostoma bzw. Tracheostomaberater wird in Deutschland nach Qualitätsmanagementnorm DIN EN ISO 9001 und in Österreich nach § 64 des Gesundheits- und Krankenpflegegesetzes (GuKG) angeboten.

7.2 Das Tracheostoma als Wunde

7.2.1 Wundarten im Überblick

Jede Zerstörung der funktionellen und anatomischen Integrität eines Gewebes führt zur Ausbildung einer Wunde. Wesentliche Faktoren sind Zellschädigung, Gewebezerstörung oder Gewebetrennung, die oft mit Substanzverlust und Funktionseinschränkung verbunden sind.

7.2 · Das Tracheostoma als Wunde

◘ Tab. 7.1 Wundarten

Traumatische Wunden	Iatrogene Wunden	Chronische Wunden
Mechanische Verletzungen: Schürfwunden Schnittwunden Stichwunden Riss- und Quetschwunden Schusswunden Abledérungen Amputationen Bisswunden Blasen	Medizinische invasive Maßnahmen: Inzisionen Punktionen Laserbehandlungen Spalthautentnahmen Amputationen Strahlenschäden	Trophisch bedingte Störungen durch Durchblutungs- und Stoffwechsel- störungen: Dekubitus Ulcus cruris Diabetische Gangrän
Thermische Verletzungen: Erfrierungen Verbrennungen Stromverletzungen		Trophisch bedingte Störungen durch permanente Druckeinwirkung: Dekubitus
Chemische Verletzungen: Verätzungen durch Säuren Verätzungen durch Laugen Verätzungen durch Gase		Systemische Erkrankungen: Ulzerierende Tumoren: Ulcus ventriculi Ulcus duodeni
Strahlenschäden		

Andere Wundarten umfassen Folgen mechanischer, thermischer, chemischer und radiogener Folgen sowie Folgen chronischer Gewebsschädigung durch trophische Störungen des Gewebes (◘ Tab. 7.1).

> **Ein Tracheostoma wird chirurgisch/interventionell absichtlich im Rahmen eines invasiven Eingriffes angelegt und gilt als iatrogene Wunde.**

7.2.2 Physiologie der Wundheilung

Die Wundheilung ist eine der Überlebensvoraussetzungen des menschlichen Organismus. Nach jeglicher Verletzungsform versucht der Körper, den Defekt so schnell wie möglich zu verschließen und die gestörte Funktion des geschädigten Gewebsareals wiederherzustellen. Dabei unterscheidet man zwischen Regeneration und Reparation (◘ Tab. 7.2).

Grundsätzlich ist die Wundheilung ein dynamisches Geschehen, das verschiedene Prozesse zur Regeration bzw. Reparation durchläuft:

◘ Tab. 7.2 Formen der Wundheilung

Regeneration	Reparation
Geschädigtes bzw. verloren gegangenes Gewebe wird durch gleiches Gewebe ersetzt. Diese Form der Wundheilung ist nur im Bereich von Epidermis und Schleimhäuten möglich.	Geschädigtes oder verloren gegangenes Gewebe wird durch unspezifisches Binde- und Stützgewebe ersetzt. Als Folge verbleibt eine Narbe.

Tab. 7.3 Wundheilungsphasen

Phasen	Phase 1	Phase 2	Phase 3
Beschreibung	Exsudative und inflammatorische Phase (≙ Entzündungs- und Reinigungsphase)	Proliferative Phase (≙ Granulationsphase)	Regenerative/reparative Phase (≙ Epithelisierungsphase)
Prozesse	Wundspalt durch Blutgerinnsel verschlossen. Ab dem 2. po. Tag Vaskularisierung des Wundbetts radiär vom Wundrand ausgehend zwecks Nährstoffzufuhr und Versorgung mit humoralen und proliferationsstimulierenden Faktoren	Einwachsen von Fibroblasten in das Blutgerinnsel. Wundverschluss durch Bindegewebsproliferation. Verkleinerung des Wundspalts durch einengende Wirkung kontraktiler Myofibroblasten. Bildung von Granulationsgewebe	Der von Bindegewebe ausgefüllte Wundspalt wird langsam von den basalen Zellen der Epidermis ausgefüllt und ersetzt.
Zeitraum	1–4 Tage	2–14 Tage	3–21 Tage

- Hämostase und Entzündung
- Granulationsgewebsbildung und Fibroblastenproliferation
- Angiogenese
- Re-Epithelisierung
- Wundkontraktion

Diese Prozesse können im Wesentlichen drei Phasen zugeordnet werden (◘ Tab. 7.3), die sich zeitlich überlappen können (◘ Abb. 7.1).

- **Phase 1: Exsudative und inflammatorische Phase (≙ Entzündungs- und Reinigungsphase)**

Es werden Mechanismen aktiviert, die zu einem raschen provisorischen Wundverschluss führen und eventuelle Bakterien, Zelltrümmer und eingedrungene Fremdpartikel eliminieren.

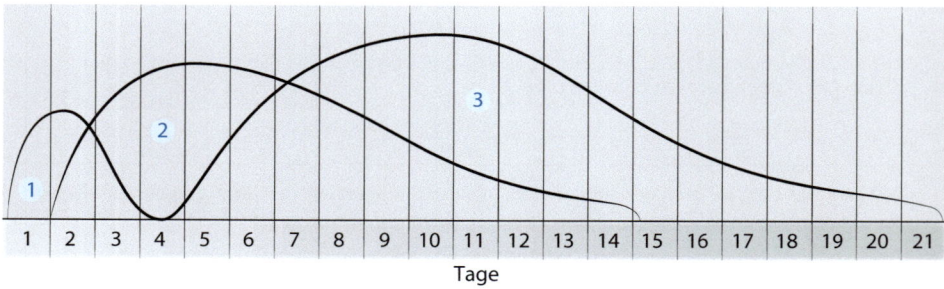

◘ Abb. 7.1 Stadien der Wundheilung. (Illustration: © Angelika Kramer)

7.2 · Das Tracheostoma als Wunde

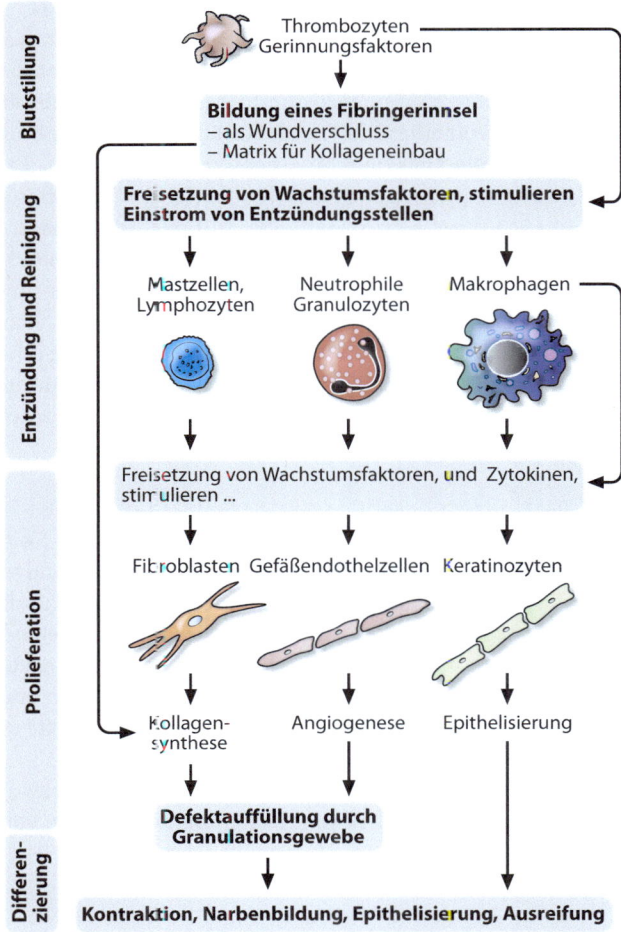

Abb. 7.2 Wundheilungsstadien. (Illustration: © Angelika Kramer)

Unmittelbare Folge von Verletzungen ist zumeist die Blutung. Mit Einsetzen der Blutgerinnung zur primären Blutstillung beginnt die erste Phase der Wundheilung. Nach vorläufiger Vasokonstriktion und durch Thrombozytenaggregation werden Gefäße provisorisch abgedichtet. Innerhalb von 24 h wird ein Fibrinnetz gebildet, das als Matrix für die späteren Granulationsvorgänge dient.

Der nur wenigen Minuten andauernden Vasokonstriktion folgt eine durch Histamin, Serotonin und Kinin vermittelte Vasodilatation.

Diese Phase geht meist mit starker Exsudatproduktion im Interstitium zur Förderung der Reinigungsprozesse einher. Leukozyten (v.a. neutrophile Granulozyten und Makrophagen) wandern in das Wundgebiet, deren Aufgabe die Infektabwehr und Reinigung der Wunde durch Phagozytose ist. Lokale Folgen sind in dieser Phase Gewebserwärmung (Calor), Rötungen (Rubor) und Wundödeme (Schwellung=Tumor). Auch im Falle einer Tracheotomie kann es durch die Freilegung von Nervenendigungen und Entzündungsmediatoren zu Wundschmerz (Dolor) kommen, so dass Schmerzreaktionen bei Manipulationen im Rahmen der Tracheostomaversorgung nicht nur auf Irritationen der Trachealkanüle an der Trachealwand zurückzuführen sind (Abb. 7.2).

- **Phase 2: Proliferative Phase (≙ Granulationsphase)**

Nach frühestens 2 Tagen beginnen proliferative Prozesse der Vaskularisation und Granulation, um neue Gefäße zu bilden und Gewebsdefekte aufzufüllen. In dieser Phase bilden Gewebsmakrophagen, Endothelzellen und Fibroblasten eine Art Granulationsgewebe, das von einer Matrix aus Kollagen, Glykosaminoglykanen (Hyaluronsäure) und Glykoproteinen (Fibronektin, Tenascin) umgeben ist. Endothelzellen fördern Prozesse der Angiogenese im neu gebildeten Gewebe. Diese Phase ist durch äußere mechanische Beanspruchungen sehr störanfällig. Mit der Angiogenese setzt die Neubildung des Bindegewebes durch die von Wachstumsfaktoren angelockten Fibroblasten ein. Hierbei wird das durch die primäre Blutgerinnung gebildete Fibrinnetz benutzt, welches nach Funktionserfüllung durch Fibrinolyse abgebaut wird. Neue Matrixproteine formen nachfolgend die extrazelluläre Matrix (ECM). Das Gewebe erhält durch Kollagenbildung eine gewisse Festigkeit. Klinisch gesehen füllt sich das Wundgebiet mit gut vaskularisiertem Granulationsgewebe, welches die Grundlage für die anschließende Epithelisierung darstellt.

- **Phase 3: Regenerative/reparative Phase (≙ Epithelisierungsphase)**

Nach frühestens 3 Tagen beginnt die Ausreifung der Kollagenfasern. Das Granulationsgewebe verliert an Wassergehalt und Gefäßreichtum und wird in Narbengewebe umgebildet. Die Wunde beginnt sich zusammenzuziehen (Wundkontraktion). Die Fibroblasten beenden die Aufbauarbeit und wandeln sich in Fibrozyten bzw. Myofibroblasten um. Vom Wundrand aus überhäuten die neu gebildeten Keratinozyten das Granulationsgewebe mit einem zunächst feinen Epithelrasen. Die Keratinozyten brauchen dafür glatte, feuchte und gut durchblutete Oberflächen. Nekrosen, Gewebsdefekte oder Hypergranulationen bilden unüberwindbare Hindernisse.

Die Epithelisierung ist nach etwa 3 Wochen abgeschlossen. Die Narbe erhält ihre Zugfestigkeit nach etwa 8 Wochen. Der endgültige Umbau von Narbengewebe kann Wochen bis Monate andauern.

7.2.3 Primäre versus sekundäre Wundheilung

Voraussetzung für die **primäre Wundheilung (Sanatio per primam intentionem; p.p.-Heilung)** sind glatte, dicht aneinander liegende Wundränder bei minimalem Gewebsdefekt. Dieses Wundgebiet sollte gut durchblutet und nicht durch Fremdkörper bzw. Infektionskeime belastet sein. Diese Situation ist bei einer Tracheotomie in seltenen Fällen gegeben. Zum einen belastet die in-situ-liegende Trachealkanüle die primäre Wundheilung, zum anderen führen Infektionserreger aus Biofilmen auf Trachealkanüle, Speichelaspirat oder Bronchialsekret nicht selten zu sekundären Infektionen. Die Art und Dichtigkeit der Nahtlegung kann bei chirurgischer Tracheotomie durchaus die Wundheilung begünstigen. Eine dichter tracheokutaner Wundverschluss bei Epithelisierung des Tracheostomas und auch der dichte Verschluss des Hautschnittes können das Risiko einer Wundheilungsstörung minimieren (◘ Abb. 7.3).

Bei chirurgischer Tracheotomie werden von manchen Kollegen bei Epithelisierung des Tracheostomas lediglich zwei untere Nähte gesetzt. Manche Kollegen verzichten darüber hinaus auf die seitlichen Hautnähte zur Verkleinerung des Hautschnittes, wodurch zum Teil große Wundflächen verbleiben. Es empfiehlt sich aus praktischer Wundmanagement-Erfahrung eine möglichst zirkuläre Einnähung des Stomas bei chirurgischer Tracheotomie.

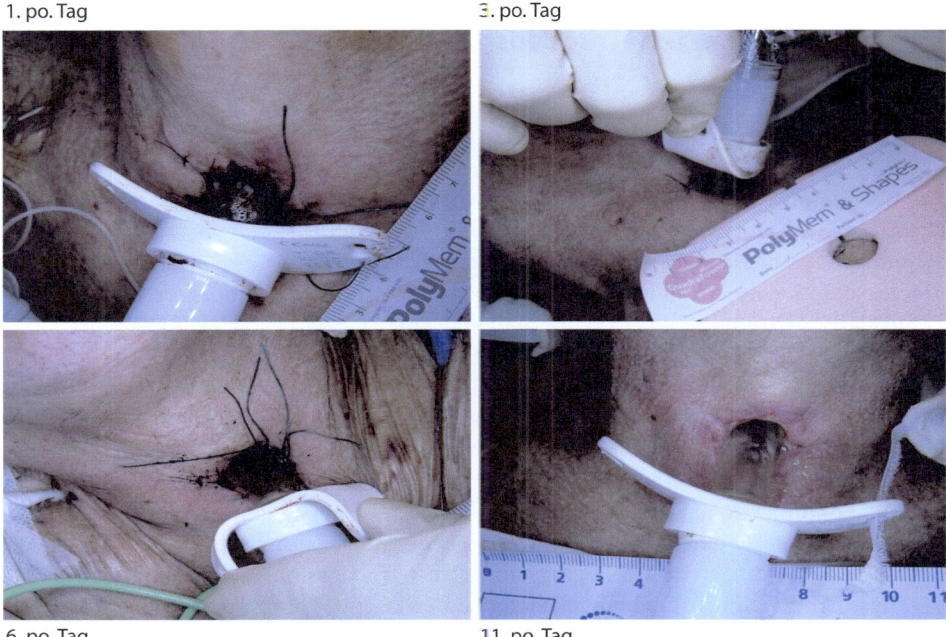

Abb. 7.3 Unauffälliger Wundheilungsverlauf nach chirurgischer Tracheostomie

Im Idealfall wachsen die Wundränder bei primärer Wundheilung entsprechend den Heilungsmechanismen der drei Wundheilungsphasen innerhalb von 8 Tagen fest zusammen, die endgültige Zugfestigkeit und Belastbarkeit erhält die Wunde jedoch erst nach mehreren Wochen.

Viele Tracheostomata heilen im Sinne der **sekundären Wundheilung (Sanatio per secundam intentionem, p.s.-Heilung)** allein durch die mechanische Gewebsbelastung mit Trachealkanülen und erhöhtem Infektionsrisiko.

Die sekundäre Wundheilung unterliegt ähnlichen Regeln wie die primäre Wundheilung. Das Ausmaß der einzelnen Phasen verläuft jedoch je nach Störungssituation unterschiedlich. Wunden, die nicht primär verschlossen werden können, heilen «offen». Der Gewebsdefekt wird nach und nach mit Granulationsgewebe aufgefüllt, welches zu Narbengewebe umgebaut wird. Der Durchmesser einer granulierenden Wunde kann pro Tag 1–2 mm abnehmen, die Wundkontraktion kann nach Tracheostomie bei Nichttragen der Trachealkanüle zu einem Schrumpfen des Lumens des Tracheostomas führen. Diese Tendenz wird nach Dekanülierung zunächst bis zur Entscheidung eines operativen Tracheostomaverschlusses abgewartet.

7.3 Einteilung in «frisches», «epithelisiertes» und «infiziertes» Tracheostoma

> Im klinischen Alltag hat sich die Einteilung eines Tracheostomas in «frisch», «epithelisiert» und «infiziert» etabliert und bewährt.

Die Bezeichnung «frisches» Tracheostoma wird in der Regel für das frisch angelegte Tracheostoma verwendet, welches bis zum Abschluss der Epithelisierung den drei Phasen der Wundheilung unterliegt. Es soll noch einmal darauf hingewiesen werden, dass das «frische» Tracheostoma meist sekundär heilt. Die Voraussetzungen für eine primäre Wundheilung mit glatten aneinanderliegenden Wundrändern werden bei einer Tracheotomie selten komplett erfüllt. Selbst bei optimaler Dichtheit des Tracheostomas und optimaler tracheokutaner Nahtadaptation bewirken Trachealkanüle und lokale Infektionserreger (zur Erinnerung: Biofilm auf der Trachealkanüle, Speichelaspirat, Bronchialsekret) meist eine sekundäre Wundheilung. Wenn diese problemlos erfolgt und eine vollständige Epithelisierung des Tracheostomas erreicht wurde, spricht man vom «epithelisierten» Tracheostoma. Sollten jedoch Wundinfektionen (lokal oder systemisch) zu schwerwiegenderen Wundheilungsstörungen mit oft für den Patienten schwerwiegenden Folgen durch Gewebs- und Trachealnekrosen auftreten, so wird der Begriff «infiziertes» Tracheostoma verwendet.

Diese Unterteilung hat sich für alle Bereiche der Tracheostomaversorgung bewährt und ermöglicht die klare Vorgabe von Tracheostomabeurteilung, -reinigung und -versorgung.

7.4 Allgemeine Grundlagen der Tracheostomaversorgung

Jede Wundversorgung nach Tracheotomie dient dem Ziel eines möglichst raschen und unkomplizierten Heilungsverlaufs und eines zügigen und kosteneffizienten Wundverschlusses. Im Falle der Tracheostomaversorgung sind traditionell Reinigung und Antiseptik, Wundauflagen, die Wahl der Trachealkanüle, HME-Filter und Absaugung zu beachten.

7.4.1 Reinigung und Antiseptik des Tracheostomas

Für Reinigung und Antiseptik eignen sich verschiedene physikalische und chemische Agentien in unterschiedlicher Wertigkeit (◘ Tab. 7.4). Die Reinigung sollte grundsätzlicher Bestandteil jeder Tracheostomaversorgung, ob frisches oder epithelisiertes Stoma, sein. Hierzu können sowohl Ringer-Lösung und isotonische Kochsalzlösung als auch Aqua bidestillata verwendet werden. Aus Kostengründen wird von manchen Krankenversicherungsträgern auf die reine Verwendung von Leitungswasser verwiesen, allerdings ist die Verlässlichkeit dieser Methode fragwürdig.

Die Antiseptik ist grundsätzlich nur bei einem frischen Tracheostoma erforderlich, bei einem bereits epithelisierten Tracheostoma ist die alleinige Stomareinigung ausreichend.

Chemische Agentien haben unterschiedliche keimreduzierende und antiinfektiöse Eigenschaften. Im klinischen Alltag wird nicht selten bei einem frischen Tracheostoma Reinigung und Antiseptik in einem Vorgang unter Verwendung der in ◘ Tab. 7.4 angegebenen chemischen Agentien durchgeführt. Octenidinhydrochlorid und Polyhexanid werden bei einem längeren direkten Knorpelkontakt eine toxische Wirkung zugeschrieben (Müller u. Kramer 2003). Daher sollte ein Überstand im Tracheostomabereich und ein direkter Kontakt mit dem Trachealknorpel vermieden werden.

Tab. 7.4 Reinigung und Antiseptik des Tracheostomas im Überblick

Prinzip	Methode	Hilfsmittel	Bemerkung
Physikalisch	Entfernung von peristomalem Trachealsekret und Verkrustungen	Ringer-Lösung	Unökonomisch große Applikationsformen
		Isotonische Kochsalzlösung (0,9% NaCl)	Weitverbreitet, ökonomisch
		Aqua destillata	Ökonomisch, weniger verbreitet
		Leitungswasser	Kontroversiell
Chemisch	Keimreduktion und Infektionsbekämpfung	Polyvidon-Jod-Komplex (Betaisodona)	Haut- und Wäscheverfärbung
		Octenidindihydrochlorid (Octenisept)	Knorpeltoxizität Teuer
		Polyhexanid (Lavasorb)	Knorpeltoxizität

7.4.2 Peristomaler Hautschutz und Wundauflagen

Die peristomale Haut sollte trocken gehalten werden, um sie vor Mazerationen durch aspirierten Speichel oder Tracheobronchialsekret zu schützen.

Bei einem frischen Tracheostoma sollten nichtokklusive sterile Abdeckungen verwendet werden (◘ Abb. 7.4). Bei einem reizlosen abgeheilten («epithelisierten») Tracheostoma können keimarme, saugfähige Kompressen bzw. nichtokklusive Abdeckungen mit industriell angefertigten Stomaschutzlätzchen, Kompressen aus Polyurethanschaumstoff oder andere saugfähige Kompressen ohne selbstangelegte Schnittkanten verwendet werden. Selbstangelegte Einschnitte in Schlitzkompressen gehen mit Fusselbildungen einher, die zu Hustenreiz führen können.

Der Trachealkompressenwechsel sollte je nach Sekretion mindestens 1-mal täglich erfolgen.

Das Tracheostoma sollte nach Anlage bis zur Abheilung vor der Einwirkung von Körperflüssigkeiten (z. B. Trachealsekret, aspirierter Speichel, aspiriertes Magenrefluxat) durch die Verwendung von Langzeithautschutz (z. B. Cavillon-Produkte) geschützt werden.

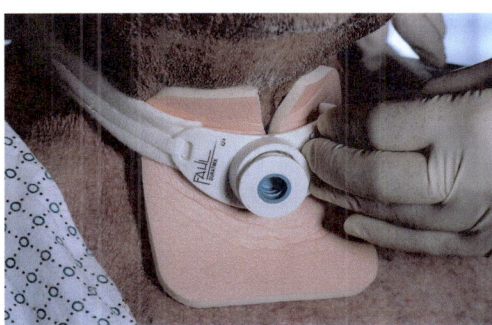

◘ Abb. 7.4 Tracheostomaversorgung mit einer Kompresse aus Polyurethanschaum

7.4.3 Wahl der Trachealkanüle

Die Wahl des Trachealkanülentyps und der Trachealkanülengröße ist von der klinischen und anatomischen Situation des Patienten abhängig.

Grundsätzlich wird folgende Trachealkanülenwahl empfohlen:
- Bei beatmeten Intensivpatienten: gecuffte Trachealkanüle
- Bei Intensivpatienten im Schluckrehabilitationsprozess: Multifunktionskanüle
- Bei Hals-Nasen-Ohren-Patienten ohne Blutungs- bzw. Aspirationsgefahr: ungecuffte Kunststoff-Sprechkanüle
- Bei Hals-Nasen-Ohren-Patienten mit Blutungs- bzw. Aspirationsgefahr: gecuffte Trachealkanüle oder Multifunktionskanüle
- Bei laryngektomierten Patienten ohne Sprechventil: nichtgefensterte ungecuffte Kunststoffkanüle
- Bei laryngektomierten Patienten mit Sprechventil: gefensterte ungecuffte Spezial-Kunststoffkanüle
- Bei neurologischen und neurochirurgischen Patienten mit neurogenen Dysphagien und Aspirationsgefahr: gecuffte Trachealkanüle oder Multifunktionskanüle

Reinigung und Desinfektion der ungecufften Trachealkanülen unterliegen den Kriterien und Empfehlungen der jeweiligen Herstellerfirma. Aufgrund der Probleme rund um Gewährleistung der Patientensicherheit und wegen fehlender Validierung der Trachealkanülen-Reinigungsverfahren sollten ungecuffte Trachealkanülen nur als «Single-Patient-Produkte» (Ein-Patienten-Produkte) und cuffbare Trachealkanülen als «Single-Use-Produkte» (Einmal-Produkte) verwendet werden.

7.5 «Standard Operating Procedure (SOP) zur Tracheostomaversorgung»

> Eine Standard Operating Procedure (=SOP) beschreibt grundsätzlich eine Standardvorgehensweise in ausgewählten medizinischen Versorgungsbereichen. Abläufe von diagnostisch-therapeutischem Vorgehen, einschließlich deren Prüfung und Dokumentation werden textlich festgehalten.

Am Allgemeinen Krankenhaus Wien wurde zwischen 2012 und 2014 die SOP «Tracheostomaversorgung» entwickelt, klinisch überprüft und nach interner sowie externer Evaluation als Leitfaden für die Versorgung tracheotomierter Patienten im Krankenanstaltsverbund der Stadt Wien etabliert (Download unter: http://www.meduniwien.ac.at/phon-log/sop_tracheostoma-_versorgun.pdf, Stand: 22.06.2017).

Diese SOP wurde zunächst einer Probephase mit 60 Patienten unterzogen, dann entsprechend den klinischen Erfahrungen adaptiert und anschließend einer Begutachtung durch 2 internationale Experten zugeführt.

Inzwischen liegt die 2. überarbeitete Version vor (▶ siehe Kapitelende, ◘ Abb. 7.6). Diese SOP umfasst sämtliche Kriterien der modernen Tracheostomaversorgung mit dem Ziel der Qualitätssicherung, Kosteneffizienz, Zeiteffizienz und Patientenzufriedenheit. Sie gibt Empfehlungen für die Versorgung eines «frischen» bzw. neu angelegten Tracheostomas und eines «epithelisierten» bzw. vollständig abgeheilten Tracheostomas. Die Versorgung eines «infizierten» Tracheostomas mit Wundheilungsstörungen wird nicht durch diese SOP geregelt, da diese in den Aufgabenbereich eines Wundmanagers fällt.

7.6 Wunddokumentation nach Tracheostomie

Ein regulärer Wundheilungsverlauf nach Tracheostomie bedarf in der Regel keiner Dokumentation, wenn auch aus rechtlicher Sicht grundsätzlich die wichtigsten diagnostischen und therapeutischen Maßnahmen zur Gewährleistung einer Mitbehandlung bzw. Weiterbehandlung durch Dritte dokumentiert werden sollten.

Die systematische Dokumentationspflicht ist in ärztlichen und pflegerischen Berufsordnungen fest verankert. Aus den Unterlagen müssen die wichtigen Punkte zu Indikation, Art der Tracheostomie und weiterführender Tracheostomaversorgung hervorgehen.

Routinemaßnahmen und nebensächliche bzw. unerhebliche Sachverhalte müssen aus rechtlicher Sicht nicht zwingend dokumentiert werden (Bostelaar et al. 2006). Bei Vorliegen schriftlicher Dienstanweisungen zur Vereinfachung von sich wiederholenden Behandlungssituationen ist die schriftliche Dokumentationspflicht ebenfalls vereinfacht. Hier sei auf den Vorteil einer schriftlichen Dienstanweisung zur routinemäßigen Versorgung des unkomplizierten Tracheostomas, wie beispielsweise im Allgemeinen Krankenhaus der Stadt Wien etabliert, verwiesen.

Grundsätzlich ist darauf hinzuweisen, dass der Arzt auch im Bereich der Tracheostomaversorgung als Teilbereich der Krankenversorgung die Aufsichts- und Weisungspflicht sowie eine ärztliche Gesamtverantwortung für die Patientenversorgung hat. Die Tracheostomaversorgung darf aus ärztlicher Sicht nicht der Pflege allein überlassen werden. Dies gilt insbesondere für die Versorgung des infizierten bzw. komplizierten Tracheostomas als auch für die Wunddokumentation nach Tracheostomie.

Die Organisation der Pflegedokumentation obliegt der Pflegedienstleitung in enger Abstimmung mit dem ärztlichen Dienst (Bostelaar et al. 2006). Die Pflege- und Wunddokumentation ermöglicht einerseits die kontinuierliche und kontrollierbare Beurteilung des Therapieverlaufs, andererseits die situative Adaptation diagnostischer und therapeutischer Interventionen bei kompliziertem Heilungsverlauf.

Die Dokumentation des frischen Tracheostomas als Wunde kann schriftlich in den Patientendokumentationsbögen oder mit dem Übergang zur elektronischen Krankenakte elektronisch erfolgen. Schnittstellen zur Einspielung von Fotodokumentationen sind inzwischen auf den meisten Stationen mit «papierloser Krankenakte» vorhanden.

Die Fotodokumentation sollte immer unter Verwendung eines Maßstabes mit Dokumentation des Aufnahmetages und unter möglichst gleichen Ausleuchtungsbedingungen erfolgen (◘ Abb. 7.5), um bei möglichst optimaler Bildqualität eine vergleichbare Befundinterpretation zu ermöglichen.

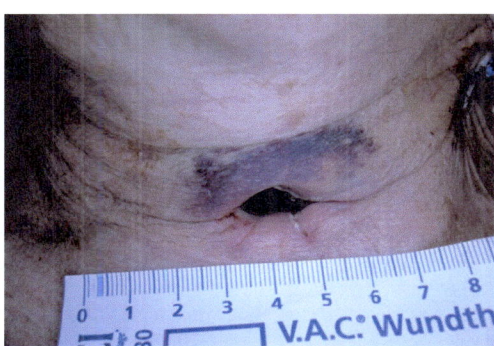

◘ **Abb. 7.5** Befunddokumentation eines Tracheostomas mit Maßstab im Rahmen der Pflegedokumentation

- **Standardized Operating Procedure zur «Tracheostomaversorgung»:** ◘ Abb. 7.6

Arbeitsmaterialien aus dem Buch *Tracheotomie und Tracheostomarehabilitation*, Kap. 7, Abschnitt 7.6		
Arbeitsblatt 1	Standardized Operating Procedure = SOP zur «Tracheostomaversorgung» des Krankenanstaltenverbundes der Stadt Wien (Version 2, 2017)	Seite 1

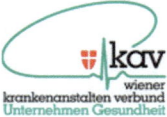

Standard/SOP
Tracheostoma Versorgung

Freigabe: 09.01.2017
Kürzel: TRA
Standard/SOP Nr.: 013
Version: 02
Revision: 09.01.2020

1. Definition
Bei der Tracheo(s)tomie handelt es sich um die interventionelle Eröffnung der Luftröhre von außen. Dabei werden drei Formen unterschieden: (a) die perkutan-dilatative Eröffnung der Luftröhre (Tracheotomie) ohne Vernähung der Trachea mit der Haltshaut, (b) die chirurgische Eröffnung der Luftröhre mit Vernähung der Trachea mit der Halshaut (Tracheostomie) und (c) die dauerhafte Verlagerung der Trachea nach außen im Rahmen von Laryngektomien.[1]

2. Ziele
Die Tracheostomaversorgung umfasst die Optimierung der medizinischen Versorgung (z. B. Beatmung) und ein optimales Kanülenmanagement sowie die Rehabilitation von Stimme, Sprechen und Schlucken zur Förderung der Lebensqualität der PatientInnen.[2] Dies oll durch eine standardisierte phasengerechte Wundversorgung in der postoperativen Nachsorge erreicht werden. Hierdurch sollen potentielle Früh- und Spätkomplikationen durch Einsatz evidenzbasierter Therapeutika und Prozesse verhindert werden.[3]

3. Strukturkriterien
3.1 Personal (Qualifikation):
Anordnungsverantwortung: Ärztin/Arzt (Auswahl von Trachealkanülen und Zubehör)
Durchführung:
I. Ärztin/Arzt (Anlage des Tracheostomas, Kanülenwechsel bei zu erwartenden Komplikationen)
II. gehobener Dienst für Gesundheits- und Krankenpflege, ggf. LogopädInnen nach entsprechender fachlicher Einschulung
III. Wundmanagement (Supervision und Tracheostomaversorgungsvorgaben im Falle von Wundheilungsstörungen)
Assistenz: gehobener Dienst für Gesundheits- und Krankenpflege oder Pflegeassistenzberufe

3.2 Material/Betriebsmittel:
– *Trachealkanüle:* bei frischem Tracheostoma sterile, später (nach Epithelisierung) nur gereinigte und desinfizierte Trachealkanüle[3,4]
– *sterile Handschuhe* oder *nichtsterile saubere Einmalhandschuhe* bei Non-Touch-Technik
– *Peristomale Abdeckung:* bei frischem Tracheostoma nichtokklusive Abdeckung mit sterilen, nicht fasernden Schlitzkompressen; bei abgeheiltem, epithelisiertem Tracheostoma Tracheostomareinigung mit keimarmen saugfähigen Kompressen und nichtokklusive Abdeckung mit industriell angefertigten Stomaschutzlätzchen, Kompressen aus Polyurethanschaumstoff bzw. saugfähigen Kompressen ohne selbstangelegte Schnittkanten
– sterile Stieltuper
– Absaugkatheter
– Absaugvorrichtung
– Trachealkanülenhaltebänder mit breiter Auflagefläche und Klettverschluss
– Trachealkanülen nach Wahl

© Springer-Verlag GmbH Austria 2018
Aus: B. Schneider-Stickler, P. Kress (Hrsg.), *Tracheotomie und Tracheostomaversorgung*

◘ **Abb. 7.6** Standardized Operating Procedure=SOP zur «Tracheostomaversorgung» des Krankenanstaltenverbundes der Stadt Wien (Version 2, 2017)

7.6 · Wunddokumentation nach Tracheostomie

Arbeitsmaterialien aus dem Buch *Tracheotomie und Tracheostomarehabilitation*, Kap. 7, Abschnitt 7.6		
Arbeitsblatt 1	Standardized Operating Procedure = SOP zur «Tracheostomaversorgung» des Krankenanstaltenverbundes der Stadt Wien (Version 2, 2017)	Seite 2

- Abwurfbehälter
- Heat Moisture Exchange-Filter (HME-Filter, Wärme- und Feuchtigkeitsaustauscher = «feuchte Nase»)
- Cuffmanometer bei cuffbaren Kanülen

3.2.1 Trachealkanülen und Zubehör:
Die Wahl des jeweiligen Trachealkanülentyps und der Trachealkanülengröße ist der klinischen und anatomischen Situation der PatientInnen anzupassen:
- Beatmete IntensivpatientInnen: gecuffte Trachealkanüle (mit/ohne subglottischer Absaugung)
- IntensivpatientInnen im Schluckrehabilitationsprozess: Multifunktionskanüle
- PatientInnen ohne Aspirationsgefahr: ungecuffte Kunststoffkanüle, ev. Metallkanüle nur Ausnahmefall
- PatientInnen mit Aspirationsgefahr: gecuffte Kunststoffkanüle, ev. Multifunktionskanüle

3.2.2 Tracheostomawundversorgung:
- Epithelisierte und nicht infizierte Wunden: sterile physiologische Kochsalzlösung (0,9%)
- Nicht epithelisierte und infizierte Wunden: Polihexanide[5] oder Octenidine-dihydrochloride Langzeit-Hautschutz-Präparate
- Infizierte Wunden mit freiliegendem Trachealknorpel: PVP Jod Lösung unverdünnt, Langzeit-Hautschutz-Präparate
- Eventuelle Abstrichentnahme: Abstrich-Utensilien

4. Prozessbeschreibung (Durchführung, Dokumentation)
4.1 Postoperative Versorgung des frisch angelegten Tracheostomas bis zum Abschluss der Epithelisierung:
Bei frisch angelegtem Tracheostoma ist eine sterile Trachealkanüle mit sterilen Handschuhen einzuführen. Die Reinigung der Wundränder wird ebenfalls mit sterilem Handschuh oder in Non-Touch-Technik mit Einmalhandschuhen und mit sterilem Tupfer durchgeführt. Nach Abheilung des Tracheostomas sind zum Schutz von Personal und PatientInnen saubere nichtsterile Einmalhandschuhe anzulegen. Beim Hantieren ist die «Non-Touch-Technik» anzuwenden. Routinemaßnahmen umfassen Reinigung, Antiseptik, peristomale Abdeckung als Schutz vor Hautmazeration durch Speichelaspiration und Trachealsekretion, sowie postoperative Versorgung mit einem HME-Filter (= «feuchte Nase»).

4.1.1 Reinigung und Antiseptik:
Reinigung und Hautantiseptik der Umgebung des frisch angelegten Tracheostomas mit steriler physiologischer Kochsalzlösung und mit einem Polihexandide-basierten Wundantiseptikum bzw. mit einem Octedinin-basierten Wundantiseptikum. Dazu wird auf eine sterile Kompresse ausreichend Reinigungslösung bzw. Antiseptikum aufgetragen und das peristomalel Hautareal semizirkulär umwischt.

4.1.2 Langzeithautschutz:
Als reizfreier Hautschutz eignet sich ein alkoholfreier flüssiger Hautschutzfilm, der schnell trocknet und eine atmungsaktive transparente Schicht auf der Haut bildet.

4.1.3 Wundauflage:
Das frisch operierte Tracheostoma ist mit sterilen saugfähigen Kompressen oder einem Polyurethanschaumstoffkompressenverband zu versorgen. Ideal dafür eignet sich ein Polyurethanschaum, der einseitig hitzebehandelt ist, um eine glatte, hydrophile und absorbierende Wundauflagefläche zu

© Springer-Verlag GmbH Austria 2018
Aus: B. Schneider-Stickler, P. Kress (Hrsg.), *Tracheotomie und Tracheostomaversorgung*

Abb. 7.6 (Fortsetzung)

Arbeitsmaterialien aus dem Buch *Tracheotomie und Tracheostomarehabilitation*, Kap. 7, Abschnitt 7.6		
Arbeitsblatt 1	Standardized Operating Procedure = SOP zur «Tracheostomaversorgung» des Krankenanstaltenverbundes der Stadt Wien (Version 2, 2017)	Seite 3

erhalten sowie um die peristomale Hautoberfläche trocken zu halten und vor trachealsekret und Speichel zu schützen.

4.1.4 Nahtentfernung:
Bei chirurgisch angelegtem Tracheostoma sollten peristomale Hautnähte nach 7–10 Tagen und Stomanähte nach 10–12 Tagen entfernt werden. Im klinischen Alltag ist die Entfernung der Nähte nach 10 Tagen zu empfehlen. Bei Wundinfektion, Dehiszenz und Hautemphysem ist die vorzeitige Entfernung des Nahtmaterials indiziert.

4.1.5 Tracheostoma-Wundinfektion:
Im Falle einer peristomalen Wundinfektion ist eine antimikrobielle Therapie erforderlich. Es sind Personen vom Wundmanagment hinzuzuziehen. Eventuelle jist eine chirurgische Wundbehandlung notwendig.

4.2 Tracheostomaversorgung nach Abschluss der Epithelisierung:
4.2.1 Reinigung: peristomale Entfernung von Borken und Sekret mit physiologischer Kochsalzlösung.
4.2.2 Wundantiseptik: nicht notwendig, da intaktes Epithel vorhanden ist.
4.2.3 Hautschutz: peristomales Auftragen eines Hautschutzes zum Schutz vor mechanischer Irritation durch Klebstoffe, Trachealkanülen und Haltebändern.
4.2.4 Trachealkanülen und Zubehör:
Tracheostoma-Schutzlätzchen, Kanülenhaltebänder, HME-Filter und Trachealkanülen, bei Laryngektomierten ev. selbstklebende Aufsätze – Tracheostomapflaster.

4.3 Tracheale Absaugung im stationären Bereich:
Verwendung sauberer, unsteriler Handschuhe und steriler Einweg-Absaugkatheter in «Non-Touch-Technik».

4.4 Cuffdruck bei Verwendung cuffbarer Trachealkanülen:[6]
- kapillärer Perfusionsdruck der Trachealschleimhaut ist in der Regel 25–35 mmHg
- optimaler Cuffdruck 15–22 mmHg (20–30 cmH$_2$O)
- bei Cuffdruck <15 mmHg: Aspirationsgefahr
- bei Cuffdruck >22 mmHg: tracheale Folgeschäden durch Unterbrechung des Perfusionsdrucks in der Kapillaren
- zur Prävention der Tracheomalazie ist bei Verwendung cuffbarer Trachealkanülen auf ein regelmäßiges Entcuffen zu achten

4.5 Kanülenaufbereitung und -wiederverwendung:
Verwendung sämtlicher Trachealkanülen als «single-patient-produkt» zugelassen, keine Verwendung von wiederaufbereiteten Kanülen bei verschiedenen PatientInnen ohne Vorlage eines validierten und standardisierten Wiederaufbereitungsverfahrens, cuffbare Kanülen als «single-use-device» verwenden bzw. nicht-cuffbare Kanülen entsprechend den von Herstellern angegebenen Reinigungsverfahren für «single-patient-use» aufbereiten.

Erster Kanülenwechsel
Erster Wechsel von cuffbaren Trachealkanülen nach perkutan-dilativer Tracheostomaanlage nach frühestens 7 Tagen (Erklärung: bei nicht epithelialisiertem Tracheostoma unmittelbar postoperativ instabiler Tracheostomakanal mit Gefahr einer fehlplatzierten (via falsa) Trachealkanüle), nach chirurgischer Tracheostomie wird der Kanülenwechsel nach frühestens 3 Tagen empfohlen.

© Springer-Verlag GmbH Austria 2018
Aus: B. Schneider-Stickler, P. Kress (Hrsg.), *Tracheotomie und Tracheostomaversorgung*

Abb. 7.6 (Fortsetzung)

7.6 · Wunddokumentation nach Tracheostomie

Arbeitsmaterialien aus dem Buch *Tracheotomie und Tracheostomarehabilitation*, Kap. 7, Abschnitt 7.6		
Arbeitsblatt 1	**Standardized Operating Procedure = SOP zur «Tracheostomaversorgung» des Krankenanstaltenverbundes der Stadt Wien (Version 2, 2017)**	**Seite 4**

Weitere Kanülenwechsel
Cuffbare Trachealkanülen sollten wegen der Biofilmbildung nach etwa 7 Tagen gewechselt werden. Trachealkanülen ohne Cuff sollten täglich entsprechend den Aufbereitungsempfehlungen der Herstellerfirmen behandelt werden, zu diesem Zweck erhalten alle PatientInnen zwei Kanülen gleichen Typs.

4.6 Tracheostomaversorgung: 1x täglich und je nach Sekretion

4.7 Trachealkanülenwechsel:
– *ungecufft:* entsprechend den Aufbereitungsempfehlungen der Hersteller 1x täglich
– *gecufft:* mindestens einmal pro Woche, bzw. bei immunsuppremierten infektiösen PatientInnen alle 3 Tage

4.8 Tracheales Absaugen: nach Erfordernis

4.9 Zeitaufwand:
– Tracheales Absaugen: je nach tracheobronchialer Sekretproduktion so oft wie notwendig
– Tracheostomareinigung: ca. 1–2x tgl., ca. 5 min
– Kanülenwechsel: ca. 1x tgl., ca. 8–9 min
– Zeit für Kanülenreinigung pro Tag: ca. 1x tgl., ca. 15 min

4.10 Dokumentation
Bei Auftreten postoperativer Komplikationen ist eine Fotodokumentation (mit Maßstab) notwendig. Die Dokumentation beinhaltet, wer, was, warum und wann durchgeführt hat. Dazu zählt auch die Dokumentation des genauen Kanülentyps, der Kanülengröße und des Tages des Kanüleneinsatzes. Zur Beurteilung und Dokumentation des Wundheilungsverlaufs sind standardisierte Beurteilungskriterien in der Patientendokumentation heranzuziehen.[7]

Beurteilungskriterien der Wundheilung nach Tracheostomie:
– Wundrand: bland, gerötet (ev. Ausdehnung der Rötung in mm)
– Wundgrund: trocken, feucht, sauber, belegt, nekrotisch, granulierend, epithelisiert, dehiszent
– Peristomales Hämatom: ja/nein
– Peristomales Emphysem: ja/nein
– Infektion: ja/nein
– Nachblutung: ja/nein
– Speichelaspiration: reichlich/gering/nein
– Besondere Vorkommnisse (z. :B. allergische Reaktion, …)

5. Ergebniskriterien
– Regelrechte Wundheilung nach Tracheostomaanlage ohne Infektionszeichen und Gewährleistung einfacher Kanülenwechsel
– Umstellung auf Multifunktionskanülen bzw. ungecuffte Kanülen zur Schluck- und Stimmrehabilitation
– Gewährleistung sicherer Atemwege im Falle mechanischer Ventilation, Zeit bis zur Dekanülierung und Aufenthaltsdauer auf der Intensivstation
– Patientenzufriedenheit (Selbstwirksamkeit, Selbstmanagementkompetenz)

6. Cave
– Lokalbehandlung mit folgenden Produkten vermeiden: lokale Antibiotika, H_2O_2, Farbstoffe, höherprozentige Kochsalzlösungen, zinkhaltige Pasten

© Springer-Verlag GmbH Austria 2018
Aus: B. Schneider-Stickler, P. Kress (Hrsg.), *Tracheotomie und Tracheostomaversorgung*

Abb. 7.6 (Fortsetzung)

Arbeitsmaterialien aus dem Buch *Tracheotomie und Tracheostomarehabilitation*, Kap. 7, Abschnitt 7.6		
Arbeitsblatt 1	**Standardized Operating Procedure = SOP zur «Tracheostomaversorgung» des Krankenanstaltenverbundes der Stadt Wien (Version 2, 2017)**	**Seite 5**

- Absaugvorgang max. 15 Sekunden
- Keine fasernden Materialien (Kompressen, Wattetupfer) verwenden – Risiko der Aspiration!
- Die Betreuung tracheo(s)tomierter PatientInnen erfordert eine gezielte Schulung bezüglich: Versorgung des Tracheostomas, tracheale Absaugung über die Trachealkanüle, Umgang und Wechsel der Trachealkanülen und Grundlagen der phasengerechten Wundversorgung
- Bei chirurgischen Lappen-Transplantaten im Kopf-Hals-Bereich ist nach Maßgabe der Chirurgin/des Chirurgen das Annähen der Trachealkanüle einem Trachealkanülenhalteband vorzuziehen, um Kompressionen des zum Transplantat führenden Gefäßstiels zu vermeiden
- Bei Bestrahlung einer Kanüle ohne Metall benutzen

7. Pflegediagnosen und Querverweise

7.1 Pflegediagnosen (optional):[8]
PD 70111 Aspiration, Risiko
PD 30042 Schlucken, beeinträchtigt
PD 40122 Gewebeintegrität beeinträchtigt
PD 70011 Infektion, Risiko
PD 60012 Kommunikation, beeinträchtigt (verbal)
PD 70132 Schmerzen
PD 80292 Angst

7.2 Querverweise:
Analog der hausweiten insbesondere für die Pflege gültigen Dokumentationsvorgaben zu Risiken und aktuellen Pflegeproblemen.

8. Quellen- und Literaturnachweis

1. Schneider-Stickler B., Kozon V., Assadian O., Feichter F., Langmaier B., Donaty E., Schöfmann R., Dielacher Ch., Imsel J. (2014): Tracheo(s)toma Versorgung. Standard/SOP AKH Wien.
2. Arora A., Hettige R., Ifeacho S., Narula A. (2008): Driving standards in tracheostoma care: a preliminary communication of the St. Mary's ENT-led multidisciplinary team approach. Clin Otolaryngol, 33, 6, 596–599.
3. Cetto R., Arora A., Hettige R., Nel M., Benjamin L., Gomez C.M. Oldfield W.L., Narula A.A. (2011): Improving tracheostomy care: a prospective study of the multidisciplinary apprach. Clin Otolaryngol, 36, 5, 482–488. doi:10.1111/j.1749-4486.2011.02379.x.
4. Garrubba M., Turner T., Grieveson C. (2009): Multidisciplinary care for tracheostomy patients: a systematic review. Crit Care, 13, 6. R177. Epub 2009 Nov 6. Review.
5. Müller G., Kramer A. (2003): In vitro action of combination of selected antimicrobial agents and adult bovine articular cartilage (sesamoid bone). Chem-Biol Interactions, 145, 331–336.
6. Hess D.R., Altobelli N.P. (2014): Tracheostomy Tubes. Respiratory Care, 59, 6, 956–973.
7. Kozon V., Fortner N (Hrsg.) (2010): Wundmanagement und Pflegeentwicklungen. ÖGVP Verlag, Wien, S. 49.
8. Stefan H. et al. (2012): POP PraxisOrientierte Pflegediagnostik. Springer Verlag, Wien, S. 121, 186, 346, 474, 529, 536, 751.
9. Behrens J., Langer G. (2010): Evidence-based Nursing and Caring. Verlag Hans Huber, Bern, S. 158.

© Springer-Verlag GmbH Austria 2018
Aus: B. Schneider-Stickler, P. Kress (Hrsg.), *Tracheotomie und Tracheostomaversorgung*

Abb. 7.6 (Fortsetzung)

7.6 · Wunddokumentation nach Tracheostomie

Arbeitsmaterialien aus dem Buch *Tracheotomie und Tracheostomarehabilitation*, Kap. 7, Abschnitt 7.6		
Arbeitsblatt 1	Standardized Operating Procedure = SOP zur «Tracheostomaversorgung» des Krankenanstaltenverbundes der Stadt Wien (Version 2, 2017)	Seite 6

9. Evidenzgrad[9]
2a (homogene systematische Übersichtsarbeit/Meta-Analyse von Kohortenstudien)
2b (einzelne Kohortenstudie)
5 (Meinungen von Experten, Konsensuskonferenzen, Erfahrungen von Autoritäten)

Erstellt: Univ.-Prof. Dr. B. Schneider-Stickler, Univ.-Prof. Dr. V. Kozon PhD., Univ.-Prof. Dr. O. Assadian, B. Langmeier, Mag. E. Donaty, Ch. Dielacher, Mag. J. Imsel, I. Köck, M. Marasigan
Verantwortliche Koordination: Univ.-Prof. Dr. B. Schneider-Stickler, Univ.-Prof. Dr. V. Kozon PhD.
Beratung: Univ.-Prof. Dr. O. Assadian, Mag. E. Donaty, Mag. J. Imsel
Prüfung: Prim. Univ.-Doz. Dr. Monika Cartellieri
Freigabe: KAV GD VB HCM EBP Steuerungsgruppe

10. Änderungen

Datum   Version Änderung
09.12.2015 01   Erstellung, Freigabe
09.01.2017 02   Aktualisierung
                     3.1 ... Kanülenwechsel bei zu erwartenden Komplikationen) (Trachealkanülenwechsel bei unkompliziertem Kanülenwechsel) Pflegeassistenzberufe
                     3.2 (z. B. Allevyn Kompressen)
                     3.2.1 HNO- bzw. MKG-PatientIn ..., ev. Metallkanüle nur Ausnahmefall HNO- bzw. MKG-PatientIn
                     Neurologische und neurochirurgische PatientIn: gecuffte Trachealkanüle oder Multifunktionskanüle
                     3.2.2 nicht ... 0,0% ... (z. B. Serasept-1), (z. B. Octenisept)
                     4.1.1 (0,9%) ... 0,02%igen ...
                     4.1.2 (z. B. Cavilon™-Produkte)
                     4.1.3 (z. B. Allevyn-Kompressen)
                     4.1.4 Im klinischen Alltag ist die Entfernung der Nähte nach 10 Tagen zu empfehlen. ... Hautemphysemen ...
                     4.2.1 (0,9%)
                     4.4 ist in der Regel ... optimaler Cuffdruck 25 mmHg (34 cmH$_2$O) 15–22 mmHg (20–30 cmH$_2$O) ... 25 15 mmHg ... 25 22 mmHg
                     4.5 Im Intensivbereich: Erster Kanülenwechsel ... frühestens 7 Tagen ... wird der Kanülenwechsel nach frühestens 3 Tagen empfohlen.
                     Allgemeinstationen: Weitere Kanülenwechsel
                     Cuffbare Trachealkanülen sollten wegen der Biofilmbildung nach etwa 7 Tagen gewechselt werden.
                     4.7 ... mindestens einmal pro Woche, bzw. bei immunsupprimierten infektiösen PatientInnen alle 3 Tage
                     6 Längere Kanülen liegedauer (länger als 7 Tage) vermeiden (Gefahr der Biofilmbildung mit Infektionsrisiko).
                     8 Hess D.R., Altobelli N.P. (2014): Tracheostomy Tubes. Respiratory Care, 59, 6, 956–973.
                     Tobin A.E., Santamaria J.D. (2008): An intensivist led tracheostomy review team is associated with shorter decannulation time and length of stay: a prospective cohort study. Crit Care, 12_2, R48. Epub 2008 Apr 11.
                     Erstellt: F. Feichter BSc., R. Schöfmann, I. Köck, M. Marasigan

© Springer-Verlag GmbH Austria 2018
Aus: B. Schneider-Stickler, P. Kress (Hrsg.), *Tracheotomie und Tracheostomaversorgung*

◘ Abb. 7.6   (Fortsetzung)

Literatur

Arora A, Hettige R, Ifeacho S, Narula A (2008) Driving standards in tracheostomy care: a preliminary communication of the St Mary's ENT-led multidisciplinary team approach. Clin Otolaryngol 33(6):596–599

Bostelaar R, Schaperdoth E, Lunau L, Eming S, Beckurts T (2006) Wundmanagement in der Klinik. Schlütersche Verlagsgesellschaft, Hannover

Kozon V, Fortner N (2010) Wundmanagement und Pflegeentwicklungen. ÖGVP Verlag, Wien

Müller G, Kramer A (2003) In vitro action of combinations of selected antimicrobial agents and adult bovine articular cartilage (sesamoid bone). Chem-Biol Interactions 145:331–336

Probst W, Vasel-Biergans A (2012) Wundmanagement, 2. Auflage. Wissenschaftliche Verlagsgesellschaft, Stuttgart

Stefan H et al. (2012) POP PraxisOrientierte Pflegediagnostik. Springer, Wien

Arbeitsmaterial

Abb. 7.6 steht unter Springer Extras (extras.springer.com) zum Download zur Verfügung

Trachealkanülenwechsel beim Intensivpatienten

Juliane Lippoldt

8.1 Indikationsstellung – 168

8.2 Vorbereitung – 168
8.2.1 Vorbereitung der Betroffenen – 168
8.2.2 Material – 168

8.3 Technik und Durchführung – 169

Literatur – 172

© Springer-Verlag GmbH Austria 2018
B. Schneider-Stickler, P. Kress (Hrsg.), *Tracheotomie und Tracheostomaversorgung*
https://doi.org/10.1007/978-3-7091-4868-6_8

8.1 Indikationsstellung

Der Wechsel der Trachealkanüle ist erforderlich:
- Nach Anlage des Tracheostomas in regelmäßigen Abständen je nach Herstellerangabe und klinikspezifischen Vorgaben bzw. Patientengruppen
- Bei Funktionsverlust der Kanüle (z. B. Sekretverlegung, undichter Cuff) zur Vermeidung eines respiratorischen Notfalls
- Bei Notwendigkeit eines Wechsels auf eine andere Trachealkanülengröße bzw. -art (z. B. Multifunktionskanüle im Rahmen der Entwöhnung vom Respirator, Trachealkanüle mit Lumen zur supracuff'schen Absaugung).

8.2 Vorbereitung

Im Zentrum des Trachealkanülenwechsels stehen die Vorbereitung des betroffenen Patienten auf den geplanten Trachealkanülenwechsel sowie die Vorbereitung des für den Wechsel notwendigen Materials.

8.2.1 Vorbereitung der Betroffenen

Viele tracheotomierte Intensivpatienten sind sediert und beatmet, so dass eine Kontaktaufnahme mit ihnen nicht möglich ist. Nachdem ein Trachealkanülenwechsel anfänglich für den nur leicht sedierten Patienten immer Stress bedeutet, da dieser bei bereits geringsten Manipulationen in der Trachea Hustenreiz auslöst, sollte auf eine genügend tiefe Sedierung geachtet werden.

Anders verhält es sich beim wachen Intensivpatienten, der je nach klinischer Situation bereits spontan atmet oder noch eine assistierte maschinelle Beatmung erhält. Ähnlich anderer pflegerisch-medizinischer Interventionen kann der Trachealkanülenwechsel mit erheblichen Ängsten und Stress für die ansprechbaren Patienten verbunden sein (Donnelly u. Wiechula 2006). Demnach erfordert diese Intervention neben der technisch-instrumentellen Fertigkeit ein hohes Maß an Beziehungsarbeit. Wie bei vielen Maßnahmen besteht die pflegerisch-therapeutische Strategie darin, Angst und Stress der Betroffenen entgegenzuwirken und eine Vertrauensbasis aufzubauen. Weitere mögliche Strategien umfassen die Aufrechterhaltung der Kommunikation mit den Betroffenen während des gesamten Prozesses des Kanülenwechsels sowie die Gewährleistung eines ausreichenden Maßes an Zeit, soweit dies der Wachheitsgrad der Patienten zulässt. Dieses Vorgehen gibt den Patienten die Möglichkeit, sich auf die Intervention einzustellen und vorzubereiten. In Notfallsituationen muss dieses Vorgehen auf ein Mindestmaß reduziert werden. Dennoch ist es gerade in diesen Situationen wichtig, den Kontakt zum Patienten zu halten.

8.2.2 Material

Entscheidend sind die Auswahl der passenden Trachealkanüle nach Typ und Größe, die Prüfung ihrer Funktionstüchtigkeit sowie das Vorbereiten von Material zum Management von Komplikationen bzw. Notfällen (◘ Abb. 8.1).

8.3 · Technik und Durchführung

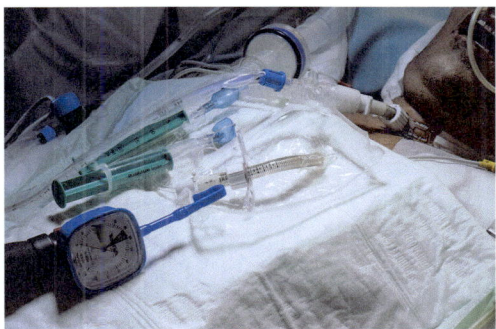

Abb. 8.1 Vorbereitung des Zubehörs für den Trachealkanülenwechsel am beatmeten Patienten

Zum Wechsel der Trachealkanüle sind folgende Materialien notwendig:
- Trachealspreizer
- Ausgewählte Trachealkanüle (und zur Sicherheit auch eine Trachealkanüle mit nächst kleinerer Größe)
- Feststellring bzw. Halteplatte an der Kanüle in die angezeigte Position bringen (ggf. Orientierung an der alten Kanüle) und arretieren (Halteplatte sollte gerade sein und nicht um 180° verdreht sein)
- Cuff auf Dichtigkeit prüfen
- Kanüle mit wenig Gleitgel versehen oder steriler Flüssigkeit beträufeln
- Ggf. Obturator in die Kanüle einbringen, ohne dass der Einführungsstab am unteren Ende der Kanüle heraussteht
- Halteband
- Materialien für endotracheales Absaugen
- Spritze für Cuffblockung und/oder Cuffdruckmanometer
- Material zum Reinigen und ggf. Desinfizieren des Tracheostomas
- sterile, trockene Kompressen, idealerweise Schlitzkompressen oder andere inzidierte Wundauflagen
- Stethoskop
- Ggf. Einführhilfe (z. B. Absaugkatheter)
- Bereitschaft zur endotrachealen Intubation (vor allem nach perkutaner dilatativer Tracheostomie).

8.3 Technik und Durchführung

> Beim Trachealkanülenwechsel können zwei Techniken unterschieden werden: das «blinde» sowie das «geführte» Einführen.

Beim «blinden» Einführen wird die alte Trachealkanüle entfernt (Abb. 8.2) und die neue Trachealkanüle mit dem im Set enthaltenen Obturator eingeführt (Abb. 8.3). Diese Technik eignet sich für stabile Tracheostomata, bei denen ein problemloser Kanülenwechsel erwartet wird.

Beim «geführten» Einführen hingegen wird eine Einführhilfe in die noch in situ liegende Kanüle eingebracht und somit der Weg von der Öffnung am Hals durch die Gewebsschichten der Haut in die Trachea markiert. Diese Einführhilfe, z. B. ein geschlossener Absaugkatheter, dient somit als Leitschiene für die neue Trachealkanüle. Der Absaug-

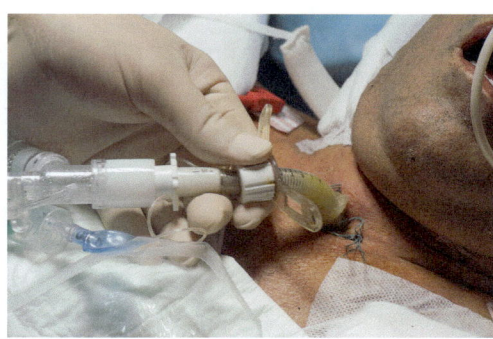

Abb. 8.2 Entfernen der entblockten Trachealkanüle nach Lösen des Haltebändchens unter permanenter Absaugung (hier geschlossenes Absaugsystem)

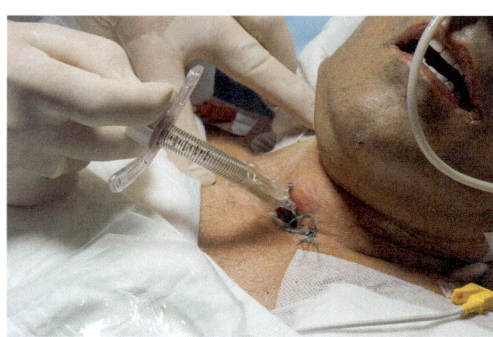

Abb. 8.3 Einführen der neuen Trachealkanüle mit dem im Set enthaltenen Obturator

katheter bleibt nach Entfernen der alten Kanüle im Tracheostoma liegen, sodass die neue Kanüle über diese Einführhilfe, d. h. ohne den der neuen Kanüle vom Hersteller beigelegten Obturator, eingebracht werden kann. Diese Technik eignet sich für instabile Tracheostomata oder bei Vorliegen eines tiefen Tracheostomaschachtes bei adipösen Menschen (Richter u. Sutarski 2009), wenn es nach der Kanülenentfernung zum Kollabieren der Öffnung kommen kann.

Die folgende Übersicht fasst die wichtigsten Schritte bzw. Prinzipien im Rahmen der Durchführung zusammen (McGrath 2014).

> **Vorgehen beim Trachealkanülenwechsel im ICU-Bereich (Mod. nach McGrath 2014)**
> - Trachealkanülenwechsel wird idealerweise durch zwei Fachpersonen vorgenommen
> - Einhaltung der Prinzipien der Asepsis
> - Entfernen von Kleidung oder anderen Gegenständen, sodass der Hals frei zugänglich ist
> - Positionierung des Menschen in Oberkörperhochlage von 20–40° und moderate Überstreckung seines Kopfes durch Nacken-/Schulterrolle, wodurch die Trachea nach anterior, also näher zur Haut bewegt und das Tracheostoma erweitert wird
> - Kurzfristige Pausierung der enteralen Ernährung bzw. Entlastung der nasogastralen Sonde mithilfe eines Ablaufbeutels
> - Entscheidungsfindung: blinde oder geführte Technik

8.3 · Technik und Durchführung

- Vorbereitung von Material zum endotrachealen Absaugen
- Vorbereitung und Funktionsprüfung der neuen Trachealkanüle
- Ggf. Präoxygenierung vornehmen
- Gründliche Absaugung des Mundrachenraums
- Absaugung des Raums oberhalb vom Cuff durch Lumen zur supracuff'schen Absaugung oder Entcuffen der Kanüle und gleichzeitigem endotrachealen Absaugen
- Begutachtung und Reinigung des Tracheostomas nach Entfernen der alten Kanüle
- Peristomale Desinfektion
- Einführen der neuen Trachealkanüle: Kanüle zunächst horizontal ausrichten bis sie sich in der Trachea befindet, erst dann Drehung der Kanüle um 90° bis zur endgültigen Lage
- Nach durchgeführtem Wechsel Einführhilfe bzw. Obturator entfernen, Kanüle cuffen und Sauerstoffzufuhr bzw. Beatmung umgehend wieder aufnehmen (◘ Abb. 8.4)
- Unterlegen saugfähiger Kompressen unter das Kanülenschild und Fixierung der Trachealkanüle mit dem Haltebändchen, anschließend ggf. Cuffdruckkontrolle (◘ Abb. 8.5)
- Prüfung der korrekten Lage der Trachealkanüle
- Auskultation der Lunge (seitengleiche Belüftung?)
- Heben/Senken des Thorax
- Ggf. Kapnometrie
- Patientenbeobachtung zu jeder Zeit, ggf. akustische Überwachung der Herzfrequenz sowie der Sauerstoffsättigung am Überwachungsmonitor aktivieren

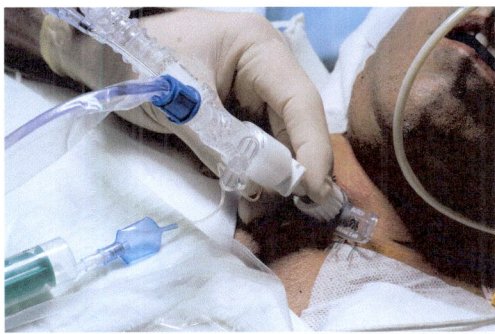

◘ **Abb. 8.4** Anschluss der Beatmung und kontrolliertes Cuffen der Trachealkanüle

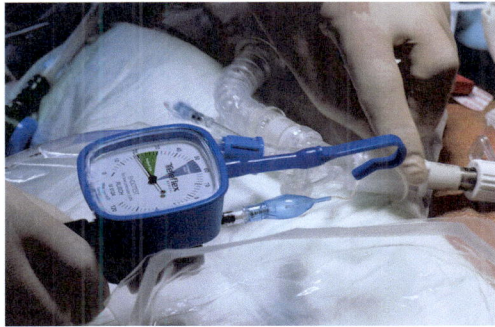

◘ **Abb. 8.5** Cuffkontrolle nach Unterlegen saugfähiger Kompressen unter das Kanülenschild und Fixierung der Trachealkanüle mit dem Haltebändchen

Literatur

Donnelly F, Wiechula R (2006) The lived experience of a tracheostomy tube change: a phenomenological study. Journal of Clinical Nursing 15:1115–1122

McGrath B (2014) Comprehensive tracheostomy care: the National Tracheostomy Safety Project manual, 1st edn. Wiley-Blackwell, Hoboken

Richter T, Sutarski S (2009) Tracheostoma. Handhabung und Komplikationen. Anaesthesist 58:1261–1274

Trachealkanülenwechsel beim Patienten auf der Allgemeinstation und im Home-Care-Bereich

Bianka Langmaier, Berit Schneider-Stickler

9.1 Allgemeines – 174

9.2 Durchführung des Trachealkanülenwechsels beim wachen Patienten – 175
9.2.1 Informationen an den Patienten – 175
9.2.2 Vorbereitung der Kanüle – 177
9.2.3 Entfernen der alten Trachealkanüle – 178
9.2.4 Einführen der neuen Trachealkanüle – 179
9.2.5 Nachbereitende Pflegeschritte – 179

9.3 Schrittweise Durchführung des Kanülenwechsels auf einer Normalpflegestation – 180

Literatur – 182

© Springer-Verlag GmbH Austria 2018
B. Schneider-Stickler, P. Kress (Hrsg.), *Tracheotomie und Tracheostomaversorgung*
https://doi.org/10.1007/978-3-7091-4868-6_9

9.1 Allgemeines

Die adäquate Versorgung eines wachen tracheostomierten Patienten umfasst den fachlich angeleiteten Kanülenwechsel sowie die Anleitung des Patienten und seiner Angehörigen (Arora et al. 2008, Garruba et al. 2009).

Aus Sicht der Fachpflege ist es wichtig, dass einheitliche evidenzbasierte Standards in der Tracheostomaversorgung zur Anwendung kommen (Ceto et al. 2011, Kozon u. Fortner 2010, Stefan et al. 2013, Tobin u. Santamarina 2008).

Die «Standardized Operating Procedure zur Tracheostomaversorgung» (◘ Abb. 7.6, ▶ Kapitel 7), wie sie im Jahr 2014 für den Wiener Krankenanstaltsverbund (KAV) entwickelt und 2017 adaptiert wurde, ermöglicht die gezielte Beratung und Edukation der Patienten durch Pflegefachpersonen.

Nach eigenen Beobachtungen konnten seit der Einführung und Anwendung der SOP die Wund- und nosokomialen Infektionen deutlich reduziert werden. Durch standardisierte Vorgehensweisen in der Tracheostomaversorgung konnte auch die Mitarbeiterzufriedenheit deutlich gesteigert werden, wie eine Umfrage unter den Pflegekräften (n=12) der Univ. HNO-Klinik Wien im Jahr 2015 zeigte (◘ Tab. 9.1). Diese Umfrage wurde unter Verwendung einer visuellen Analogskala (unzufrieden= -5, zufrieden=5) vor Einführung der SOP sowie 3 und 8 Monate nach Einführung der SOP durchgeführt. Die Ergebnisse wurden 2015 erstmalig im Rahmen des Pflegekongresses der Österreichischen Gesellschaft für vaskuläre Pflege (in Kooperation mit dem Verein für Wunddiagnostik und Wundmanagement) präsentiert (◘ Tab. 9.1).

Eine Trachealkanüle muss regelmäßig gewechselt werden. Allerdings richten sich die Wechselintervalle nach den Patientenbedürfnissen. Während im intensivmedizinischen Bereich sowohl perkutan-dilatative als auch chirurgische Tracheostomaanlagen durchgeführt werden, stehen auf Normalstationen (HNO und Mund-Kiefer-Gesichtschirurgie) chirurgisch angelegte Tracheostomata im Vordergrund. Mit dem immer besseren Überleben intensivmedizinisch betreuter Patienten werden allerdings zunehmend häufiger Patienten mit einem dilatativ angelegten Tracheostoma auf Normalstationen verlegt. Sollte eine Dekanülierung nicht in absehbarer Zeit indiziert, sondern ein Langzeit-Tracheostoma notwendig sein, wird ein möglichst zeitnahes Umwandeln eines «gestochenen» Tracheostomas in ein «chirurgisches» Tracheostoma empfohlen.

◘ **Tab. 9.1** Mitarbeiterzufriedenheit vor und nach Einführung von Kriterien zur standardisierten Tracheostomaversorgung (SOP) unter Verwendung einer visuellen Analogskala mit -5=unzufrieden und 5=zufrieden

n=12	-5	-4	-3	-2	-1	0	1	2	3	4	5
	Unzufrieden				Neutral			Zufrieden			
Vor Einführung der SOP			5%	35%	15%	25%	15%	5%			
3 Monate nach SOP-Einführung					20%	25%	20%	30%	5%		
8 Monate nach SOP-Einführung									45%	40%	5%

Auf Normalstationen erfolgt der erste Trachealkanülenwechsel zumeist durch ärztliches Personal, die weiteren Trachealkanülenwechsel bei regulärem Wundheilungsverlauf zumeist durch das Fachpflegepersonal. Die Pflege arbeitet hier eigenverantwortlich und übernimmt eine wichtige Rolle in der Patientenanleitung (interpersonelle Beziehungsarbeit). Es ist allerdings auch möglich, dass der erste Kanülenwechsel durch speziell qualifiziertes Pflegepersonal unter ärztlicher Supervision durchgeführt wird. Bei kritischen Patienten sollte ein Arzt der Pflege als «Stand by» beim Kanülenwechsel zur Verfügung stehen.

Nach einer individuell langen Einschulungsphase sollen Patienten im Laufe des stationären Aufenthaltes den selbstständigen Kanülenwechsel erlernen. Auch Angehörige sind in Tracheostomaversorgung und Trachealkanülenwechsel einzuführen, um die optimale Versorgung der Patienten im Home-Care-Bereich zu gewährleisten und kritische Situation zu vermeiden.

Die Basisinformationen für die Fachpflege umfassen:
- **Tracheostomaversorgung:** mindestens 1-mal täglich bzw. häufiger je nach den individuellen Patientenbedürfnissen
- **Trachealkanülenwechsel:**
  - **ungecufft:** 1-mal täglich bei Versorgung mit 2 Kanülen
  - **gecufft:** 1-mal wöchentlich im Normalstationsbereich bei Patienten ohne Pneumonierisiko bzw. ohne Immunsuppression
- **Tracheales Absaugen:** je nach individueller Erfordernis

> Die Aufbereitung (Reinigung und Desinfektion) der Trachealkanüle richtet sich nach den Angaben der Hersteller und sollte je nach Vorgabe erfolgen. Bei Funktionsverlust bzw. Materialermüdung der Trachealkanüle sollte der umgehende Austausch veranlasst werden.

9.2 Durchführung des Trachealkanülenwechsels beim wachen Patienten

9.2.1 Informationen an den Patienten

Diese Informationen beinhalten:
- Information über den geplanten Kanülenwechsel
- Positionierung des Patienten
- Geplanten Zeitpunkt des Wechsels
- Besonderheiten des Tracheostomas (z. B. bei freiliegender Knorpelspange in der Trachea oder ausgerissenem Björk-Lappen)
- Kurze Beschreibung über die durchzuführende Intervention und die notwendigen Hygienemaßnahmen
- Erkennen des Wissensstandes des Patienten zur Tracheostomaversorgung (Ressourcen erkennen und erheben)
- Klärung der Patientenselbstständigkeit und Erkennen des jeweiligen Unterstützungsbedarfes
- Angebot für den Patienten, Fragen zur die Handhabung und Vorgehensweise zu beantworten.

Die neue Trachealkanüle wird bereits vor der Entfernung der alten Trachealkanüle vorbereitet. Die für den Trachealkanülenwechsel notwendigen Utensilien werden bereitgelegt.

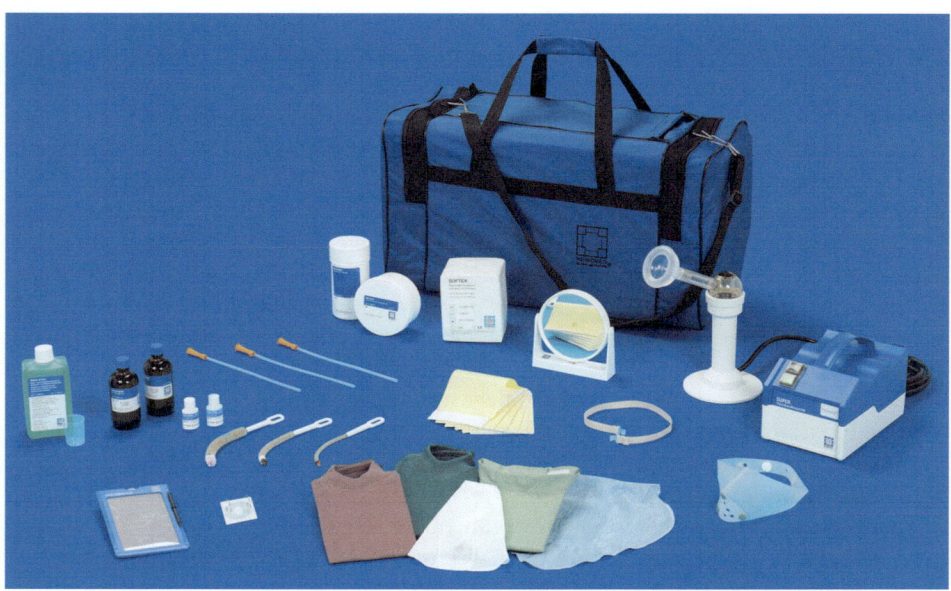

◘ **Abb. 9.1** Erstausstattungsset für den Home Care Bereich nach Tracheotomie (mit freundlicher Genehmigung durch Fa. Heimomed)

Sollte bereits ein Entlassungszeitpunkt feststehen, so sollten Utensilien verwendet werden, die auch im Homecare-Bereich zur Verfügung stehen. In der Regel erhalten die tracheotomierten Patienten vor Entlassung aus dem stationären Bereich ein Ausstattungsset, welches bereits im Rahmen der Schulungsmaßnahmen auf der Station verwendet werden sollte (◘ Abb. 9.1). Dieses enthält alle notwendigen Materialien und Gerätschaften für die selbstständige Versorgung in der häuslichen Umgebung.

Wichtig ist in dieser Phase, dass die Fachpflege eine Vertrauensbasis zum Patienten aufbaut. Während des Kanülenwechsels sollte man auf eine ständige Interaktion mit dem Patienten achten. Je besser die Kommunikation mit dem Patienten erfolgt, desto professioneller, sicherer und einfacher gestaltet sich der Kanülenwechsel.

Sämtliche im Rahmen des Trachealkanülenwechsels anfallenden Pflegemaßnahmen werden von der Fachpflege in Pflegediagnosen dokumentiert und evaluiert. Der zugrunde liegende Pflegeprozess ist in ◘ Abb. 9.2 dargestellt.

Für die Dokumentation möglicher Pflegediagnosen können folgende Punkte herangezogen werden (Stefan et al. 2013):
- Kommunikation beeinträchtigt
- Atemwegsverlegung
- Schluckstörung
- Körperbild beeinträchtigt
- Aspiration hohes Risiko
- Schmerz

Grundsätzlich sollte ein Trachealkanülenwechsel nach einheitlichen Prinzipien erfolgen.
Folgende Materialien sollten bereitgestellt werden:
- Saubere Einmalhandschuhe
- Trachealspreizer

9.2 · Durchführung des Trachealkanülenwechsels beim wachen Patienten

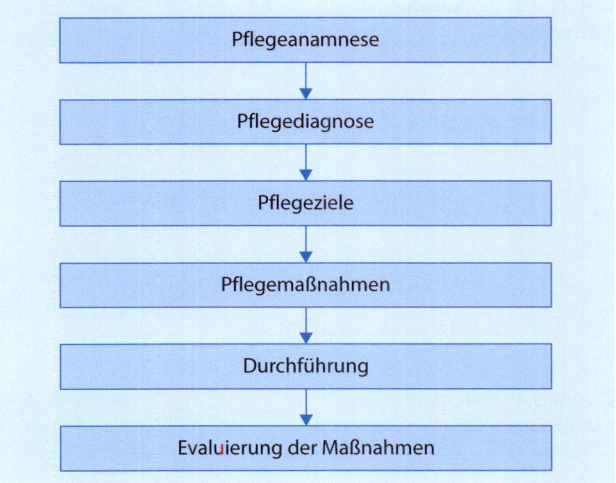

Abb. 9.2 Dokumentation des allgemeinen Pflegeprozesses als Grundlage für die Durchführung und Dokumentation des Trachealkanülenwechsels

- Lichtquelle
- Austauschkanüle zum Wechseln
- Saugfähige Kompressen mit Loch/Schlitz
- Kanülenband
- Material zum Reinigen und ggf. Desinfizieren des Tracheostoma (nach Richtlinie des Hauses/SOP)
- Hautschutzpräparat (Langzeithautschutz)
- Absaugmöglichkeit (Sauger/Absaugkatheter/Aqua®)

Zunächst wird die neue Kanüle vorbereitet, indem sie nach der Reinigung und Desinfektion zusammengesetzt und mit einem Halteband versehen wird (◘ Abb. 9.3 u. ◘ Abb. 9.4).

Bei Verwendung von gecufften Trachealkanülen als Single-use-Kanülen sollte darauf geachtet werden, dass die Verpackung unbeschädigt und die neue Trachealkanüle steril verpackt ist. Die neue Trachealkanüle muss auf ihre Funktion hin überprüft werden. Die meisten Hersteller empfehlen, die Trachealkanüle in einen Behälter mit sterilem Wasser zu tauchen und dann den Cuff mit Luft zu füllen. Steigen Luftbläschen auf, ist der Cuff undicht und die Trachealkanüle darf nicht verwendet werden. Viele Fachpflegepersonen überprüfen die Funktion, indem sie den Cuff mit einer Spritze mit Luft füllen und beobachten mit einem Cuffdruckmesser, ob er den Druck hält.

Bei Versorgung mit ungecufften Kunststoffkanülen werden die in Patientenbesitz befindlichen Kanülen (Single-patient-device) jedes Mal gewechselt. Die wiederverwendete Trachealkanüle darf keine Beschädigungen, keine scharfe Kanten und keine ausgerissenen Ränder aufweisen. Die Innenseele muss leicht herausnehmbar und wiedereinsetzbar sein.

9.2.2 Vorbereitung der Kanüle

Sofern die Lokalsituation die Beurteilung der Einführtiefe der Kanüle zulässt, wird die Position des Kanülenschildes festgelegt. Dabei kann man sich meist an der noch liegenden Trachealkanüle orientieren.

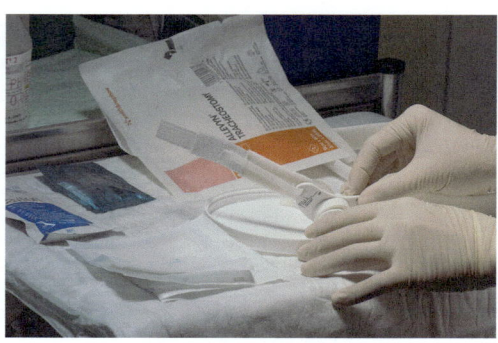

Abb. 9.3 Vorbereitung der Trachealkanüle

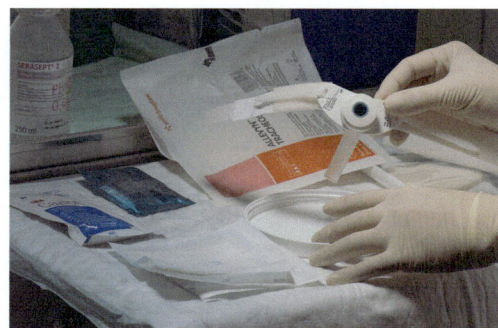

Abb. 9.4 Befestigung des Kanülenbandes am Kanülenschild

Manche Pflegepersonen bevorzugen, das Halteband vor dem Wechsel der Trachealkanüle an der Kanüle zu befestigen. Andere legen es lieber um den Nacken des Patienten, um die Befestigung der Kanüle erst nach dem Einführen der Kanüle vorzunehmen. Das gilt auch für die Kompresse. Diese kann bereits vor dem Wechsel an der Trachealkanüle vorbereitet oder erst nach dem Trachealkanülenwechsel angelegt werden.

Die Trachealkanüle sollte mit einem wasserlöslichen Gleitmittel eingerieben werden (je nach Herstellerangaben). Es gibt speziell dafür vorbereitete Mittel/Tücher mit Dosierhilfe, damit die Trachealkanüle nicht unnötig berührt werden muss.

9.2.3 Entfernen der alten Trachealkanüle

Der Patient wird über den anstehenden Wechsel informiert und in die optimale Körperposition, meist aufrechte Sitzhaltung, gebracht. Eventuell wird zunächst Sekret aus der Trachealkanüle und aus dem peristomalen Kanal abgesaugt. Trägt der Patient eine geblockte Trachealkanüle, muss diese vor dem Entfernen unter Absaugbereitschaft entblockt werden. Die Absaugbereitschaft ist besonders wichtig bei Patienten, die viel Sekret produzieren und stark verschleimt sind. In diesem Fall ist es sogar sinnvoll, die alte Trachealkanüle über den noch eingeführten Absaugkatheter herauszuziehen und den Absaugschlauch im Tracheostoma zu belassen, um weiteres Trachealsekret absaugen zu können.

Bereits vor dem Absaugen sollte das Halteband gelöst und/oder entfernt werden. Ab diesem Zeitpunkt muss allerdings die Trachealkanüle digital in situ gehalten werden. Bei einem plötzlichen Hustenstoß könnte sonst die Trachealkanüle unkontrolliert herausgehustet werden. Ob die Trachealkanüle über den Absaugkatheter oder ohne entfernt wird, ist für das weitere Vorgehen nicht von Bedeutung.

Über einen gedachten Viertelkreis wird nun die Trachealkanüle nach vorn/unten in Richtung zur Brust des Patienten herausgezogen. Single-use-Kanülen werden entsorgt, Single-patient-Kanülen der Reinigung und Desinfektion (siehe Herstellerangaben) zugeführt.

Bei Patienten mit einer Dysphagie und laryngopharyngealen Speichelretentionen ist ein schnelles Vorgehen wichtig, da der penetrierende Speichel nach Kanülenentfernung zu einer Aspiration führt. Ein schnelles Vorgehen ist grundsätzlich bei frischen Stomata, vor allem aber bei Punktionstracheostomata indiziert, da das Stoma schnell schrumpfen bzw. zusammenfallen kann. Zur Sicherheit sollten bei frischen Tracheostomata eine Kanüle in nächst kleinerer Größe und ein Trachealspreizer bereitliegen.

Die Reinigung des Tracheostomas erfolgt evidenzbasierend mit 0,9%iger Kochsalzlösung. Innen lässt sich das Tracheostoma mit einem Stiltupfer reinigen. Die Reinigung sollte jeweils bei der Exspiration stattfinden, um hustenauslösende Irritationen zu vermeiden.

9.2.4 Einführen der neuen Trachealkanüle

Für das Einführen der neuen Trachealkanülen bieten die Hersteller üblicherweise Einführhilfen an. Als Führungshilfe kann aber auch einfach ein Absaugkatheter verwendet werden. Beim Kanülenwechsel sollte die neue Trachealkanüle möglichst kontaminationsarm gehandhabt werden.

Während eines Einatemvorgangs wird die Trachealkanüle seitlich an das Stoma angesetzt. Die untere Spitze des Trachealkanülenrohrs zeigt dabei direkt auf das Stoma. Das obere Ende zeigt wie ein Uhrzeiger auf neun Uhr. Mit leichtem Druck wird die Trachealkanüle wieder während eines Einatemvorgangs – ggf. über die Einführhilfe – in einem leichten Bogen mit gleichzeitiger Drehung nach sechs Uhr in das Tracheostoma vorgeschoben.

Nach korrekter Platzierung der Kanüle wird die Fixierung mit dem Halteband vorgenommen. Je nach Kanüle wird nun ein eventueller Cuff gecufft und ein HME-Filter (feuchte Nase) aufgesetzt.

Sollte ein Monitoring zur Verfügung stehen, sollte die O_2-Sättigung kontrolliert werden. Beim problemlosen Kanülenwechsel ist zumeist die Kontrolle des Ausatemstroms zur Beurteilung des Kanülensitzes ausreichend.

9.2.5 Nachbereitende Pflegeschritte

Die gebrauchte Kanüle wird laut Herstellerangaben aufbereitet und für den nächsten Wechsel vorbereitet.

> Eine Nachbesprechung mit dem Patienten ist aus edukativen Gesichtspunkten sinnvoll.

Mögliche Schwierigkeiten im Akutkrankenhaus auf einer Normalpflegestation können sein:
- **Problem 1:** Tracheotomierte Patienten, die den Wechsel zu Hause selbstständig durchführen, haben oftmals eine «eigene Vorgehensweise», die sich mit den hygienischen Auflagen des Akutkrankenhauses schwer vereinbaren lassen.

- **Lösung 1:** Hier ist es von großer Wichtigkeit, dass die Fachpflege dies auch transparent macht und den Patienten auf diese notwendigen hygienischen Belange in geeigneter Form hinweist.
- **Problem 2:** Der Kanülenwechsel wird durch die Fachpflege nicht einheitlich durchgeführt.
- **Lösung 2:** Evidenzbasierte Vorgaben (SOP) und gezielte Mitarbeiterschulungen verbessern das einheitliche Vorgehen durch das Pflegepersonal.

9.3 Schrittweise Durchführung des Kanülenwechsels auf einer Normalpflegestation

Es soll nun ein problemloser Trachealkanülenwechsel schrittweise dargestellt werden:
- **Schritt 1:** Information des Patienten
- **Schritt 2:** Lösen des Kanülenbandes und Herausnahme der Kanüle (◘ Abb. 9.5)
- **Schritt 3:** Entfernung der Kanüle (◘ Abb. 9.6)
- **Schritt 4:** Begutachtung und Beurteilung des Tracheostomas hinsichtlich Hautzustand, Wundsituation und peristomaler Reizung (◘ Abb. 9.7)
- **Schritt 5:** Peristomale Reinigung und ggf. Desinfektion (◘ Abb. 9.8)
- **Schritt 6:** Entscheidung über Verwendung eines Langzeithautschutzes (◘ Abb. 9.9)
- **Schritt 7:** Einsetzen der neuen Kanüle (◘ Abb. 9.10)
- **Schritt 8:** Anpassen einer Saugkompresse (◘ Abb. 9.11)
- **Schritt 9:** Fixierung der Kanüle mit Hilfe des vorher befestigten Haltebandes (◘ Abb. 9.12)

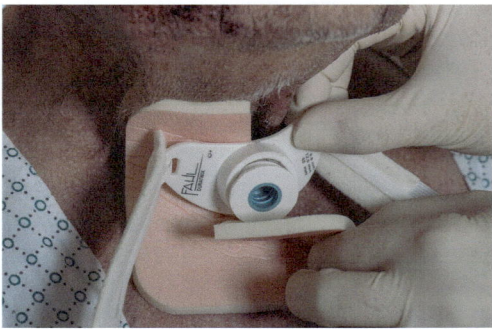

◘ **Abb. 9.5** Lösen des Haltebandes

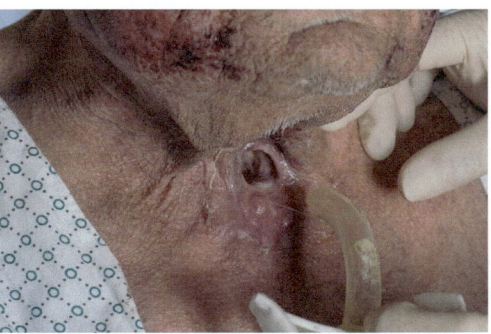

◘ **Abb. 9.6** Entfernung der Kanüle in einem Viertelkreis mit einer leichten Drehbewegung

9.3 · Schrittweise Durchführung des Kanülenwechsels

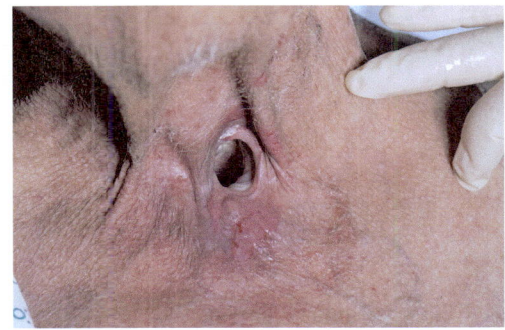

Abb. 9.7 Begutachtung und Beurteilung des Tracheostomas hinsichtlich peristomaler Reizung und Hautzustand

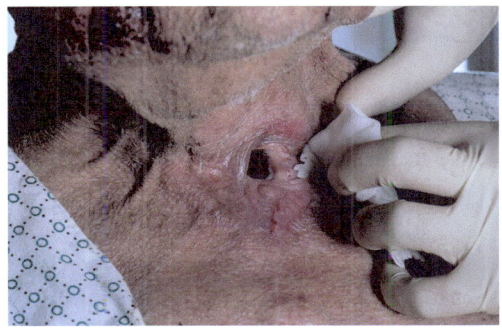

Abb. 9.8 Peristomale Reinigung des Tracheostomas

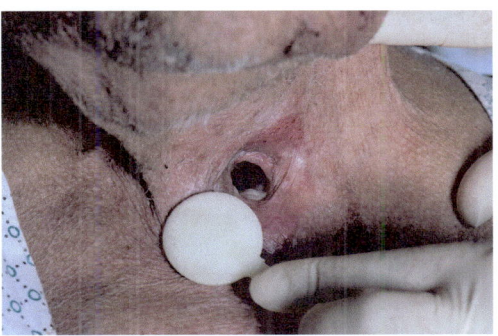

Abb. 9.9 Bei frischen Tracheostomata peristomales Auftragen eines Langzeithautschutzes

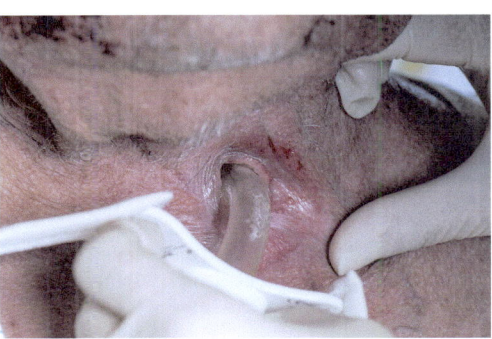

Abb. 9.10 Einsetzen der neuen Kanüle mit einer Drehbewegung von 9 Uhr nach 6 Uhr

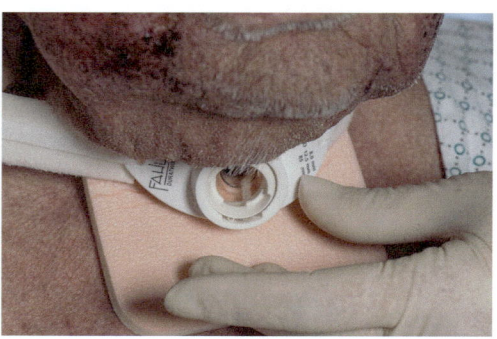

Abb. 9.11 Unterlegen einer nichtfusselnden Saugkompresse

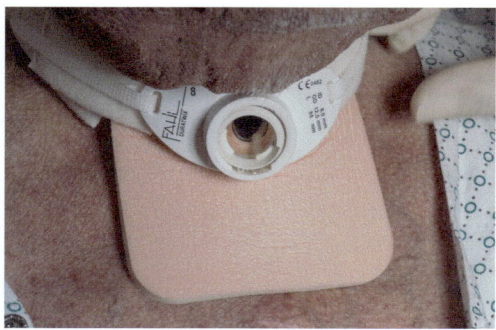

Abb. 9.12 Befestigen der Kanüle mit dem Haltebändchen

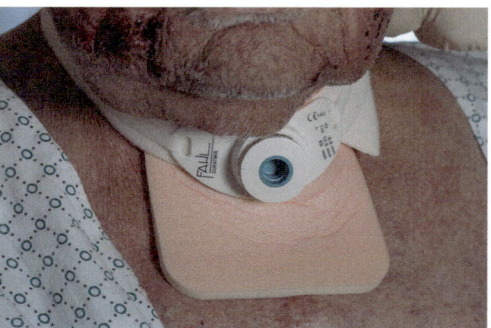

Abb. 9.13 Individuelle Versorgung mit einem Sprechventil

— **Schritt 10:** Individuelle Versorgung mit einem Sprechventil oder einem HME-Filter (Abb. 9.13)

Literatur

Arora A, Hettige R, Ifeacho S, Narula A (2008) Driving standards in tracheostomy care: a preliminary communication of the St Mary's ENT-led multi disciplinary team approach. Clin Otolaryngol 33(6):596–599

Cetto R, Arora A, Hettige R, Nel M, Benjamin L, Gomez CM, Oldfield WL, Narula AA (2011) Improving tracheostomy care: a prospective study of the multidisciplinary approach. Clin Otolaryngol 36(5): 482–488

Literatur

Garrubba M, Turner T, Grieveson C (2009) Multidisciplinary care for tracheostomy patients: a systematic review. Crit Care 13(6):R177

Kozon V, Fortner N (Hrsg.) (2010) Wundmanagement und Pflegeentwicklungen. ÖGVP, Wien

Stefan H, Allmer F, Schalek K et al. (2013) PCP PraxisOrientierte Pflegediagnostik Pflegediagnosen – Ziele – Maßnahmen, 2. Aufl. Springer, Wien

Tobin AE, Santamaria JD (2008) An intensivist-led tracheostomy review team is associated with shorter decannulation time and length of stay: a prospective cohort study. Crit Care 12(2):R48. [Epub 2008 Apr 11.]

Absaugung nach Tracheostomie

Juliane Lippoldt

10.1 Einleitung – 187

10.2 Absaugen von Atemwegssekret – 187
10.2.1 Theoretische Grundlagen – 188
10.2.2 Häufigkeit und Zeitpunkt des Absaugens – 189
10.2.3 Größe des Absaugkatheters – 190
10.2.4 Art des Absaugsystems – 191
10.2.5 Art des Absaugkatheters – 191
10.2.6 Höhe der Sogstärke – 193
10.2.7 Einführtiefe des Absaugkatheters – 194
10.2.8 Art des applizierten Sogs – 194
10.2.9 Dauer des Absaugvorgangs – 194
10.2.10 Hyperoxygenierung – 194
10.2.11 Instillation von NaCl 0,9% – 195

10.3 Mögliche Komplikationen – 195

10.4 Der Absaugvorgang – 196
10.4.1 Vorbereitung – 196
10.4.2 Vorgehen beim geschlossenen endotrachealen Absaugen – 197
10.4.3 Vorgehen beim offenen endotrachealen Absaugen – 199

© Springer-Verlag GmbH Austria 2018
E. Schneider-Stickler, P. Kress (Hrsg.), *Tracheotomie und Tracheostomaversorgung*
https://doi.org/10.1007/978-3-7091-4868-6_10

10.5 Subglottische Absaugung von Sekret oberhalb des Cuffs – 200

10.5.1 Theoretische Grundlagen und Einsatzgebiete – 200
10.5.2 Funktionsweise und praktische Aspekte – 202
10.5.3 Mögliche Komplikationen – 203

Literatur – 203

10.1 Einleitung

In einer der wenigen wissenschaftlichen Publikationen über die Grundsätze der pflegerischen Betreuung von tracheotomierten Patientinnen und Patienten wird der Absaugkatheter als das wichtigste Hilfsmittel bezeichnet (Morris et al. 2013). Die Trachealkanüle per se bedingt eine Steigerung der Sekretproduktion in den Atemwegen, beeinträchtigt jedoch gleichzeitig den Hustenmechanismus sowie die mukoziliäre Clearance. Bei tracheotomierten Menschen besteht somit das Risiko einer Sekreteindickung bzw. -retention, die im schlimmsten Fall zu einer Kanülenobstruktion führen kann (Larsen u. Ziegenfuß 2013). Insofern zählt das Absaugen des Atemwegssekrets neben der Anfeuchtung und Erwärmung der Atemluft sowie der physikalischen Therapie zu den wichtigsten Maßnahmen im Rahmen der Sekretmobilisation. Darüber hinaus kann die Trachealkanüle auch Einfluss auf den Schluckmechanismus nehmen, wodurch eine Aspiration von oropharyngealem Sekret und Nahrung bedingt werden kann. Bei gecuffter Kanüle sammelt sich in diesem Fall dieses potentiell bakteriell kontaminierte Sekret im Raum oberhalb des Cuffs an und tritt von dort aus entweder neben der Kanüle aus oder gelangt in Form einer Mikroaspiration in die Atemwege. In beiden Fällen können schwerwiegende Komplikationen die Folge sein.

Dieses Kapitel gibt einen Überblick über die theoretischen Grundlagen sowie praktischen Aspekte zum Thema Absaugmanagement beim kritisch kranken tracheotomierten Patienten im Setting einer Intensivstation (Ende der Literaturrecherche: 31.08.2014). Beleuchtet werden zwei Arten der Absaugung: das Absaugen von Atemwegssekret über die Trachealkanüle (endotracheales Absaugen) sowie das Absaugen von Sekret oberhalb vom Cuff mithilfe spezieller Trachealkanülen (subglottische Absaugung).

10.2 Absaugen von Atemwegssekret

Auf der Intensivstation stellt das endotracheale Absaugen wohl eine der häufigsten Interventionen dar, die die Pflegepersonen beim maschinell beatmeten, kritisch kranken Menschen durchführen (Subirana et al. 2007) – und zwar autonom, also ohne vorherige Absprache mit dem Arzt (Isfort et al. 2012). In Anbetracht des möglichen Leidendrucks sowie anderer mitunter lebensbedrohlicher Komplikationen, die in Zusammenhang mit dem endotrachealen Absaugen stehen, übernehmen die Pflegenden in diesem Bereich somit eine große Verantwortung.

Das endotracheale Absaugen bezeichnet per definitionem das **Entfernen von Atemwegssekret aus der Trachea unter Sog mit Hilfe eines Absaugkatheters** (Ullrich et al. 2010).

Die vordergründigen Ziele dabei sind:
- die **Gewährleistung freier Atemwege** zur Aufrechterhaltung des pulmonalen Gasaustausches sowie
- die **Verhinderung einer Sekretverlegung des künstlichen Atemwegs**.

Beim endotrachealen Absaugen werden prinzipiell zwei Absaugsysteme voneinander unterschieden. Auch auf Grundlage der Absaugtiefe kann eine Klassifizierung erfolgen (◘ Tab. 10.1).

Die in der Literatur am häufigsten vorkommende und zugleich praxisgeeignetste Einteilung ist wohl jene hinsichtlich des Absaugsystems – also die Unterscheidung zwischen

Tab. 10.1 Mögliche Klassifizierung der endotrachealen Absaugung

Einteilung		Definition
Absaugsystem (AARC 2010)	Geschlossen	Endotracheales Absaugen, das keine Diskonnektion des Beatmungsschlauches vom künstlichen Atemweg erfordert
	Offen	Endotracheales Absaugen, das eine Diskonnektion des Beatmungsschlauches vom künstlichen Atemweg erfordert
Absaugtiefe (AARC 2010; Gillies u. Spence 2011)	Oberflächlich	Einführen des Absaugkatheters bis zum tracheaseitigen Ende des künstlichen Atemwegs Der Absaugkatheter berührt die Atemwegsschleimhaut nicht.
	Tief	Einführen des Absaugkatheters über das tracheaseitige Ende des künstlichen Atemwegs hinaus, bis – ein Widerstand spürbar ist – der Husten- oder Würgereflex ausgelöst wird Der Absaugkatheter berührt die Atemwegsschleimhaut.

geschlossener (◘ Abb. 10.1) und offener Absaugung (◘ Abb. 10.2). Das geschlossene Absaugsystem wird als Bestandteil eines geschlossenen Kreises zwischen künstlichen Atemweg und Beatmungsschlauch eingebracht und in bestimmten Zeitintervallen erneuert. Der Absaugkatheter befindet sich in einer sterilen Hülle und kann mehrmals beim gleichen Menschen mit künstlichem Atemweg verwendet werden. Das offene Absaugen hingegen wird mithilfe eines sterilen Einmalabsaugkatheters durchgeführt.

10.2.1 Theoretische Grundlagen

Jedem einzelnen Absaugvorgang gehen mehrere Entscheidungen voraus, die zumeist von den Pflegenden – mehr oder weniger bewusst – selbstständig vorgenommen werden. Diese betreffen – auch abhängig davon, ob offen oder geschlossen abgesaugt wird – vor allem neun Punkte (adaptiert nach Pederson et al. 2009):
- Häufigkeit und Zeitpunkt des Absaugens
- Größe des Absaugkatheters
- Art des Absaugsystems (geschlossen/offen)
- Art des Absaugkatheters (konventionell/atraumatisch)
- Einführtiefe des Absaugkatheters
- Höhe der Sogstärke
- Dauer des Absaugvorgangs
- Hyperoxygenierung
- Instillation von physiologischer Kochsalzlösung

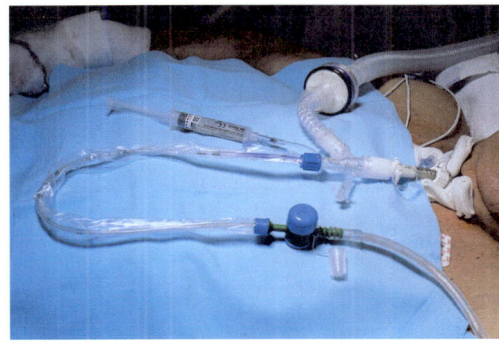

Abb. 10.1 Geschlossenes Absaugsystem beim tracheotomierten beatmeten Patienten

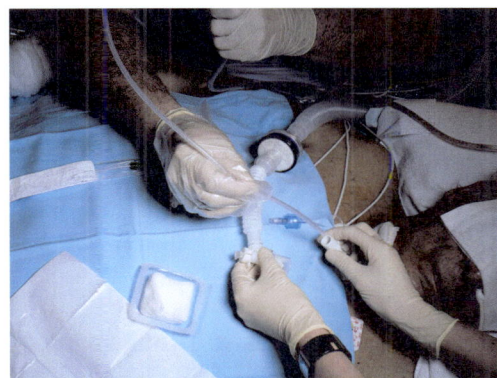

Abb. 10.2 Offenes Absaugsystem beim tracheotomierten beatmeten Patienten

10.2.2 Häufigkeit und Zeitpunkt des Absaugens

Prinzipiell sollte das endotracheale Absaugen nicht nach einem festgelegten Zeitplan, sondern so oft wie notwendig und so selten wie möglich durchgeführt werden (Leur et al. 2003, Ullrich et al. 2010). Insofern bedarf es einer strengen Indikationsstellung, die neben Fertigkeiten wie der Auskultation der Lunge auch ein bestimmtes Maß an Praxiserfahrung voraussetzt (Tab. 10.2).

> Die Hauptindikation für das endotracheale Absaugen ist die Ansammlung von Atemwegssekret, das Patienten nicht selbstständig abhusten können.

Auch der Verdacht auf Aspiration von Mageninhalt oder oropharyngealem Sekret sowie die Gewinnung von Sputumproben im Rahmen medizinischer Diagnostik können Indikationen darstellen. Manche Patienten, insbesondere wenn sie bereits längere Zeit beatmet werden bzw. eine Tracheakanüle tragen, äußern mitunter selbst den Wunsch, abgesaugt zu werden. Im Gegensatz dazu bedürfen insbesondere Patienten, die in ihrem Bewusstsein eingetrübt und/oder nicht in der Lage sind, einen effizienten Hustenstoß zu generieren, eines gründlichen Assessments (AARC 2010).

Tab. 10.2 Zeichen für Sekretansammlung in den Atemwegen

Klinische Hinweise	Differenzialdiagnose
Beim wachen Patienten	
Rasselgeräusche über der Lunge	Lungenödem
Abfall der peripheren Sauerstoffsättigung und/oder Abfall des pO_2 in der BGA	z. B. respiratorische Erschöpfung
Akute Zunahme der Atemarbeit	z. B. Bronchospasmus
Sichtbares Sekret in der Trachealkanüle	
Wiederholtes/anhaltendes Husten	z. B. Tubus- oder Kanülenintoleranz
Beim beatmeten Patienten	
Sägezahnartiges Muster an der Flow-Volumenkurve des Respirators	Wasseransammlung im Beatmungsschlauch
Unerwarteter Anstieg des inspiratorischen Spitzendrucks bei volumengesteuerter Beatmungsform	z. B. Abknicken des Beatmungsschlauches, «Dagegenpressen»
Unerwarteter Abfall des inspiratorischen Tidalvolumens bei druckgesteuerter Beatmungsform	

10.2.3 Größe des Absaugkatheters

Der Absaugkatheter sollte so klein wie möglich, jedoch groß genug sein, um eine erfolgreiche Sekretmobilisation zu gewährleisten (Abb. 10.3). Es wird davon ausgegangen, dass bei Verwendung der richtigen Absaugkathetergröße Luft während des Absaugvorgangs neben dem Katheter noch zirkulieren kann (Pederson et al. 2009).

> **Als Faustregel gilt derzeit:** Der äußere Durchmesser des Absaugkatheters sollte die Hälfte des Innendurchmessers des künstlichen Atemwegs nicht überschreiten bzw. Kathetergröße [Fr]=(Innendurchmesser des künstlichen Atemwegs[mm] – 2) x 2 (AARC 2010, Pederson et al. 2009).

Demnach sollte für eine Trachealkanüle mit einem Innendurchmesser von 8 mm ein Absaugkatheter von 12 French bzw. Charrier – entsprechend einem Außendurchmesser von

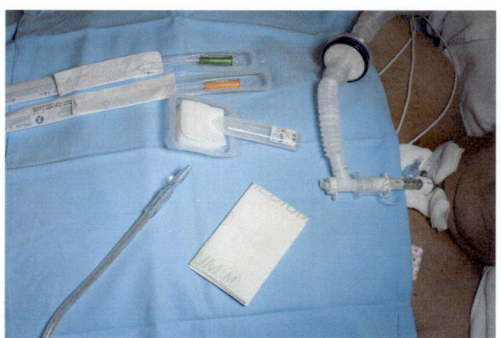

Abb. 10.3 Bereitstellung verschiedener Saugergrößen für den Absaugvorgang

4 mm – verwendet werden. Diese Empfehlung geht jedoch auf eine rein mathematische Berechnung zurück. Diese Berechnung zeigt, dass der negative Druck, der im Rahmen des Absaugvorgangs auf die Atemwege wirkt, mit zunehmender Größe des Absaugkatheters steigt.

10.2.4 Art des Absaugsystems

Die Verwendung geschlossener Absaugsysteme hat in den letzten Jahren stetig zugenommen und mancherorts das offene Absaugen als Standardabsaugmethode abgelöst.

Geschlossene Absaugsysteme werden in verschiedenen Längen sowie Größen (Ch) angeboten. Für das geschlossene endotracheale Absaugen über Trachealkanülen sollten eigene Systeme verwendet werden, die kürzer sind als jene für Endotrachealtuben. Zudem sollte auch bei diesen Systemen die richtige Absaugkathetergröße in Abhängigkeit vom inneren Durchmesser der Trachealkanüle verwendet werden.

Wichtige Vorteile des geschlossenen endotrachealen Absaugens sind nach dem Robert-Koch-Institut Berlin (2013):
- die **Verhinderung von Abfällen der Atemwegsdrücke bzw. Beatmungsdrücke** – und damit die Vermeidung von Atelektasen, Hypoxämie und hämodynamischen Komplikationen –, sowie
- die **Reduktion der Kontaminierungsgefahr der Umgebung**, also der Schutz der Patienten vor Kreuzinfektionen sowie des Personals vor etwa hochinfektiösen Krankheiten oder multiresistenten Erregern.

Der erstgenannte Punkt erscheint vor allem für Patienten von Bedeutung, die mit hohen PEEP-Werten maschinell beatmet werden (Maggiore et al. 2003, Fernandez et al. 2004).

Ein weiterer Vorteil geschlossener Absaugsysteme sind im Vergleich zum offenen Absaugen der reduzierte Zeit- und Personalaufwand (Afshari 2014). Schließlich hat sich im klinischen Alltag gezeigt, dass bei therapeutischen Körperpositionierungen wie der Bauchlagerung der Einsatz dieser Systeme das endotracheale Absaugen erheblich erleichtert.

Demgegenüber gibt es Argumente, die gegen einen routinemäßigen Einsatz geschlossener Absaugsysteme sprechen. In diesem Zusammenhang werden häufig die hohen Kosten sowie die Kontaminationsgefahr angeführt (Subirana et al. 2007). Hohe Kosten entstehen jedoch vor allem nach 24-Stunden-Wechselintervallen, die heute nicht mehr empfohlen werden (Robert-Koch-Institut 2013). Je nach Herstellerangaben und klinikinterner Vorgaben können die Systeme auch bis zu 72 h belassen werden.

Die Frage, ob das geschlossene dem offenen System hinsichtlich der Sekretabsaugleistung über- oder unterlegen ist, kann derzeit nicht eindeutig beantwortet werden (Pederson et al. 2009).

10.2.5 Art des Absaugkatheters

Absaugkatheter sind steril verpackte Einmalprodukte, die sich in der Beschaffenheit ihrer Katheterspitze, Größe (◨ Abb. 10.4) sowie in der Anzahl und Anordnung ihrer lateralen Augen (◨ Abb. 10.5) zueinander unterscheiden und in verschiedenen Größen angeboten werden.

Folgende **Anforderungen** werden **an einen idealen Absaugkatheter** gestellt (Jung u. Gottlieb 1976):

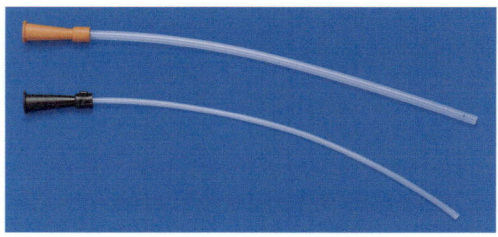

Abb. 10.4 Absaugkatheter in unterschiedlichen Größen (mit freundlicher Genehmigung durch die Fa. Heimomed Heinze GmbH & Co KG Medizintechnik)

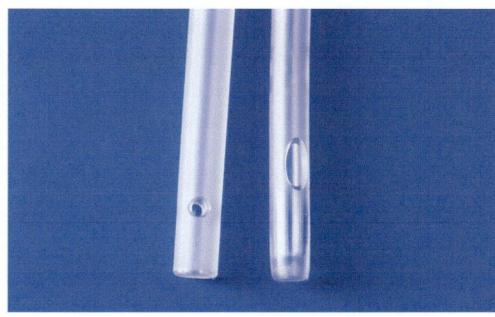

Abb. 10.5 Unterschiedliche Gestaltung der lateralen Öffnungen an der Spitze des Absaugkatheters

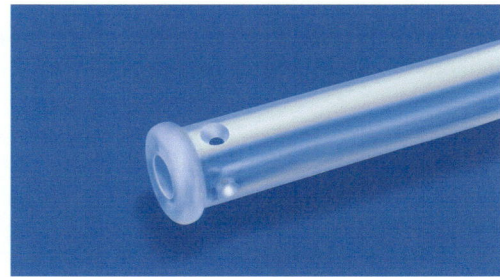

Abb. 10.6 Atraumatischer Absaugkatheter (mit freundlicher Genehmigung durch die Fa. Heimomed Heinze GmbH & Co KG Medizintechnik)

- **Suffiziente Entfernung des Atemwegssekrets**
- **Minimierung des Kontakts mit der Atemwegsschleimhaut**, d. h. die Sicherstellung, dass die Atemwegsschleimhaut nicht in die Absaugöffnungen eingesogen wird
- **Ausreichende Flexibilität des Materials**, sodass ein wiederholtes Anstoßen an die Atemwegsschleimhaut nicht zu Verletzungen führt
- **Ausreichende Steifheit des Materials**, um ein ungehindertes Einführen in die Atemwege zu ermöglichen

Derzeit ist die Unterscheidung zwischen standardmäßigen bzw. herkömmlichen und atraumatischen Absaugkathetern üblich. Standardmäßige oder herkömmliche Absaugkatheter sind zumeist charakterisiert durch eine zentrale Öffnung an ihrem distalen Ende mit zwei darüberliegenden lateralen Augen (Abb. 10.5).

Als atraumatische Absaugkatheter werden typischerweise Katheter bezeichnet, die an ihrem distalen Ende einen Ring bzw. Wulst haben, über dem vier laterale Augen liegen (Abb. 10.6).

Mithilfe dieser Katheter soll ein gewebeschonenderes endotracheales Absaugen ermöglicht werden, indem ein An- bzw. Einsaugen der Atemwegsschleimhaut in die Katheteröff-

10.2 · Absaugen von Atemwegssekret

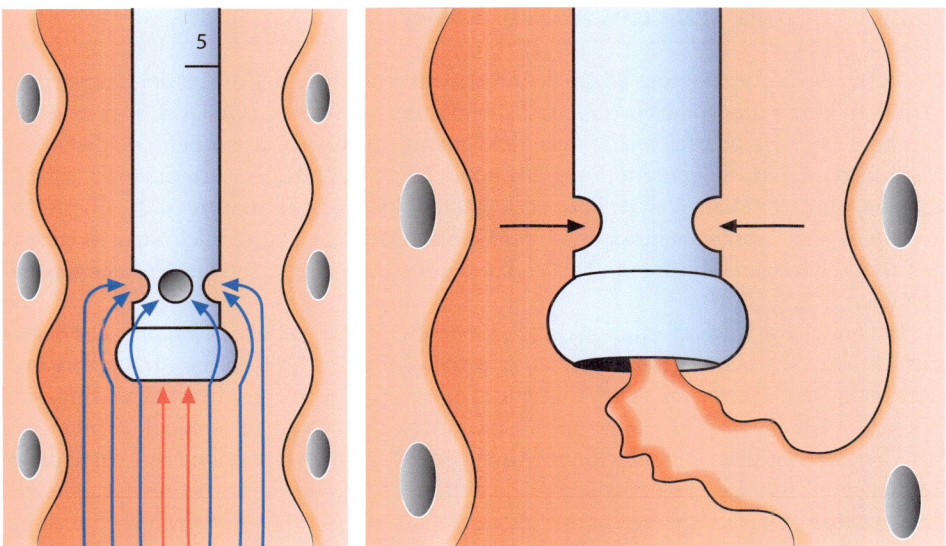

Abb. 10.7 Unterschiedliche Einflussnahme auf das umliegende Trachealwandgewebe durch die Absaugkathetertypen. (Illustration: © Angelika Kramer)

nungen weitestgehend vermieden werden soll (Abb. 10.7). Dies soll durch einen Luftpolster erreicht werden, der sich während des Absaugvorgangs um die Katheterspitze bildet und den Kontakt zur Schleimhaut reduziert (Sackner et al. 1973).

Prinzipiell gilt: Je mehr Öffnungen ein Absaugkatheter hat, desto geringer die Wahrscheinlichkeit, dass die Schleimhaut eingesogen wird. Die Frage, ob diese Katheter tatsächlich den konventionellen Absaugkathetern hinsichtlich der Vermeidung von Schleimhautschäden überlegen sind, wurde bis jetzt noch nicht ausreichend erforscht (Jung u. Gottlieb 1976, Link et al. 1976). Wenig erforscht ist zudem die Frage, ob Unterschiede zwischen konventionellen und atraumatischen Kathetern bezüglich der Absaugleistung bzw. Sekretmobilisation bestehen (Shah et al. 2005).

10.2.6 Höhe der Sogstärke

Die **Sogstärke** sollte **so gering wie möglich** gehalten werden, um einerseits den Verlust von Lungenvolumina zu minimieren und somit **Atelektasen und Hypoxämie** vorzubeugen und andererseits **Schleimhautschäden** an den Atemwegen zu **vermeiden** (Pederson et al. 2009).

Derzeit wird empfohlen, einen Sog im Bereich von -80 bis -120 mmHg bzw. -0,1 bis -0,16 bar (Pederson et al. 2009) und maximal -150 mmHg bzw. etwa -0,2 bar (AARC 2010) zu verwenden.

Zudem gibt der Manometer an der Absaugeinheit keine zuverlässige Auskunft darüber, wie hoch der Sog in den Atemwegen tatsächlich ist. Die tatsächlich applizierte Sogstärke wird vor allem vom Durchmesser des Absaugkatheters sowie von der Dauer des Absaugvorgangs bestimmt (Pederson 2009). Demnach wird davon ausgegangen, dass bei Verwendung der adäquaten Absaugkathetergröße auch höhere Sogstärken bis zu -200 mmHg bzw. etwa -0,26 bar verwendet werden können (Pederson et al. 2009, Yazdannik et al. 2013).

10.2.7 Einführtiefe des Absaugkatheters

Die optimale Einführtiefe des Absaugkatheters wird vor allem im Kontext der intensivpflegerischen Betreuung von Neonaten und Kleinkindern diskutiert (Gillies u. Spence 2011). Zur Frage, ob das oberflächliche oder tiefe endotracheale Absaugen beim erwachsenen Menschen mit künstlichem Atemweg mit einem besseren Outcome verbunden ist, existieren nur wenige Studien (Van de Leur et al. 2003, Irajpour 2014). Intuitiv ist das oberflächliche dem tiefen Absaugen hinsichtlich der Wahrscheinlichkeit von Schleimhautverletzungen wohl überlegen. Vor diesem Hintergrund gilt es, das oberflächliche Absaugen zu bevorzugen (AARC 2010).

Der mögliche Nachteil einer geringen Kathetereinführtiefe jedoch ist, dass das Sekret nicht suffizient mobilisiert und abgesaugt werden kann, sodass mehrere Absaugvorgänge notwendig sind (Leur et al. 2003, Irajpour et al. 2014). Insofern erscheint es wichtig, sich vor jedem Absaugvorgang die Frage zu stellen, welche Absaugtiefe adäquat erscheint. So wird beispielsweise das oberflächliche Absaugen bei tracheostomierten Menschen, die in der Lage sind, das Sekret bis zum künstlichen Atemweg hinauf zu husten, ausreichend und dem tiefen Absaugen überlegen sein. Im Gegensatz dazu muss bei Patienten ohne suffizienten Hustenreflex bzw. bei jenen, die mit vermehrt Sekret in den unteren Atemwegen retinieren, eher dem tiefen Absaugen der Vorzug gegeben werden – unter der Voraussetzung, dass bereits andere Maßnahmen zur Sekretmobilisation wie Anfeuchtung und Anwärmung der Atemluft oder physikalische Therapie ergriffen wurden.

10.2.8 Art des applizierten Sogs

Es wird angenommen, dass die Atemwegsschleimhaut weniger in die Absaugkatheteröffnungen eingesaugt wird, wenn der Sog während des Absaugvorgangs immer wieder unterbrochen, also lediglich intermittierend appliziert wird. Diese Annahme wird jedoch von keiner Untersuchung gestützt (Pederson et al. 2009). Bei Verwendung eines geschlossenen Absaugsystems führt ein intermittierend applizierter Sog darüber hinaus möglicherweise zu einem größeren Abfall der Lungenvolumina als ein kontinuierlich applizierter Sog (Stenqvist et al. 2001). Daher wird derzeit empfohlen, während des Absaugvorgangs den Sog kontinuierlich aufrechtzuerhalten (Pederson et al. 2009).

10.2.9 Dauer des Absaugvorgangs

Der Absaugvorgang sollte nicht länger als 10 bis 15 Sekunden dauern (Pederson et al. 2009). Zwischen mehreren hintereinander durchgeführten Absaugvorgängen sollten die Patienten genügend Zeit zur Erholung erhalten. Darüber hinaus wird empfohlen, nicht mehr als drei Absaugvorgänge unmittelbar hintereinander durchzuführen (Özden u. Görgügü 2012, Day et al. 2002).

10.2.10 Hyperoxygenierung

Eine Hyperoxygenierung, also eine vorübergehende Beatmung mit einer erhöhten inspiratorischen Sauerstoffkonzentration (FiO_2), kann unmittelbar vor und/oder nach dem

Absaugvorgang mit dem Ziel der Vermeidung einer Hypoxämie vorgenommen werden (Pederson et al. 2009).

> **!** Vor allem bei Patienten, die bereits vor dem Absaugvorgang eine Hypoxämie aufweisen, wird eine Präoxygenierung von 100% FiO_2 für etwa 30 bis 60 Sekunden lang empfohlen (AARC 2010).

Studien zur Notwendigkeit der Hyperoxygenierung kommen zu widersprüchlichen Ergebnissen. Die diesbezüglichen Empfehlungen unterscheiden zudem nicht zwischen offener und geschlossener Absaugung. Möglicherweise ist eine Hyperoxygenierung bei offener Absaugung notwendig, bei geschlossener Absaugung jedoch nicht. Aufgrund der potentiellen Toxizität von Sauerstoff erscheint es zudem überlegenswert, ob auch eine niedrigere FiO_2 als 100% im Sinne einer Hyperoxygenierung ausreichend ist (Rogge et al. 1989). Letztlich sollte die Entscheidung für oder gegen eine Hyperoxygenierung von klinischen Parametern wie Herzfrequenz, Blutdruck und peripherer Sauerstoffsättigung abhängig gemacht werden (Demir u. Dramali 2005).

In Zusammenhang mit der Hyperoxygenierung kommt oft das **Blähen der Lunge mittels eines Beatmungsbeutels oder respiratorgesteuert** zur Anwendung. Diese Maßnahme soll zu einer **verbesserten Oxygenierung sowie Auflockerung des Atemwegssekrets** führen und damit zu einer verbesserten Sekretmobilisation beitragen (Paulus et al. 2009, Savian et al. 2006). Da es aber mit erheblichen Komplikationen wie einem Barotrauma verbunden sein kann, wird **der routinemäßige Einsatz dieser Intervention derzeit nicht empfohlen** (AARC 2010, Pederson 2009).

10.2.11 Instillation von NaCl 0,9%

Die routinemäßige Verabreichung von isotonischer Kochsalzlösung unmittelbar vor dem Absaugvorgang zur Verflüssigung von Atemwegssekret ist umstritten (Celik u. Kanan 2006). In aktuellen Übersichtsarbeiten wird entweder davon abgeraten oder keine Empfehlung ausgesprochen (Pederson et al. 2009, Paratz u. Stockton 2009, Overend et al. 2009, AARC 2010, Caparros 2014). In einigen Arbeiten wird die Instillation von NaCl 0,9% als Ultima Ratio genannt (Lorente 2010, Roberts 2009).

10.3 Mögliche Komplikationen

Im Rahmen eines Absaugvorganges kann es zu verschiedenen Komplikationen kommen, weshalb eine gezielte Einschulung in die Absaugung notwendig ist.

Neben Verletzungen mit Blutungsgefahr kann es über einen Vagusreiz zu kardiovaskulären Instabilitäten kommen (Übersicht). Die Erfahrung zeigt jedoch, dass bei geübter Handhabung der Absaugung solche Ereignisse eher selten auftreten.

> **Mögliche Komplikationen bei trachealer Absaugung über die Trachealkanüle**
> - Blutung
> - Verletzungen der Tracheal-/Bronchialschleimhaut («Saugerstraßen»)
> - Infektion/nosokomiale Pneumonie

- Atelektasen
- Hypoxämie
- Kardiovaskuläre Instabilität
    - Vaguszreiz: lebensbedrohliche Bradykardie/Asystolie
    - Erhöhte Herzfrequenz
    - Erhöhter Blutdruck
- Erhöhter intrakranieller Druck
- Bronchospasmus

10.4 Der Absaugvorgang

Der Absaugvorgang umfasst nicht nur die instrumentell-technische Fertigkeit, d. h. die Beherrschung der angewandten Technik, die maßgeblich von der Art des Absaugsystems bestimmt wird, sondern auch die Vorbereitung und Nachbetreuung des tracheostomierten Patienten.

10.4.1 Vorbereitung

Die Vorbereitung der trachealen Absaugung über eine Trachealkanüle umfasst:
- **Nachlesen** in der Dokumentation bzw. Information bei Kollegen **über die bisherige Wirksamkeit des Absaugens sowie die bisherigen Reaktionen** der Betroffenen auf das Absaugen
- **Bewusstmachung** und **Berücksichtigung** der in ▶ Abschn. 10.2.1 genannten **9 Punkte** bzw. ggf. diesbezügliche Entscheidungsfindung
- **Ggf. Positionierung des wachen tracheostomierten Patienten** in eine Lage, in der das Abhusten erleichtert bzw. das Aspirationsrisiko vermindert wird
- **Vorbereitung und Kontrolle der Intaktheit des Materials**
    - **Geschlossenes Absaugen**: visuelle Kontrolle der Durchgängigkeit des Absaugkatheters
    - **Offenes Absaugen**: Unversehrtheit der Verpackung des Absaugkatheters zur Sicherstellung der Sterilität, visuelle Kontrolle des Materials auf Knicks
    - **Kontrolle** der Funktionstüchtigkeit **des Sogs** sowie **der Sogstärke**
- **Ggf. akustische Überwachung der Herzfrequenz am Überwachungsmonitor aktivieren**, um Komplikationen wie eine Bradykardie frühzeitig erkennen zu können
- **Unmittelbar vor dem Absaugen:**
    - Information an den tracheostomierten Menschen über die geplante Maßnahme
    - Anziehen einer Einmalschürze, Durchführung der hygienischen Händedesinfektion sowie Anziehen keimarmer Handschuhe
    - Ggf. kurzfristige Pausierung der enteralen Ernährung bzw. Entlastung der nasogastralen Sonde mithilfe eines Ablaufbeutels
    - Stummschalten der Alarme am Respirator zur Reduktion des Lärmpegels
- **Beim geschlossenen Absaugen**: 10 ml sterile Flüssigkeit zum Durchspülen des Absaugkatheters bereithalten.

10.4 · Der Absaugvorgang

> **!** Es gibt Respiratoren, die über eine spezielle Funktion für den Absaugvorgang verfügen und per Knopfdruck eine Prä- sowie – nach Diskonnektion und Wiederanschließen des Beatmungsschlauches an den künstlichen Atemweg – eine Postoxygenierungsphase einleiten. Diese Funktion ist vor allem für das offene endotracheale Absaugen von Bedeutung. Während der Diskonnektionsphase, in der das offene Absaugen stattfindet, werden die Alarme stumm geschaltet und die Beatmung unterbrochen, sodass einerseits eine deutliche Reduktion des Lärmpegels erreicht und andererseits verhindert wird, dass Luft aus den Beatmungsschläuchen in die Umgebung geblasen wird.

Das endotracheale Absaugen stellt eine invasive Tätigkeit dar. Daher sollten immer auch Vorbereitungen getroffen werden, um zeitnah auf mögliche, zum Teil lebensbedrohliche Komplikationen reagieren zu können – etwa die Bereithaltung von Notfallmedikamenten oder eines Beatmungsbeutels.

10.4.2 Vorgehen beim geschlossenen endotrachealen Absaugen

Das Vorgehen beim geschlossenen endotrachealen Absaugen wird in ◘ Abb. 10.8 und in nachfolgender Übersicht dargestellt.

> **Schritte beim geschlossenen endotrachealen Absaugen**
> - Das geschlossene Absaugsystem mit dem Absaugschlauch verbinden
> - Nochmals die Funktionstüchtigkeit des Sogs sowie die Sogstärke kontrollieren
> - Die Arretierung des Absaugventils aufheben (Drehung des Ventils um 180°)
> - Die Anschlussstelle zwischen Trachealkanüle sowie geschlossenem Absaugsystem mit der nichtdominanten Hand stabilisieren
> - Den Absaugkatheter mit der dominanten Hand behutsam und zügig bis zur indizierten Tiefe in die Trachealkanüle einführen
> - Das Absaugventil niederdrücken und unter vorsichtigem Zurückziehen des Absaugkatheters gedrückt halten, währenddessen
>   - Patienten beobachten (Hautfarbe, Bewusstseinszustand, Hustenreflex)
>   - Vitalparameter kontrollieren
>   - Trachealsekret (Konsistenz, Farbe, Menge) bzw. Effektivität des Absaugens beurteilen
> - Absaugventil loslassen, wenn sich der Absaugkatheter wieder in der ursprünglichen Position befindet
> - Nochmals
>   - Patientenbeobachtung inklusive Kommunikation (Frage nach Wohlbefinden)
>   - Vitalparameter kontrollieren
>   - Wirksamkeit des Absaugens überprüfen (Persistierende Zeichen einer Sekretansammlung
> - Wenn Absaugvorgang erfolgreich, Absaugkatheter mit etwa 10 ml steriler Flüssigkeit durchspülen
>   - Sicherstellen, dass Absaugkatheter zur Gänze aus der Trachealkanüle zurückgezogen ist

- Spritze an den Spülanschluss anschließen
- Saugventil niederdrücken und unter langsamen Spritzen gedrückt halten
- Sicherstellen, dass die Spülflüssigkeit nicht in die Atemwege gelangt (idealerweise verfügt das geschlossene Absaugsystem über ein Ventil)
- Absaugkatheter rückstandslos durchspülen
— Spülanschluss verschließen und Sogschlauch vom geschlossenen System nehmen
— Absaugventil arretieren (Drehung des Ventils um 180°)

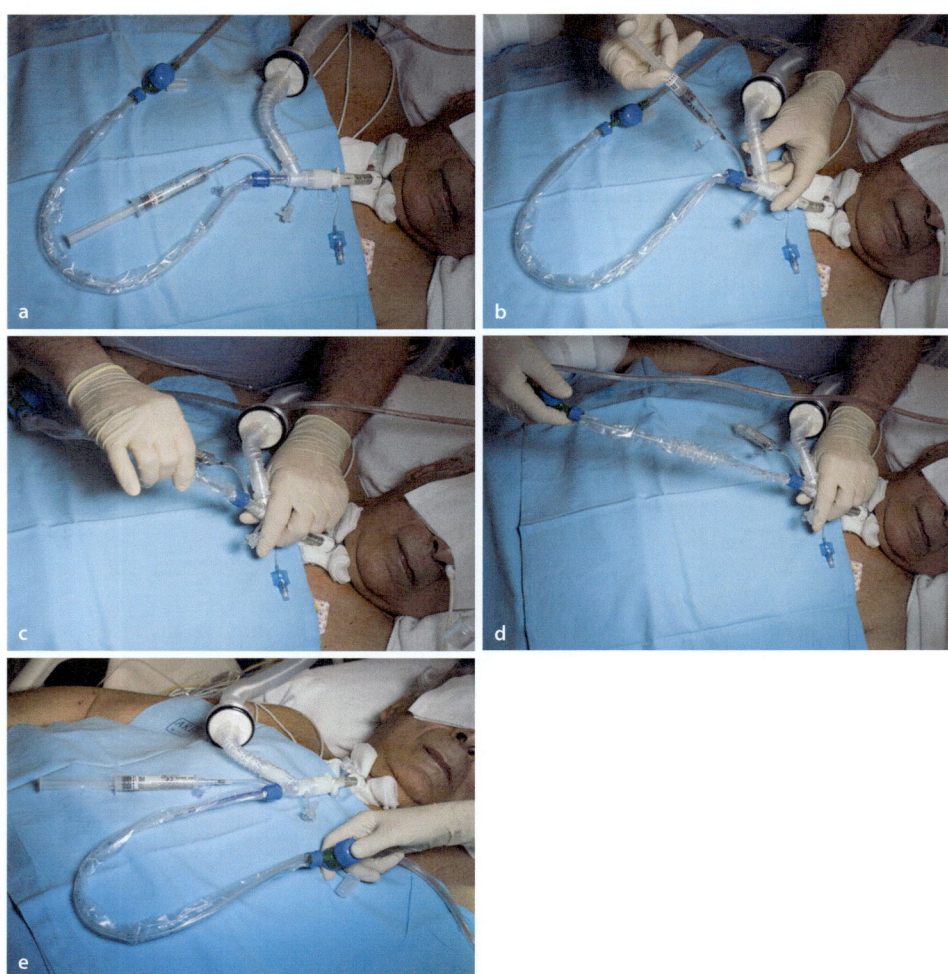

Abb. 10.8 Schrittweises Vorgehen beim geschlossenen Absaugen über die Trachealkanüle

10.4 · Der Absaugvorgang

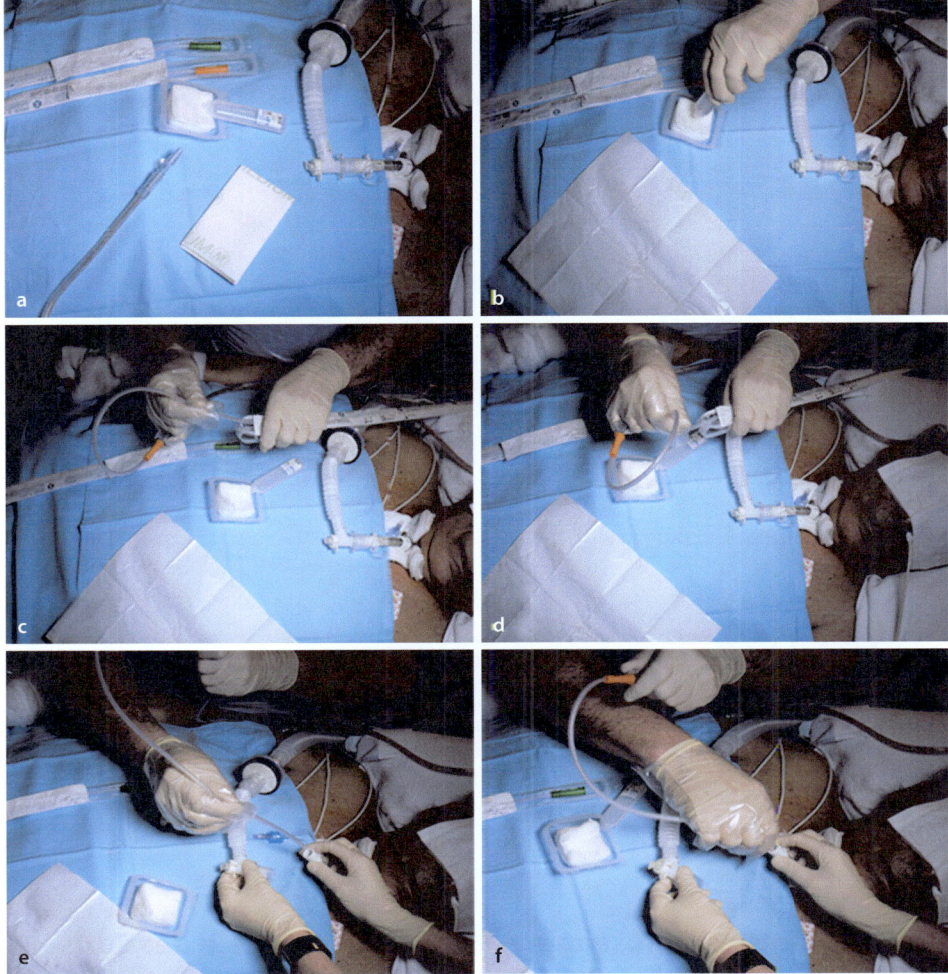

Abb. 10.9 Schrittweises Vorgehen beim offenen Absaugen über die Trachealkanüle

10.4.3 Vorgehen beim offenen endotrachealen Absaugen

Das offene endotracheale Absaugen sollte unter aseptischen Bedingungen durchgeführt werden (Robert-Koch-Institut 2013). Eine Übersicht findet sich in ◘ Abb. 10.9 und in folgender Übersicht.

> **Schritte beim offenen endotrachealen Absaugen**
> - Ggf. Mundschutz und Schutzbrille verwenden
> - Verpackung des sterilen Einmalabsaugkatheters öffnen
> - Absaugkatheter mit dem Absaugschlauch unter Wahrung der Sterilität verbinden (Zwischenstück: Fingertip)

- Nochmals die Funktionstüchtigkeit des Sogs sowie die Sogstärke kontrollieren
- Sterile Handschuhe bzw. einen sterilen Handschuh an dominante Hand anziehen
- Absaugkatheter unter Wahrung der Sterilität mit der dominanten (sterilen) Hand aus der Verpackung nehmen
- Ggf. Gleitmittel für Absaugkatheter verwenden
- Mit der nichtdominanten Hand Beatmungsschlauch/feuchte Nase von der Trachealkanüle diskonnektieren
- Ende des Beatmungsschlauches/feuchte Nase auf steriler Fläche ablegen (z. B. auf Verpackung der sterilen Handschuhe oder sterile Kompresse)
- Mit der nichtdominanten Hand Trachealkanüle stabilisieren
- Absaugkatheter behutsam und zügig mit der sterilen, dominanten Hand bis zur indizierten Tiefe in die Trachealkanüle einführen
- Sog durch Verschluss der Öffnung am Fingertip applizieren und unter vorsichtigem Zurückziehen des Absaugkatheters aufrechterhalten, währenddessen
    - Patienten beobachten (Hautfarbe, Bewusstseinszustand, Hustenreflex)
    - Vitalparameter kontrollieren
    - Trachealsekret (Konsistenz, Farbe, Menge) bzw. Effektivität des Absaugens beurteilen
- Beatmungsschlauch/feuchte Nase wieder mit der Trachealkanüle verbinden
- Nochmals
    - Patientenbeobachtung inklusive Kommunikation (Frage nach Wohlbefinden)
    - Vitalparameter kontrollieren
    - Wirksamkeit des Absaugens überprüfen (Persistierende Zeichen einer Sekretansammlung)
- Absaugkatheter und sterilen Handschuh entsorgen
- Wenn Maßnahme erfolgreich war, Absaugschlauch durchspülen

10.5 Subglottische Absaugung von Sekret oberhalb des Cuffs

Das Absaugen von potentiell bakteriell kontaminiertem Sekret oder enzymhaltigem Speichel, das sich oberhalb des Cuffs sammelt (auch «subglottisch» bezeichnet), wird durch den Einsatz spezieller cuffbarer Trachealkanülen mit subglottischer Absaugung (▶ Kap. 12) ermöglicht. Im Rahmen einer telefonischen Umfrage in Großbritannien gaben 38 % der befragten Intensivstationen an, diese Kanülen regelmäßig in der Praxis zu verwenden (Rees et al. 2014). Über ihre Verbreitung im deutschsprachigen Raum gibt es derzeit keine Daten. Ebenso liegen keine Untersuchungen zu der Frage vor, wie die Patienten das Absaugen von Sekret oberhalb vom Kanülencuff erleben.

10.5.1 Theoretische Grundlagen und Einsatzgebiete

Analog zum endolaryngealen Tubus beeinträchtigt die Trachealkanüle die mukoziliäre Clearance und kann darüber hinaus den Husten- und vor allem den Schluckreflex erschweren (Coffmann et al. 2008). Insofern kann sich bei tracheostomierten Patienten Sekret oder Speichel oberhalb vom Cuff ansammeln, das/der in weiterer Folge aspiriert wird und ent-

10.5 · Subglottische Absaugung von Sekret oberhalb des Cuffs

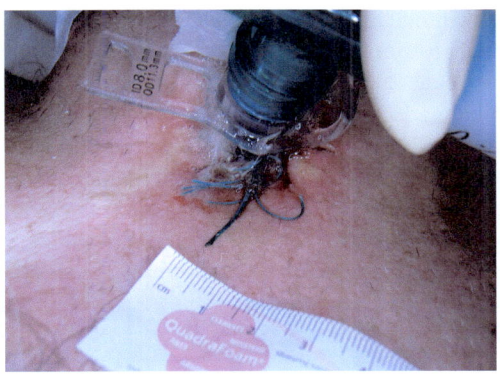

Abb. 10.10 Peristomale Sekretretention bei Speichelaspiration

weder neben der Kanüle austritt oder in die Atemwege übertritt (Abb. 10.10). Spezialkanülen mit supracuff'scher/subglottischer Absaugung haben demnach im Wesentlichen zwei Einsatzgebiete: die Prävention von Aspiration und damit die Vorbeugung der nosokomialen Pneumonie sowie die Verhinderung der Mazeration und Entzündung der peristomalen Haut (▶ Kap. 12).

Der Begriff **supracuff'sche Absaugung** wird im deutschsprachigen Raum eher wenig verwendet. Im Gegensatz zum Begriff subglottische Absaugung erscheint er jedoch für die Trachealkanüle passender – insofern, als sich diese Kanülen bereits in der Trachea befinden, also weit unterhalb vom Larynx, zu dem der **subglottische Raum** gezählt wird. Ein Vorteil dieses Begriffes ist, dass er für Endotrachealtuben gleichermaßen adäquat erscheint.

- **Prävention von Aspiration und nosokomialer Pneumonie**

Derzeit wird die subglottische Absaugung am endolaryngealen Tubus zur Prävention der ventilatorassoziierten Pneumonie (VAP) empfohlen (Muscedere et al. 2011). Ob Trachealkanülen, die eine Absaugung des Sekrets oberhalb vom Cuff ermöglichen, in dieser Hinsicht gleichermaßen effektiv sind, kann zurzeit noch nicht eindeutig beantwortet werden. Obwohl in einer Laboruntersuchung am Luftröhrenmodell die Aspirationsmenge mithilfe dieser Spezialkanülen reduziert werden konnte (Coffmann et al. 2008), gibt es bis jetzt erst eine klinische Studie, die die VAP-Rate zwischen konventioneller Kanüle und Kanüle mit supracuff'scher Absaugung verglichen hat. In dieser Untersuchung an allerdings nur 18 Teilnehmenden war die Pneumonierate in der Gruppe mit Spezialkanüle geringer (Ledgerwood et al. 2013).

In beiden Studien wird davon ausgegangen, dass tracheostomierte Menschen ein hohes Aspirations- und demnach Pneumonierisiko haben. Kontrovers dazu wird regelmäßig darüber diskutiert, ob die (frühzeitige) Tracheostomie einer Pneumonie vorbeugt und demnach in dieser Hinsicht eher als protektiv anzusehen ist (De Leyn et al. 2007, Siempos et al. 2015, Banfi u. Robert 2013). Fakt ist, dass – im Gegensatz zum translaryngealen Tubus – die Trachealkanüle keinen direkten Kontaminationsweg zwischen Oropharynx und den unteren Atemwegen schafft, da sie unterhalb des Larynx in die Trachea eingesetzt wird.

- **Prävention von lokalen Infektionen**

Abhängig vom Durchmesser des Stomas bzw. vom Größenverhältnis zwischen Stoma und Kanüle kann aspiriertes Sekret neben der gecufften Kanüle austreten. Dieser Umstand kann eine mögliche Erklärung dafür sein, dass Wundinfektionen bei chirurgisch angelegten Tracheostomata häufiger vorkommen als bei perkutaner Dilatationstracheostomie (Delaney et al. 2006, Higgins u. Punthakee 2007).

Problematisch ist eine permanente Sekretexposition, die in weiterer Folge zu einer Mazeration, Rötung und Entzündung der peristomalen Haut führt. Vor allem der enzymhaltige Speichel kann erhebliche Hautreizungen hervorrufen. Letztendlich kann auch eine Sekundärinfektion der Trachealwand die Folge sein (Richter u. Sutarski 2009). Bei Patienten, bei denen es zu einer Ansammlung von Sekret oberhalb des Kanülencuffs und in weiterer Folge zum Sekretaustritt kommt, erscheint demnach der Einsatz von Kanülen mit supracuff'scher Absaugung angezeigt. Zu diesem Einsatzgebiet gibt es jedoch keine wissenschaftliche Evidenz.

10.5.2 Funktionsweise und praktische Aspekte

Die Absaugung von Sekret oberhalb vom Cuff wird durch spezielle Trachealkanülen ermöglicht, die über ein zusätzliches Lumen verfügen (Abb. 12.22). Bei der Auswahl dieser speziellen Kanülen ist zu beachten, dass sie zum Teil einen größeren Außendurchmesser als konventionelle Trachealkanülen bei vergleichbarem Innendurchmesser haben.

Über das zusätzliche Lumen wird das Sekret entweder mithilfe einer herkömmlichen Spritze oder mittels eines Absaugschlauchs aspiriert. Insofern kann die Absaugung intermittierend (automatisiert in programmierbaren Zeitintervallen oder bei Bedarf), kontinuierlich und in verschiedenen Sogstärken vorgenommen werden.

- **Intermittierende versus kontinuierliche subglottische Absaugung**

Die Frage, ob intermittierende oder kontinuierliche subglottische Absaugung, stellt sich vor allem dann, wenn eine Aspiration bzw. die Entstehung einer Pneumonie verhindert werden soll. Während kontinuierlich meint, den Sog 24 h am Tag ohne Unterbrechung zu applizieren, kann eine intermittierende Absaugung über zwei Formen erreicht werden. Intermittierend kann zum einen bei Bedarf heißen und damit möglicherweise nur einige Male am Tag bedeuten. Zum anderen wird bei Verwendung einer automatischen Absaugpumpe auch intermittierend abgesaugt – und zwar in programmierbaren Zeitintervallen, z. B. 25 Sekunden keine Absaugung, 5 Sekunden Absaugung (Coffman et al. 2008). Ob dieses Regime jedoch das effektivste hinsichtlich der VAP-Vermeidung darstellt, ist unklar. Evident ist im Gegensatz dazu die Gefahr bei kontinuierlicher Absaugung, die Trachealschleimhaut anzusaugen und somit Verletzungen zu verursachen. Durch kontinuierliche Sekretabsaugung ist das Risiko hoch, dass auch dann Sog appliziert wird, wenn kein Sekret mehr vorhanden ist. Insofern scheint die intermittierende Absaugung sicherer zu sein (Souza u. Santana 2012).

- **Sogstärke**

Nur einzelne Studien zur subglottischen/supracuff'schen Absaugung geben die tatsächlich verwendete Sogstärke an. Nur wenige Untersuchungen beschäftigen sich explizit mit den Komplikationen der verschiedenen Sogstärken. Daher ist die optimale Sogstärke derzeit nicht bekannt. Prinzipiell gilt wie bei der endotrachealen Absaugung: so wenig wie möglich, so viel wie nötig. In der einzigen klinischen Studie zur supracuff'schen Absaugung an der Trachealkanüle wurde eine Sogstärke von -10 mmHg bei einer kontinuierlich durchgeführten Absaugung verwendet (Ledgerwood et al. 2013). Allerdings wird in der Untersuchung keine Auskunft über die Menge des abgesaugten Sekrets gegeben bzw. darüber diskutiert, ob diese Sogstärke in jeder Situation – also auch bei sehr zähflüssigem Sekret – ausreichend war. Darüber hinaus ist es auch denkbar, dass bei intermittierender Absaugung höhere Sogstärken verwendet werden können.

Im Gegensatz dazu verwendete ein Forscherteam bei Patienten nach großem herzchirurgischen Eingriff eine kontinuierliche supracuff'sche Absaugung mit Sogstärken zwischen -100 und -150 mmHg (Bouza et al. 2008). Das Lumen zur supracuff'schen Absaugung wurde in dieser Untersuchung einmal pro Schicht mit 10 ml steriler Flüssigkeit gespült und bei Obstruktion mit einem Luftbolus wieder durchgängig gemacht. Es wurden keine Komplikationen in Zusammenhang mit der Sogstärke bzw. der kontinuierlichen supracuff'schen Absaugung beobachtet. Allerdings war ein großer Teil der Studienteilnehmenden intubiert und nur wenige tracheostomiert. Aufgrund der unterschiedlichen Beschaffenheit bzw. der verschiedenartigen Krümmung sind die Komplikationen an der Trachealkanüle bzw. das diesbezügliche Risiko möglicherweise nicht vergleichbar mit jenen des Endotrachealtubus (Coffman et al. 2008).

10.5.3 Mögliche Komplikationen

Mögliche Komplikationen bei Absaugung über das Tracheostoma können sein:
- Verstopfung des Lumens zur supracuff'schen Absaugung (Dragoumanis et al. 2007)
- Blockade durch Ansaugen der Trachealschleimhaut
- Obstruktion durch zähflüssiges Sekret
- Verletzungen der Trachealschleimhaut (bisher nur im Tierversuch gezeigt nach 72 h bei kontinuierlicher Absaugung mit -20 mmHg Sog durch Berra et al. 2004).

Literatur

AARC Clinical Practice Guidelines (2010) Endotracheal suctioning of mechanically ventilated patients with artificial airways. Respiratory Care 55(6):758–764

Afshari A, Safari M, Oshvandi K, Soltanian AR (2014) The effect of the open and closed system suctions on cardiopulmonary parameters: time and costs in patients under mechanical ventilation. Nursing and Midwifery Studies 3(2):e14097

Banfi P, Robert D (2013) Early tracheostomy or prolonged translaryngeal intubation in the ICU: a long running story. Respiratory Care 58(11):1995–1996

Berra L, De Marchi L, Panigada M, Yu ZX, Baccarelli A, Kolobow T (2004) Evaluation of continuous aspiration of subglottic secretion in an in vivo study. Critical Care Medicine 32(10):2071–2078

Bouza E, Pérez MJ, Muñoz P, Rincón C, Barrio JM, Hortal J (2008) Continuous aspiration of subglottic secretions in the prevention of ventilator-associated pneumonia in the postoperative period of major heart surgery. Chest 134(5):938–946

Caparros AC (2014) Mechanical ventilation and the role of saline instillation in suctioning adult intensive care unit patients: an evidence-based practice review. Dimens of Crit Care Nursing 33(4):246–253

Celik SA, Kanan N (2006) A current conflict: use of isotonic sodium chloride solution on endotracheal suctioning in critically ill patients. Dimens Crit Care Nursing 25(1):1–14

Coffman HM, Rees CJ, Sievers AE, Belafsky PC (2008) Proximal suction tracheotomy tube reduces aspiration volume. Otolaryngology–Head and Neck Surgery 138(4):441–445

Day T, Farnell S, Wilson-Barnett J (2002) Suctioning: a review of current research recommendations. Intensive and Critical Care Nursing 18(2):79–89

Delaney A, Bagshaw SM, Nalos M (2006) Percutaneous dilatational tracheostomy versus surgical tracheostomy in critically ill patients: a systematic review and meta-analysis. Journal of Critical Care 10(2): R55

De Leyn P, Bedert L, Delcroix M, Depuydt P, Lauwers G, Sokolov Y, Van Meerhaeghe A, Van Schil P (2007) Belgian Association of Pneumology and Belgian Association of Cardiothoracic Surgery. Tracheotomy: clinical review and guidelines. European Journal of Cardio-Thoracic Surgery 32(3):412–421

Demir F, Dramali A (2005) Requirement for 100% oxygen before and after closed suction. Journal of Advanced Nursing 51(3):245–251

Dragoumanis CK, Vretzakis GI, Papaioannou VE, Didilis VN, Vogiatzaki TD, Pneumatikos IA (2007) An investigating the failure to aspirate subglottic secretions with the Evac endotracheal tube. Anesthesia & Analgesia 105(4):1083–1085

Fernández MD, Piacentini E, Blanch L, Fernández R (2004) Changes in lung volume with three systems of endotracheal suctioning with and without pre-oxygenation in patients with mild-to-moderate lung failure. Intensive Care Medecine 30 (12):2210–2215

Gillies D, Spence K (2011) Deep versus shallow suction of endotracheal tubes in ventilated neonates and young infants. Cochrane Database Syst Rev 6(7):CD003309

Higgins KM, Punthakee X (2007) Meta-analysis comparison of open versus percutaneous tracheostomy. Laryngoscope, 117(3):447–454

Isfort M, Weidner F, Gehlen D. Pflege-Thermometer (2012) Eine bundesweite Befragung von Leitungskräften zur Situation der Pflege und Patientenversorgung auf Intensivstationen im Krankenhaus. Deutsches Institut für angewandte Pflegeforschung e.V. (dip) (Hrsg.), Köln. Online verfügbar unter: http://www.dip.de (Abgerufen am: 10.06.2017)

Irajpour P, Abbasinia M et al. (2014) Effects of shallow and deep sediment disturbance on whole-stream metabolism in experimental sand-bed flumes. Iranian Journal of Nursing and Midwifery Research 19(4):366–370

Jung R, Gottlieb L (1976) Comparison of tracheobronchial suction catheters in humans. Visualization by fiberoptic bronchoscopy. Chest 69(2):179–181

Larsen R, Ziegenfuß T (2013) Beatmung. Indikationen – Techniken – Krankheitsbilder. Springer, Berlin

Ledgerwood LG, Salgado MD, Black H, Yoneda K, Sievers A, Belafsky PC (2013) Tracheotomy tubes with suction above the cuff reduce the rate of ventilator-associated pneumonia in intensive care unit patients. Annals of Otology, Rhinology & Laryngology 122(1):3–8

Leur J, Zwaveling J, Loef B, Schans C (2003) Endotracheal suctioning versus minimally invasive airway suctioning in intubated patients: a prospective randomised controlled. Intensive Care Medicine 29:426–432

Link WJ, Spaeth EE, Wahle WM, Penny W, Glover JL (1976) The influence of suction catheter tip design on tracheobronchial trauma and fluid aspiration efficiency. Anesthesia & Analgesia 55(2):290–297

Lorente L, Blot S, Rello J. New issues and controversies in the prevention of ventilator-associated pneumonia. American Journal of Respiratory and Critical Care Medicine182(7): 870–876

Maggiore SM, Lellouche F, Pigeot J, Taille S, Deye N, Durrmeyer X, Richard JC, Mancebo J, Lemaire F, Brochard L (2003) Prevention of endotracheal suctioning-induced alveolar derecruitment in acute lung injury. American Journal of Respiratory and Critical Care Medicine 167(9):1215–1224

Muscedere J, Rewa O, McKechnie K, JiangX, Laporta D, Heyland DK (2011) Subglottic secretion drainage for the prevention of ventilator-associated pneumonia: a systematic review and meta-analysis. Critical Care Medicine 39(8):1985–1991

Morris L, Whitmer A, McIntosh E (2013) Tracheostomy care and complications in the intensive care unit. Critical Care Nursing 33:18–30

Özden D, Görgülü S (2012) Development of standard practice guidelines for open and closed system suctioning. Journal of Clinical Nursing 21(9–10):1327–1338

Overend TJ, Anderson CM et al. (2009), Updating the evidence base for suctioning adult patients: A systematic review. Canadian Respiratory Journal 6(3):e6–17

Paratz JD, Stockton KA (2009) Efficacy and safety of normal saline instillation: a systematic review. Physiotherapy 95(4):241–250

Paulus F, Binnekade JM, Middelhoek P, Schultz MJ, Vroom MB (2009) Manual hyperinflation of intubated and mechanically ventilated patients in dutch intensive care units – a survey into current practice and knowledge. Intensive and Critical Care Nursing 25(4):199–207

Pederson C, Rosendahl-Nielsen M, Hjermind J, Egerod I (2009) Endotracheal suctioning of the adult intubated patient –What is the evidence? Intensive and Critical Care Nursing 25:21–30

Rees J, McCartney R, Saha S, Wickrama T (2014) National UK survey: a review of percutaneous tracheostomy and auxiliary subglottic suction port use. Journal of Critical Care 18(Suppl1):P328

Richter T, Sutarski S (2009) Tracheostoma – handling and complications. Anaesthesist 8(12):1261–1274

Robert-Koch-Institut [RKI] (2013) Prävention der nosokomialen beatmungsassoziierten Pneumonie. Empfehlung der Kommission für Krankenhaushygiene und Infektionsprävention (KRINKO) beim Robert Koch-Institut, Bundesgesundheitsblatt 56:1578–1590

Roberts FE (2009) Consensus among physiotherapists in the United Kingdom on the use of normal saline instillation prior to endotracheal suction: a Delphi study. Physiotherapy Cana 61(2):107–115

Rogge JA, Bunde L, Baun MM (1989) Effectiveness of oxygen concentrations of less than 100% before and after endotracheal suction in patients with chronic obstructive pulmonary disease. Heart & Lung 18(1):64–71

Sackner MA, Landa JF, Greeneltch N, Robinson MJ (1973) Pathogenesis and prevention of tracheobronchial damage with suction procedures. Chest 64(3):284–290

Savian C, Paratz J, Davies A (2006) Comparison of the effectiveness of manual and ventilator hyperinflation at different levels of positive end-expiratory pressure in artificially ventilated and intubated intensive care patients. Heart & Lung 35(5):334–341

Shah S, Fung K, Brim S, Rubin BK (2005) An in vitro evaluation of the effectiveness of endotracheal suction catheters. Chest 128(5):3699–3704

Siempos II, Ntaidou TK, Filippidis FT, Choi AM (2015) Effect of early versus late or no tracheostomy on mortality and pneumonia of critically ill patients receiving mechanical ventilation: a systematic review and meta-analysis. The Lancet Respiratory Medicine 3(2):150–158

Souza CR, Santana VT (2012) Impact of supra-cuff suction on ventilator-associated pneumonia prevention. The Revista Brasileira de Terapia Intensiva 24(4):401–406

Stenqvist O, Lindgren S, Kárason S, Söndergaard S, Lundin S (2001) Warning! Suctioning. A lung model evaluation of closed suctioning systems. Acta Anaesthesiologica Scandinavica 45(2):167–172

Subirana M, Sola I, Benito S (2007) Closed tracheal suction systems versus open tracheal suction systems for mechanically ventilated adult patients (Review). Cochrane Database Syst Rev 17(4):CD004581

Ullrich L et al. (2010) Intensivpflege und Anästhesie, 2. Aufl. Thieme, Stuttgart

Yazdannik AR, Haghighat S, Saghaei M, Eghbali M (2013) Comparing two levels of closed system suction pressure in ICU patients: Evaluating the relative safety of higher values of suction pressure. Iranian Journal of Nursing and Midwifery Research 18(2):117–122

Komplikationen nach Tracheostomie

Berit Schneider-Stickler

11.1 Allgemeines – 208

11.2 Perioperative Komplikationen – 208

11.3 Postoperative Komplikationen – 211

11.4 Späte Komplikationen – 211

11.5 Verlegungen der Kanüle – 212

11.6 Perkutan-dilatative Tracheotomie und chirurgische Tracheotomie im Vergleich – 212

11.7 Dysphagie nach Tracheotomie – 214

Literatur – 215

11.1 Allgemeines

Mit der Häufigkeit einer chirurgischen Methode steigt auch die Häufigkeit möglicher Komplikationen. Nachdem die Tracheostomie eine der häufig durchgeführten Operationen, im Intensivbereich sogar die am häufigsten durchgeführte chirurgische Intervention ist, treten auch immer wieder Komplikationen auf.

Die perkutan-dilatative Tracheotomie (PDT) hat die chirurgische Tracheostomie im Intensivbereich zunächst verdrängt, bis sich das chirurgische Vorgehen als Open-bedside-Tracheostomie neuerlich bei gegebener medizinischer Indikation oder speziellen anatomischen Besonderheiten (wie kurzer Hals, prätracheale Tumormassen, Gefäßanomalien etc.) als Alternative zur perkutan-dilatativen Tracheotomie im Intensivbereich etablieren konnte.

Mit der perkutan-dilatativen Tracheotomie entfielen die aufwändigen Patiententransporte in den und aus dem Operationssaal und es fielen deutlich weniger Sach- und Personalkosten an (Grover et al. 2001, Bowen et al. 2001, Angel et al. 2003, Bachetta 2005). Auch durch die Open-bedside-Tracheostomie am Krankenbett können zum Teil erhebliche Transportkosten des Patienten in den und aus dem Operationssaal vermieden werden.

Generell gilt die Tracheotomie, ob perkutan-dilatativ oder chirurgisch angelegt, mittlerweile als eine sichere, risikoarme chirurgische Intervention. Als grundlegende Kriterien für die Vermeidung jeglicher Art von Komplikationen im Rahmen einer Tracheotomie gelten richtige Indikationsstellung, optimale Wahl der geeigneten Operationsmethode, Erfahrung und Können des Operateurs sowie Kenntnisse über die individuelle Situation und Besonderheiten des Patienten.

> Die Komplikationen nach einer Tracheotomie werden aus Sicht des zeitlichen Auftretens in 3 Gruppen eingeteilt (Bastl et al. 2015):
> - perioperative Komplikationen (< 24 h postoperativ),
> - postoperative (> 24 h postoperativ) und
> - späte Komplikationen (> 6 Monate postoperativ)

Von diesen Komplikationen müssen die Stadien der peristomalen Wundheilung abgegrenzt werden. HNO-Fachärzte werden immer wieder zur konsiliarischen Begutachtung geringgradiger peristomaler Rötungen gerufen, die im Rahmen der Wundheilung regulär auftreten können und nicht Hinweis einer Lokalinfektion sind (◘ Abb. 11.1). Auch geringe peristomale Hämatombildungen können in den ersten Tagen nach Tracheotomie auftreten, ohne Hinweis für eine Wundheilungsstörung zu sein (◘ Abb. 11.2).

11.2 Perioperative Komplikationen

Die häufigste perioperative Komplikation ist die Blutung. Hierbei kann es sich um eine eher harmlose Blutung mit Hämatombildung, die im Rahmen des unsachgemäßen Einführens der Trachealkanüle auftreten kann, oder auch um eine eher notfallmäßige Blutung handeln, die bei Verletzung eines hochsitzenden Truncus brachiocephalicus (► Abschn. 3.5) auftreten kann. Während die eine Blutung leicht mit Streifentamponaden (◘ Abb. 11.3) oder Elektrokoagulation beherrscht werden kann, erfordert die andere eine nochmalige chirurgische, eventuell sogar gefäßchirurgische Intervention.

Sollte bei einem Patienten eine Koagulopathie bekannt sein oder, wie im intensivmedizinischen Bereich oft erforderlich, eine hochdosierte Antikoagulation notwendig

11.2 · Perioperative Komplikationen

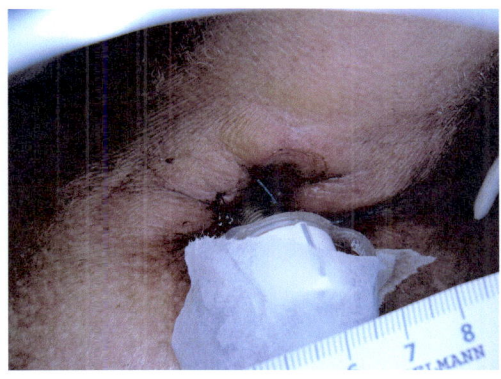

Abb. 11.1 Peristomale Rötung am 5. postoperativen Tag

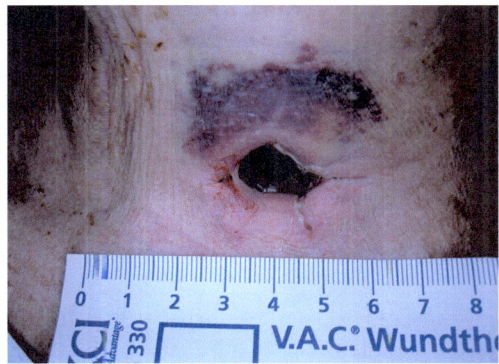

Abb. 11.2 Peristomale Hämatombildung nach chirurgischer Tracheostomie

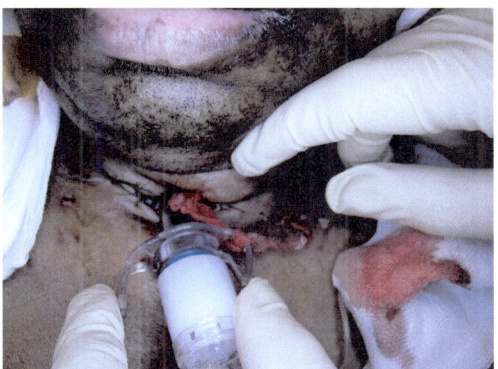

Abb. 11.3 Behandlung einer geringen postoperativen Blutung durch Einlage einer Streifentamponade

sein, sollte von vornherein ein atraumatisches Vorgehen angestrebt werden. Bei chirurgischer Tracheostomie kann hier prophylaktisch am Ende der Operation eine Streifentamponade (z. B. Jodoformstreifen) um die eingesetzte Trachealkanüle eingesetzt werden, die mit ihren Enden am Schild der Trachealkanüle befestigt wird, um sie vor Dislokation zu schützen. Tracheotomien bei antikoagulierten Patienten sind nicht grundsätzlich abzulehnen.

Beim Einsetzen der Trachealkanüle ist strengstens darauf zu achten, dass die Trachealkanüle richtig in der Trachea platziert und nicht in einer «Via falsa» positioniert wird.

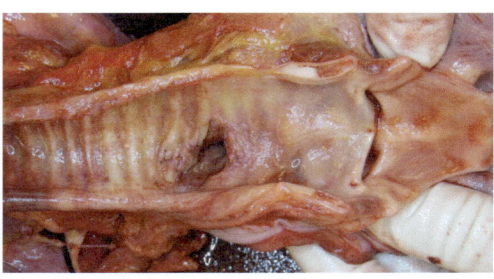

◘ Abb. 11.4 Knorpelspangenbrüche nach paramedian angelegter perkutan-dilatativer Tracheotomie (Obduktionspräparat)

Verletzungen der Tracheahinterwand treten immer wieder im Rahmen perkutan-dilatativer Tracheotomien auf, die durch entsprechende bronchoskopische oder andere visuelle Kontrollen vermieden werden können.

Ein viel diskutiertes Thema sind endolaryngeale Verletzungen und Verletzungen des Krikoids bei Fehleinschätzung der Anatomie mit zu hoher Einlage der Trachealkanüle. Immer wieder finden sich angeblich regelrecht angelegte perkutan-dilatative Tracheostomata in Höhe des Ligamentum conicum, die z. B. im Rahmen endoskopisch kontrollierter Schluckversuche auffällig werden und chirurgisch revidiert werden müssen.

Häufige perioperative Komplikationen sind Verletzungen der Trachea im Sinne von Knorpelspangenbrüchen bei perkutan-dilatativer Tracheostomie oder ausgerissenen Björk-Lappen bei chirurgischer Tracheostomie. ◘ Abb. 11.4 zeigt ein Obduktionspräparat nach paramedian angelegter perkutan-dilatativer Tracheotomie mit erkennbaren Knorpelspangenbrüchen. Dislozierte Knorpelspangenfragmente können nicht selten Ursache für erschwerten Kanülenwechsel oder auch akute Atemnotsituationen durch Verlegung von Trachea und Trachealkanüle sein.

Selten und doch mit einer gewissen Regelmäßigkeit können subkutane Emphyseme nach Tracheostomie (◘ Abb. 11.5) und gelegentlich auch ein Spannungspneumothorax beobachtet werden. Hautemphyseme können bei unzureichender mukokutanen Adaptation zwischen Trachea und Haut oder bei falscher Kanülenposition und -größe auftreten.

◘ Abb. 11.5 Ganzkörperemphysem 2 Tage nach chirurgischer Tracheostomie

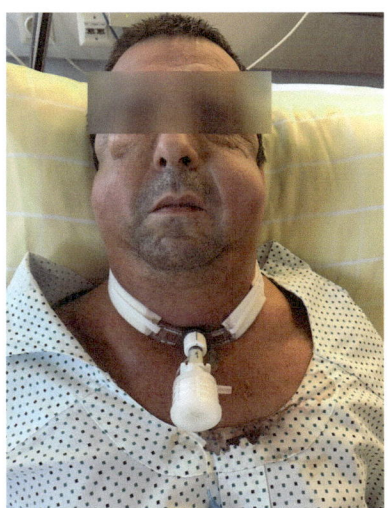

11.3 Postoperative Komplikationen

Blutungen sind auch noch Tage nach einer Tracheotomie möglich und können sogar Massenblutungen verursachen, die dann entsprechende chirurgische Revisionen mit/ohne Bluttransfusionen erforderlich machen.

Ein klinisch relevantes Problem stellen Infektionen des Tracheostomas dar. Viele der betroffenen Patienten sind ohnehin immunsupprimiert und befinden sich in einem allgemein reduzierten Zustand. Auch wenn grundsätzlich die Meinung vertreten wird, dass ein Tracheostoma selten primär heilen kann, da die Wundheilung durch die permanente Manipulation an Kanüle und/oder Beatmungssystem beeinträchtigt wird, kann es neben einer regulären Abheilung zu massiven Wundheilungsstörungen aufgrund von Wundinfektionen kommen. Nicht selten liegen anschließend große Teile der Trachea frei bzw. führen die Wundheilungsstörungen zu Gewebsnekrosen, die gelegentlich ein suffizientes Abdichten der Trachea mit einer Kanüle im Falle einer notwendigen Beatmung unmöglich machen. Wundheilungsstörungen werden immer wieder bei HNO-Tumorpatienten beobachtet, bei denen das geschwächte Immunsystem, möglicherweise vorangegangene Strahlenbehandlungen und permanente Aspiration die lokalen Wundheilungsprozesse beeinträchtigen.

Im weiteren zeitlichen Verlauf können durch den Druck zu großer Trachealkanülen oder durch den Cuffdruck Granulationen in der Trachea mit Obstruktion des Lumens oder auch eine Tracheomalazie auftreten, die dann ein gezieltes weiteres Problemmanagement erfordern.

11.4 Späte Komplikationen

Gefürchtete späte Komplikationen nach Tracheotomie sind Trachealstenosen, die zu einer klinisch relevanten Obstruktion der Atemwege führen. Diese finden sich zumeist im Bereich der Tracheaeröffnung bei unsachgemäßem chirurgischen Vorgehen oder in Höhe des Cuffs bei unsachgemäß verwendetem Cuffdruck.

Eine Sonderform der späten Komplikationen sind Schrumpfungstendenzen des Tracheostomas bei laryngektomierten Patienten. Wenn Patienten jahrelang gewohnt sind, keine Trachealkanüle zu tragen, kann es bei unerwarteter Schrumpfung des Tracheostomas zu akuter Atemnot kommen (◘ Abb. 11.6). Tracheotomierte und laryngektomierte Patienten werden daher angehalten, trotz stabil imponierendem Tracheostoma zumindest zeitweise, z. B. nachts, eine Kanüle zu tragen.

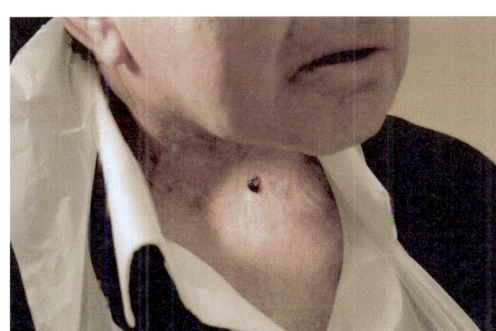

◘ **Abb. 11.6** Schrumpfung des Tracheostomas beim Laryngektomierten

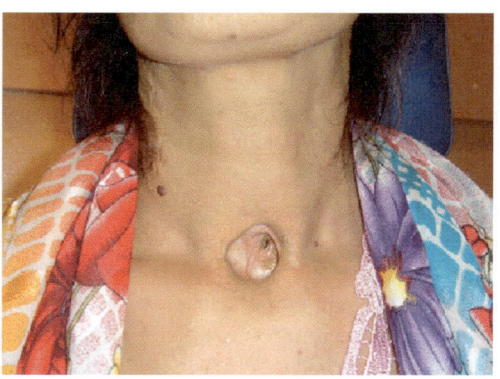

Abb. 11.7 Kosmetisch unbefriedigende Tracheostoma-Abheilung

Gelegentlich sind es auch kosmetisch unschöne Narbenbildungen, die zur Unzufriedenheit der Patienten führen (Abb. 11.7).

11.5 Verlegungen der Kanüle

Eine gefürchtete Komplikation nach Tracheotomie ist die Verlegung des Kanülenlumens durch Sekretretentionen, Blut und Borken (Abb. 11.8). Dies kann zu jedem Zeitpunkt nach Anlage eines Tracheostomas auftreten. Grundsätzlich sollte durch Bereitstellung von Absaugvorrichtungen und Wechselkanüle einem solchen Notfall vorgebeugt werden.

Deshalb ist es grundsätzlich obsolet, Trachealkanülen in besonderen Fällen anzunähen, z. B. im Rahmen von Tumoroperationen mit gestielten Lappenplastiken, oder die Kanülenhaltebänder zu verknoten (Abb. 11.9).

11.6 Perkutan-dilatative Tracheotomie und chirurgische Tracheotomie im Vergleich

Während die chirurgische Tracheotomie auf eine sehr lange Historie zurückblickt und die perkutan-dilatative Tracheotomie (PDT) erst seit 1985 den breiten klinischen Einsatz gefunden hat (Ciaglia et al. 1985), ist doch die Fachliteratur von diversen Diskussionen um Vor- und Nachteile beider Methoden geprägt.

In der Literatur finden sich eine Reihe von Studien zu Vor- und Nachteilen der unterschiedlichen PDT-Techniken untereinander als auch zu Vergleichen der PDT und der chirurgischen Tracheotomie (Gysin et al. 1999, Dulguerov et al. 1999, Bowen et al. 2001, Bacchetta et al. 2005, Delaney et al. 2006, Higgins u. Punthakee 2007, Cools-Lartigue et al. 2013).

Seitdem die Techniken der PDT zunehmend ausgereifter wurden und die Operateure an Erfahrungen sammeln und aus Misserfolgen lernen konnten, haben sich die Statistiken der «major complications» immer mehr zugunsten der PDT im Intensivbereich verbessert. Vorteile für die perkutan-dilatative Technik seien die einfachere Handhabbarkeit, kleine Wundgebiete und geringere Gewebstraumatisierung (Friedman u. Mayer 1993, Toye u. Weinstein 1991, Delany u. Stokes 1991, Hazard et al. 1991).

Johnson-Obaseki et al. (2016) aktualisierten in einem systematischen Review die Metaanalysen zum Vergleich der beiden Operationsmethoden. Sie kamen zu dem Schluss,

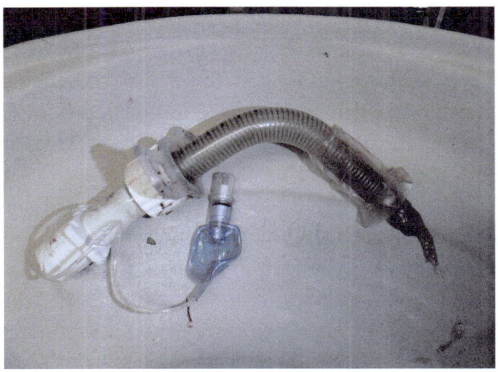

Abb. 11.8 Verlegung einer Trachealkanüle mit Sekret und Borken

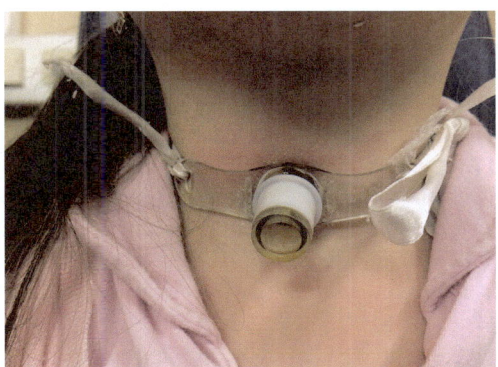

Abb. 11.9 Obsolet: Befestigung der Trachealkanüle durch Verknoten der Haltebänder

dass trotz der jahrzehntelangen Debatte zu Vor- und Nachteilen der beiden Operationsmethoden noch immer keine klare Entscheidung zugunsten oder gegen eine der beiden Methoden getroffen werden kann, wenn man Komplikationsraten hinsichtlich Infektionsrisiko, Blutung oder sogar Mortalität heranzieht. Vorteil für die perkutan-dilatative Technik ist nach wie vor die kürzere Operationszeit. Blutungen schienen in den analysierten Studien eher gleichverteilt für beide Operationsverfahren zu sein. Perkutan-dilatative Tracheotomien schienen den chirurgischen Tracheotomien hinsichtlich des Infektionsrisikos überlegen zu sein.

Diese Angaben decken sich mit Delaney et al. (2006), Al Ansari et al. (2015), Brass et al. (2015). Delaney et al. (2006) arbeiteten heraus, dass die perkutan-dilatative Tracheostomie der chirurgischen Tracheotomie hinsichtlich Blutungsrisiko und gröberen perioperativen Komplikationen mindestens ebenbürtig ist. Dulguerov et al. (1999) stellten nach PDT häufigere perioperative Komplikationen, mehr Todesfälle und mehr kardiorespiratorische Probleme fest, allerdings war auch bei ihnen das postoperative Wundrisiko geringer.

Bowen et al. (2001) berichteten über «major complications» bei 4,1 % ihrer Patienten nach PDT und bei 2,2 % nach chirurgischer Tracheotomie. Brass et al. (2016) fanden nach Auswertung verschiedener Studien eine geringere Narbenbildung nach perkutan-dilatativer Tracheostomie.

Putensen et al. (2014) widmeten sich in einer umfassenden Metaanalyse zur PDT und chirurgischen Tracheotomie auf der Intensivstation mit Risikopatienten. Nach Exkludierung etlicher Studien war in den ausgewerteten Studien die Überlebensrate nach beiden

Eingriffen gleich hoch. Nach PDT traten zwar weniger Stomainfektionen auf, allerdings ging die PDT mit mehr technischen Schwierigkeiten einher.

Johnson-Obaseki et al. (2016) gaben allerdings auch zu, dass ihre Vergleichsanalysen kritisch zu werten sind, da sie lediglich Studien zu kritisch kranken Intensivpatienten einbezogen haben und Studien zu Kontraindikationen einer der beiden Methoden exkludiert hatten.

Ist die perkutan-dilatative Tracheotomie nun der chirurgischen Tracheotomie überlegen? Wenn man die Literatur der letzten Jahre und Jahrzehnte durchschaut, so findet sich keine klare Überlegenheit einer der beiden Operationsmethoden, wenn man nur Kriterien zur unmittelbaren intra- und postoperativen Situation heranzieht. Beide Methoden haben Vor- und Nachteile. Die Vergleichbarkeit der Studien wird zusätzlich erschwert, wenn die Patientenpopulationen, Auswertkriterien und Operationstechniken verschieden sind. Auch sind die Studienendpunkte oft unterschiedlich definiert.

Sämtliche Studien zur Vergleichbarkeit der perkutan-dilatativen Tracheostomie und der chirurgischen Tracheotomie wurden mit kritisch Kranken bzw. Intensivpatienten durchgeführt.

Konsens herrscht mittlerweile der Tatsache gegenüber, dass jede Methode mit den Fähigkeiten ihres Anwenders «steht und fällt». Nach vielen Jahren der Beschäftigung mit beiden Methoden der Tracheotomie scheint es viel wichtiger zu sein, die entsprechenden Einsatzgebiete beider Methoden gebührend zu berücksichtigen. Es erscheint nicht wichtig, zu überlegen, ob man bei einem HNO-Tumorpatienten eine perkutan-dilatative Tracheotomie durchführt, oder einem risikoarmen Intensivpatienten im Rahmen eines Weanings von der Beatmungsmaschine eine chirurgische Tracheotomie anordnet. Bei der Beurteilung der Vor- und Nachteile geht es in erster Linie auch um die Sicherheit der Patienten im weiteren Krankheits- und Rehabilitationsverlauf. Für die Rehabilitation eines Patienten ist ein sicherer Kanülenwechsel von essentieller Bedeutung für jegliche Art der Komplikation, so dass die Wahl der Operationsmethode von vor allem prognostischen Einschätzungen abhängt. Grundsätzlich bietet ein chirurgisch angelegtes Tracheostoma Vorteile beim regelmäßig notwendigen Kanülenwechsel. Bei einem perkutan-dilatativ angelegten Tracheostoma sind Fehlplatzierungen der Kanüle viel leichter möglich.

11.7 Dysphagie nach Tracheotomie

Die Dysphagie ist eine häufige Komorbidität von tracheotomierten Patienten (langzeitbeatmete Intensivpatienten, HNO-Tumorpatienten, neurologische Patienten). Die Prävalenz von Aspirationen infolge Dysphagie schwankt je nach Studie zwischen 50–83 % (Elpern et al. 1994, Tolep et al. 1996, Romero et al. 2010). Medikamentös bedingte Sedierung, herabgesetzte Vigilanz, schlechter pulmonaler Status, Sensibilitätsstörungen im Pharynx- und Larynxbereich sowie zentrale neurologische Defizite im Bereich der Schluckzentren mit Deprivation der Reflextriggerung können den physiologischen Schluckakt negativ beeinflussen (Elpern et al. 1994, Tolep et al. 1996, Seidl et al. 2007, Romero et al. 2010). Dabei wird immer wieder der Einfluss der Trachealkanüle im Sinne eines mechanischen Hindernisses für die Larynxelevation beim Schlucken bewertet. Die unterschiedlichen Haltungen beziehen sich insbesondere auf den Einfluss des Cuffs auf den Schluckvorgang und die Aspirationshäufigkeit (Leder et al. 1998, 2000, 2002, 2005; Terk et al. 2007, Ding u. Logemann 2005, Shaker 1995). Oft werden Tracheotomien dahingehend kritisiert, dass sie mit einer höheren Inzidenz von Schluckstörungen einhergehen würden, obwohl in der

Regel keine Informationen zum Schluckvorgang vor der Tracheotomie vorlägen. Nach Leder et al. (2005) bestünde kein Zusammenhang zwischen Tracheotomie und Aspirationsinzidenz; von 20 untersuchten Patienten mit Erkrankungen im Kopf-Hals-Bereich hatten fast alle Patienten bereits vor der Tracheotomie eine Schluckstörung mit Aspirationsrisiko.

Nachdem viele Intensivpatienten bereits älter sind, wird der physiologische Einfluss des Alters auf die Schluckfunktion bei schluckgestörten Patienten nach Tracheotomie noch zu wenig berücksichtigt.

Die Vergleichbarkeit der Studien zu Schluckstörungen nach Tracheotomie wird durch die Tatsache limitiert, dass in den Studien zumeist Patienten mit unterschiedlichen Krankheitsbildern untersucht werden. Terk et al. (2007) untersuchten beispielsweise Patienten mit Erkrankungen im Kopf-Hals-Bereich, deren Schluckstörungen meist Folge morphologischer und mechanischer Veränderungen sind. Bei diesen Patienten (n=7) konnte kein Einfluss durch die Tracheotomie (mit/ohne Trachealkanüle, gecuffte/ungecuffte Kanüle) auf die laryngeale Beweglichkeit und den Schluckvorgang festgestellt werden.

Ding und Logemann (2005) untersuchten tracheotomierte Patienten mit unterschiedlichen Krankheitsbildern, bei vielen fand sich ein negativer Einfluss gecuffter Trachealkanülen auf den Schluckvorgang. Patienten mit gecuffter Trachealkanülen weisen häufig eine reduzierte laryngeale Elevation und eine stille Aspiration auf. Die Verwendung von gecufften Trachealkanülen scheint die Sensibilität im Larynxbereich negativ zu beeinflussen (Shaker et al. 1995). Nach Bonanno et al. (1971) soll außerdem die laryngeale Beweglichkeit durch Fixierung der Kanüle an der Halshaut vermindert sein, wodurch die Kehlkopfhebung und die Öffnung des oberen Ösophagussphinkters beeinträchtigt wird.

Im Falle einer geplanten peroralen Ernährung von tracheotomierten Patienten wird daher eine routinemäßige Dysphagie-Diagnostik mit Hilfe der Flexible Endoscopic Evaluation of Swallowing (FEES) empfohlen (Langmore et al. 1991, Wu et al. 1997, Trapl et al. 2007).

> Im Falle einer Schluckstörung sollte die logopädische Schlucktherapie bereits vor der Dekanülierung beginnen. Eine optimale Kanülenversorgung der Patienten, ggf. mit Multifunktionskanülen, sollte Bestandteil des Rehabilitationsprozesses sein. Durch verbessertes Dysphagiemanagement nach Tracheotomie konnte durch Verkürzung des Krankenhausaufenthaltes nach Odderson et al. (1995) eine Senkung der stationären Behandlungskosten erreicht werden.

Literatur

Angel LF, Simpson CB (2003) Comparison of surgical and percutaneous dilational tracheostomy. Clin Chest Med 24(3):423–429

Bacchetta MD, Girardi LN, Southard EJ, Mack CA, Ko W, Tortolani AJ, Krieger KH, Isom OW, Lee LY (2005) Comparison of open versus bedside percutaneous dilatational tracheostomy in the cardiothoracic surgical patient: outcomes and financial analysis. Ann Thorac Surg 79(6):1879–1885

Bast F, Buchal A, Schrom T (2015) Percutaneous dilatational tracheotomy or tracheostomy? Two case reports. HNO 63(3):220–223. doi: 10.1007/s00106-013-2783-3. [German]

Bonanno PC (1971) Swallowing dysfunction after tracheostomy. Ann Surg 174(1):29–33

Bowen CP, Whitney LR, Truwit JD, Durbin CG, Moore MM (2001) Comparison of safety and cost of percutaneous versus surgical tracheostomy. Am Surg 67(1):54–60

Brass P, Hellmich M, Ladra A, Ladra J, Wrzosek A (2016) Percutaneous techniques versus surgical techniques for tracheostomy. Cochrane Database Syst Rev 20;7:CD008045. doi: 10.1002/14651858.CD008045.pub2

Ciaglia P, Firshing R, Syniec C (1985) Elective percutaneous dilatational tracheostomy: a new simple bedside procedure: preliminary report. Chest 87:715–719

Cools-Lartigue J, Aboalsaud A, Gill H, Ferri L (2013) Evolution of percutaneous dilatational tracheostomy – a review of current techniques and their pitfalls. World J Surg 37(7):1633–46. doi: 10.1007/s00268-013-2025-6

Delaney A1, Bagshaw SM, Nalos M (2006) Percutaneous dilatational tracheostomy versus surgical tracheostomy in critically ill patients: a systematic review and meta-analysis. Crit Care 10(2):R55

Delany S, Stokes J (1991) Percutaneous dilational tracheostomy: one year's experience. N Z Med J 104: 188–189

Ding R, Logemann JA (2005) Swallow physiology in patients with trach cuff inflated or deflated: a retrospective study. Head Neck 27(9):809–813

Dulguerov P, Gysin C, Perneger TV, Chevrolet JC (1999) Percutaneous or surgical tracheostomy: a meta-analysis. Crit Care Med 27(8):1617–1625

Elpern EH, Scott MG, Petro L, Ries MH (1994) Pulmonary aspiration in mechanically ventilated patients with tracheostomies. Chest 105:563–566

Friedman Y, Mayer AD (1993) Bedside percutaneous tracheostomy in critically ill patients. Chest 104: 532–535

Grover A, Robbins J, Bendick P, Gibson M, Villalba M (2001) Open versus percutaneous dilatational tracheostomy: efficacy and cost analysis. Am Surg 67(4):297–301; discussion 301–302

Gysin C, Dulguerov P, Guyot JP, Perneger TV, Abajo B, Chevrolet JC (1999) Percutaneous versus surgical tracheostomy: a double-blind randomized trial. Ann Surg 230(5):708–714

Hazard P, Jones C, Benitone J (1991) Comparative clinical trial of standard operative tracheostomy with percutaneous tracheostomy. Crit Care Med 19:1018–1024

Higgins KM, Punthakee X (2007) Meta-analysis comparison of open versus percutaneous tracheostomy. Laryngoscope 117(3):447–454

Johnson-Obaseki S, Veljkovic A, Javidnia H (2016) Complication rates of open surgical versus percutaneous tracheostomy in critically ill patients. Laryngoscope 126(11):2459–2467. doi: 10.1002/lary.26019. [Epub 2016 Apr 14.]

Klotz R, Klaiber U, Grummich K, Probst P, Diener MK, Büchler MW, Knebel P (2015) Percutaneous versus surgical strategy for tracheostomy: protocol for a systematic review and meta-analysis of perioperative and postoperative complications. Syst Rev 8;4:105. doi: 10.1186/s13643-015-0092-5

Langmore SE, Schatz K, Olsen N (1991) Endoscopic and videofluoroscopic evaluations of swallowing and aspiration. Ann Otol Rhinol Laryngol 100:678–681

Leder SB (2002) Incidence and type of aspiration in acute care patients requiring mechanical ventilation via a new tracheotomy. Chest 122(5):1721–1726

Leder SB, Joe JK, Ross DA, Coelho DH, Mendes J (2005) Presence of a tracheotomy tube and aspiration status in early, postsurgical head and neck cancer patients. Head Neck 27(9):757–761

Leder SB, Ross DA, Burrell MI, Sasaki CT (1998) Tracheotomy tube occlusion status and aspiration in early postsurgical head and neck cancer patients. Dysphagia 13(3):167–171

Leder SB, Ross DA (2000) Investigation of the causal relationship between tracheotomy and aspiration in the acute care setting. Laryngoscope 110(4):641–644

Odderson IR, Keaton JC, McKenna BS (1995) Swallow management in patients on an acute stroke pathway: quality is cost effective. Arch Phys Med Rehabil 76(12):1130–1133

Putensen C, Theuerkauf N, Guenther U, Vargas M, Pelosi P (2014) Percutaneous and surgical tracheostomy in critically ill adult patients: a meta-analysis. Crit Care 19;18(6):544. doi: 10.1186/s13054-014-0544-7

Romero CM, Marambio A, Larrondo J, Walker K, Lira MT, Tobar E, Cornejo R, Ruiz M (2010) Swallowing dysfunction in nonneurologic critically ill patients who require percutaneous dilatational tracheostomy. Chest 137(6):1278–1282. [Epub 2010 Mar 18.]

Seidl RO, Nusser-Müller-Busch R (2007) Pilot study of a neurophysiological dysphagia therapy for neurological patients Clin Rehabil 21(8):686–697

Shaker R, Milbarth M, Ren J, Campbell B, Toohill R, Hogan W (1995) Deglutitive aspiration with tracheostomy: effect of tracheostomy on the duration of vocal cord closure. Gastroenterology 108:154–115

Terk AR, Leder SB, Burrell MI (2007) Hyoid bone and laryngeal movement dependent upon presence of a tracheotomy tube. Dysphagia 22(2):89–93. [Epub 2007 Feb 8.]

Tolep K, Getch CL, Criner GJ (1996) Swallowing dysfunction in patients receiving prolonged mechanical ventilation. Chest 109(1):167–172

Toye F, Weinstein J (1986) Clinical experience with percutaneous tracheostomy and cricothyroidotomy in 100 patients. J Trauma 26:1034–1040

Trapl M, Enderle P, Nowotny M, Teuschl Y, Matz K, Dachenhausen A, Brainin M (2007) Dysphagia bedside screening for acute-stroke patients: the Gugging Swallowing Screen. Stroke 38(11):2948–2952. [Epub 2007 Sep 20.]

Wu CH, Hsiao TY, Chen JC, Chang YC, Lee SY (1997) Evaluation of swallowing safety with fiberoptic endoscope: comparison with videofluoroscopic technique. Laryngoscope 107:396–401

Trachealkanülen, Zubehör und Tracheostomahilfsmittel

Peter Kress

12.1	**Trachealkanülen**	**– 221**
12.1.1	Anforderungen an Trachealkanülen	– 221
12.1.2	Historischer Überblick	– 221
12.1.3	Aufbau	– 223
12.1.4	Materialien	– 238
12.1.5	Maße	– 240
12.2	**Klinische Klassifikation der Trachealkanülen**	**– 241**
12.2.1	Flexible Trachealkanüle	– 241
12.2.2	Multifunktionskanüle	– 242
12.2.3	Basiskanülen	– 242
12.2.4	Spezielle Trachealkanülen	– 242
12.3	**Zubehör für Tracheostomaversorgung**	**– 248**
12.3.1	Kanülenbändchen	– 248
12.3.2	Tracheostomaauflagen	– 249
12.3.3	Kanülenstöpsel	– 249
12.3.4	Reinigungszubehör	– 250
12.4	**Tracheostomaabdichtung**	**– 250**
12.5	**Tracheostomaepithese**	**– 251**
12.6	**Tracheostomaventile**	**– 251**
12.6.1	Tracheostomaventile für kehlkopflose Patienten	– 252
12.6.2	Tracheostomaventile für tracheostomierte Patienten	– 252

© Springer-Verlag GmbH Austria 2018
E. Schneider-Stickler, P. Kress (Hrsg.), *Tracheotomie und Tracheostomaversorgung*
https://doi.org/10.1007/978-3-7091-4868-6_12

12.7 Erstausstattung – 254

12.8 Tracheostomapflaster – 255

12.9 Duscheschutz – 257

12.10 Wassertherapiegeräte – 257

Literatur – 258

12.1 Trachealkanülen

12.1.1 Anforderungen an Trachealkanülen

Die wesentlichste Aufgabe einer Trachealkanüle ist die Atemwegssicherung durch permanente Schienung des Tracheostomas. Die Trachealkanüle wirkt als Platzhalter, der eine ausreichend weite Atemwegsöffnung erhält und verhindert, dass das Tracheostoma durch Narbenbildung zu sehr schrumpft. Besonders ein dilatativ angelegtes Tracheostoma muss in den ersten Tagen und Wochen dauerhaft durch eine Trachealkanüle offengehalten werden, da es sich sonst spontan wieder verschließt. Aber auch ein neu chirurgisch angelegtes, epithelisiertes Tracheostoma hat eine Schrumpfungstendenz, der durch Einlage der Trachealkanüle entgegengewirkt wird. Eine Trachealkanüle, die dazu genutzt wird, ein schrumpfendes Tracheostoma wegsam zu erhalten, hat anwendungsbedingt innigen Kontakt zur Trachealschleimhaut. Entsprechend wichtig ist die Auswahl geeigneter Materialien und Bauformen, um Traumata der Trachealschleimhaut mit anschließender Granulationsbildung zu vermeiden. Durch Einsatz von Trachealkanülen mit steigender Größe kann ein bereits geschrumpftes Tracheostoma über mehrere Tage wieder geweitet werden.

Neben der Atemwegssicherung dient eine Trachealkanüle auch der Ankopplung von Hilfsmitteln an den Atemweg. Die künstliche Beatmung (Beatmungsbeutel, Beatmungsgerät) über das Tracheostoma ist nur über eine Trachealkanüle mit einem entsprechenden Konnektor (15 mm Standard ISO Konnektor) möglich. Auch HME-Filter und Tracheostomaventile können über den Konnektor der Trachealkanüle am Tracheostoma angebracht werden. Schließlich ermöglicht der Cuff einer Trachealkanüle einen weitgehenden Aspirationsschutz und die Überdruckbeatmung.

Aufgrund der Vielzahl an möglichen Funktionen einer Trachealkanüle und der verschieden gewichteten Anforderungen, wird heute eine große Vielfalt von Kanülen angeboten. Sie ermöglichen eine Versorgung des Patienten exakt nach seinen Bedürfnissen, erfordern aber auch fundierte medizinische, technische und medizinrechtliche Kenntnisse beim Anwender. Infolge des unübersichtlichen Angebotes an Trachealkanülen auf dem Markt, beschränken sich die meisten Kliniken auf eine Linie von Trachealkanülen eines Herstellers, um bessere Einkaufspreise zu verhandeln und die Anwendungssicherheit bei dem Teil des Personals zu erhöhen, das selten Umgang mit Trachealkanülen hat. Für die Versorgung problematischer Fälle (sehr adipöse Patienten, ungünstige Tracheostomaanatomie etc.) sind oft spezielle Kenntnisse über alternative Produkte notwendig, wie sie z. B. ein Tracheostoma-Team bieten könnte.

Die enorme Vielfalt von Trachealkanülen erfordert vom Anwender eine solide Kenntnis der konstruktiven und technischen Grundlagen, nach denen Trachealkanülen hergestellt und klassifiziert werden.

12.1.2 Historischer Überblick

Naturgemäß ist die Entwicklung der Trachealkanülen eng mit der chirurgischen Entwicklung der Tracheostomie verknüpft (▶ Kap. 2) und basierte im Altertum auf bildlichen Darstellungen von Röhren und Schienen, die mehr oder weniger erfolgreich in die Atemwege eingebracht wurden.

Unter dem großen Druck der hohen Kindersterblichkeit durch Atemwegsverlegung bei der Diphterie entwickelten Pioniere wie Friedrich Dekkers (1648–1720, Leiden) oder Beinl

Abb. 12.1 Tracheotom nach Friedrich Dekkers (1648–1720). Mit freundlicher Genehmigung der Universitätsbibliothek Greifswald

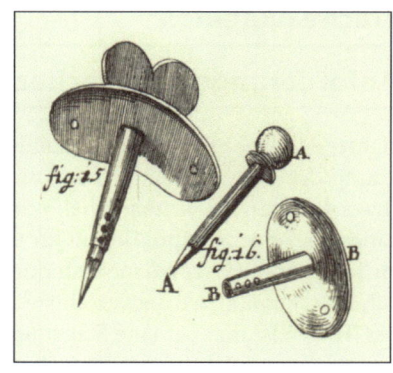

Abb. 12.2 Tracheotom nach Beinl (etwa 1800) (Aus: Gedeon 2010. Spektrum-Verlag)

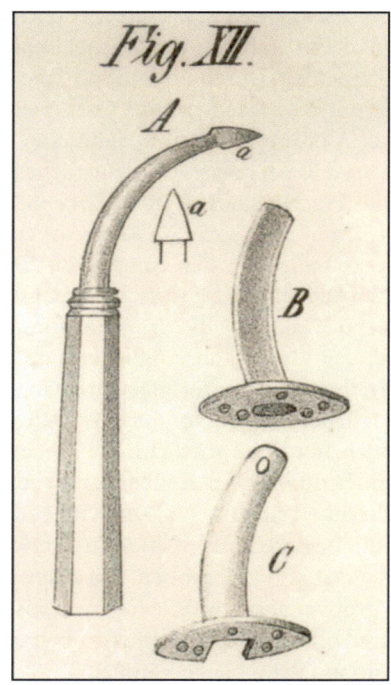

Punktions-Trachealkanülen, die zur Atemwegssicherung im drohenden Erstickungsfall genutzt wurden (Abb. 12.1 u. Abb. 12.2). Interessanterweise wiesen diese Kanülen schon alle wesentlichen Bauteile einer heutigen Trachealkanüle auf (Kanülenrohre, Kanülenschild mit Befestigungsmöglichkeit, Innenkanülen) und ähnelten den heutigen perkutanen Dilatations-Tracheotomie-Systemen. Sie wurden aus Metallen gefertigt und ihre Anwendung erfolgte nur kurzfristig.

Neue Anforderungen an Trachealkanülen führten zum nächsten Entwicklungsschritt. So machten es Operationen an den Atemwegen, die in Narkose erfolgten, nötig, dass die Atemwege des Patienten vor der Aspiration von Blut geschützt wurden. Hierfür entwickelte Friedrich Trendelenburg 1871 die Tamponkanüle (Abb. 12.3), die erstmals einen aufblasbaren Ballon zur Abdichtung der Trachea um das Kanülenrohr herum aufwies.

12.1 · Trachealkanülen

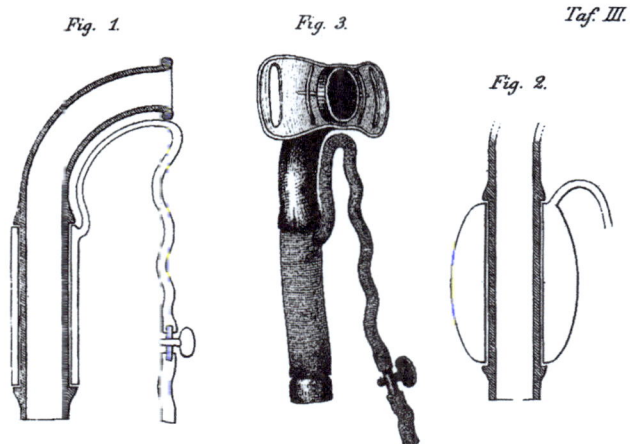

Abb. 12.3 Tamponkanüle nach Friedrich Trendelenburg, Chirurg Berlin (1844–1924) (Aus: Gedeon 2010. Spektrum-Verlag)

Mit diesem Entwicklungsschritt waren die wesentlichen Anforderungen an eine Trachealkanüle erfüllt. Durch neue Materialien und bessere Fertigungsmethoden erfolgten in den letzten 150 Jahren Verbesserungen im Bereich der Hygiene, des Tragekomforts, der Anpassbarkeit, der Multifunktionalität und der Spezialisierung, die in den folgenden Abschnitten erläutert werden.

12.1.3 Aufbau

Allgemeiner Aufbau

Eine Trachealkanüle besteht minimal aus einem Außentubus (Kanülenrohr) und einer Halsplatte. Optional kann ein Cuff am Kanülenrohr angebracht sein, der über einen Füllschlauch mit einem Kontrollballon oder einem Ventil verbunden ist. Weiterhin können Innentuben einführbar sein, um verschiedene Funktionen zu ermöglichen (z. B. Sprech-Innentubus, Innentubus für subglottische Absaugung).

Der typische Aufbau einer Trachealkanüle für die maschinelle Beatmung ist in ● Abb. 12.4 dargestellt.

In der ● Abb. 12.4 findet sich eine neue Terminologie, die in Zukunft herkömmliche Begrifflichkeiten zu Bauteilen einer Trachealkanüle ablösen wird (● Tab. 12.1).

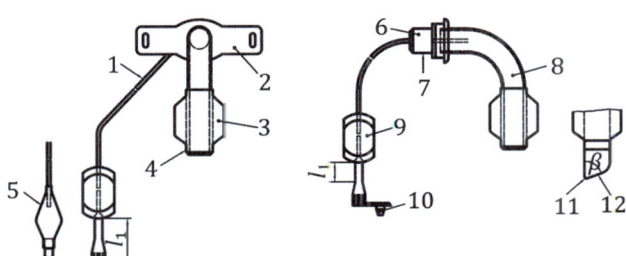

Abb. 12.4 Aufbau eines Tracheotomietubus nach EN ISO 5366:2016. (Mit freundlicher Genehmigung des DIN Deutschen Instituts für Normung e.V.). 1 Füllschlauch 8 Außentubus, 2 Halsplatte 9 Füllindikator, 3 Cuff 10 Füllventil oder Verschließvorrichtung, 4 Patientenende 11 Spitze, 5 Füllindikator/Kontrollballon, 12 Schrägung, 6 Verbindungsstück β Schrägungswinkel, 7 Maschinenende l_1 Einspannlänge

Tab. 12.1 Herkömmliche Medizinterminologie und ISO/EN/DIN-Nomenklatur für Trachealkanülen

ISO/EN/DIN Terminologie	Klinischer Sprachgebrauch
Tracheotomietubus	Trachealkanüle
Füllschlauch	Cuff Leitung
Halsplatte	Kanülenschild
Cuff	Cuff
Patientenende	Distales Kanülenende
Kontrollballon	Kontrollballon/Cuff Ballon
15-mm-Verbindungstück mit Außenkegel nach ISO 5256-1	15 mm (ISO) Konnektor
Maschinenende	Proximales Kanülenende
Außentubus	Kanülenrohr
Füllventil oder Verschließvorrichtung	Cuff Ventil

- **Halsplatte**

Die Halsplatte hat die Aufgabe, die Trachealkanüle am Hals sicher zu fixieren. Herstellerfirmen bezeichnen die Halsplatte auch als «Kanülenschild».

Sie kann starr mit dem Außentubus verbunden sein, wie beispielsweise bei Silberkanülen (Abb. 12.5). Eine starre Halsplatte bringt die Gefahr von Verletzungen der Luftröhre und der Halshaut durch Scherbewegungen mit sich, wenn der Patient Kopf und Hals bewegt. Modernere Trachealkanülen haben elastisch (Abb. 12.6) oder gelenkig (Abb. 12.7a,b, Abb. 12.8) mit dem Außentubus verbundene Halsplatten. Sie erlauben eine Bewegung des Außentubus gegen die Halteplatte in einer Richtung, zwei Richtungen oder wie bei einem Kugelgelenk in alle Richtungen.

Trachealkanülen für beatmete Patienten auf einer Intensivstation haben häufig Halsplatten ohne Gelenk, aus einem weichen Kunststoff der ebenfalls eine gewisse Flexibilität gewährleistet (Abb. 12.6). Wache, mobile Patienten sollten mit Trachealkanülen mit einer beweglichen Halsplatte versorgt werden.

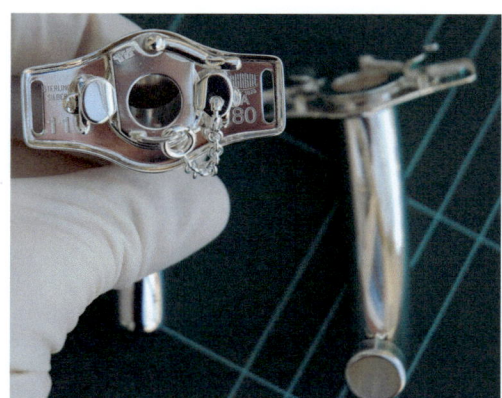

Abb. 12.5 Starre Halsplatte einer Silberkanüle

12.1 · Trachealkanülen

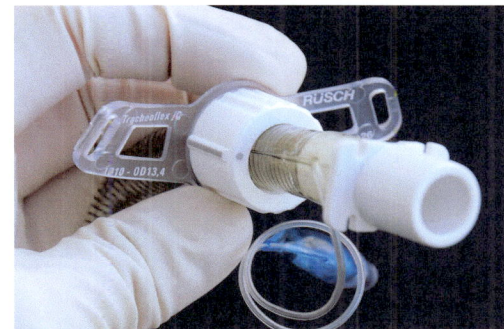

Abb. 12.6 Kunststoffkanüle mit starr montierter, aber flexibler Halsplatte (z. B. Tracheoflex, Fa. Rüsch)

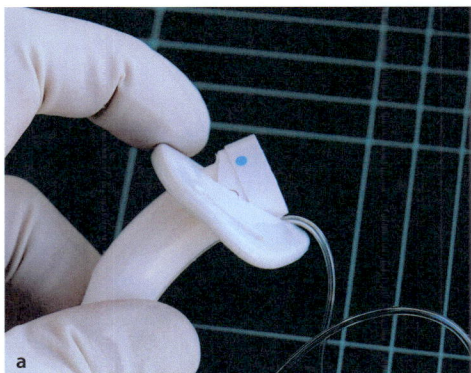 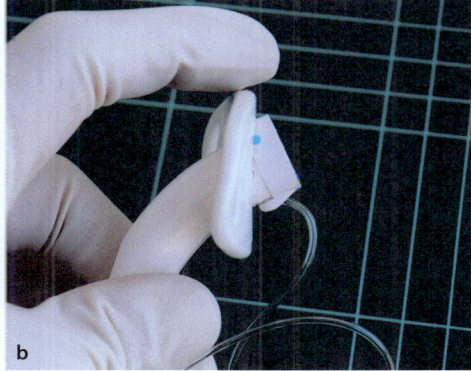

a b

Abb. 12.7a,b Halsplatte mit eingelenkiger Verbindung (Fa. Shiley)

Abb. 12.8 Halsplatte mit Kugelgelenk (Fa. Fahl)

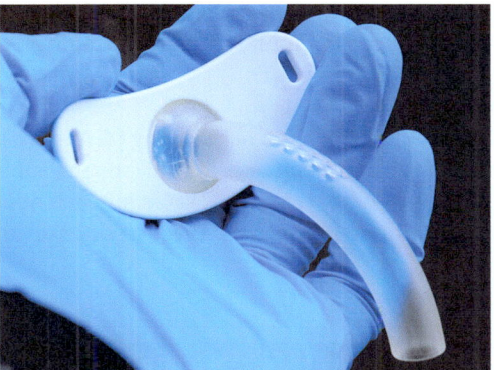

Flexible Halsplatten können auf dem Außentubus der Trachealkanüle verschoben werden. Sie ermöglichen so eine sehr individuelle Positionierung des Tubus in der Trachea.

> Bei der Fixierung einer flexiblen Halsplatte sollte sorgfältig darauf geachtet werden, dass der Füllschlauch des Cuffs nicht durch den Klemmmechanismus der flexiblen Halsplatte komprimiert wird. Sonst täuscht ein gefüllter Pilotballon einen gefüllten Cuff vor, obwohl nur der Pilotballon und der abgeklemmte Füllschlauch gefüllt sind.

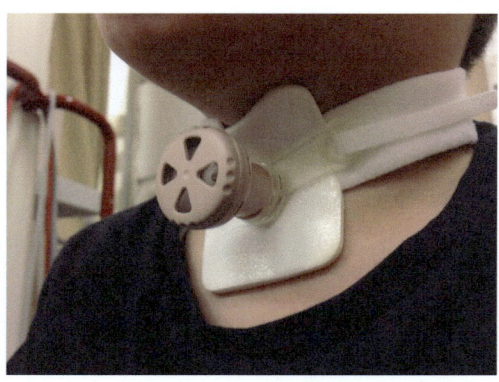

Abb. 12.9 Kind mit Trachealkanüle mit V-förmiger Halsplatte und Sprechventil

Besondere Halsplatten haben Trachealkanülen für Kinder und Säuglinge. Hier steht die Dislokationssicherheit der Trachealkanüle stark im Vordergrund. Deshalb wird auf flexible Halsplatten häufig verzichtet. Die Halsplatten von pädiatrischen Trachealkanülen sind wegen der besonderen Anatomie des Halses von Kindern oft V-förmig ausgebildet (Abb. 12.9). Durch die V-förmige Halsplatte wird verhindert, dass die Trachealkanüle durch die Fixierung mit dem Halsband nach oben aus dem Tracheostoma herausgezogen wird.

- **Außentubus – Kanülenrohr**

Der Außentubus (Kanülenrohr) ist der Teil einer Trachealkanüle, der über das Tracheostoma in die Trachea eingebracht wird. Der Außentubus kann konisch (Abb. 12.10) oder zylindrisch (Abb. 12.11) zulaufend geformt sein. Er hat den intensivsten Kontakt mit der Trachealschleimhaut und sollte aus einem möglichst biokompatiblen Werkstoff hergestellt sein. Das distale Ende des Kanülenrohrs, die Kanülenspitze, muss atraumatisch sein, um Schürfverletzungen beim Einführen der Kanüle zu verhindern.

- **Fenster und Siebung**

Der Außentubus kann mit einer Siebung (Abb. 12.12 u. Abb. 12.13) oder einem Fenster (Abb. 12.14a,b) versehen sein. Eine Siebung erlaubt den Luftdurchtritt durch den Außentubus zum Sprechen, wenn die Kanüle manuell oder durch ein Ventil verschlossen wird. Die Siebung wird im Bereich der Biegung des Außentubus angebracht, welcher der Glottis am nächsten ist.

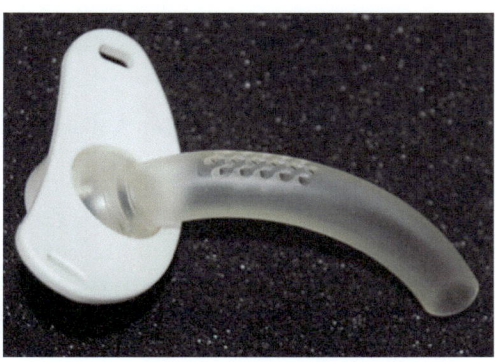

Abb. 12.10 Konisch geformtes Außenrohr

12.1 · Trachealkanülen

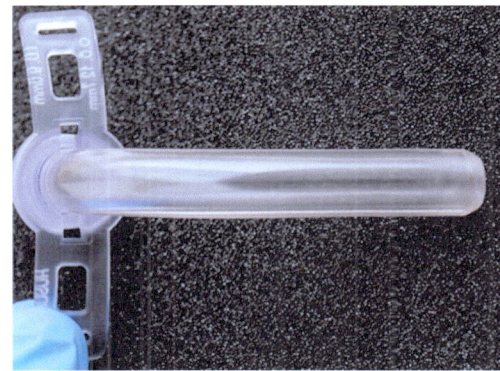

Abb. 12.11 Zylindrisch geformtes Außenrohr

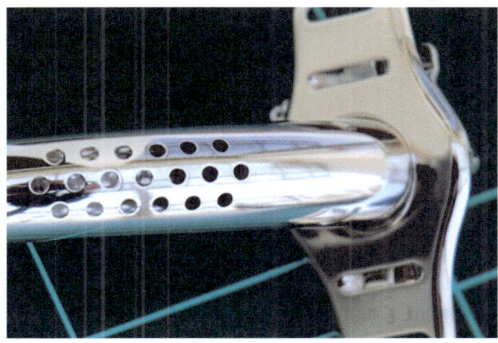

Abb. 12.12 Klassische Siebung im Bereich der Biegung des Außentubus einer Silberkanüle

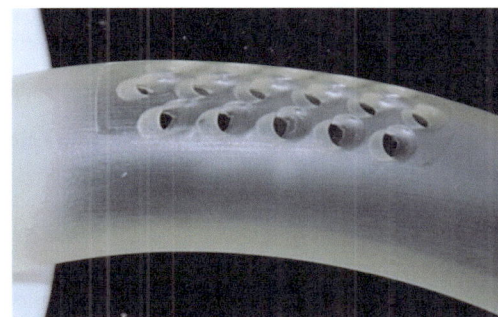

Abb. 12.13 Dachziegelartige Siebung zur Reduktion des Sekretdurchtritts bei einer modernen Multifunktionskanüle

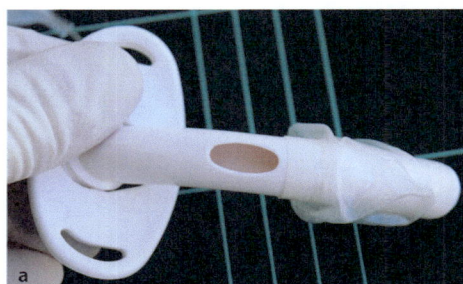
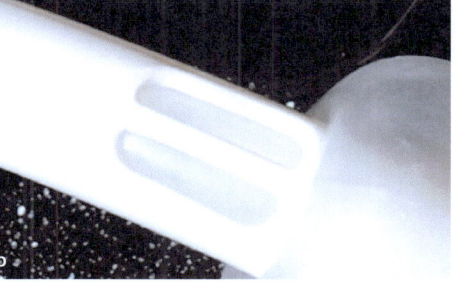

Abb. 12.14a,b Fenster (**a**) und geteilte Fenster (**b**) im Außentubus einer Trachealkanüle ermöglichen die subglottische Absaugung und das Sprechen

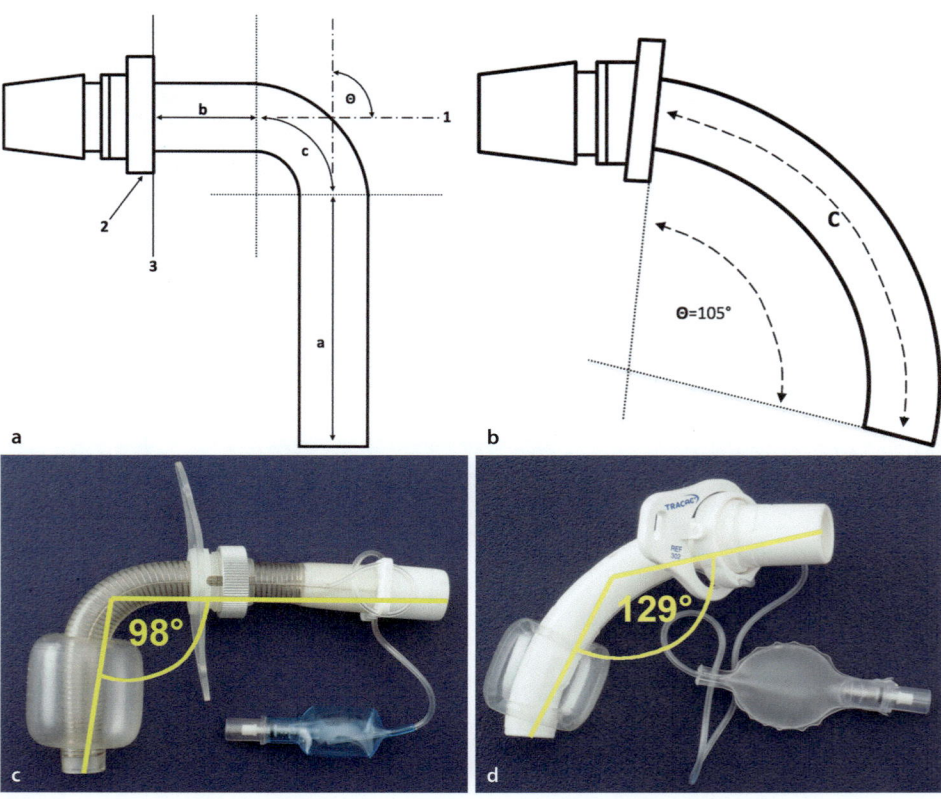

Abb. 12.15a–d Bestimmung des Krümmungswinkels θ und der Nennlänge. **a** schematisch bei einem gewinkelten Kanülenrohr, **b** schematisch bei einem bogenförmigen, Kanülenrohr, **c** und **d** eingezeichnet an kommerziell erhältlichen Trachealkanülen (**c**= gewinkelt, **d**= gebogen)

Fenster im Außentubus einer Trachealkanüle sind meist direkt über dem Cuff angebracht. So kann über ein Fenster eine subglottische Absaugung auch gröberer Partikel, z. B. von Nahrungsbestandteilen, erfolgen, ohne dass die Kanüle entfernt werden muss. Fenster im Außentubus einer Trachealkanüle werden durch den Cuff, der die Kanüle in der Trachea zentriert, zuverlässig von der Trachealwand ferngehalten. Wird der Cuff geleert und die Trachealkanüle kippt etwas, kann es leicht zur Blockade des Fensters durch Kontakt mit der Trachealwand kommen. Für Patienten, die keine subglottische Absaugung benötigen, ist eine Kanüle mit Siebung deshalb vorteilhafter für das Sprechen.

Durch eine geschlossene Innenkanüle kann das Fenster z. B. bei Aspirationsgefahr oder zur maschinellen Beatmung verschlossen werden. Im Gegensatz zu einer Siebung erlaubt der größere Öffnungsquerschnitt eines Fensters auch das Atmen über das Fenster beim Dekanülierungsprozess mit einem Kanülenstopfen. In große, ungeteilte Fenster können allerdings Teile der membranösen Tracheahinterwand prolabieren und das Lumen der Trachealkanüle teilweise verlegen. Sowohl in Fenster als auch in eine Siebung können Granulationen einwachsen.

- **Form des Kanülenrohrs**

Das Kanülenrohr kann gewinkelt oder gebogen sein. Ein bogenförmiges Kanülenrohr kann als Segment eines Kreises beschrieben werden (**Abb. 12.15a**). Ein gewinkeltes Kanülenrohr besteht aus zwei geraden Rohrabschnitten, die in einem Winkel θ ineinander übergehen (◘ Abb. 12.15b).

Die Unterscheidung zwischen einem abgewinkelten und einem bogenförmigen Kanülenrohr spielt eine entscheidende Rolle für die Passform einer Kanüle, die der natürlichen Anatomie so gut wie möglich folgen soll.

Wird eine dilatative Tracheotomie angelegt, so entsteht ein gerader Punktionskanal von der Haut in die Trachea, die ungefähr in einem 90° Winkel zum Punktionskanal verläuft. Eine bogenförmige Trachealkanüle wird folglich im Bereich der Tracheostomavorderwand Druck verursachen. Eine gut passende Trachealkanüle für ein dilatativ angelegtes Tracheostoma sollte ein gewinkeltes Kanülenrohr besitzen dessen proximaler Außentubus (in DIN-Terminologie auch maschinenseitiger Schenkel des Kanülerohrs bezeichnet) mindestens so lang ist, wie die Weichteilschicht zwischen Haut und Trachea dick ist.

Für Adipositaspatienten gibt es spezielle Kanülen mit überlangem maschinenseitigem Kanülenrohr, um die dicke Weichteilschicht bis zur Trachea zu überbrücken (z. B. Tracoe vario XL extract). Wichtig zu beachten ist, dass mit zunehmendem BMI der Durchmesser der Trachea nicht proportional ansteigt. Bei der Kanülenauswahl wird bei adipösen Patienten häufig der Durchmesser der Trachea überschätzt (D'Anza et al. 2015).

Wenn ein endständiges Tracheostoma (z. B. nach totaler Laryngektomie) mit einer Trachealkanüle versorgt werden soll, so eignet sich eine bogenförmige Trachealkanüle am besten, da die Trachea mit der Haut vernäht ist und in einem flachen Bogen in den Thorax zieht.

Chirurgisch angelegte epithelisierte Tracheostomata, die beispielsweise durch das Ausnähen eines Björk-Lappens an die Halshaut gebildet wurden, können sehr unterschiedliche Formen und Längen haben. Als Anhaltspunkt kann man davon ausgehen, dass bei sehr adipösen Patienten meist ein abgewinkelter Tracheostomakanal entsteht, bei schlanken Patienten eher ein bogenförmiger.

- **Krümmungswinkel**

Der Krümmungswinkel einer Trachealkanüle ist der Winkel, der zwischen Halsplatte und Öffnungsebene der Kanülenspitze gebildet wird. Er hängt bei abgewinkelten Trachealkanülen maßgeblich vom Biegungswinkel, bei bogenförmigen Trachealkanülen von der Länge des Kanülenrohres ab. Auch der Krümmungswinkel ist von wesentlicher Bedeutung für die Passform einer Trachealkanüle im Patienten. Deshalb kommen je nach Einsatzzweck Kanülen mit sehr unterschiedlichen Krümmungswinkeln zum Einsatz. Patienten mit einem endständigen Tracheostoma nach Laryngektomie benötigen in der Regel kürzere Trachealkanülen mit einem geringeren Krümmungswinkel (Müller et al. 2010) als Patienten mit einem seitständigen Tracheostoma nach Tracheotomie. Trachealkanülen mit großem Krümmungswinkel kommen bei adipösen Patienten (langes Kanülenrohr), bei Kindern und nach dilatativer Tracheotomie zum Einsatz. Die Krümmungswinkel einiger typischer Trachealkanülen sind in ◘ Tab. 12.2 angegeben. Der Krümmungswinkel kann bei ein und demselben Kanülentyp je nach Kanülengröße Unterschiede aufweisen.

Wird eine Trachealkanüle mit einem ungünstigen Krümmungswinkel eingesetzt, so kommt es nach kurzer Zeit zu typischen Verletzungen im Bereich des Tracheostomas und in der Trachea. Kanülen mit einem zu großen Krümmungswinkel (◘ Abb. 12.16) schädigen die Tracheavorderwand, Kanülen mit einem zu kleinen Krümmungswinkel (◘ Abb. 12.17) die Tracheahinterwand (Fernandez-Bussy et al. 2015, Bekele et al. 2015).

Trachealkanülen mit einem flexiblen, biegbaren Kanülenrohr (◘ Abb. 12.18) haben keinen bestimmten Krümmungswinkel. Sie passen sich der Anatomie meist gut an und

Tab. 12.2 Krümmungswinkel bei verschiedenen Typen von Trachealkanülen

Trachealkanüle	Krümmungswinkel θ
Portex Blue Line Ultra	105°
Tracoe Twist	110°–90°
Rüsch CrystalClear	95°
Fahl Duratwix	90°
Silberkanüle 9/75	85°
Provox LaryTube 9/55	75°
Fahl Laryngotec 11/36	45°

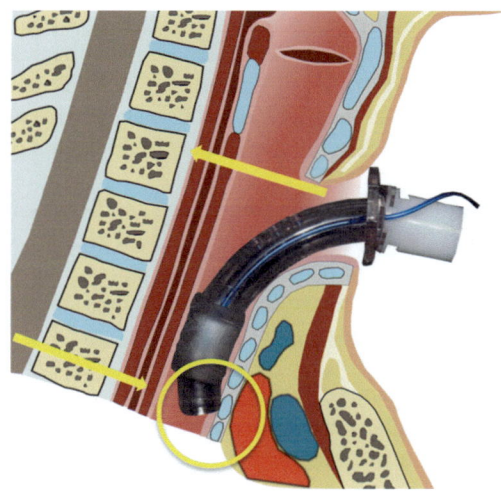

Abb. 12.16 Eine Trachealkanüle mit einem zu großen Krümmungswinkel verursacht typische Verletzungen der Tracheavorderwand durch die Kanülenspitze. Es besteht die Gefahr der Verletzung des Truncus brachiocephalicus (siehe gelber Kreis)

kommen deshalb häufig direkt postoperativ zum Einsatz. Auch zur möglichst atraumatischen Versorgung von sehr tiefen Tracheostomata oder bei Wundheilungsstörungen im Tracheostomabereich mit Dehiszenzen haben sich flexible Trachealkanülen bewährt.

Trotz ihrer Flexibilität können auch Trachealkanülen mit einem flexiblen Kanülenrohr Trachealverletzungen verursachen, wenn sie nicht korrekt platziert werden. **Abb. 12.19** zeigt eine fehlplatzierte flexible Trachealkanüle, deren Kanülenrohr durch die dicke Weichteilschicht geradegebogen wird, was dazu führt, dass die Kanülenspitze tief in die Tracheahinterwand eintaucht. Notwendig wäre in diesem Fall eine längere Trachealkanüle, die weiter in die Trachea vorgeschoben werden kann. Eine gute Möglichkeit, die korrekte Passform und Lage einer Trachealkanüle beurteilen zu können, ist die flexible Endoskopie durch die Trachealkanüle hindurch. Sie erlaubt eine zuverlässige Beurteilung der Lage der Kanülenspitze.

- **Trachealkanülenspitze und Obturatoren**

Das patientenseitige Ende einer Trachealkanüle wird als Kanülenspitze bezeichnet. Sie sollte möglichst atraumatisch geformt sein. Schräge Spitzen und seitliche Öffnungen in der

12.1 · Trachealkanülen

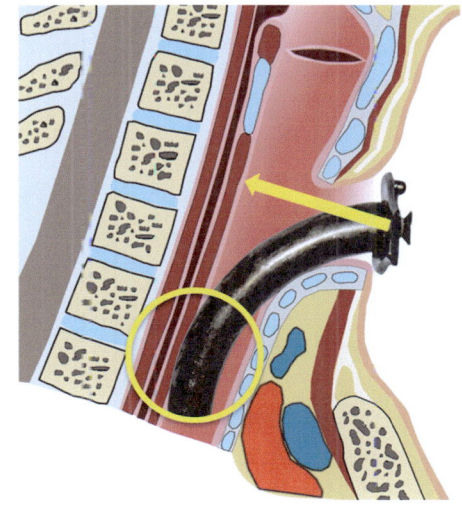

◘ **Abb. 12.17** Eine Trachealkanüle mit einem zu kleinen Krümmungswinkel verursacht typische Druckstellen an der Tracheahinterwand (siehe gelber Kreis)

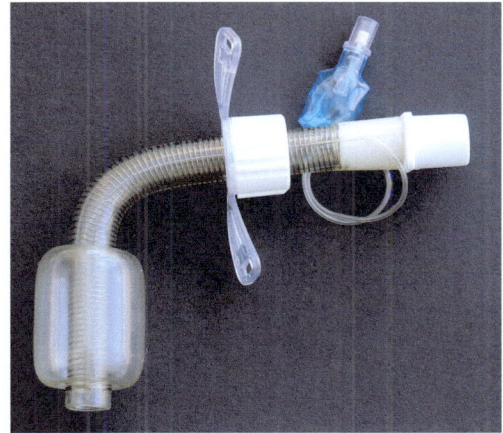

◘ **Abb. 12.18** Trachealkanüle mit flexiblem Kanülenrohr und verschiebbarer Halsplatte (Fa. Rüsch)

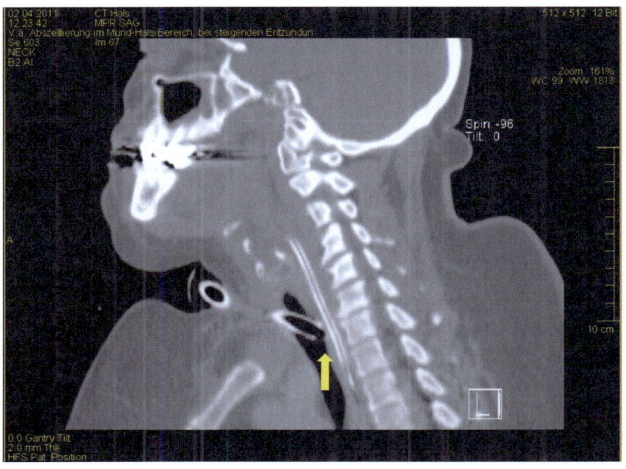

◘ **Abb. 12.19** Sagittales Computertomogramm mit einer zu kurzen flexiblen Trachealkanüle, deren Spitze die Tracheahinterwand imprimiert

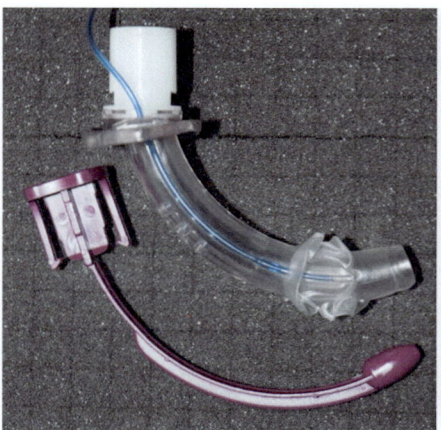
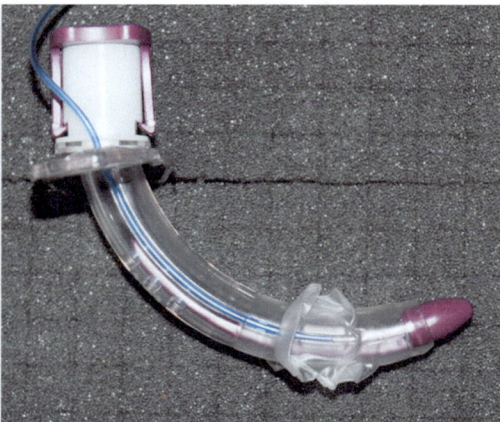

Abb. 12.20 Der Obturator wird in die Trachealkanüle eingebracht und bildet deren atraumatische Spitze für den Einsatz in das Tracheostoma (Fa. Portex)

Abb. 12.21 Scharfkantige Kanülenspitzen werden durch einen gefüllten Cuff von der Trachealwand ferngehalten

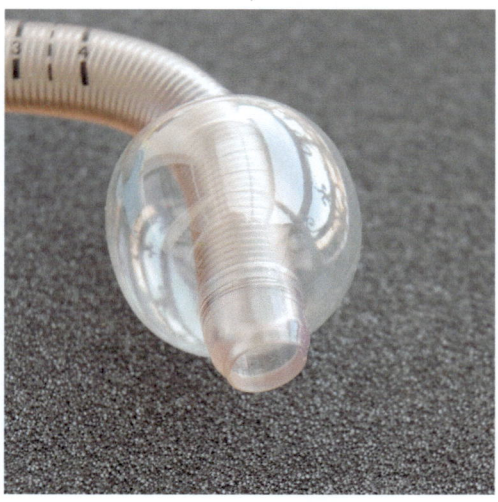

Kanülenspitze (Murphey Eye), wie sie bei Endotrachealtuben häufig sind, kommen bei Trachealkanülen nur in Ausnahmen vor. Um das Einführen der Trachealkanüle zu erleichtern, werden Trachealkanülen mit einem Obturator (◘ Abb. 12.20) versehen. Dieser ragt über die Kanülenspitze hinaus und versteift die Kanüle zusätzlich. Für den Einsatz in ein dilatativ angelegtes Tracheostoma sind Trachealkanülen mit einem Obturator besonders zu empfehlen.

Zugunsten der leichten Einführbarkeit wird bei Trachealkanülen, die zum Einsatz in ein dilatativ angelegtes Tracheostoma optimiert wurden, mitunter eine scharfkantige Kanülenspitze in Kauf genommen (◘ Abb. 12.21). Dann ist sorgfältig darauf zu achten, dass der Cuff der Kanüle immer gut gefüllt ist, da er die Kanülenspitze im Tracheallumen zentriert und so verhindert, dass die scharfkantige Kanülenspitze Verletzungen der Trachea verursacht.

Alternativ zum Obturator kann die Kanülenspitze auch durch einen Seldinger-Katheter (◘ Abb. 12.22a,b) verlängert werden. Dieser bringt insbesondere beim Einsatz in ein

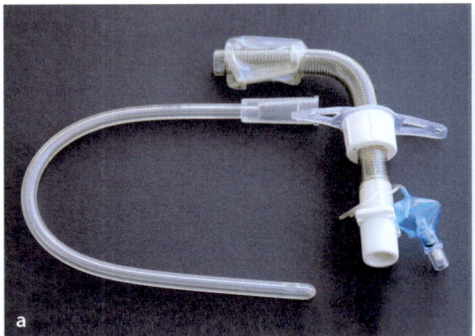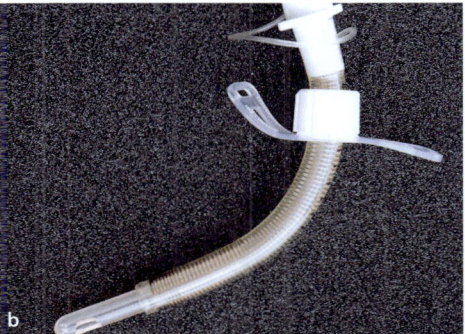

Abb. 12.22a,b Flexible Trachealkanüle mit einliegendem Seldinger-Katheter für den Einsatz in ein schwierig zu intubierendes Tracheostoma. **a** Trachealkanüle mit Low-Pressure-Cuff vor Einsatz des Seldinger-Katheters, **b** Trachealkanüle mit enganliegendem Low-Volume-Cuff mit geringem Kalibersprung zwischen Seldinger-Katheter und Kanülenrohr

schwierig zu sondierendes und kollabierendes Tracheostoma Vorteile bei der sicheren Kanülenplatzierung. Der Kalibersprung zwischen Seldinger und Kanülenspitze sollte möglichst gering sein, um das Verhaken der Kanülenspitze im Tracheostomakanal zu vermeiden. Die Befeuchtung des Seldingers mit steriler Kochsalzlösung wird empfohlen, um die Gleitfähigkeit der Kanüle über dem Seldinger zu verbessern.

- **Innentubus**

Kanülen mit Innentubus sind in der Regel Multifunktionskanülen mit einem 15-mm-ISO-Konnektor. Durch die Innenkanülen sollen zusätzliche Funktionen wie Sprechen oder eine subglottische Absaugung genutzt werden. Um eine Innenkanüle in den Außentubus einführen zu können, muss die Außenkanüle eine gewisse Stabilität besitzen, deshalb gibt es selten flexible Kanülen mit Innenkanüle. Eine wichtige Unterscheidung bei Kanülen mit Innentubus, ist die Position des Konnektors. Der Konnektor kann am Innentubus angebracht sein, dann muss für die maschinelle Beatmung zwingend ein Innentubus eingelegt werden. Wenn er am Außentubus angebracht ist, kann auch ohne Innentubus beatmet werden.

Die Möglichkeit den Innentubus bei einer Verstopfung der Kanüle schnell zu entfernen wird häufig als wichtiges Argument für die Nutzung einer Kanüle mit Innentubus angeführt. Tatsächlich reduziert der Innentubus das Kanülenlumen so deutlich (Pryor et al. 2016), dass es umgekehrt auch viel leichter zu einer totalen oder subtotalen Verlegung der Kanüle kommen kann. Die regelmäßige Absaugung und Nutzung eines HME-Systems oder einer aktiven Befeuchtung verhindert die Verlegung der Kanüle durch Krusten konsequent. Nachteile einer Innenkanüle sind die Lumenreduktion mit unter Umständen erschwerter maschineller Beatmung und die Gefahr der Diskonnektion des Beatmungssystems durch eine zusätzliche Steckverbindung.

Je nach gewünschter Funktion gibt es verschiedene Innentuben:

Beatmung/Aspirationsschutz Soll maschinell beatmet werden oder ein Aspirationsschutz gewährleistet sein, muss ein geschlossener Innentubus eingelegt werden. Dieser überbrückt das Fenster bzw. die Siebung des Außentubus. Die Abdichtung zwischen Innen- und Außentubus ist nicht komplett. Wenn hierdurch am Beatmungsgerät eine

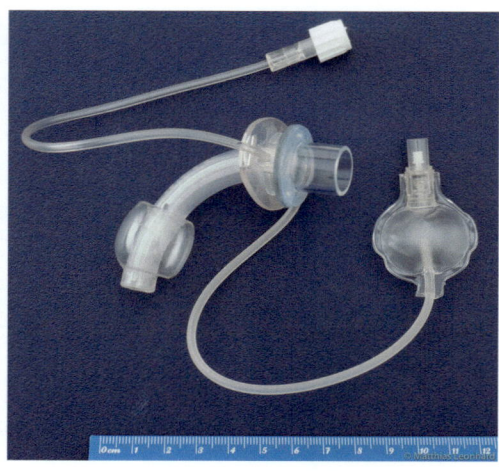

Abb. 12.23 Trachealkanüle mit Cuff und subglottischer Absaugung

relevante Leckage auftritt, sollte eine Trachealkanüle verwendet werden, bei der das Beatmungsgerät direkt an den geschlossenen Innentubus angeschlossen werden kann (Innentubus mit 15-mm-ISO-Konnektor).

Subglottische Absaugung Der Begriff «subglottische Absaugung» wurde für Orotrachealtuben in der Intensivmedizin geprägt. Im subglottischen Teil der Trachea über dem gefüllten Cuff eines Orotrachealtubus sammelt sich Sekret, das ein Keimreservoir darstellt und wegen der Gefahr der Aspiration und Mikroaspiration am Cuff entlang unerwünscht ist. Dieses Sekret staut sich bei orotrachealer Intubation bis es über den Larynx abfließt. Auf herkömmliche Weise kann dieses Sekret schlecht abgesaugt werden. Beim Entleeren des Cuffs fließt über dem Cuff gesammeltes Sekret schlagartig in die Trachea ab, weshalb beim Entleeren des Cuffs endotracheal abgesaugt werden soll.

Für Trachealkanülen wurde der Begriff der subglottischen Absaugung unkritisch übernommen, obwohl der Raum für gestautes Sekret über dem Cuff deutlich kleiner ist, da das Sekret über das Tracheostoma abfließen kann und sich nicht bis in den Larynx zurückstaut. Liegt eine Trachealkanüle ein, benötigt man nur noch eine «Absaugung über dem Cuff». Der subglottische Teil der Trachea ist durch die Tracheostomie vom Tubus befreit und vor zurückstauendem Sekret geschützt, was ein wesentlicher Vorteil der Tracheostomie ist.

Eine in die Trachealkanüle integrierte subglottische Absaugung ermöglicht die Absaugung des subglottischen Raumes über dem Cuff, um diesen regelmäßig zu entleeren. So wird zum einen die Aspiration beim Entleeren des Cuffs vermieden, zum anderen kann die Trachealhygiene deutlich verbessert werden, wenn das Sekret über dem Cuff regelmäßig abgesaugt wird. Von Bedeutung ist die subglottische Absaugung daher hauptsächlich in der Intensivmedizin.

Die subglottische Absaugung erfolgt meist ohne spezielle Innenkanüle über einen Absaugschlauch, der fest integriert am Außentubus der Trachealkanüle verläuft. Da dieser dünne Absaugschlauch schlecht durchgespült werden kann, verstopft er leicht, was dann einen kompletten Kanülenwechsel erforderlich macht, wenn man die subglottische Absaugung weiter nutzen will (Abb. 12.23).

Alternativ gibt es Trachealkanülen bei denen die subglottische Absaugung über eine spezielle Innenkanüle erfolgt (Abb. 12.24). Die Innenkanüle kann nach dem Absaugen

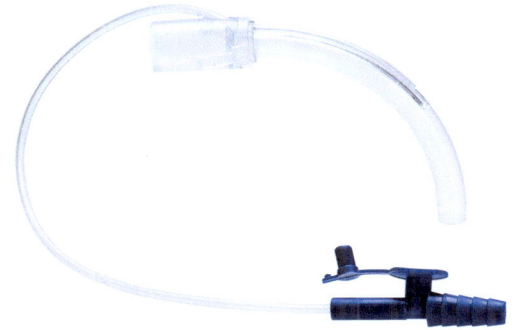

Abb. 12.24 Blom-Singer-Innenkanüle mit subglottischer Absaugung (mit freundlicher Genehmigung der Fa. Fahl)

durchgespült werden, was die Verstopfungsgefahr minimiert. Um über eine Innenkanüle absaugen zu können, muss allerdings die vorher einliegende geschlossene Innenkanüle entfernt werden, was die Gefahr mit sich bringt, dass das gestaute Sekret über das Fenster im Außentubus in die Kanüle läuft, bevor es abgesaugt werden kann.

> ❗ Liegt die Trachealkanüle wie ein Stopfen im Tracheostoma, z. B. nach einer dilatativen Tracheostomie, ist kein Sekretabfluss über das Tracheostoma möglich. Dann ist der Larynx nicht belüftet und es besteht Aspirationsgefahr beim Entleeren des Cuffs.

> ❯ Sekretabfluss über das Tracheostoma ist gewünscht und eine wesentliche Aufgabe des Tracheostomas. Die Haut des Tracheostomas muss geschützt werden, damit sie durch den Sekretfluss nicht geschädigt wird.

▪ Trachealkanülen-Stöpsel

Im Rahmen des Dekanülierungsprozesses kann zum Verschluss der Trachealkanüle ein Stöpsel in den Außentubus eingebracht werden, um die Kanüle luftdicht zu verschließen. Der Patient atmet dann am Außentubus und Cuff der Kanüle vorbei. Die Kanüle bleibt im Tracheostoma und verhindert dessen Kollaps, bis die Kanüle vollständig entfernt werden kann.

▪ Cuff: Cuffdruck und Cuffform

Der Cuff einer Trachealkanüle ist ein befüllbarer Beutel am patientenseitigen Ende des Kanülenrohres, der einen Abschluss zwischen Außentubus und Trachea herstellt, wenn er befüllt wird. Der Cuff ermöglicht so die Überdruckbeatmung und bietet einen guten Aspirationsschutz. Einen vollständigen Aspirationsschutz kann kein Cuff bieten, da der Fülldruck des Cuffs gewisse Grenzen nicht überschreiten darf, um die Trachea nicht zu schädigen. Drücke beim kraftvollen Schlucken oder Erbrechen übersteigen den erlaubten Fülldruck des Cuffs um ein Vielfaches, sodass es am Cuff vorbei zur Aspiration kommen kann. Auch durch den Piston-Effekt (Cuff wandert in der Trachea nach oben und unten während der Larynxelevation beim Schlucken) kann eine Mikroaspiration stattfinden.

Am häufigsten verbreitet sind Cuffs, die mit Luft gefüllt (gecufft) werden. Die Zuleitung kann ins Kanülenrohr integriert oder außen aufgeklebt sein. Befüllt wird mit einer Spritze mit Luer-Anschluss und meist über ein Luer-Ventil. Es gibt alternativ Cuff-Systeme, bei denen die Befüllung des Cuffs passiv über einen selbstexpandierenden Schaumstoff im Cuff erfolgt (◘ Abb. 12.25). Das Entcuffen erfolgt dann durch Absaugen der Luft aus dem Cuff mit einer Spritze. Der Foam-Cuff kommt gelegentlich zum Einsatz, wenn konventio-

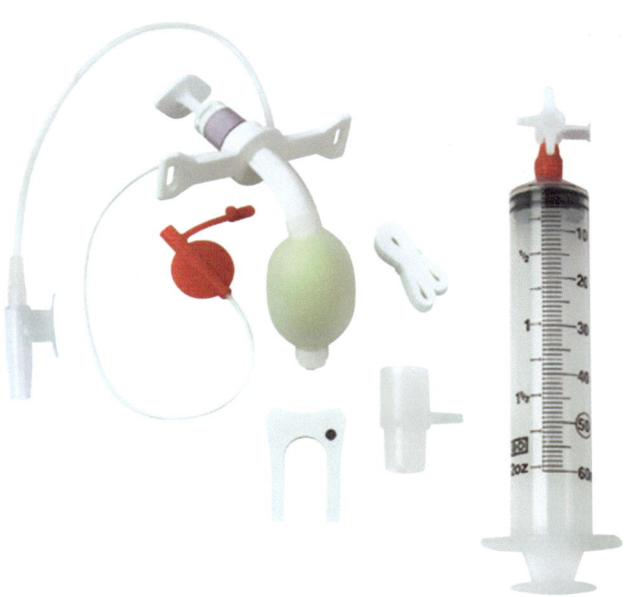

Abb. 12.25 Mit Schaumstoff passiv abdichtendes Cuffsystem

nelle Cuffs nicht abdichten, z. B. weil die Trachea einen sehr großen Durchmesser hat oder die Trachea nach Verletzung oder Operation nicht rund ist.

Beim Lanz-System ist der Cuff in der Trachea mit einem außerhalb des Patienten liegenden Ballon verbunden, der den Fülldruck anzeigt und als Ausgleichsreservoir bei Druckschwankungen dienen soll.

Neben der statischen Füllung des Cuffs mit einem konstanten Volumen oder Druck gibt es Systeme zur dynamischen Cuffdrucküberwachung und Befüllung je nach benötigtem Beatmungsdruck und sogar atemzyklusabhängig. Diese Systeme werden vorzugsweise bei der intensivmedizinischen Langzeitbeatmung genutzt und sind in die Beatmungsgeräte integriert bzw. mit diesen gekoppelt.

Als Cuffdruck bezeichnet man den Luftdruck im Cuff, der am Befüllungsschlauch gemessen wird. Der Cuffdruck ist ein sehr wesentlicher Parameter, der Anlass zu vielen Überlegungen und Diskussionen gab und gibt, da ein zu hoher Cuffdruck zu Druckverletzungen der Trachea führt (Credland 2015, Maguire et al. 2015). Zu hohe Cuffdrücke komprimieren die Kapillardurchblutung der Trachealschleimhaut und können diese zerstören. Langfristige zu hohe Cuffdrücke führen zu Druckulzerationen der komprimierten Trachealareale mit unter Umständen irreversiblen Schäden (z. B. Trachealstenose). Um solche Schäden zu vermeiden, sollte der Cuffdruck niedriger sein als der Kapillarperfusionsdruck der Trachealschleimhaut, der bei 20–30 cmH_2O liegt. Als Obergrenze für das Cuffen wird deshalb empfohlen, nicht mit mehr als 25 cmH_2O zu cuffen, was mit einem Manometer überprüft wird. Tatsächlich sollte der Cuffdruck so niedrig wie nötig gewählt werden, denn der Perfusionsdruck der Trachealschleimhaut kann deutlich erniedrigt sein bei:

- Kritisch kranken Patienten mit schwankenden Kreislaufsituationen
- Patienten mit medikamentöser Kreislaufunterstützung (z. B. Noradrenalin)
- Alten Patienten mit teilweise verknöcherter Trachea
- Patienten nach Operation im Bereich der trachealen Gefäßversorgung (Ösophagusresektion, Trachea-Teilresektion…)

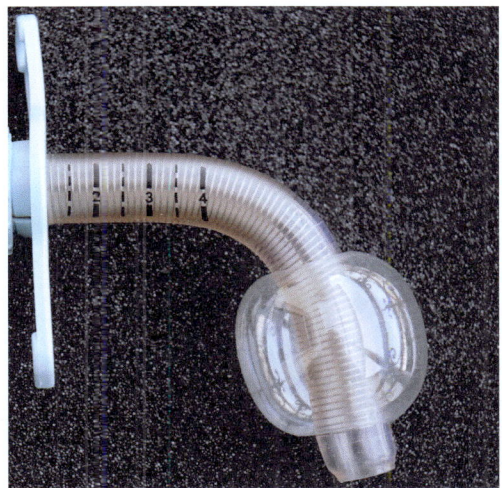

Abb. 12.26 High-Pressure-Cuff mit Kugelform

Der tatsächlich benötigte Cuffdruck hängt von den Aufgaben des Cuffs ab. Soll der Cuff bei der maschinellen Beatmung abdichten, muss der Cuffdruck mindestens so hoch wie der Beatmungsdruck sein. Soll der Cuff die stille Aspiration von Speichel verhindern, muss er so befüllt sein, dass der aspirierte Speichel sichtbar über das Tracheostoma abfließt und das tracheale Absaugen des Patienten nur noch selten nötig ist.

> **Kein Schlucktraining mit gefülltem Cuff!**

In keinem Fall sollte der Cuff dazu benutzt werden, mit einem aspirierenden Patienten Schlucktraining zu machen, denn der Cuff kann nicht so stark gecufft werden, dass beim Schlucken keine Speisen daran vorbeigepresst werden können. Und je fester der Cuff befüllt wird, desto mehr wird auch der Ösophagus komprimiert, was die Passage des Bolus in den Ösophagus behindert und die Aspiration fördert.

Ob ein definierter Cuffdruck eine ausreichende Abdichtung herbeiführt oder nicht, hängt wesentlich von der Cuffform und der Trachealkanülengröße ab.

> **Druck ist als Kraft pro Fläche ($p=F/A$) definiert.**

Entscheidend für den Druck auf der Trachealschleimhaut ist neben der einwirkenden Kraft also auch die Fläche, auf die die Kraft einwirkt. Eine kleine Fläche führt bei gleicher Kraft zu einem wesentlich höheren Druck als eine größere. Der Cuff dichtet durch Kontakt zur Trachea ab. Dabei entsteht eine Kontaktfläche, auf der die Kraft einwirkt.

Aufgrund der verschiedenen Kontaktflächen werden zwei **Cuff-Formen** unterscheiden:
- High-Pressure Cuff (HP-Cuff) und
- Low-Pressure Cuff (LP-Cuff).

Der HP-Cuff hat in etwa die Form einer Kugel (Abb. 12.26). Die Kontaktfläche eines kugelförmigen Cuffs mit der röhrenförmigen Trachea ist wesentlich kleiner als die zylindrische Kontaktfläche eines LP-Cuffs (Abb. 12.27). Die kleinere Kontaktfläche des HP-Cuffs führt zu einem höheren Duck bei gleicher Kraft wie bei einem LP-Cuff. Wenn immer möglich, besonders bei längerer Anwendung sollten deshalb Low-Pressure-Cuffs genutzt werden, da sie bei niedrigerem Cuffdruck besser abdichten.

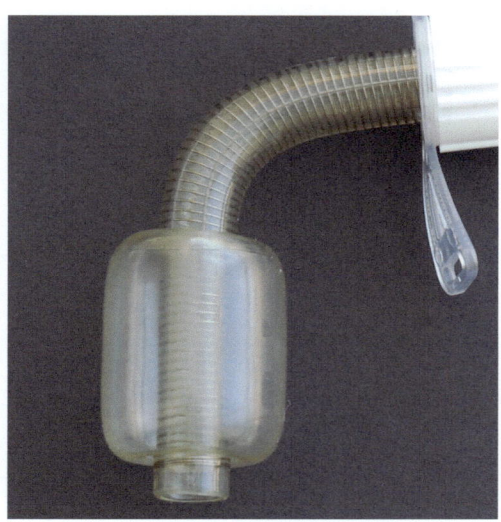

Abb. 12.27 Low-Pressure-Cuff mit Zylinderform

In einigen Situationen spielt auch die Form des entleerten Cuffs eine wichtige Rolle. Ein LP-Cuff ist im entleerten Zustand in Falten um die Kanülenspitze zusammengezogen, was den Einsatz der Kanüle erschweren kann. HP-Cuffs liegen dem Kanülenrohr glatt an und sind für sehr atraumatische oder schwierige Kanülierungen (z. B. nach Trachealchirurgie) unter Umständen von Vorteil. Auch beim Sprechtraining und Schlucktraining im Rahmen des Dekanülierungsprozesses können glatt anliegende Cuffs von Vorteil sein, da man bei blockierter Kanüle und entleertem Cuff besser an der Kanüle vorbeiatmen kann.

- **Cuffdruck und Trachealkanülengröße**

Der Cuff einer Trachealkanüle kann nur eine geringe Distanz von einigen Millimetern zur Trachea überbrücken. Die Wahl einer passenden Kanülengröße ist deshalb entscheidend wichtig für die Funktion des Cuffs und den Cuffdruck. Wurde eine zu kleine Trachealkanüle gewählt, ist der Abstand zwischen Kanülenrohr und Trachea groß und der Cuff relativ zu klein. Folglich muss der Cuff bis an seine Kapazitätsgrenze befüllt werden, um einen Abschluss mit der Trachea herzustellen. Es resultieren hohe Cuffdrücke, die wesentlich durch die Materialspannung des Cuffs bedingt werden. Die Kontaktfläche zur Trachea ist klein und der Cuffdruck groß, was eine hohe Gefahr der Druckschädigung mit sich bringt.

Wenn eine zu große Trachealkanüle eingesetzt wird, bleibt nur ein kleiner Spalt zwischen Kanülenrohr und Trachea übrig. Der Cuff kann sich kaum entfalten und es können Falten beim Befüllen des Cuffs entstehen. Trotz korrektem Cuffdruck kann es dann lokal im Bereich der Falten zu Drucknekrosen kommen.

12.1.4 Materialien

Trachealkanülen werden aus Metall und Kunststoffen hergestellt. Die Materialien haben großen Einfluss auf die Haltbarkeit, Reinigung, Handhabung, den Tragekomfort und die Kosten einer Kanüle.

Silber/Edelstahl

Die Verwendung von Silber zur Herstellung von Trachealkanülen erklärt sich historisch aus der Entwicklung von starren Punktionskanülen zur Nottracheotomie bei der Diphterie. Man brauchte starre Kanülen ohne Cuff mit einer scharfen Spitze und einem guten Verhältnis von Wanddicke zu Lumen. Einer der wenigen Vorteile, den Trachealkanülen aus Silber oder Edelstahl bis heute haben, ist dieses günstige Verhältnis aus geringer Materialstärke und großem Lumen bei guter Stabilität.

In Kliniken wurden Trachealkanülen aus Silber bevorzugt, weil man sie beliebig oft resterilisieren und wiederverwenden konnte, was erhebliche wirtschaftliche Vorteile mit sich brachte. Auch die Robustheit der Kanülen aus Silber ist legendär und es gibt Berichte von Kanülen, die über 30 Jahre getragen wurden. Silberkanülen gibt es nur ohne Cuff. Silber ist im Vergleich zu anderen Metallen relativ weich, so dass Verbiegungen an den Kanülen und besonders an den Sprechkläppchen häufig sind. Im Kontakt mit Schleimhaut und Sekreten oxidiert Silber rasch. Um dies zu vermeiden, bieten einige Hersteller Trachealkanülen aus Edelstahl an. Metallkanülen haben im Vergleich zu den moderneren Trachealkanülen aus Kunststoff erhebliche Nachteile. Kunststoffkanülen, insbesondere Trachealkanülen aus Silikon sind wesentlich atraumatischer als Metallkanülen. Sie passen sich besser an die Anatomie an, sind wesentlich gewebefreundlicher, provozieren weniger Fremdkörpergefühl in der Trachea, was Hustenreiz und Sekretion vermindert, und kosten deutlich weniger als Metallkanülen. Kunststoffkanülen haben regelmäßig entweder einen 15-mm-ISO-Konnektor oder einen Standard-22-mm-Konnektor zur Aufnahme von Tracheostomahilfsmitteln, was bei Silberkanülen meist fehlt. Kunststoffkanülen leiten kaum Wärme aus der Trachea und werden meist routinemäßig zusammen mit einem HME-Filter genutzt, was die Verborkungsgefahr und die damit verbundene Morbidität dramatisch gesenkt hat. In der Summe überwiegen heute die Vorteile der Kunststoffe, sodass Silber als Material für Trachealkanülen zunehmend verlassen wird.

❗ Wiederverwendung von Silberkanülen im Medizinproduktegesetz.

Das Resterilisieren von Silberkanülen und deren Wiederverwendung in einem anderen Patienten, wie es in einigen Kliniken noch praktiziert wird, ist mit dem Medizinproduktegesetz (MPG) kaum vereinbar. Hersteller kennzeichnen Trachealkanülen in den Herstellerhinweisen als Ein-Patienten-Produkt und schließen die Wiederverwendung der Trachealkanüle nach Aufbereitung in einem anderen Patienten damit ausdrücklich aus. Nach dem MPG ist die Weitergabe einer aufbereiteten Trachealkanüle an einen anderen Patienten gleichzusetzen mit dem «in Verkehr Bringen» eines Hilfsmittels durch den Hersteller. Derjenige, der die gebrauchte Trachealkanüle wieder in Verkehr bringt, muss deshalb dieselben Anforderungen an die Sicherheit und Prozessqualität nach dem MPG erfüllen, wie der ursprüngliche Hersteller. Der Aufwand, die vom MPG gestellten Forderungen zu erfüllen, ist in der Praxis so groß, dass es stattdessen wesentlich wirtschaftlicher ist, auf die Wiederverwendung von Silberkanülen zu verzichten und stattdessen Kunststoffkanülen als Ein-Patienten-Produkt zu nutzen.

Silikon

Silikon hat sich als Werkstoff für Implantate und Medizinprodukte sehr bewährt, weil es kaum allergen und inert ist. Es kann in verschiedenen Festigkeiten hergestellt werden, ist geschmeidig, formstabil und hitzeresistent. Trachealkanülen aus Silikon gehören deshalb zu den am besten verträglichen Kanülen mit hohem Tragekomfort. Wegen der geringen Materialstabilität gibt es keine Silikonkanülen mit Innentubus. Die Reinigung von Silikonkanülen ist einfach, da Borken kaum anhaften. Die meisten Silikonkanülen können ausgekocht oder sterilisiert werden.

Sehr erfolgreich kommen cufflose kurze Silikonkanülen mit einem 22-mm-Konnektor bei der Rehabilitation nach Laryngektomie zum Einsatz. Silikonkanülen können in Relation zur Trachea deutlich größer gewählt werden (1–2 mm kleinerer OD der Kanüle als der Trachealdurchmesser) als andere Trachealkanülen, da sie sehr atraumatisch sind. Auch unter einer Bestrahlungsbehandlung haben sich diese Kanülen wegen ihrer Hautfreundlichkeit und Gewebekompatibilität bewährt. Öl, auch in Creme, wird von Silikon aufgenommen und verformt dieses irreversibel und sollte deshalb nicht mit der Kanüle in Kontakt kommen. Bei guter Pflege haben Silikonkanülen lange Lebensdauern.

- **Polymer-Kunststoffe**

Der weit überwiegende Teil der heute verfügbaren Trachealkanülen wird aus Polymer-Kunststoffen (PVC, PP, PE) hergestellt. Die Materialeigenschaften dieser Polymere variieren erheblich je nach Zusatz von Hilfsstoffen und Weichmachern. Die meisten Trachealkanülen aus Kunststoff werden mit der Körperwärme etwas weicher. Trachealkanülen mit Innentubus sind in der Regel steifer, da der Innentubus nur gewechselt werden kann, wenn der Außentubus nicht deformiert ist. Trachealkanülen mit Cuff werden in der Regel aus Polymer-Kunststoffen hergestellt. Durch Verlust der Weichmacher werden Polymer-Kunststoffe im Laufe der Zeit fester, was besonders beim Cuff bedeutsam sein kann. Bedingt durch die Klassifizierung der Trachealkanülen nach dem MPG geben die Hersteller eine maximale Verweildauer der Kanüle im Patienten von 28 Tagen an, was nicht bedeutet, dass man diese Kanülen 28 Tage im Patienten belassen sollte, ohne sie zu reinigen. Umgekehrt bedeutet es aber, dass man nach 28 Tagen eine neue Kanüle benutzen sollte, wenn man die volle Produkthaftung des Herstellers wünscht.

In der Praxis werden Trachealkanülen häufig wesentlich länger genutzt, wenn z. B. die Krankenkassen nur alle 6 Monate eine neue Trachealkanüle finanziert. Neben dem Verlust der Weichmacher limitiert auch die Biofilmbildung die Lebensdauer einer Kunststoffkanüle (▶ Abschn. 13.2). Bezüglich der Reinigung von Trachealkanülen aus Polymer-Kunststoff sollte man sich an den Herstellerhinweisen orientieren, da die verschiedenen Kunststoffe unterschiedlich hitzetolerant und lösungsmittelfest sind.

12.1.5 Maße

Größe und Form einer Trachealkanüle werden durch spezifische Maße charakterisiert. Mit der aktualisierten EN ISO 5366:2016 gibt es eine einheitliche Norm für alle Trachealkanülen, die jedoch im Markt noch nicht vollständig umgesetzt ist. Als Anwender sollte man zumindest die beiden gängigsten Maßsysteme, die EN ISO 5366:2016 und das ältere in den USA übliche Jackson-System, kennen. Daneben gibt es eine Reihe von herstellerspezifischen Maßtabellen, die unter Umständen nur für einen speziellen Kanülentyp gelten.

- **EN ISO 5366–1:2016**

Nach EN ISO 5366:2016 werden Trachealkanülen durch Angabe des kleinsten Innendurchmessers (ID), des maximalen Außendurchmessers (OD), der Nennlänge (L=a+b+c) und des Krümmungswinkels (θ) charakterisiert. ID, OD und L werden in Millimetern angegeben. Der ID ist von wesentlicher Bedeutung für den Strömungswiderstand einer

Trachealkanüle. Deshalb wird in der EN ISO 5366–2016 definiert, dass die Größe einer Trachealkanüle nach ihrem kleinsten Innendurchmesser (ID) angegeben wird.

Der maximale Außendurchmesser (AD) wird an dem Teil des Außentubus gemessen, der sich in der Trachea befindet, nicht jedoch am Cuff. Er ist wesentlich für die Auswahl einer Trachealkanüle und sollte bei Kanülen mit Cuff so gewählt werden, dass durch die Kanüle nicht mehr als zwei Drittel des Tracheallumens blockiert werden. Typische Kanülendurchmesser sind 7–8 mm ID für erwachsene Frauen und 8–10 mm ID für Männer.

Die Länge der Trachealkanüle wird von der Patientenseite der Halsplatte bis zur Kanülenspitze in der Mittellinie des Außentubus gemessen. Einige Hersteller geben zusätzlich die längste Kanülenlänge, gemessen auf der Außenseite des Außentubus an. Bei Trachealkanülen mit einer verschiebbaren Halsplatte (z. B. Rüsch Tracheoflex) wird ein Messbereich für die Länge angegeben.

- **Jackson-System**

Das veraltete Jackson-System wurde entwickelt, um die Dimensionen von Silberkanülen zu beschreiben. Zur Charakterisierung der Kanüle wurden der Außendurchmesser am Kanülenschild und an der Kanülenspitze sowie die Kanülenlänge angegeben. Das Jackson-System findet man noch heute bei Silberkanülen und einigen Shiley-Multifunktionskanülen. Eine einheitliche Umrechnung in das Maßsystem der EN ISO 5366-1:2016 ist nicht möglich, da sich die ISO-Norm im Gegensatz zum Jackson-System auf den Innendurchmesser des Kanülenrohrs bezieht (Hess et al. 2014, Hess 2005).

12.2 Klinische Klassifikation der Trachealkanülen

Die große Vielzahl verfügbarer Trachealkanülen macht eine Einzelbeschreibung unmöglich. Dennoch können in Abhängigkeit ihrer Eigenschaften und Einsatzgebiete einige Grundtypen unterschieden werden, die im Folgenden charakterisiert werden sollen.

12.2.1 Flexible Trachealkanüle

Eine typische, weit verbreitete und sehr bewährte flexible Trachealkanüle ist die Tracheoflex Ultra Kanüle (◘ Abb. 12.28).

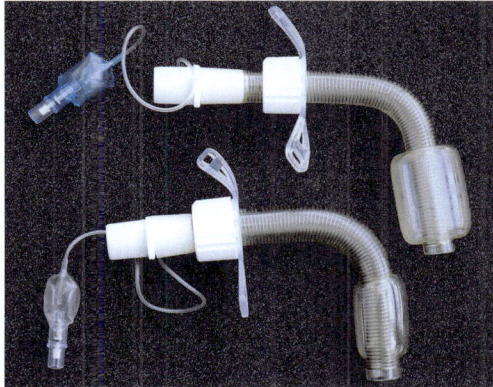

◘ **Abb. 12.28** Häufig verwendete flexible Trachealkanüle (Fa. Rüsch)

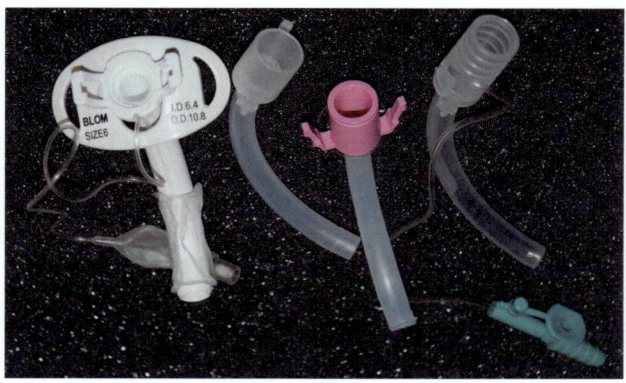

Abb. 12.29 Beispiel einer cuffbaren Multifunktionskanüle mit Innenkanülen (Blom Tracheostomy Tube System, Pulmodyne) für die Beatmung (links), die Sprechfunktion (mittig), und die subglottische Absaugung (rechts)

Sie hat ein drahtarmiertes Silikonkanülenrohr und eine verstellbare Halteplatte. Aufgrund der hervorragenden Gewebekompatibilität, der Flexibilität in Form und Länge, des atraumatischen Low-Pressure Cuffs und des 15-mm-ISO-Konnektors kommt diese Kanüle häufig direkt postoperativ und beim Komplikationsmanagement zum Einsatz.

12.2.2 Multifunktionskanüle

Multifunktionskanülen sollen verschiedenen klinischen Situationen und Bedürfnissen gerecht werden, ohne die Trachealkanüle wechseln zu müssen. Sie kommen häufig dann zum Einsatz, wenn das Tracheostoma instabil und der Kanülenwechsel unangenehm für den Patienten oder technisch schwierig (z. B. PEEP-beatmeter Patient, frisches dilatativ angelegtes Tracheostoma) ist. Die verschiedenen Funktionen (Beatmung, Sprechtraining, subglottische Absaugung) einer Multifunktionskanüle werden durch unterschiedliche Innentuben ermöglicht (◘ Abb. 12.29).

12.2.3 Basiskanülen

Als Basiskanülen dienen Trachealkanülen mit einfachem Kanülenrohr, ohne Innenkanüle und ohne Cuff. Sie waren früher meist aus Sterlingsilber gefertigt. Heute werden die zunehmend von Kanülen aus Polymerkunststoff und Silikonkanülen abgelöst (◘ Abb. 12.30 u. ◘ Abb. 12.31). Sie kommen bei Patienten mit einem weitgehend stabilen Tracheostoma zur Anwendung, z. B. nach Laryngektomie und verhindern das langfristige Schrumpfen des Tracheostomas. Basiskanülen aus Kunststoff sind die kostengünstigsten Kanülen und können daher auch zum langsamen Aufdehnen eines Tracheostomas genutzt werden. Säuglinge und Kleinkinder werden nicht selten ebenfalls mit Basiskanülen ohne Cuff versorgt.

12.2.4 Spezielle Trachealkanülen

- **Montgomery Safe-T-Tube (Boston Medical Products)**

Der Montgomery Safe-T-Tube (◘ Abb. 12.32) vereinigt Eigenschaften einer Trachealkanüle mit denen eines Trachealstents. Er wird über das Tracheostoma eingebracht und hat

12.2 · Klinische Klassifikation der Trachealkanülen

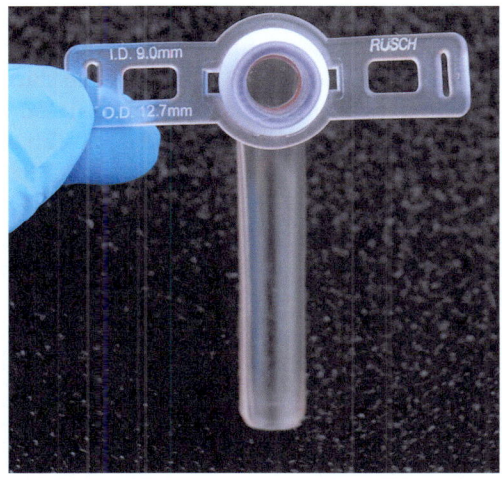

Abb. 12.30 Ungefensterte Basiskanüle Crystal Clear (Fa. Rüsch)

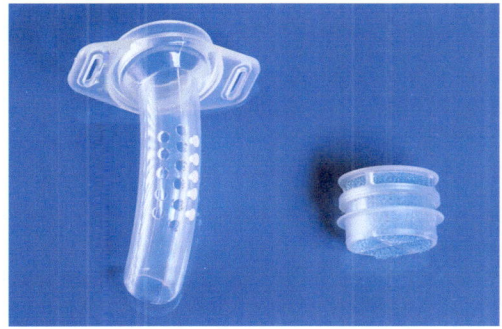

Abb. 12.31 Basiskanüle für Laryngektomierte: PrimaSilk (mit freundlicher Genehmigung der Fa. Heimomed)

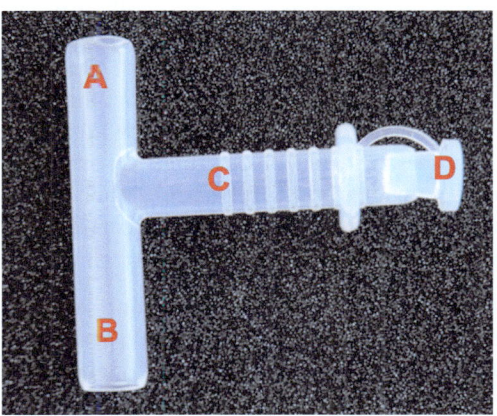

Abb. 12.32 Montgomery Safe-T-Tube. Kranialer Schenkel zum Larynx (A), kaudaler Schenkel zur Carina (B), horizontaler Schenkel im Tracheostoma (C), konischer Stöpsel (D)

einen kranialen Schenkel, der Richtung Subglottis platziert wird, und einen kaudalen Schenkel, der Richtung Carina in der Trachea zu liegen kommt.

Ein Safe-T-Tube kann genutzt werden, wenn ein Tracheostoma vorhanden ist und die Trachea oder der subglottische Larynx geschient werden muss, z. B. bei Trachealstenosen, Tracheomalazie, Trachealverletzung und nach Trachealrekonstruktion. Ist eine operative

Therapie des stenostischen Trachealbezirkes nicht möglich, kann dieser über viele Jahre konservativ mit dem Safe-T-Tube überbrückt werden (Bayan et al. 2015).

Der T-förmige Tubus ist in 5 Varianten (verschiedene Länge der Schenkel, verschiedener Ansatzwinkel des horizontalen Schenkels) und verschiedenen Größen erhältlich. Im Gegensatz zu einer Trachealkanüle wird der T-Tubus so groß gewählt, dass er exakt in die gesunde Trachea passt und den stenotischen Teil dabei überbrückt und erweitert. Es soll keine Luft zwischen den T-Tubus und die Trachealwand gelangen, da dies zu Verkrustungen führt. Das obere Ende des Safe-T-Tube darf die Stimmlippen nicht berühren, da sonst ein massiver Hustenreiz ausgelöst wird und Granulationen entstehen (Gan et al. 2015). Eine Platzierung auf Höhe der Morgagni-Ventrikel oder inferior subglottisch wird gut toleriert.

Der Montgomery Safe-T-Tube besteht aus medizinischem Silikon, ist sehr robust und gut gewebekompatibel. Die Biofilmbildung ist in der Trachea deutlich weniger stark als im Ösophagus. Dennoch kommt es nach einigen Monaten zur Zersetzung des Tubus durch die Mikroben des Biofilmes. Der Hersteller rät dazu, den Tubus maximal 6 Monate im Patienten zu belassen. In der Praxis werden die Tuben oft wesentlich länger belassen, was dazu führt, dass der T-Tubus spröde wird, fest in die Trachea einwächst, blutende Granulationen entstehen und der Wechsel deutlich erschwert wird.

> Kontraindikationen für den Einsatz eines Montgomery Safe-T-Tube sind Aspiration und Beatmungspflicht. Eine tracheale Intubation bei einliegendem Montgomery T-Tubus ist nicht möglich. Der tracheale Schenkel des T-Tubus ist nicht mit Beatmungszubehör kompatibel.

Die exakte Platzierung des Safe-T-Tube erfordert unter Umständen, dass ein oder beide Schenkel des T-Tubes gekürzt oder abgeschrägt werden. Selbst zurechtgeschnittene Safe-T-Tubes sollen vor dem Einführen mit einer sterilen Feile sorgfältig geglättet werden. Der Einsatz des Safe-T-Tube muss durch einen Arzt, meist in Narkose, erfolgen (Beatmung über Larynxmaske).

Der tracheale Schenkel des Safe-T-Tube wird längs gefaltet, um ihn schmaler zu machen, mit einer atraumatischen Klemme gefasst und so weit in die Trachea nach kaudal eingeführt, bis der kraniale Schenkel in der Trachea liegt. Dann wird der Safe-T-Tube am horizontalen Schenkel zurückgezogen und mit den Halteringen im Tracheostoma fixiert. Die anschließende flexibel endoskopische Kontrolle der korrekten Lage des Tubus ist sehr wichtig, um festzustellen, ob der Tubus korrekt platziert wurde und die Länge passend ist. Die Entfernung des Safe-T-Tube erfolgt ebenfalls in Narkose. Mit atraumatischen Klemmen wird der horizontale Schenkel des Safe-T-Tube doppelt angeklemmt und der Tubus mit moderatem Zug entfernt.

> Es ist extrem wichtig den Patienten und seine Angehörigen in die Pflege des T-Tubus einzuweisen (regelmäßig Inhalieren, 2-mal pro Tag absaugen). Der konische Silikondeckel auf dem Schenkel, der aus dem Tracheostoma kommt, darf nicht dauerhaft geöffnet bleiben, da sonst eine Verkrustung und Blockade des Tubus im Atemschenkel droht. Öffnet der Patient den Stöpsel bei Atemnot, so muss er umgehend einen Arzt aufsuchen, der den T-Tubus wechseln kann.

Dem Patienten ist ein Ausweis mitzugeben, der andere Ärzte auf die Besonderheit der Kanüle (insbesondere Notarzt, Anästhesie) hinweist. Vor einem geplanten Eingriff in Intubationsnarkose sollte der T-Tube entfernt und durch eine Trachealkanüle ersetzt werden, um eine Beatmung über einen 15-mm-ISO-Konnektor zu ermöglichen.

Abb. 12.33 Tracheo-Safe-C

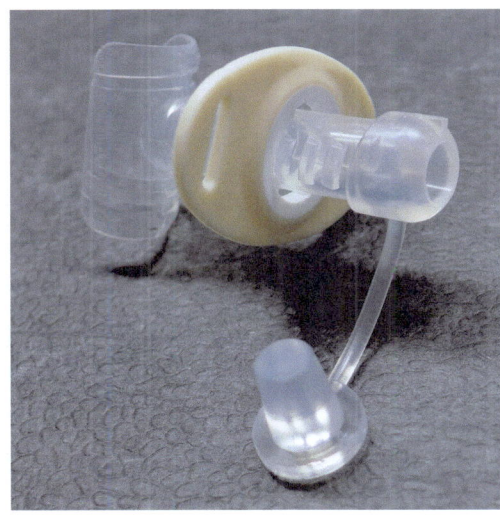

Abb. 12.34 Primasafe

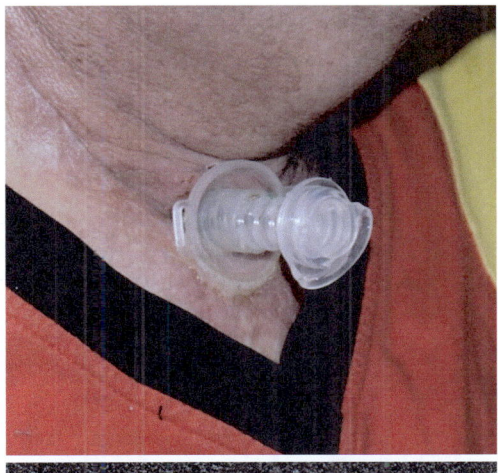

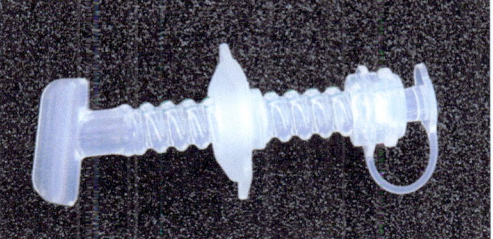

- **Tracheo-Safe-C (45 mm), Tracheo-Safe-P (70 mm), Primasafe**

Tracheo-Safe-C (45 mm, ◘ Abb. 12.33), Tracheo-Safe-P (70 mm), und Primasafe (◘ Abb. 12.34) sind Tracheostomaplatzhalter, die dann zur Anwendung kommen, wenn der Patient das Tracheostoma nicht mehr für die Atmung benötigt, der Tracheostomaverschluss aber ebenfalls noch nicht ratsam oder möglich ist (z. B. unter laufender Radiatio). Sie dichten

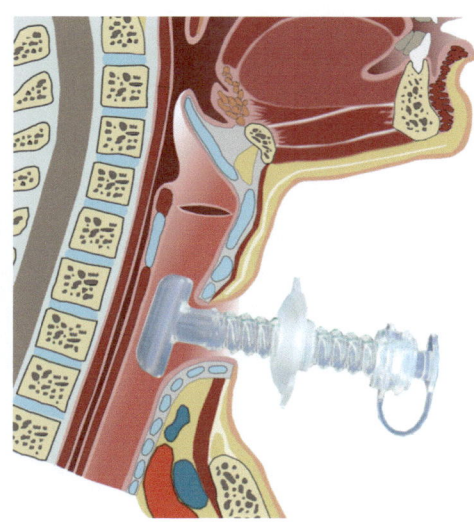

 Abb. 12.35 Einsatz der Primasafe-Kanüle im epithelisierten Tracheostoma (Fixierring hier noch nicht in endgültiger Position)

das Tracheostoma gut luftdicht ab und ermöglichen normales Sprechen und Husten (Abb. 12.35). Die Hautbelastung mit Trachealsekretion ist deutlich geringer als beim Abkleben des Tracheostomas mit einem Verband. Die Schrumpfung des Tracheostomas wird verhindert.

Die Tracheostomaplatzhalter bestehen aus einem horizontalen röhrenförmigen Tracheostomaschenkel, der in der Trachea durch eine angepasste Halbröhre (Trachealschenkel) verankert wird. Auf der Haut wird der Tracheostomaplatzhalter mit einer individuell einstellbaren Halsplatte befestigt. Der Tracheostomaschenkel kann wie beim Montgomery-Safe-T-Tube durch einen konischen Stöpsel verschlossen werden.

Zur Einlage in ein Tracheostoma nach Punktionstracheotomie werden lange Tracheo-Safe-P mit 70 mm Länge des Tracheostomaschenkels benutzt. Für ein chirurgisch angelegtes Tracheostoma reicht meist die kurze Tracheo-Safe-C-Variante.

Die Trachealschenkel werden zum Einsatz gefaltet, mit einer Pinzette gefasst und mit dem längeren Teil nach kaudal in die Trachea geschoben, wo er sich nach Freigabe aus der Pinzette durch die elastischen Rückstellkräfte entfaltet. Die Entfernung erfolgt durch einen kurzen entschiedenen Zug am Tracheostomaschenkel (im Notfall auch durch den Patienten).

> Patienten mit einem Tracheostomaplatzhalter dürfen wegen der Gefahr der Verlegung durch Borkenbildung nicht dauerhaft über den Tracheostomaschenkel (bei geöffnetem Stöpsel) atmen.

Zur Pflege des Platzhalters werden regelmäßiges Inhalieren und 2-mal pro Tag Absaugen empfohlen. Die empfohlene Anwendungsdauer beträgt 5 Tage. Längere Tragedauern bis zu 29 Tage (nach MPG) sind möglich. Nicht angewandt werden dürfen die Tracheostomaplatzhalter bei Atemwegsblutungen, Beatmungspflicht, Stenosen und bei Patienten mit eingeschränktem Bewusstsein.

- **Tracheostomabutton**

Tracheostomabuttons sind ultrakurze Silikonkanülen mit einer Haltelippe. Sie wurden in der Mayo-Clinic entwickelt und ursprünglich als Barton-Mayo™ Tracheostoma Button

12.2 · Klinische Klassifikation der Trachealkanülen

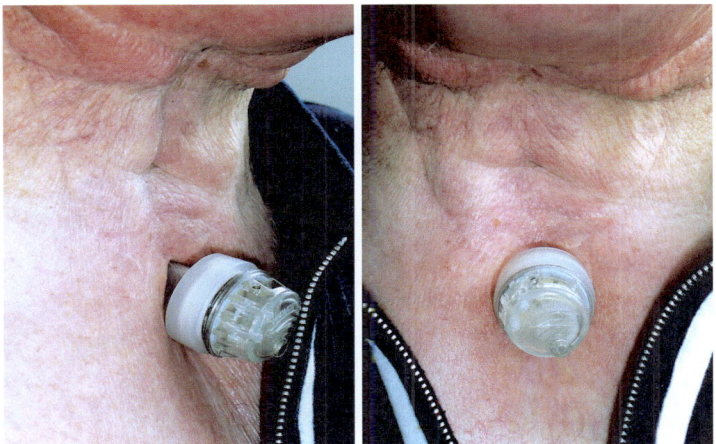

Abb. 12.36 Reizloses Tracheostoma nach Laryngektomie, versorgt mit einem Barton-Mayo™ Button und einem Tracheostomaventil (links=seitlich, rechts=frontal)

Abb. 12.37 Stomabutton als Platzhalter

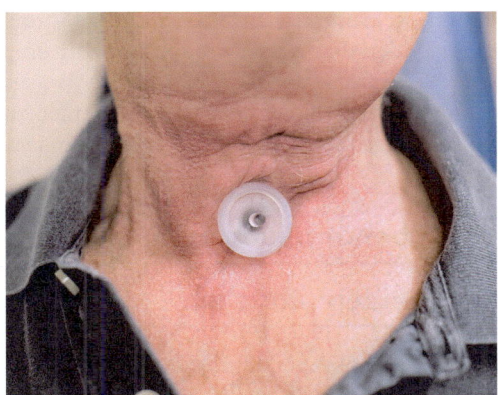

auf den Markt gebracht (Abb. 12.36). Mittlerweile gibt es von vielen Herstellern Tracheostomabuttons in einigen Variationen. Ein Tracheostomabutton sitzt ohne zusätzliche Fixierung nur durch seine Klemmkraft und die Haltelippe im Tracheostomaeingang. Manche werden im Rehabilitationsprozess zunächst als Platzhalter verwendet, ehe eine Dekanülierung indiziert ist (Abb. 12.37).

Er verhindert die Stenosierung des Tracheostomaeingangs. Er muss exakt angepasst werden, da er weder zu fest noch zu locker sitzen sollte. Nicht jeder Patient kann mit einem Tracheostomabutton versorgt werden, da nicht jedes Tracheostoma ein gutes Widerlager für die Haltelippe darstellt (Abb. 12.38).

Wenn ein Tracheostomabutton erfolgreich angepasst werden kann, ist er eine der elegantesten und günstigsten Versorgungsformen des Tracheostomas, da alle notwendigen Hilfsmittel (HME, Tracheostomaventil, Duscheschutz) über den 22-mm-Konnektor an ihm befestigt werden können und die Haut nicht durch Kleber belastet wird. Ein Tracheostomabutton ist mehrere Monate nutzbar.

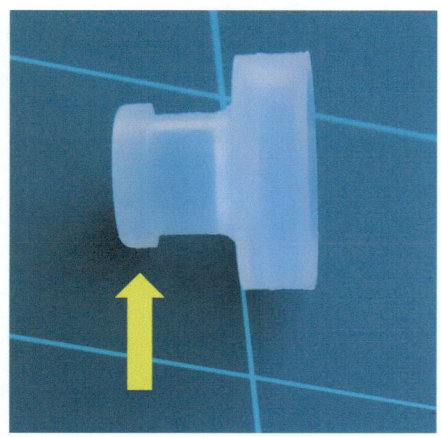

Abb. 12.38 Haltelippe (Pfeil) des Barton™ Mayo Buttons

Wenn die Nutzung des Tracheostomabuttons zu einer Aufweitung des Tracheostomas führt, sitzt er nicht mehr fest genug und fällt beim Sprechen oder Husten heraus. Dann hat es sich bewährt, den Button zeitweise durch ein Tracheostomapflaster zu ersetzen. Das Tracheostoma schrumpft dann etwas und der Button sitzt wieder fest. Der Zeitraum (Stunden bis Tage), den das Tracheostoma zum Schrumpfen braucht, ist individuell sehr verschieden. Oft reicht es aus, den Button nachts gegen ein Pflaster auszutauschen. Wird, anstatt dem Tracheostoma Zeit zum Schrumpfen zu geben, der nächst größere Tracheostomabutton eingesetzt, werden das Tracheostoma und das Fixierungsproblem größer.

12.3 Zubehör für Tracheostomaversorgung

12.3.1 Kanülenbändchen

Wichtigstes Zubehör einer Trachealkanüle ist das Kanülenbändchen (Abb. 12.39), das die Kanüle am Hals des Patienten fixiert. Es gibt sehr unterschiedliche Kanülenbändchen, die je nach Bedarf genutzt werden können. Direkt postoperativ kommen wenig dehnbare, sicher zu befestigende Kanülenbändchen zum Einsatz, um zu verhindern, dass die Trachealkanüle z. B. durch Husten disloziert. Elastische Kanülenbändchen schützen weniger sicher vor einer Dislokation der Trachealkanüle, sind aber wesentlich komfortabler für den Patienten. Sie werden genutzt, wenn das Tracheostoma stabil ist und eine Dislokation der Kanüle keine akute Gefahr mehr bedeutet. Das Ankoppeln der Kanülenbändchen an die Trachealkanüle erfolgt entweder über kleine Häkchen oder das Band wird durch die Halteplatte der Kanüle gezogen und mit einem Klettverschluss fixiert. Beide Systeme haben sich in der Praxis bewährt. Wird die Kanüle häufiger entfernt, haben Kanülenbändchen mit einem zusätzlichen seitlichen Klettverschluss Vorteile. Das Kanülenband kann dann geöffnet werden, ohne die Verschlüsse an der Halteplatte der Trachealkanüle zu öffnen.

Abb. 12.39 Schaumstoff-Kanülenhaltebändchen mit Klettverschluss (mit freundlicher Genehmigung der Fa. Heimomed)

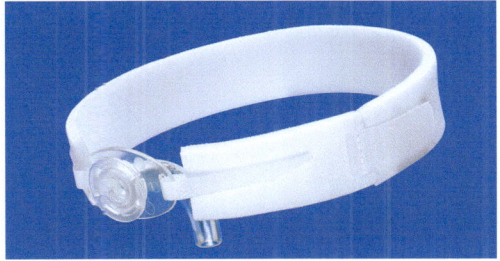

12.3.2 Tracheostomaauflagen

Besonders frisch angelegte Tracheostomata werden mit einer geschlitzten oder gelochten Auflage versorgt, welche das Schild der Kanüle unterlegt und abpolstert. Je nach Hautzustand und aufzunehmender Trachealsekretion sind saugende Auflagen z. B. aus Polyurethanschaum oder trockene Baumwollkompressen sinnvoll (■ Abb. 12.40). Beachtet werden muss, dass Tracheostoma-Auflagen nicht fusseln dürfen und nicht an der Haut ankleben sollen.

Ist das Tracheostoma reizfrei abgeheilt und epithelisiert, ist die Nutzung von Tracheostomaauflagen nicht zwingend notwendig. Hier steht die Druckentlastung der Haut im Vordergrund.

12.3.3 Kanülenstöpsel

Für Trachealkanülen mit dem 15-mm-ISO-Konnektor gibt es Stöpsel, die das luftdichte Verschließen des Kanülenrohrs, z. B. zum Sprechtraining ermöglichen. Die Erstanpassung des Stöpsels muss unbedingt durch einen Arzt erfolgen. Es ist zu prüfen, ob die Atmung mit verschlossener Kanüle gefahrlos möglich ist. Hierfür muss sichergestellt werden, dass der Patient den Stöpsel leicht selbst entfernen kann und dass die Atemwege durch Kanüle und Stöpsel nicht zu sehr blockiert werden. Ratsam ist es, Kanülenstöpsel zu erproben, solange sich der Patient noch in stationärer Überwachung befindet.

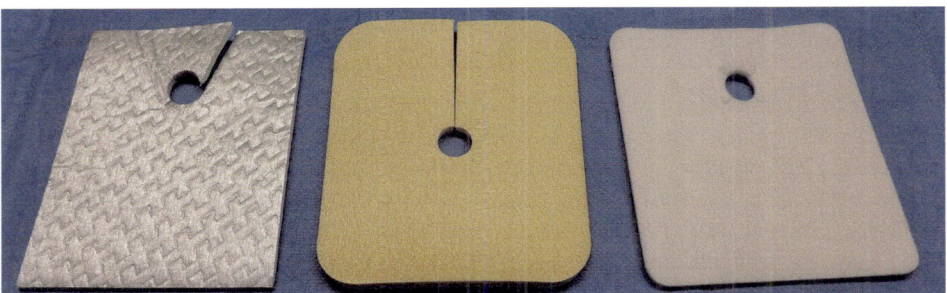

Abb. 12.40 Tracheostomaauflagen für verschiedene Anforderungen: Metalline Beschichtung (links), Polyurethanschaum (mittig), fusselarmer Mullstoff (rechts)

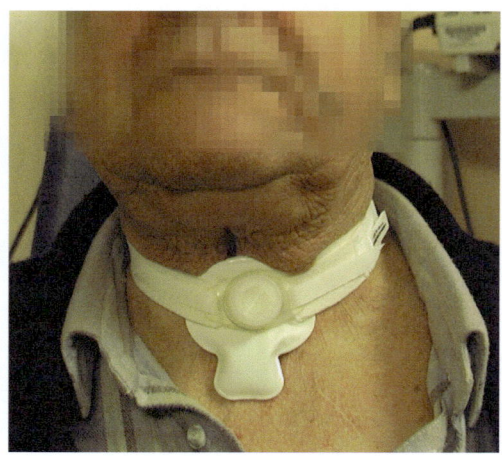

◘ **Abb. 12.41** Tracheostomaabdichtung bei unregelmäßigem Tracheostoma mit Gelkissen

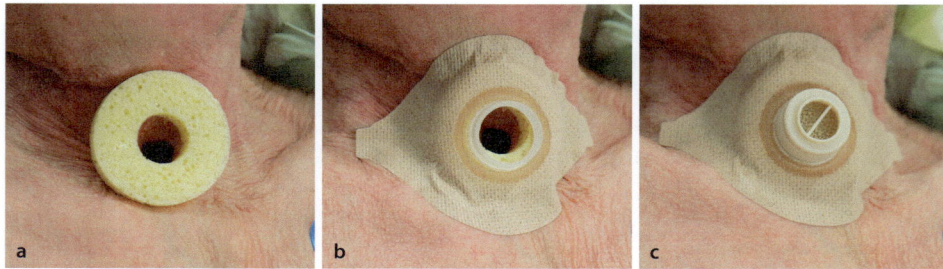

◘ **Abb. 12.42a–c** Tracheostomaabdichtung bei unregelmäßigem Tracheostoma mit Schaumstoffkissen und Tracheostomapflaster

12.3.4 Reinigungszubehör

Zur Reinigung von Trachealkanülen bietet der Fachhandel Bürsten, Reinigungsmittel und Aufbewahrungsdosen an. Die Reinigung der Kanüle sollte entsprechend der Reinigungsanleitung des Herstellers erfolgen und ist materialabhängig sehr unterschiedlich. Erwähnenswert ist, dass auch die Reinigungsutensilien und die Aufbewahrungsbehältnisse regelmäßig desinfiziert werden müssen.

12.4 Tracheostomaabdichtung

Das Sprechen mit einem Tracheostoma erfordert einen luftdichten Abschluss entweder durch den Finger des Patienten, oder geeignete Hilfsmittel, wie Tracheostomapflaster, Trachealkanülen und Tracheostomaventile. Ist das Tracheostoma groß, asymmetrisch und tief eingezogen, kann durch Nutzung zusätzlicher Abdichtungsmaterialien in vielen Fällen noch eine gute Abdichtung erreicht werden. Hierfür stehen Silikonringe, Schaumstoffringe und Gelkissen zur Verfügung (◘ Abb. 12.41 u. ◘ Abb. 12.42), mit denen Pflaster und Kanülen unterfüttert und umlegt werden.

Fehlt zur Abdichtung beim fingerfreien Sprechen der Druck auf das Tracheostoma, so kann auch ein Tracheostoma-Stabilisierungsring genutzt werden.

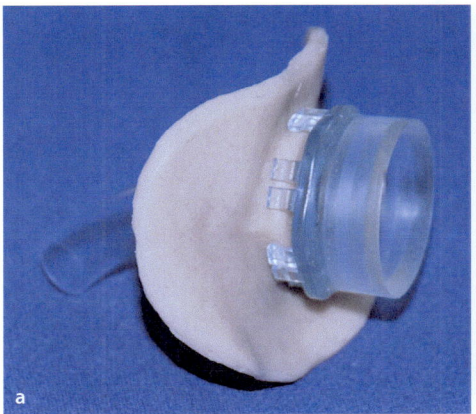 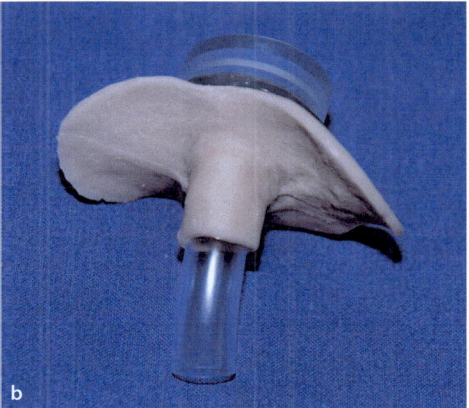

Abb. 12.43a,b Tracheostomaepithese mit integrierter Trachealkanüle zur Versorgung eines dysmorphen Tracheostomas. **a** Ansicht seitlich, **b** Ansicht von hinten

12.5 Tracheostomaepithese

Nicht immer gelingt es, chirurgisch ein rundes, gut bemessenes Tracheostoma in einem flachen Halsprofil anzulegen. Auch postoperative Heilungsstörungen und Tumorrezidive können die Tracheostomaform ungünstig beeinflussen. Ist die Tracheostomaanatomie so ungünstig, dass mit Standard-Hilfsmitteln keine ausreichende Versorgung möglich ist (Kanülen passen nicht, Pflaster kleben nicht), kann die Anfertigung einer Tracheostomaepithese erwogen werden.

Besonders das luftdichte Abdichten zum Sprechen ist mit Standardhilfsmitteln manchmal nicht zu erreichen, wenn das Tracheostoma sehr groß ist, die Haut um das Tracheostoma viele Falten und Nischen aufweist und der Eingang in die Trachea tief zwischen den Ansätzen des M. sternocleidomastoideus liegt.

Durch individuelle Abformung des Tracheostomas kann eine Epithese aus Silikon hergestellt werden, die sich der Anatomie des Patienten exakt anpasst und Hilfsmittel aufnehmen kann. Hierzu wird entweder eine Standardkanüle in die Epithese integriert (Abb. 12.43a,b), oder die Epithese bekommt einen Standardkonnektor für Tracheostomahilfsmittel.

Nachteile einer Tracheostomaepithese sind die Abhängigkeit des Patienten von einem individuell angepassten Hilfsmittel und die oft geringe Elastizität des Materials, das die Bewegungen des Halses nicht immer mitmachen kann, ohne sich zu lösen.

Die hohen Kosten (mehrere Tausend Euro) für die aufwändige Anfertigung relativieren sich, wenn man die Nutzungsdauer von mehreren Jahren und die hohen Kosten für vielfache erfolglose Versorgungen mit Standard-Hilfsmitteln gegenüberstellt.

12.6 Tracheostomaventile

Tracheostomaventile blockieren die Ausatmung durch das Tracheostoma. Die Exspirationsluft wird umgeleitet und strömt beim tracheostomierten Patienten durch den Kehlkopf, bei kehlkopflosen Patienten durch die Stimmprothese. In beiden Fällen kann mit der Exspirationsluft gesprochen werden. Klar wird bei dieser Betrachtung, dass es sehr wichtig

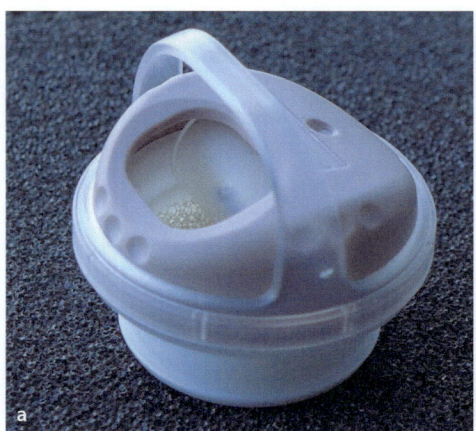 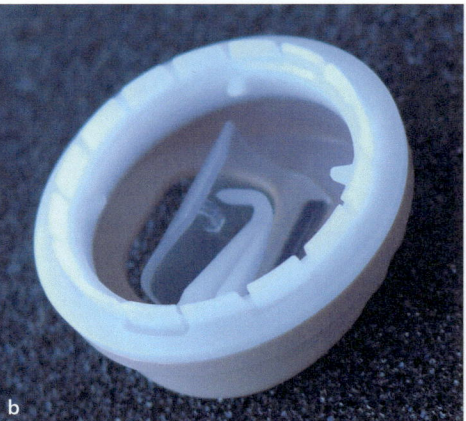

Abb. 12.44a,b Provox® FreeHands FlexiVoice™, Tracheostomaventil für laryngektomierte Patienten mit HME. Hustenklappe und Abstandshalter für Kleidung über dem Tracheostoma (aufgesteckt auf HME-Kassette). Blick von Trachealseite auf verstellbare Sprechventilmembran

ist, zu wissen, ob ein Patient tracheostomiert oder laryngektomiert ist, und ob ein Tracheostomaventil für tracheostomierte Patienten oder laryngektomierte Patienten geeignet ist, denn bei einer Verwechslung kann es zu lebensbedrohlicher Dyspnoe kommen!

Leider gibt es bisher keine einheitliche Beschriftung oder Kennzeichnung für die verschiedenen Tracheostomaventile und kritische Zwischenfälle bei der Nutzung sind häufig.

12.6.1 Tracheostomaventile für kehlkopflose Patienten

Das Tracheostoma eines kehlkopflosen Patienten ist endständig und muss sowohl für die Inspiration als auch für die Exspiration genutzt werden. Ein Tracheostomaventil für Kehlkopflose muss deshalb deutlich mehr Funktionen erfüllen, als ein Tracheostomaventil für tracheostomierte Patienten:
- Inspiration
- Exspiration
- Sprechfunktion mit Exspirationsmöglichkeit
- Husten (Hustenklappe)
- Heat-Moisture-Exchanger

Um alle diese Funktionen zu erfüllen, haben Tracheostomaventile für Kehlkopflose mehrere, meist verstellbare (Sprechfunktion/Atemfunktion) zusammenspielende Ventile (◘ Abb. 12.44a,b). Sie sind entsprechend aufwändig konstruiert, teuer und keine Einmalprodukte.

12.6.2 Tracheostomaventile für tracheostomierte Patienten

Vor der Nutzung eines Tracheostomaventils bei tracheostomierten Patienten muss durch Endoskopie des Larynx und des Tracheostomas und durch probeweise Okklusion des Tracheostomas geprüft werden, ob eine unbehinderte Exspiration über den Kehlkopf mög-

12.6 · Tracheostomaventile

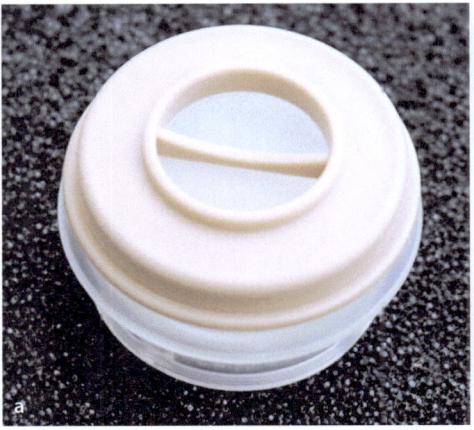 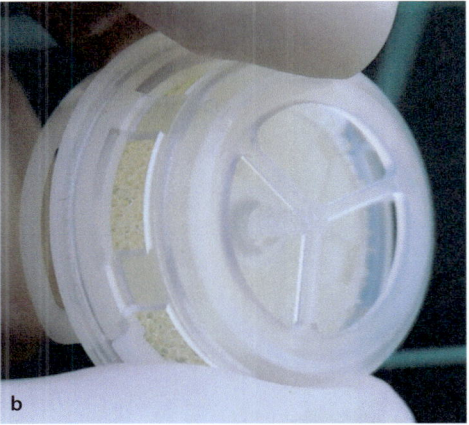

Abb. 12.45a,b Tracheostomaventile. Humidiphore® (Fahl) mit automatisch schließendem Ventil, Ventilmembran über dem Filter, Blom-Singer® HME Cartridge (Inhealth Technologies) mit manuell schließendem Ventil, Ventilmembran unter dem Filter

lich ist. Wenn dies nicht sicher der Fall ist, müssen Tracheostomaventile zur Anwendung kommen, welche die Exspiration über das Ventil ermöglichen und eine Hustenklappe aufweisen. Wird diesen Anforderungen nicht entsprochen, kann es beim Husten zu exzessiven Drücken in den Atemwegen mit der Gefahr eines Pneumothorax kommen. Ist die Ausatmung über den Larynx nicht möglich und das Tracheostoma wird durch ein Tracheostomaventil exspiratorisch blockiert, kommt es im günstigsten Fall zur Dislokation des Ventils. Durch die hohen Drücke im Atemsystem sind auch schwere Komplikationen wie Asphyxie und Pneumothorax beschrieben worden (postoperative Verwechslung eines HME mit einem Tracheostomaventil) (Selleng et al. 2013).

Ist die Ausatmung über den Larynx problemlos möglich, können einfache **automatische Tracheostomaventile** genutzt werden, die mittels eines Rückschlagventils ohne Zutun des Patienten bei jeder Exspiration das Tracheostoma blockieren. Diese sind als günstige Einmalmaterialien von diversen Herstellern verfügbar.

- **Manuell schließende Tracheostomaventile**

Ist die Ausatmung über den Larynx nicht dauerhaft, das Husten aber ausreichend möglich, kann ein manuell schließendes Tracheostomaventil genutzt werden (Abb. 12.45a,b). Zum Sprechen muss der Patient hierbei das Ventil durch Fingerdruck schließen. Die In- und Exspiration sind im unblockierten Zustand problemlos möglich.

> **Verlust der HME-Wirkung bei Nutzung eines automatischen Tracheostomaventils beachten!**

Die meisten automatischen Tracheostomaventile sind mit einem HME-Filter kombiniert. Eine relevante HME-Wirkung kann bei Nutzung des automatischen Tracheostomaventils ausgeschlossen werden, da die Exspirationsluft das HME-Material nicht durchströmt und dort keine Wärme und Feuchtigkeit gespeichert werden kann. Der HME-Filter wird nur bei Inspiration durch das Tracheostoma durchströmt und wirkt hierbei als Filter.

> **Eine Anfeuchtung und Erwärmung der Atemluft findet während der Nutzung eines automatischen Tracheostomaventils nicht statt!**

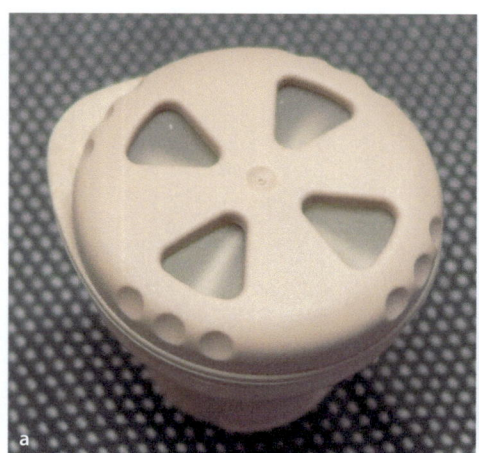 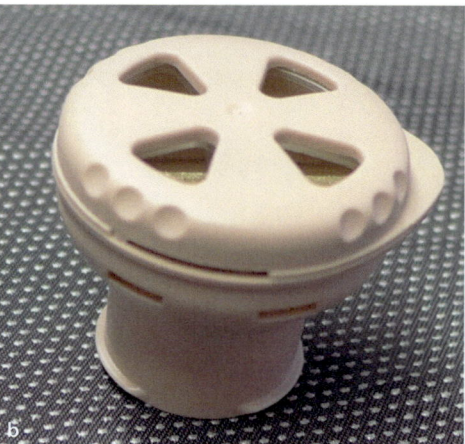

Abb. 12.46a,b Tracheostomaventil mit wählbarer Sprechfunktion (**a**) und HME-Funktion (**b**)

Zur Vermeidung der typischen pulmonalen Symptome nach Tracheostomie (Schleimproduktion, Husten, Dyspnoe) ist es deshalb ratsam, nur tagsüber und nicht kontinuierlich ein automatisches Tracheostomaventil zu tragen. Über Nacht und auch intermittierend tagsüber sollte ein HME-Filter genutzt werden! Tracheostomaventile mit wechselweiser HME- und Sprechfunktion sind verfügbar (**Abb. 12.46a,b**).

- **Automatisches Tracheostomaventil und Schlucken**

Durch die Anlage eines Tracheostomas wird der Patient der Möglichkeit beraubt, beim Schlucken einen subglottischen Druck aufzubauen. Auch der Hustenstoß wird ineffektiv, da kein Druckaufbau unter der geschlossenen Glottis möglich ist. Aspirationsgefährdete Patienten können beim Schlucken sehr von der Nutzung eines automatischen Tracheostomaventils profitieren, da es diese beiden Funktionen zumindest teilweise wiederherstellt. Insbesondere nach größeren operativen Eingriffen am Larynx (laserchirurgische Teilresektionen, frontolaterale Resektion, Cricohyoidoepiglottopexie) ist ein stundenweises «Belüften des Larynx» durch Umleitung der Exspirationsluft über den Larynx durch ein automatisches Tracheostomaventil sinnvoll. Es reduziert die Schwellung, trocknet die endolaryngealen Schleimhäute ab und ermöglicht eine bessere Sensibilität am Restlarynx. Die Kontrolle des Speichels wird besser und der Kostaufbau gelingt früher.

12.7 Erstausstattung

Steht die Entlassung eines tracheostomierten oder laryngektomierten Patienten in die häusliche Umgebung oder eine Reha-Einrichtung an, muss eine gründliche Anleitung des Patienten und seiner Pflegepersonen in die Pflege des Tracheostomas und die Anwendung der Hilfsmittel erfolgt sein. Eine Mindestausstattung an Hilfsmitteln und Geräten ist für die adäquate Heimversorgung bereitzustellen. Hierzu zählt ganz wesentlich ein Absauggerät (möglichst mit Akku-Betrieb), das insbesondere in der Anfangszeit regelmäßig benutzt wird. Ein Inhalier-Gerät und ein Luftbefeuchter sind in vielen Fällen ebenfalls notwendig, um die Trachealschleimhaut ausreichend zu befeuchten und der Entstehung fester

Borken vorzubeugen. Hinzu kommt eine Reihe von Einmalprodukten, die zur täglichen Tracheostomaversorgung notwendig sind:
- Absaugkatheter in 2 verschiedenen Größen
- Tracheostomaauflage
- HME-Filter
- Tracheostomaventil
- Ersatzkanülen
- Duscheschutz
- Tracheostomapflaster
- Hautpflegemittel
- Desinfektionsmittel
- Spiegel
- Leuchte
- Reinigungsutensilien.

12.8 Tracheostomapflaster

Tracheostomapflaster werden auf das Tracheostoma geklebt, um ein Hilfsmittel (HME, Tracheostomaventil, Duscheschutz) am Tracheostoma anzubringen (Abb. 12.47). Zudem dichtet das Pflaster das Tracheostoma luftdicht ab und erleichtert das Sprechen mit einer Stimmprothese. Zur Befestigung der Hilfsmittel sind Tracheostomapflaster meist mit einem 22-mm-Konnektor ausgestattet. Je nach Hauttyp und gewünschter Klebestärke stehen verschiedene Pflastertypen, Pflasterformen und auch Kombinationsmöglichkeiten mit Kanülen zur Verfügung.

■ Klebestärke

Grundsätzlich wünschen sich die meisten Patienten ein Pflaster, das so stark klebt, dass es den ganzen Tag hält. Dem steht die Belastbarkeit der Haut gegenüber, die einen solch starken Kleber nicht immer aushält. Deshalb wurden verschieden stark klebende und verschieden hautfreundliche Pflaster entwickelt.

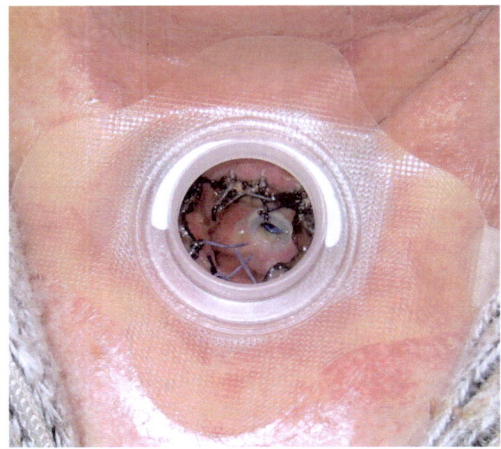

Abb. 12.47 Flexibles Tracheostomapflaster mit mittlerer Klebestärke (Fa. Servona)

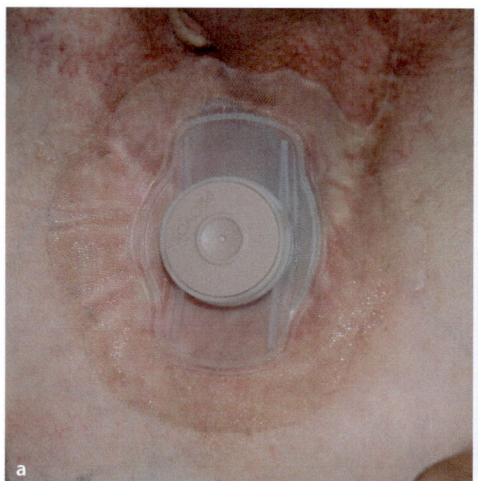
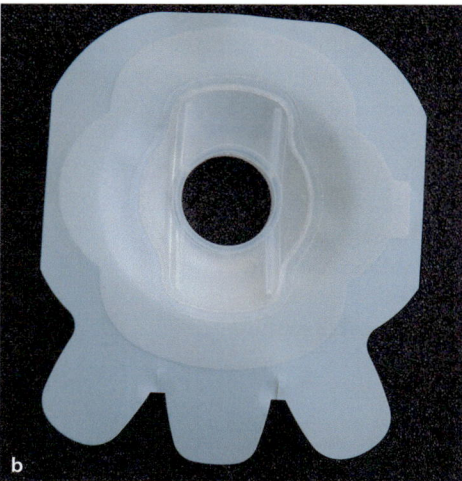

Abb. 12.48a,b Konturiertes und verstärktes Tracheostomapflaster (Fa. Atos Medical)

- **Pflasterstabilität**

Die Materialstärke und Belastbarkeit der Tracheostomapflaster kann je nach Anforderung variiert werden (Abb. 12.48a,b). Es gibt dünne, gut anzumodellierende Pflaster, aber auch mit Kunststoff verstärkte Pflaster bis hin zu klebenden Kunststofftellern, wenn z. B. beim digitalen Tracheostomaverschluss Druck ausgeübt werden soll oder ein Tracheostomaventil benutzt wird.

- **Pflastergröße/Pflasterform**

Je nach Halsanatomie kann ein Tracheostoma in einer tiefen Mulde zwischen den beiden Ansätzen des M. sternocleidomastoideus liegen oder aber in der Mitte eines flachen Halsprofils. Dementsprechend werden auch die Pflasterformen und Pflastergrößen variiert.

- **Klebetechnik – Tracheostomapflaster**

Die Klebefestigkeit des Tracheostomapflasters und die Belastung der Haut können durch die korrekte und sorgfältige Vorbereitung und Pflege der Haut wie auch durch eine schonende und gründliche Entfernung von Pflaster und Klebstoff erheblich beeinflusst werden. Folgendes grundsätzliches Vorgehen hat sich bewährt:
- Säubern des Tracheostomas von Sekret und ablösen von Krusten mit Wasser, evtl. einer milden Seife
- Entfetten der Haut rund um das Tracheostoma im vorgesehenen Pflasterklebebereich, z. B. mit einem Alkoholtupfer
- Aufbringen eines Hautschutzfilmes
- Je nach gewünschter Klebekraft und Hauttyp: Auftragen von zusätzlichem Silikonkleber um das Tracheostoma herum, den man antrocknen lässt
- Anwärmen des Pflasters, um den Klebstoff zu aktivieren
- Sorgfältiges Platzieren und Aufkleben des Pflasters möglichst zentral über dem Tracheostoma. Es kann hilfreich sein, das Pflaster hierfür vorsichtig zusammenzufalten. Nach dem Aufkleben: Massieren des Pflasters auf der Haut, um eine intensive Verklebung ohne Luftblasen oder Hautfalten unter dem Pflaster herzustellen

12.10 · Wassertherapiegeräte

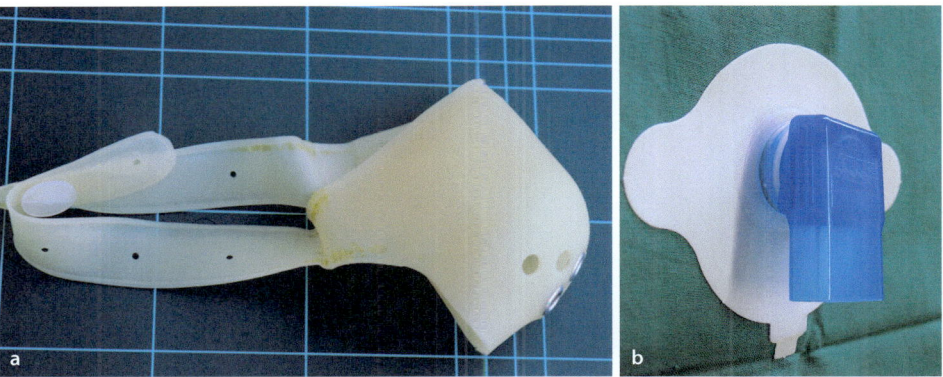

● Abb. 12.49a,b   Duscheschutz: Duschkragen, Provox® ShowerAid (Fa. Atos Medical)

— Während der Nutzung des Pflasters: umgehendes Absaugen oder Wegwischen von Sekret, das innen am Tracheostomapflaster steht, um das Lösen des Klebers zu verhindern
— Zur Entfernung des Pflasters: Lösen der Klebung durch Bestreichen des Pflasters mit Pflasterlöser. Langsames vorsichtiges Abziehen des Pflasters von einer Seite aus, unter weiterer Tränkung des Klebers mit Lösemittel
— Rückfetten der Haut

> **!** Der 22-mm-Konnektor ist nicht standardisiert und es gibt gelegentlich inkompatible Produkte. Theoretisch kann der 22-mm-Konnektor am Beatmungszubehör angeschlossen werden! Dies ist jedoch nicht zulässig. Tracheostomapflaster sind nicht zur Überdruckbeatmung zugelassen!

12.9 Duscheschutz

Während des Badens und Duschens muss das Tracheostoma vor Spritzwasser geschützt werden. Hierfür kann ein Tracheostomapflaster zusammen mit einem Duscheschutz oder ein Duschkragen genutzt werden (● Abb. 12.49a,b).

12.10 Wassertherapiegeräte

Menschen mit einem Tracheostoma dürfen ohne besondere Hilfsmittel nicht schwimmen, da das Tracheostoma beim Schwimmen sehr nahe an der Wasseroberfläche oder sogar darunterliegt (● Abb. 12.50). Sportliche Betätigung im Wasser ist sehr gesund und kann auch mit Tracheostoma ermöglicht werden. Wassertherapiegeräte wurden entwickelt, um den Eintritt von Wasser in die Luftröhre zuverlässig zu verhindern. Sie bestehen aus einer dicht zu cuffenden Trachealkanüle, die mit einem Faltenschlauch verbunden ist, der bis zum Mund geführt und dort mit einem Mundstück festgehalten wird. Nun kann der Luftstrom beim Atmen von der Nase (über Wasser), über das Wassertherapiegerät bis ins Tracheostoma geleitet werden (● Abb. 12.51). Die Trachealkanüle des Wassertherapiegerätes muss sehr sicher gecufft werden, damit beim Schwimmen kein Wasser in die Luftröhre gelangt. Bei der Kanülenanpassung soll ein Tracheostoma-erfahrener HNO-Arzt zu

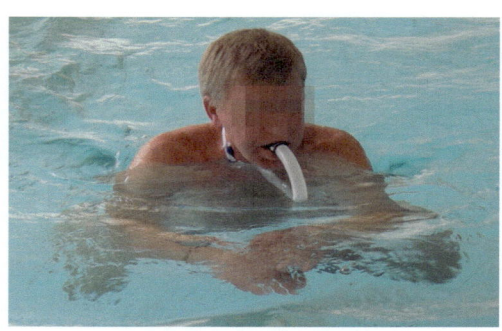

◘ Abb. 12.50 Wassertherapiegerät im Einsatz

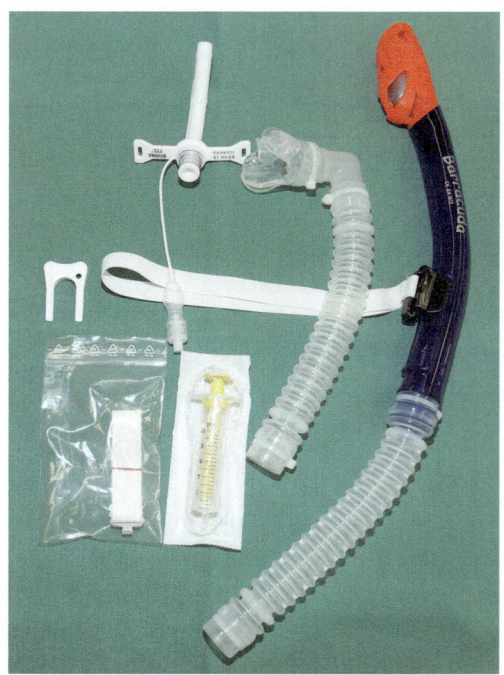

◘ Abb. 12.51 Wassertherapiegerät bestehend aus Trachealkanüle mit gut abdichtendem Cuff, Faltenschlauch mit Mundstück und optionalem Schnorchel (Fa. Heimomed)

Rate gezogen werden. Eine Einweisung in die Handhabung des Gerätes ist zwingend vorgeschrieben.

Literatur

Bayan S, Hoffman HT (2015) Indications and outcomes for use of Montgomery cannulas. Jama Otolaryngol Head Neck Surg 141(2):142–147

Bekele A, Tesfaye S (2015) Fatal tracheo-innominate artery fistula associated with a tracheostomy tube at Addis Ababa: Case report and review of literature. Ethiop Med J. 53(3):155–158

Credland N (2015) How to measure tracheostomy tube cuff pressure. Nurs Stand 30(5):36–38

D'Anza B, Knight J, Greene JS (2015) Does body mass index predict tracheal airway size? Laryngoscope 125(5):1093–1097

DIN EN ISO 5366-1 (2016). Beuth, Berlin

Literatur

Fernandez-Bussy S, Mahajan B, Folch E, Cavedes I, Guerrero J, Majid A (2015) Tracheostomy tube placement: early and late complications. J Bronchology Interv Pulmonol 22(4):357–364

Gan A, Varadarajan V, Rothera MP (2015) Customising the length of the Montgomery T-tube whilst retaining a bevelled edge. J Laryngol Otol 129(3):273–275

Gedeon A (2010) Fortschritte der Medizin durch Wissenschaft und Technik: 99 wegweisende Veröffentlichungen aus fünf Jahrhunderten. Spektrum Akademischer Verlag, Heidelberg

Hess DR (2005) Tracheostomy tubes and related appliances. Respiratory Care 50(4):497–510

Hess DR, Altobelli NP (2014) Tracheostomy tubes. Respir Care 59(6):956–971; discussion 971–973

Maguire S, Haury F, Jew K (2015) An in vitro comparison of tracheostomy tube cuffs. Med Devices (Auckl) 21(8):185–192

Müller R, Meissner H, Böttcher G, Kant L, Reitemeier B (2010) Entwicklung eines Stomabuttons für tracheotomierte Patienten auf Basis digitaler Daten. Jahrestagung der Vereinigung Schleswig-Holsteier HNO-Ärzte, Travemünde

Pryor LN, Baldwin CE, Ward EC, Cornwell PL, O'Connor EN, Chapman MJ, Bersten AD (2016) Tracheostomy tube type and inner cannula selection impact pressure and resistance to air flow. Respir Care Feb 9

Rabach L, Siegel MD, Puchalski JT, Towle D, Follert M, Johnson KM, Rademaker AW, Leder SB (2015) Use of the Blom tracheotomy tube with suction inner cannula to decontaminate microorganisms from the subglottic space. A proof of concept. Ann Am Thorac Soc 12(6):859–863

Selleng S, Antal M, Hansen T, Meissner K, Msichenko TI (2013) Pneumothorax and cardiac arrest caused by speaking valve mistaken as moisture exchanger: an incident report. Br J Anaesth 111(2):297–298

Biofilmbildung auf Trachealkanülen

Matthias Leonhard

13.1 Einleitung – 262

13.2 Das Mikrobiom des menschlichen Körpers – 262

13.3 Bakterien, Pilze und Biofilme – 263

13.4 Begriff und Definition von Biofilmen – 264

13.5 Biofilmbildung – 264

13.6 Klinische Bedeutung von Biofilmen – 266

13.7 Fähigkeiten von Biofilmen – 266

13.8 Mikrobiologie der oberen Atemwege – 268

13.9 Besiedelung von Trachealkanülen und Endotrachealtuben – 268

13.10 Strategien gegen Biofilme – 269

Literatur – 271

© Springer-Verlag GmbH Austria 2018
B. Schneider-Stickler, P. Kress (Hrsg.), *Tracheotomie und Tracheostomaversorgung*
https://doi.org/10.1007/978-3-7091-4868-6_13

13.1 Einleitung

Moderne Trachealkanülen werden aus verschiedenen Kunststoffen (Polyvinylchlorid, Polyurethan, Elastomere, Silikon) gefertigt und je nach Einsatzbereich von Patienten über Monate getragen. Der Einsatz von Metallkanülen aus Silber oder chirurgischem Stahl ist aufgrund des geringeren Tragekomforts, oft fehlenden Adaptern für Zubehör und fehlender validierter Aufbereitungsprotokolle weitgehend verlassen worden. Wird die Kanüle eingesetzt, kommt der Kanülenschild dabei an der peristomalen Haut, das Kanülenrohr innerhalb der Trachea zu liegen.

Die mikrobielle Besiedelung der Kanülenoberflächen, Innenflächen, der Tracheallätzchen und HME-Filter lässt sich nicht vermeiden, da Infektionserreger ubiquitär an Körperoberflächen, im Rachen, an den Händen und in der Trachea vorkommen. Beim rezent angelegten Tracheostoma können Infektionen die Wundheilung und die Epithelialisierung des Tracheostomakanals stören, beim vollständig epithelialisierten Tracheostoma können besonders bei vorgeschädigter Haut (Strahlentherapie, Dauerexposition mit Speichel) Bakterien durch kleine Hautmazerationen eindringen und Entzündungen verursachen. Der hygienische Umgang mit der Trachealkanüle, Innenseelen und Zubehör muss von Pflegepersonal, Patienten und betreuenden Personen erlernt und weiterführend als basaler Bestandteil eines erfolgreichen Trachealkanülenmanagements wahrgenommen werden.

13.2 Das Mikrobiom des menschlichen Körpers

In Analogie zum bekannten Human Genome Project, welches die Erforschung des menschlichen Genoms zum Ziel hatte, unterstreicht die Gründung des Human Microbiome Projects (2008) die hohe medizinische Bedeutung unserer täglichen mikrobiellen Koexistenzen: ca. 10.000 mikrobielle Spezies mit 360-mal mehr genetischem Erbmaterial als dem menschlichen wurden bisher auf gesunden Individuen festgestellt und sind in direktem Zusammenhang mit Krankheit und Gesundheit zu stellen (Consortium THMP 2012). Das Mikrobiom des menschlichen Körpers umfasst die Gesamtheit der Mikroorganismen (Bakterien, Archaea, Eukaryonten und Viren) und ihrer Genome, sowie der vorherrschenden Lebensbedingungen ihres Habitats (Marchesi u. Ravel 2015). Vereinfacht lassen sich je nach Mikroorganismus ein Bakteriom (umfasst Bakterien), ein Mycom (umfasst Pilze) und ein Virom (umfasst Viren) weiter unterscheiden, wobei zu ersterem zurzeit vergleichsweise deutlich mehr wissenschaftliche Erkenntnisse vorliegen. Diese zeigen, dass die Existenz der Mikroorganismen auf und im menschlichen Körper (gastrointestinal, urogenital, oral, nasal und dermal) entscheidend für physiologische und pathologische Prozesse ist. Ein «Kippen» des ökologischen Gleichgewichts im Sinne einer «Dysbiose» kann sowohl Ursache als auch Folge einer Erkrankung sein.

Lange Zeit wurde der untere Respirationstrakt als steril angesehen, jedoch lassen sich mit neuesten Methoden auch hier mikrobielle Dauerbesiedler nachweisen (Dickson et al. 2016). Da sich praktisch auf allen Körperoberflächen und in allen Körperhöhlen residente mikrobielle Gemeinschaften finden, ist verständlich, dass eine Besiedelung eingebrachter Fremdkörper, wie Trachealkanülen, Endotrachealtuben, Nasogastralsonden, Stimmprothesen etc., dauerhaft nicht zu vermeiden ist.

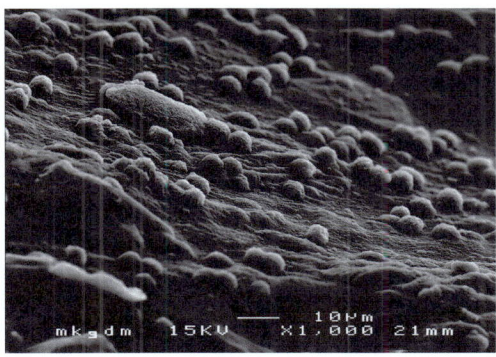

Abb. 13.1 Elektronenmikroskopische Darstellungen von Biofilmen: Gemeinschaften von Bakterien und Pilzen liegen eingebettet in extrazellulärer Matrix, die ein koordiniertes Zusammenspiel zur Verbesserung des Überlebens ermöglicht

13.3 Bakterien, Pilze und Biofilme

Die allgemeine Vorstellung mikrobieller Existenzformen und die Besiedlung von Medizinprodukten haben in den letzten Jahrzehnten einen Wandel vollzogen. Die Annahme, dass Bakterien und Pilze weitgehend lose als einzelne sogenannte «planktonische» Zellformen vorkommen und Oberflächen besiedeln, wurde verlassen. Planktonische Zellformen weisen Organellen (z. B. Flimmerhärchen), Zellmembraneigenschaften (Rezeptoren, Ladungen) und spezifische aktive Fähigkeiten (Chemotaxis, Phototaxis) auf, die primär auf Fortbewegung und Anhaften an Oberflächen und Geweben ausgerichtet sind und der Dissemination und Besiedelung neuer Umgebungen dienen. Sie können als «Keimzellen» für die dauerhafte Kolonisierung von Habitaten angesehen werden, die jedoch in weiterer Folge durch Umwandlung in weitaus spezialisiertere Zellformen als Biofilme erfolgt.

Tatsächlich existiert global der überwiegende Teil von Mikroorganismen in Mischbiofilmen organisiert und wird aufgrund der erstaunlichen Gemeinschaftsleistungen auf zellulärer Ebene als evolutionärer Schritt zwischen Einzellern und Vielzellern angesehen. Die erstaunliche Komplexität der mikrobiellen Interaktion und Organisation innerhalb von Biofilmen schafft dauerhafte Überlebensvorteile aller involvierten Spezies und ist Gegenstand intensiver Forschung (Abb. 13.1). Beispielhaft für die Bedeutung und Leistung von Biofilmen für moderne Zivilisationen ist im Positiven ihre Nutzung zum Abbau hochtoxischer Substanzen in der Abwasserreinigung und parallel im Negativen die Verstopfung städtischer Wasserleitungssysteme. Diese Ambivalenz erscheint auch bei einer auf rein medizinische Aspekte eingeschränkten Betrachtung. Wichtige Medikamente wie Penicillin, Insulin, Botulinumtoxin und Impfstoffe können mit Hilfe von Biofilmen in industriell großen Dimensionen in standardisierter Qualität hergestellt werden. Gleichzeitig verursachen Biofilme als resistenzbildende schwer therapierbare Infektionsquellen und Verursacher von Korrosion und Materialschädigungen bei medizinischen Produkten und Implantaten Probleme von hoher klinischer Relevanz.

Im Folgenden soll eine differenzierte Betrachtung der oftmals nur als «Schleim auf Trachealkanülen» wahrgenommenen Biofilme dargestellt werden und deren Bedeutung hinsichtlich Patientensicherheit, mögliche Auswirkungen auf Krankheitsverläufe (und strategische Erstellung eines erfolgreichen Trachealkanülenmanagements) aufgezeigt werden.

13.4 Begriff und Definition von Biofilmen

Historisch kann die mikroskopische Beschreibung von Zahnbelag durch den Mikroskopbauer und Gelehrten Antoni van Leeuwenhoek im Jahr 1863 als Beginn der Biofilmforschung angesehen werden (Donlan u. Costerton 2002). Der erstmaligen Erwähnung der «animalcules» als bakterielle (zelluläre) Basis eines makroskopisch sichtbaren Belags wurde jedoch von den zeitgenössischen Wissenschaftsvertretern nur wenig Beachtung geschenkt. Ab etwa 1978 wurde auf diesem Gebiet die Forschung wieder intensiviert. Der Begriff «Biofilm» wird zunehmend klinisch verwendet und sollte definitionsgemäß vom reinen Vorhandensein von Bakterien und Pilzen abgrenzend verwendet werden. Diese stehen zwar als Vorstufe am Anfang des Biofilmbildungsprozesses, ihre Eigenschaften werden jedoch durch die weitere Entwicklung massiv verändert.

Erst der Zusammenschluss einer oder mehrerer verschiedener Spezies zu strukturierten mikrobiellen Gemeinschaften, die in Koexistenz Oberflächen besiedeln und einen verbindenden schützenden Schleim, die sogenannte extrazelluläre Polysaccharid-Matrix (EPS-Matrix) sezernieren, ermöglicht eine funktionelle Gleichschaltung zur Verbesserung der Überlebenschancen aller involvierter Mikroorganismen. Obwohl Synergien zwischen den verschiedenen Bakterien und Pilzen nachgewiesen wurden, müssen evolutionäre Verdrängungs- und Adaptionsmechanismen, im Sinne eines «survival of the fittest» oder eines «race for space», bei der Besiedelung von Lebensräumen als Modelle für die hohe Anpassungsfähigkeit und Vielfalt angenommen werden.

13.5 Biofilmbildung

Der Prozess der Biofilmbildung lässt sich in Phasen beschreiben, wobei je nach Literatur verschiedene Phasen unterschieden werden und die Übergänge fließend sind. Die folgende vereinfachte Einteilung wird in der Literatur häufig zur Veranschaulichung der ablaufenden Prozesse herangezogen (◘ Abb. 13.2):

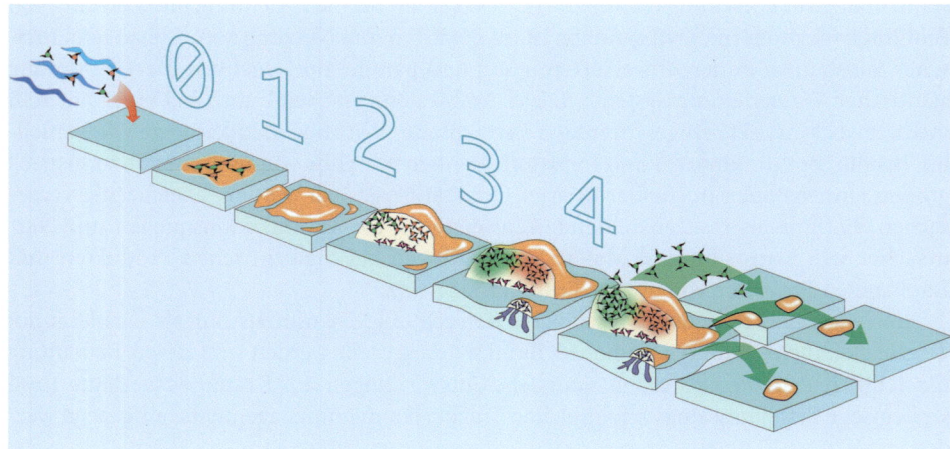

◘ **Abb. 13.2** Phasen der Biofilmbildung. 0=Ausgangsbasis, 1=Adhäsionsphase, 2=Proliferationsphase, 3=Maturationsphase, 4=Detachment und Disseminierung

Phase 1: Adhäsionsphase
Die mikrobielle Besiedelung beginnt mit der Adhäsion von Zellen an organischen und anorganischen Oberflächen, sogenannte Phasen, wie menschlichem und tierischem Gewebe, Zellmembranen anderer Spezies, Glas, Kunststoffen, Metallen etc. Der ersten Annäherung durch physikalische Anziehungskräfte (elektrische Oberflächenladung, Van-der-Waals-Kräfte, Strömungen) folgt eine aktive Anbindung mittels Exprimierung von Oberflächenrezeptoren an den Zellmembranen. Begünstigend auf die Zelladhäsion sind bereits an Oberflächen gebundene Proteine (z. B. Mucin), wie sie z. B. in Speichel vorkommen, die als «Bindemoleküle» gesehen werden können. Auch (tote) andere Zellen können als Phase zur Anhaftung dienen. Die Vielfalt an Spezies mit verschiedenen Oberflächenrezeptoren und Proteinen sowie Oberflächenstrukturen erklärt, warum es kaum eine natürliche Oberfläche gibt, die nicht mikrobiell besiedelt wird.

Phase 2: Proliferationsphase
In dieser Phase wandeln sich die Zellen in sessile Formen um, deren Hauptaufgabe die weitere Ausbreitung auf einer Oberfläche ist. Sie wird zunächst mit einer einzelligen Schicht überzogen (Monolayer). Ein viskoelastisches Hydrogel bestehend aus Polysacchariden, Proteinen, Glykoproteinen, Lipiden, Phospholipiden, Glykolipiden und Nukleinsäuren wird sezerniert und die Zellen darin eingebettet. Damit entsteht eine EPS-Matrix, die vor Austrocknung und wechselnden Umgebungsbedingungen schützt. Unter den so optimierten Umgebungsbedingungen proliferieren die Zellen in der Extrazellulärmatrix weiter und dreidimensionale makroskopisch sichtbare Schleimauflagerungen entstehen. In der Natur kommen von nur einer Spezies gebildete Biofilme (Monobiofilme) nur selten vor. Zumeist stehen mehrere mikrobielle Spezies gleichzeitig in Konkurrenz bei der Eroberung eines neuen Lebensraumes, sodass Mischbiofilme gebildet werden. Während manche Spezies einander aktiv durch sezernierte Substanzen behindern, existieren auch Synergismen, die die Bildung einer gemeinsamen verbindenden EPS-Matrix beschleunigen. Im Zuge der Biofilmbildung werden schlechter angepasste Spezies verdrängt, wodurch es zu einer Verringerung der mikrobiellen Gesamtzahl der Spezies innerhalb von Biofilmen kommt. Typischerweise nimmt die Vielfalt der Mikroorganismen mit zunehmender Dicke der Biofilme ab.

Phase 3: Maturationsphase
Innerhalb der gebildeten EPS-Matrix entstehen Nischen mit Mikrohabitaten, die unterschiedliche Lebensbedingungen (u. a. Temperatur, Feuchtigkeit, Nährstoff-, Sauerstoffangebot, Perfusion, pH-Wert) bieten und die Koexistenz verschiedener Spezies auf engem Raum und in unmittelbarer Nachbarschaft ermöglichen (Mikrokonsortien). Die EPS-Matrix übernimmt dabei Schutzfunktion, orchestriert die Zellkommunikation mittels sezernierter Signalstoffe («quorum sensing»), An- und Abtransport von Stoffwechselprodukten und Austausch von genetischen Informationen zwischen den Zellen. Da sezernierte Stoffe länger innerhalb der Matrix verbleiben, bilden sich Stoffwechselketten zwischen den Mikrokonsortien, die als gemeinsamer Metabolismus aufgefasst werden können. Änderungen der Umgebungsbedingungen werden durch die EPS-Matrix gedämpft, können jedoch Veränderungen der etablierten Balance bewirken: Verändern sich die Substrate, kann auch der gemeinsame Stoffwechsel angepasst werden und andere Endprodukte entstehen («functional shift»). Entzieht eine solche Anpassung die Lebensgrundlage einer Spezies, wird diese verdrängt und durch neue ersetzt («community shift»). Insgesamt muss das mikrobielle Zusammenleben als sehr dynamischer und flexibler Prozess betrachtet werden.

- **Phase 4: Detachment-Phase und Disseminierung**

Innerhalb des Biofilms reguliert das Angebot an Nährstoffen und Platz die erneute Bildung von planktonischen Zellen. Ab einer bestimmten Zelldichte der Population werden Matrix-destabilisierende Substanzen sezerniert, die das Ablösen ganzer Teile des Biofilms begünstigen und die platonischen Zellen freisetzen. Diese können in der Folge von der Strömung an neue Orte getragen werden, wo der Biofilmbildungsprozess erneut beginnen kann.

13.6 Klinische Bedeutung von Biofilmen

Das wachsende Interesse und die klinische Bedeutung von Biofilmen resultieren aus der nachgewiesenen erhöhten Resistenzbildung der organisierten Mikroben gegenüber Antibiotika, Antimykotika und Desinfektionsmitteln (All et al. 2014). Schätzungen des US Center of Disease Control (CDC) und des National Health Institute gehen davon aus, dass etwa 65–80 % der Infektionen bei Menschen auf Biofilme zurückzuführen sind.

Weiters treiben resistente Biofilme als persistierende Reservoirs bei chronisch-rezidivierenden Implantatinfektionen die Folgekosten bei z. B. orthopädischen Revisionsoperationen in die Höhe. In Anbetracht der steigenden Lebenserwartung und stetigen Verbesserungen der Lebensqualität durch medizinische Implantate in allen Fachdisziplinen beginnen Versicherungsträger die Kosten von Prophylaxe und Therapie zunehmend als Problem zu erkennen. Biofilme wurden bereits von zahlreichen Implantaten wie zentralen und peripheren Verweilkathetern, Dialysekathetern, Harnkathetern, Endotrachealtuben, intrakardialen Prothesen, Brustimplantaten, neurologischen Shunts, Zahnprothesen und auch Trachealkanülen isoliert und als Ursachen von Infektionen diskutiert.

13.7 Fähigkeiten von Biofilmen

Ein Zusammenschluss von Infektionserregern zu einem Biofilm verbessert durch strukturelle und funktionelle Organisation nicht nur die Anpassungsfähigkeit, sondern auch Resistenzmechanismen und Virulenz/Pathogenität (◘ Abb. 13.3). Die klinisch oft einfach als Schleim wahrgenommene EPS-Matrix beherbergt Mikrohabitate, die durch unterschiedliche Perfusion verschiedene Lebensbedingungen bieten. Unterschiedliche Konzentrationen von Nährstoffen, Sauerstoff, pH-Werten und Abtransport von Stoffwechselendprodukten ermöglichen die Koexistenz und Kooperation vieler verschiedener mikrobieller Spezialisten auf engem Raum. Zum Beispiel können in oberflächennahen Schichten aerobe und in tiefen Schichten anaerobe Bakterien parallel und metabolisch miteinander verbunden existieren. Verändern sich die Bedingungen, können andere Spezies einwandern und eine neue Balance mit neuen Stoffwechselprodukten stellt sich ein.

Weiters filtert die EPS-Matrix physikalisch Substanzen mit großen Molekülgrößen, erschwert der körpereigenen Immunabwehr den Zugang zu den Infektionserregern und neutralisiert toxische Substanzen, bevor sie tiefliegende Schichten erreichen. Die dort angesiedelten Mikroorganismen zeigen meist einen verlangsamten Zellstoffwechsel, der die Aufnahme und Verarbeitung dieser Substanzen weiter verringert. Solche «Persisterzellen» können in tiefen Schichten auch 1000fache Konzentrationen von Wirkstoffen gegenüber ihren planktonischen Zellformen überdauern, Resistenzen aufbauen und diese als genetische Information an weitere Spezies übertragen.

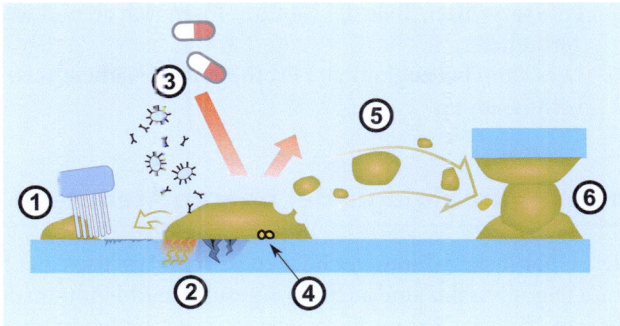

Abb. 13.3 Eigenschaften und Auswirkungen von Biofilmen auf Oberflächen

Die Steigerung von Effluxpumpen ermöglicht den Mikroorganismen, toxische Wirkstoffe rasch wieder aus der Zelle zu entfernen. Stark biofilmbildende Spezies können Strukturen überwuchern und Lumina von Prothesen oder Kathetern verstopfen. Für eine gründliche Desinfektion ist also eine Reinigung mit struktureller Zerstörung der Biofilmarchitektur notwendig. Doch auch hier entwickeln Biofilme erstaunliche Überlebensstrategien. Besiedelte Materialien können durch Sekretion von lytischen Enzymen, Diffusion, Quellung und aktives Einwachsen von Pilzhyphen destabilisiert und zerstört werden. Während bei einzelnen Zellen sezernierte Substanzen rasch abtransportiert werden, werden im Biofilm höhere Konzentrationen in der angrenzenden Matrix erreicht. So wird die «Verdauung» aus dem Zellinneren in die Zellperipherie verlegt und kann auf Oberflächen oder umliegendes Gewebe wirken. Das Aufrauen der Oberfläche sowie das Einwachsen in Gewebe und Materialien erschweren eine wiederholte Reinigung und Wiederverwendung. Losgelöste Persisterzellen können die Aufnahme durch Makrophagen überdauern, wobei noch ungeklärt ist, inwieweit eine Resistenz gegen Antibiotika erhalten bleibt bzw. eine Reaktivierung möglich ist. Werden Teile von Biofilmen an andere Oberflächen geschwemmt, kann die Biofilmbildung erneut beginnen.

Biofilme sind durch verschiedene Eigenschaften charakterisiert (Abb. 13.3):

1. Die Viskoelastizität von Biofilmen erschwert die mechanische Reinigung (z. B. mittels Bürsten). Eine zu schonend durchgeführte Reinigung hinterlässt Rückstände die wieder eine rasche Oberflächenkolonisierung ausgehend von den Resten ermöglicht. Intensive mechanische Reinigung kann jedoch auch zur Beschädigung der prothetischen Oberfläche führen.
2. Biofilme können aktiv die besiedelten Materialien zerstören. Die Stabilität wird durch lytische Enzyme, Quellung, Pigmentierung, Extraktion von Weichmachern, aber auch aktives Einwachsen von Mikroorganismen gestört und führt in der Folge zur Unbrauchbarkeit eines Medizinprodukts.
3. Die EPS-Matrix umhüllt die Zellen und schützt vor Exposition durch körpereigene Immunabwehr, antimikrobiellen Wirkstoffen, schwankenden Umgebungsbedingungen und bildet damit eine Ursache für die erhöhte Resistenz von Biofilmen.
4. In geschützten tiefen Bereichen von Biofilmen können sich Spezies an Umgebungsänderungen anpassen, indem sie nur niedrigen Wirkstoffmengen ausgesetzt sind. Ein langsamer Stoffwechsel kann die Wirkung herabsetzen, ebenso die Ausbildung von Effluxpumpen, erhöhter Mutation antimikrobieller Zielstrukturen (Håiby et al. 2010).
5. Überschreitet die mikrobielle Dichte eine gewisse Grenze oder verändert sich die zelluläre oder metabolische Balance zu sehr, werden destabilisierende Signalmole-

küle sezerniert. Teile des Biofilms lösen sich ab und werden durch Strömungen verbreitet.
6. Dies kann bei englumigen Prothesen wie Kathetern zu Verlegung und Funktionsverlust führen.

13.8 Mikrobiologie der oberen Atemwege

Die Oberflächen des menschlichen Körpers inklusive der Schleimhäute des Respirations- und Digestivtrakts sind auch beim gesunden Individuum durch eine Vielzahl an Mikroben besiedelt, die im Zusammenspiel mit einer intakten Immunabwehr als überlebensnotwendig/physiologisch einzustufen sind. Betrachtet man in diese Räume eingebrachte Prothesen, müssen vor allem Reservoirs und Infektionsrouten beachtet werden, um die Kolonisierung durch Infektionserreger zu erfassen. Die mikrobielle Vielfalt der Nasenhöhlen, des Pharynx und der Mundhöhle konnte mit modernen mikrobiologischen Methoden erfasst werden und wird mit ca. 250 Arten, davon ca. 100 Pilzarten, beziffert.

Die Versuche einer Klassifizierung werden wegen der gefundenen Heterogenität und Anzahl von Subgruppen zu Gunsten der Übersichtlichkeit auf Gruppenebene behandelt und beinhalten die Arten Firmicutes, Actinobacteria, Proteobacteria, Bacteroidetes, Fusobacteria und Spirochaetae. Die mikrobielle Gemeinschaft passt sich jedoch an Lebensgewohnheiten (u. a. Zahnstatus, Mundhygiene, Nikotinkonsum, Ernährung) und verändert sich mit dem Lebensalter, weshalb eine genauere altersbezogene Klassifizierung einer «Normalbesiedelung» vorgeschlagen wird. Diese oft als «Normalflora» bezeichnete kommensale oder mutuale Lebensweise unterscheidet sich von den fakultativ und obligat pathogenen Infektionserregern, die zumeist bei Exazerbation einer Grunderkrankung in der klinischen Routine zum Vorschein treten. Dazu zählen die bekannten Subspezies der Koagulase-negativen Staphylokokken, Streptokokken, Enterokokken, Candida spezies, *Haemophilus influenzae* und *Moraxella catarrhalis*.

13.9 Besiedelung von Trachealkanülen und Endotrachealtuben

Durch Eröffnung der Trachea oder Intubation können über zusätzliche Infektionsrouten (Luft, Hände, fremdkörperassoziiert) besonders bei längerer Liegedauer Infektionserreger wie *S. epidermidis*, Klebsiellen, Kolibakterien und Pseudomonaden die Schleimhäute besiedeln. Aus den oberen Atemwegen findet ein permanenter Keimdeszensus über Speichel und Sekretfluss statt, der unter physiologischen Bedingungen geschluckt wird. Bei Störungen der Physiologie (Intubation, Tracheotomie, Störung des Schluckakts, Koma, veränderte Speichel- und Sekretkonsistenz, herabgesetzte Sensibilität im Pharynx/Larynx) können die Infektionserreger in den Larynx und in die tiefen Atemwege gelangen. Fremdkörper wie Trachealkanülen, Nasogastralsonden, Stimmprothesen, Stents oder Endotrachealtuben werden auf diesem Wege kolonialisiert (◘ Abb. 13.4).

Mittels Abstrichen konnte festgestellt werden, dass die Mehrzahl von Intensivpatienten bereits bei Aufnahme veränderte Keimspektren aufweist und dies unter anderem mit dem Vorliegen anderer Erkrankungen wie Diabetes und Antirefluxtherapie zurückzuführen ist. Bereits nach ca. 24 h konnte die mikrobielle Kolonisierung eines Endotrachealtubus festgestellt werden. Die Keimspektren verändern sich jedoch bis zu 4 Tage nach Intubation nicht wesentlich (außer moderater Candida-Anstieg). Versuche die oropharyngeale Besie-

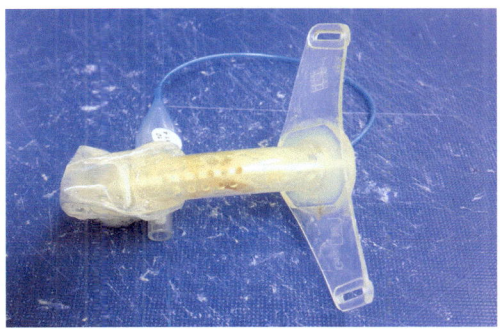

Abb. 13.4 Biofilmbildung auf Kunststofftrachealkanüle nach 3 Tagen Tragedauer

delung bei intubierten Patienten durch antiseptische Mund-/Rachenspülungen zu reduzieren, zeigten keinen Einfluss auf die mikrobielle Besiedlung der Trachea. Je länger jedoch eine orale Intubation besteht, desto höher ist das Risiko, dass Keime entlang dieser Leitstruktur in die tiefen Atemwege gelangen und schwerwiegende Infektionen auslösen (De Souza et al. 2014).

Auf Trachealkanülen konnten ca. 6–7 Tagen nach Insertion bereits Biofilme mit den oben genannten Infektionserregern festgestellt werden (Solomon et al. 2009). Die mikrobielle Zusammensetzung zeigte sich dabei unabhängig vom Kanülenmaterial (Polyvinylchlorid, Silikon, Stahl, Silber) und unterschied sich nicht von den Biofilmen auf Endotrachealtuben (Jarrett et al. 2002). Mit zunehmender Verweildauer konnte jedoch auch die Proliferation der Bakterien nachgewiesen werden. Patienten nach Radiotherapie im Kopf-Hals-Bereich zeigten Veränderungen im Speichel, die die Exazerbation einer kommensalen Candidabesiedelung zu einer oralen Candidiasis begünstigen. Intubierte Patienten zeigten über die ersten 4 Tage stabile Zellpopulationen an den Oberflächen der Endotrachealtuben, mit einem in etwa ähnlichen mikrobiellen Spektrum in der Trachea (Friedland et al. 2001). Mehrere Studien an intubierten Patienten weisen auf ein erhöhtes Risiko von Granulationsgewebe und Trachealstenosen aufgrund von biofilminduzierten lokal erhöhten Entzündungsparametern in den angrenzenden Geweben (Lee et al. 2011, Mazhar et al. 2011). Interventionen zur Biofilmreduktion werden prinzipiell empfohlen, wobei alleinige antibiotische Therapie nicht ausreichend ist, da auf bis zu 50 % der Endotrachealtuben bei intubierten Patienten Biofilme nachgewiesen werden konnten (Gil-Perotin et al. 2012).

13.10 Strategien gegen Biofilme

Zur Reinigung und Wiederverwendung von Trachealkanülen liegen nur wenige Studien vor: wiederholte manuelle Reinigung ungecuffter Trachealkanülen zeigte jedoch eine Materialschädigung, die eine erneute Bildung von Biofilmen begünstigt (Rodney et al. 2015). Darauf basierend wird prinzipiell eine Erneuerung von Trachealkanülen nach spätestens 3 Monaten empfohlen (Backman et al. 2009). Da die regelmäßige Neuanschaffung von Therapiebehelfen in kurzen Intervallen und Komplikationen durch biofilmassoziierte Infektionen mit hohen Kosten der Versicherungsträger verbunden ist, ist das Interesse an biofilmhemmenden Materialien und Oberflächen hoch. Obwohl viele experimentelle Konzepte bereits in Entwicklung stehen, kommen die meisten bis dato nicht über in-vitro und Tiermodelle hinaus. Es folgt ein kurzer Überblick über verschiedene Prinzipien mit dem Ziel der Infektionsminimierung bei Trachealkanülen und Endotrachealtuben:

- **Neue antimikrobielle Wirkstoffe**

Die Verwendung neuer Substanzgruppen als Oberflächenbeschichtung oder in Materialien als Drug-releasing-Systeme wird derzeit kritisch beurteilt. Die Gefahr der Ausbildung von Resistenzen ist besonders bei Biofilmen gegeben und kann durch niedrige abgegebene Konzentrationen unterhalb der letalen Dosis erhöht sein. Obwohl Mehrfachkombinationen von Antibiotika zum Einsatz kommen, ist das Risiko über Zeit, bei hohen Implantationszahlen kritisch zu sehen. Bei Dauertherapien muss das Nebenwirkungsrisiko individuell abgeschätzt werden.

- **Oberflächenmodifikationen**

Die Suche nach Oberflächen, die keine mikrobielle Besiedlung zulassen, konnte bisher nicht erfolgreich beendet werden. Auf dem Gebiet der Biomimetik wird versucht, von der Natur inspirierte Oberflächenstrukturen («Lotus-Effekt», Haihaut) im Mikro und Nanometerbereich künstlich zu erzeugen, die eine Adhäsion von Zellen verhindern sollen. Unter In-vitro-Bedingungen konnten erste Ergebnisse erreicht werden, diese werden jedoch meist in Kurzzeitversuchen und nicht mit Mischbiofilmen durchgeführt. Die Stabilität solcher Oberflächen gegenüber mechanischen Einwirkungen (z. B. Reinigung) ist ebenfalls noch fraglich (Vulnerabilität).

- **Einsatz von Silber**

Silber (Oxid) als Beschichtung oder Nanopartikel werden bei Implantaten bereits verwendet. Die Wirkung von Silber ist jedoch noch nicht eindeutig geklärt, neue Untersuchungen weisen darauf hin, dass Zellen zwar unter Einfluss von Silber keine Proliferation zeigen und vermeintlich als abgetötet gelten, sie können jedoch nach einer gewissen Zeit wieder zum Normalzustand zurückkehren. Bei Silber als Nanopartikel eingesetzt, konnte in vitro erhöhte Wirksamkeit festgestellt werden, jedoch kann eine gewisse Gewebetoxizität, bei der Nanopartikel durch Zellwände einwandern und den Zellmetabolismus stören, nicht ausgeschlossen werden. In der Praxis gibt es Medizinprodukte mit vereinzelt positivem Einfluss (Harnkatheter/Endotubes), jedoch existieren zahlreiche Studien mit unterschiedlichen Ergebnissen, sodass bisher keine Empfehlungen formuliert werden konnten.

- **Verwendung biofilmhemmender Materialien**

Teflon bzw. ähnliche Materialien zeigen mitunter geringere Besiedelung durch Biofilme. Ihr Einsatz ist jedoch teuer und kann aufgrund der Eigenschaften nicht immer verwendet werden (Flexibilität). Grundsätzlich existieren bereits im Labor vielversprechende Ansätze, die jedoch noch mit sehr vereinfachten Biofilmmodellen untersucht werden und noch nicht in Form von marktreifen Produkten umgesetzt sind.

Im Gegensatz zu Endotrachealtuben können Trachealkanülen bei Verschmutzung mit vergleichsweise geringem Aufwand gewechselt und gereinigt werden. Allerdings müssen Verfügbarkeit von Produkten und Personal, sowie die Etablierung sogenannter Standardized Operating Procedures, Einhaltung von Hygienerichtlinien und existierendes Wundmanagement vorausgesetzt werden, um auch in diesem sensiblen Bereich biofilmassoziierte Infektionen zu vermeiden.

Fazit für die Praxis

Die mikrobielle Besiedelung von Trachealkanülen lässt sich aufgrund der ubiquitär vorkommenden Infektionserreger nicht vermeiden. Die Bildung von Biofilmen erhöht jedoch das Risiko von Komplikationen und sollte durch konsequente Reinigung und Desinfektion, begrenzte Liegedauer, Etablierung von SOP und Schulung des betreuenden Personals über biofilmassoziierte Infektionen vermieden werden. Medizinprodukte mit biofilmhemmenden Eigenschaften stehen in Entwicklung, sodass noch keine Empfehlungen zum Einsatz existieren.

Literatur

Backman S, Björling G, Johansson U-B, Lysdahl M, Markström A, Schedin U et al. (2009) Material wear of polymeric tracheostomy tubes: a six-month study. Laryngoscope 119(4):657–664

Consortium THMP (2012) Structure, function and diversity of the healthy human microbiome. Nature. Nature Publishing Group 5;486(7402):207–214

De Souza PR, De Andrade D, Cabral DB, Watanabe E (2014) Endotracheal tube biofilm and ventilator-associated pneumonia with mechanical ventilation. Microsc Res Tech 77(4):305–312

Dickson RP, Erb-Downward JR, Martinez FJ, Huffnagle GB (2016) The microbiome and the respiratory tract. Annu Rev Physiol 78:481–504

Donlan RM, Costerton JW (2002) Biofilms: survival mechanisms of clinically relevant microorganisms. Clin Microbiol Rev 1;15(2):167–193

Friedland DR, Rothschild MA, Delgado M, Isenberg H, Holzman I (2001) Bacterial colonization of endotracheal tubes in intubated neonates. Arch Otolaryngol Head Neck Surg. American Medical Association 1;127(5):525–528

Gil-Perotin S, Ramirez P, Marti V, Sahuquillo JM, Gonzalez E, Calleja I et al. (2012) Implications of endotracheal tube biofilm in ventilator-associated pneumonia response: a state of concept. Crit Care 23;16(3):R93

Hall MR, McGillicuddy E, Kaplan LJ (2014) Biofilm: basic principles, pathophysiology, and implications for clinicians. Surgical Infections 15(1):1–7

Häiby N, Bjarnsholt T, Givskov M, Molin SR, Ciofu O (2010) Antibiotic resistance of bacterial biofilms. Int J Antimicrob Agents 1;35(4):322–332

Jarrett WA, Ribes J, Manaligod JM (2002) Biofilm formation on tracheostomy tubes. Ear Nose Throat J 81(9):659–661

Lee JM, Hashmi N, Bloom JD, Tamashiro E, Doghramji L, Sarani B et al. (2011) Biofilm accumulation on endotracheal tubes following prolonged intubation. J Laryngol Otol 4;126(03):267–270

Marchesi JR, Ravel J (2015) The vocabulary of microbiome research: a proposal. Microbiome 30;3(1):8

Mazhar K, Gunawardana M, Webster P, Hochstim C, Koempel J, Kokot N et al. (2014) Bacterial biofilms and increased bacterial counts are associated with airway stenosis. Otolaryngology – Head and Neck Surgery 10

Rodney J, Ojano-Dirain CP, Antonelli PJ, Silva RC (2015) Effect of repeated tracheostomy tube reprocessing on biofilm formation. Laryngoscope 12;126(4):996–999

Solomon DH, Wobb J, Buttaro BA, Truant A, Soliman AMS (2009) Characterization of bacterial biofilms on tracheostomy tubes. Laryngoscope. 119(8):1633–1638

Die Mundhöhle als Keimreservoir

Kristina Bertl, Gerlinde Durstberger, Berit Schneider-Stickler

14.1 Die Mundhöhle als Keimreservoir bei tracheostomierten Patienten – 274

14.2 Biofilmformation in der Mundhöhle – 274

14.3 Erkrankungen der Mundhöhle – Karies, Gingivitis und Parodontitis – 275

14.4 Parodontitis und systemische Implikationen – 276

14.5 Parodontale Erkrankungen als Risikofaktor für tracheostomierte Patienten – 278

14.6 Biofilmformation auf Trachealkanülen – 279

14.7 Therapiemöglichkeiten beim nicht-pflegebedürftigen tracheostomierten Patienten – 279

14.8 Therapiemöglichkeiten beim pflegebedürftigen tracheostomierten Patienten – 280

Literatur – 282

© Springer-Verlag GmbH Austria 2018
B. Schneider-Stickler, P. Kress (Hrsg.), *Tracheotomie und Tracheostomaversorgung*
https://doi.org/10.1007/978-3-7091-4868-6_14

14.1 Die Mundhöhle als Keimreservoir bei tracheostomierten Patienten

Im vorangegangenen Kapitel wurde auf die Notwendigkeit der standardisierten Kanülenaufbereitung zur Reduktion der Biofilmbesiedelung und des peristomalen Infektionsrisikos hingewiesen. Nun soll der Standort der oberen Atemwege als Lebensraum für viele Mikroorganismen und deren Einflussnahme im Fall einer Tracheostomie näher betrachtet werden. Die Mundhöhle stellt einen Lebensraum für über 700 verschiedene Bakterienspezies dar (Jenkinson u. Lamont 2005). Diese teilen sich mit vielen anderen Pathogenen die Mundhöhle als Lebensraum, befinden sich in einem Gleichgewicht mit dem Immunsystem und bilden einen Schutz vor klassischen Infektionen. Die «Bewohner» der Mundhöhle können aber auch an diversen atypischen Lokalisationen im Körper gefunden und mit der Ätiologie dort auftretender Erkrankungen assoziiert werden (Linden et al. 2013, Linden u. Herzberg 2013).

Im Wesentlichen sind hier zwei Verbreitungswege denkbar. Die Penetration der Zähne durch das Zahnfleisch stellt eine mögliche Eintrittspforte für Bakterien in den Körperkreislauf dar und ermöglicht somit eine Keimstreuung über den Blutkreislauf. Aber auch eine Keimdissemination über den Rachenbereich ist möglich, im Speziellen über das Transportmedium Speichel. In Hinblick auf tracheostomierte Patienten ist vor allem die Ausbreitung via Rachenraum über den Speichel entscheidend. Sowohl bei künstlich beatmeten Intensivpatienten, bei denen der aktive Schluckvorgang ausbleibt und regelmäßig mikrobiell besiedelter Speichel laryngeal penetriert und aspiriert wird, als auch bei wachen tracheostomierten Patienten mit Speichelaspiration, ist die Aspiration von bakteriell-infiziertem oropharyngealem Sekret ein Risikofaktor für die Entwicklung pulmonaler Erkrankungen, im Speziellen einer Pneumonie. Grundvoraussetzung für beide Ausbreitungswege oraler Keime ist aber zunächst die Bakterienakkumulation und Biofilmformation an Oberflächen in der Mundhöhle (◘ Abb. 14.1).

14.2 Biofilmformation in der Mundhöhle

Biofilmformation in der Mundhöhle folgt klaren Abläufen (Huang et al. 2011, Kolenbrander et al. 2002). Als erster Schritt setzt sich nach dem Zähneputzen innerhalb von Sekunden ein Film aus Speichelproteinen auf der Zahnoberfläche fest. An dieses Pellikel aus Speichelproteinen können sich in weiterer Folge die früh kolonisierenden Bakterien

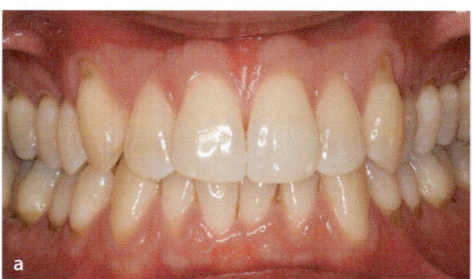 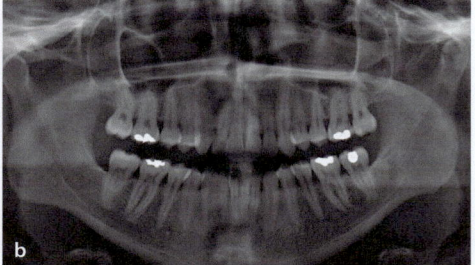

◘ **Abb. 14.1a,b** **a** Patient mit gesundem und entzündungsfreiem Parodont. Die gingivalen Rezessionen an den oberen Eckzähnen sowie im posterioren Bereich im Ober- und Unterkiefer sind auf zu exzessive Mundhygiene zurückzuführen. **b** Das Panoramaröntgen zeigt einen regulären marginalen Knochenverlauf

(= frühe Kolonisierer) anlagern. Zu diesen zählen diverse Streptokokken (*Strept. mitis, Strept. intermedius, Strept. gordonii, Strept. sanguinis, Strept. viridans*), Actinomyces-, Capnocytophaga- und Veillonella-Spezies (Foster u. Kolenbrander 2004, Listgarten 1994, Ritz 1967, Teles et al. 2013).

Durch Vermehrung dieser Bakterien wandelt sich die einschichtige Struktur in einen mehrschichtigen Komplex um. Zusätzlich wird eine extrazelluläre Matrix gebildet, die den mehrschichtigen Komplex zusammenhält, Schutz bietet und Nährstoffe liefert. Diese extrazelluläre Matrix besteht hauptsächlich aus Polysacchariden (Glykokalyx) und Proteinen. Etablierte Biofilme bestehen aus etwa 5–25% Mikroben und 75–95% Flüssigkeit (Flemming u. Wingender 2010, Huang et al. 2011). Nun können sich auch andere Bakterienspezies in den Biofilmkomplex integrieren. *Fusobacterium nucleatum* stellt hier einen wichtigen Bewohner dar. Es kann sich sowohl an die frühen Kolonisierer binden als auch anschließend für die späten Kolonisierer, die nicht in der Lage wären, sich direkt an die Speichelproteine oder an die frühen Kolonisierer anzulagern, Anheftungsstellen bieten. Dies hat zur Bezeichnung des *Fusobacterium nucleatums* als sogenanntes «Brückenbakterium» geführt. Zu den späten Kolonisierern zählen beispielsweise *Porphyromonas gingivalis, Treponema denticola* und *Tannerella forsythia* (Bradshaw et al. 1998, Kolenbrander et al. 2002).

Innerhalb des Biofilms kommt es somit zu relevanten Aggregationen zwischen den unterschiedlichen Bakterienspezies, die Vorteile gegenüber dem planktonischen Zustand bieten. So ermöglicht der Biofilmkomplex obligat anaeroben Keimen in der aeroben Umgebung der Mundhöhle zu überleben. Weitere Vorteile der Biofilmstruktur sind der erhöhte Schutz gegenüber dem Immunsystem, eine deutlich verringerte Penetration von Antibiotikawirkstoffen und eine Weitergabe von Resistenzgenen unter den Bakterien (Huang et al. 2011, Kolenbrander et al. 2002, Teles et al. 2013). Die Resistenz gegen Antibiotika wird durch die Biofilmstruktur bis zu 250fach im Vergleich zum planktonischen Zustand erhöht (Sedlacek u. Walker 2007). Wird jedoch die Biofilmstruktur aufgebrochen und die Bakterien wieder in ihren planktonischen Zustand versetzt, steigt auch wieder die Anfälligkeit gegenüber Antibiotikawirkstoffen (Bayles 2007).

Biofilmformation in der Mundhöhle ist aber nicht auf die Zahnoberfläche beschränkt. Zahlreiche andere Areale, wie der Zungenrücken oder die Wangenschleimhaut, stellen weitere Lebensräume für Bakterien dar. Es wurde lange vermutet, dass nach der Extraktion des letzten Zahnes im Speziellen mit parodontalen Erkrankungen assoziierte Keime nicht mehr als Kommensale in der Mundhöhle aufzufinden sind (Danser et al. 1995, 1997). Doch diese Meinung musste revidiert werden, da diese Bakterien auch nach kompletter Zahnextraktion in der Mundhöhle in den oben genannten Lebensräumen, wie Zungenrücken oder Wangenschleimhaut als auch auf Totalprothesen, detektiert wurden (Fernandes et al. 2010, Sachdeo et al. 2008). Wenn auch gleich in einer niedrigeren Frequenz als in den Zahnfleischtaschen (Cortelli et al. 2008, Fernandes et al. 2010, Kishi et al. 2010). Daher ist auch der zahnlose Mund nach wie vor ein bedeutsames Keimreservoir.

14.3 Erkrankungen der Mundhöhle – Karies, Gingivitis und Parodontitis

Das im gesunden Zustand bestehende Gleichgewicht in der Mundhöhle kann sich durch eine Schwächung des Immunsystems, der lokalen Abwehrmechanismen oder ein Überhandnehmen spezifischer Bakterien in Richtung Dysbiose verschieben und eine Erkrankung verursachen. Karies und parodontale Erkrankungen sind die zwei häufigsten infektiös bedingten Erkrankungen der Mundhöhle. Sie gelten beide als opportunistische Infektionen initiiert durch Biofilmformation (Chhour et al. 2005, Haffajee u. Socransky 1994, Hajishengallis u. Lamont 2012, Teles et al. 2013).

Biofilmformation auf der Zahnoberfläche im supragingivalen Bereich – oberhalb der Zahnfleischgrenze – ist hauptsächlich verantwortlich für die Ausbildung von kariösen Läsionen. Zu den vorwiegend darin enthaltenen Bakterien zählen gram-positive Streptokokken (*Strept. sanguis, Strept. mutans, Strept. mitis, Strept. salivarius*) und Lactobazillen (Chhour et al. 2005). Supragingivaler Biofilm kann neben kariösen Läsionen auch zu einer Gingivitis und bei Ausbreitung in die subgingivalen Bereiche – unterhalb der Zahnfleischgrenze – zu einer Parodontitis führen. Rund 400 der 700 Bakterienspezies sind auch in subgingivalen Biofilmkomplexen aufzufinden, vorwiegend gram-negative fakultativ und obligat anaerobe Spezies, wie beispielsweise *Aggregatibacter actinomycetemcomitans, Porphyromonas gingivalis, Tannerella forsythia*, Treponema denticola, *Fusobacterium nucleatum* oder *Prevotella intermedia* (Aas et al. 2005, Paster et al. 2001, Ximenez-Fyvie et al. 2000). Somit stellt eine Parodontitis eine multibakteriell bedingte entzündliche Erkrankung des Zahnhalteapparates (Parodont) dar (Haffajee u. Socransky 1994, Teles et al. 2013). Hierbei breitet sich die Entzündung, die zunächst noch auf die Gingiva beschränkt war (Gingivitis), auf den Alveolarknochen aus.

Hauptinitiator parodontaler Erkrankungen ist die bakterielle Infektion in Form des Biofilms. Dies ruft eine entzündliche Immunantwort mit Expression einer großen Menge an pro-inflammatorischen Zytokinen hervor, was wiederum in weiterer Folge zu einer Hochregulierung der Osteoklastogenese und destruktiver Enzyme und somit zum Verlust des parodontalen Weich- und Hartgewebes führt. Diese Antwort des Immunsystems mit ihrem Versuch, den bakteriellen Angriff zu stoppen, ist hauptverantwortlich für die destruktive Komponente im Rahmen der Parodontitis. Zusätzlich entsteht durch die Gewebereaktion und den Gewebeverlust ein Umfeld, das vermehrt die Anlagerung pathogener subgingivaler Mikroflora fördert (Bartold u. Van Dyke 2013, Bertl et al. 2016, Biancu et al. 1995, Graves 2008, Graves et al. 2008).

Aktuelle Prävalenzzahlen aus dem deutschsprachigen Raum sind sowohl im Altersbereich der 35- bis 44-Jährigen als auch bei den 65- bis 74-Jährigen sehr hoch. So liegt bei 53,5 % der 35- bis 44-Jährigen eine moderate und bei 17,4 % eine schwere Parodontitis vor. Diese Prävalenzzahlen nehmen mit zunehmendem Alter vor allem in Bezug auf schwere Parodontitis weiter zu: 45,5 % moderate und 41,9 % schwere Parodontitis (Holtfreter et al. 2010). Risikofaktoren für die Entstehung einer Parodontitis können in veränderbare und nicht-veränderbare unterteilt werden. Zu den nicht-modifizierbaren zählen Alter, Geschlecht (männlich), Ethnizität und genetische Faktoren. Zu den modifizierbaren Risikofaktoren (◘ Abb. 14.2a, b u. ◘ Abb. 14.3) zählen Rauchen, nicht ausreichende häusliche Mundhygiene, Alkoholkonsum, niedriges Bildungsniveau, Diabetes (schlecht eingestellt), Adipositas und metabolisches Syndrom, Osteoporose, unzureichende Nahrungsaufnahme von Kalzium und Vitamin D sowie Stress und dessen Coping-Mechanismen (Genco u. Borgnakke 2013).

14.4 Parodontitis und systemische Implikationen

Im Jahr 1989 begann die Diskussion über die Auswirkungen parodontaler Erkrankungen auf den systemischen Kreislauf durch Beschreibung einer Assoziation zwischen Vorliegen eines Herzinfarkts und eines schlechten Zahnstatus (Mattila et al. 1989). Zur gleichen Zeit

14.4 · Parodontitis und systemische Implikationen

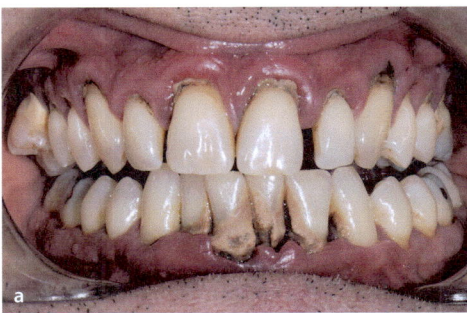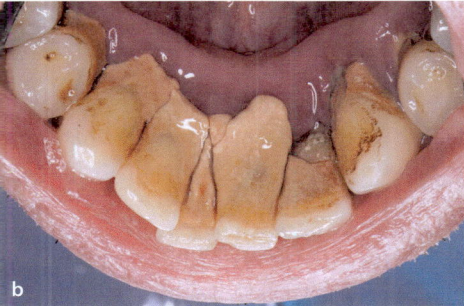

Abb. 14.2a,b Patient mit ausgeprägter Parodontitis und massiven Zahnsteinablagerungen (verkalkter Biofilm) vor parodontaler Therapie. Das parodontale Gewebe weist starke Entzündungsanzeichen, wie Rötung und Schwellung, auf. **a** Frontale Ansicht, **b** Unterkiefer Front Innenseite

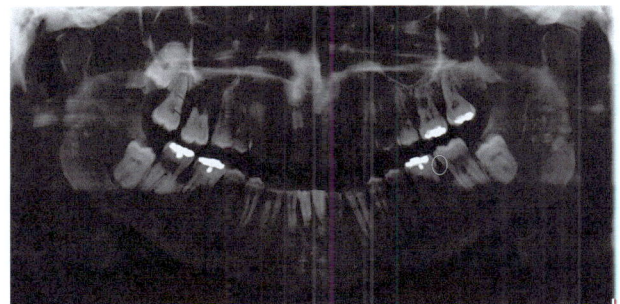

Abb. 14.3 Das Panoramaröntgen desselben Patienten bestätigt den starken Alveolarknochenverlust und zahlreiche verkalkte Biofilmablagerungen (beispielhaft innerhalb des weißen Kreises). Die roten Pfeile zeigen das gegenwärtige Knochenniveau an und die blauen Pfeile die Höhe des Alveolarknochens im parodontal gesunden Zustand (vor dem Auftreten einer Parodontitis)

wurde eine Verbindung zum Auftreten eines Hirninfarkts nachgewiesen (Syrjanen et al. 1989). Seitdem wurden zahlreiche Assoziationen beschrieben und vermehrt DNA-Bestandteile von parodontopathogenen Keimen in verschiedenen Bereichen des Körpers detektiert, wie in atherosklerotischen Plaques oder im Fruchtwasser (Bearfield et al. 2002, Han u. Wang 2013). Systemische Assoziationen mit gingivalen und parodontalen Erkrankungen basieren im Wesentlichen auf zwei zugrunde liegenden Mechanismen: (i) Dissemination oraler Keime und (ii) ein erhöhter systemischer Entzündungszustand.

Obwohl bislang Assoziationen zu Herz-Kreislauf-Erkrankungen am besten dokumentiert sind, fehlen auch hier noch eindeutige Rückschlüsse auf eine mögliche Kausalität, da unter anderem der Störfaktor «Rauchen» nur schwer ausgeschlossen werden kann. Kürzlich wurde jedoch von der «American Heart Association» ein Zusammenhang zwischen Parodontitis und Atherosklerose unabhängig vom Raucherstatus bestätigt (Lockhart et al. 2012). Ob die Behandlung der Parodontitis und somit die Reduktion der vorliegenden Entzündung einen Einfluss auf das Fortschreiten der Atherosklerose hat, ist noch nicht belegt (Cullinan u. Seymour 2013).

Des Weiteren ist ein Zusammenhang zu Diabetes mellitus umfangreich beschrieben. Diabetespatienten weisen eine höhere Prävalenz und einen erhöhten Schweregrad der parodontalen Erkrankung im Vergleich zu nicht-diabetischen Patienten auf. Einer der wichtigsten Faktoren hierbei ist die Einstellung der Blutzuckerkontrolle. Gut eingestellte Diabetespatienten weisen kaum ein erhöhtes Risiko für Parodontitis auf. Die Assoziation zwischen diesen zwei Erkrankungen scheint in beide Richtungen einen Einfluss zu haben. Bei Patienten mit unbehandelter Parodontitis verschlechtert sich die Blutzuckerkontrolle. Jedoch kommt es nach Parodontalbehandlung und Reduktion der Entzündung zu einer Verbesserung der Blutzuckereinstellung (Cullinan u. Seymour 2013, Darre et al. 2008, Simpson et al. 2010, Teeuw et al. 2010).

Ein Zusammenhang einer Parodontitis mit Frühgeburtlichkeit oder vermindertem Geburtsgewicht ist ebenfalls sehr gut untersucht. Es zeigte sich eine positive Assoziation zwischen dem Vorliegen einer Parodontitis und einer Frühgeburt und/oder einem verminderten Geburtsgewicht in der Mehrzahl der Studien. Eine Parodontalbehandlung während der Schwangerschaft reduziert die Entzündung und die Progression der Parodontitis bei der Mutter und ist somit empfohlen. Jedoch scheint dies keinen Einfluss auf das Risiko der Frühgeburten zu haben (Cullinan u. Seymour 2013, Chambrone et al. 2011).

14.5 Parodontale Erkrankungen als Risikofaktor für tracheostomierte Patienten

Nach den zuvor angeführten Erkrankungen wurden auch Atemwegserkrankungen mit schlechter Mundhygiene und einer parodontalen Erkrankung und deren Krankheitserregern in Verbindung gebracht. Assoziationen mit Erkrankungen im Lungenbereich sind schwerpunktmäßig mit Pneumonien und chronisch obstruktiven Lungenerkrankungen beschrieben (Cullinan u. Seymour 2013, Raghavendran et al. 2007).

Pneumonien treten verstärkt bei immungeschwächten Patienten oder in einer postoperativen Phase auf. Der vorwiegende Pathomechanismus mit Aspiration von bakteriell-infiziertem oropharyngealem Sekret legt eine Assoziation mit parodontalen Erkrankungen nahe. Schlechte Mundhygiene beziehungsweise die Unfähigkeit zur Durchführung einer häuslichen Mundhygiene sowie das Vorliegen einer parodontalen Erkrankung wurden als Risikofaktoren für Pneumonien bei pflegebedürftigen Patienten, Patienten im Krankenhaussetting und künstlich beatmeten Patienten – sowohl endotrachealer Zugang als auch Zugang über ein Tracheostoma – beschrieben. Im Speziellen bei tracheostomierten Patienten führt die bestehende Schluckproblematik zu einer erhöhten Frequenz an Aspiration von bakteriell-infiziertem oropharyngealem Sekret.

Einerseits stellt die Aspiration von oralen und im Speziellen parodontopathogenen Keimen an sich bereits ein erhöhtes Risiko für eine Pneumonie dar. Andererseits bietet der Biofilm auf Zahnoberflächen oder auch auf Prothesenoberflächen einen zusätzlichen Lebensraum für klassische Pathogene für respiratorische Infekte, wie z. B. *Staphylococcus aureus* oder *Pseudomonas aeruginosa*. Diese Keime wurden auch vermehrt bei Patienten mit schlechter Mundhygiene in Proben aus der Mundhöhle gefunden. Zusätzlich können über den Speichel pro-inflammatorische Zytokine und im Rahmen der parodontalen Erkrankung freigesetzte Enzyme zur Lunge gelangen und dort das Ansiedeln von Bakterien im Lungenbereich erleichtern und die Immunabwehr vor Ort zusätzlich schwächen (Azarpazhooh u. Leake 2006, Abe et al. 2006, Bagyi et al. 2009, Bansal et al. 2013, Linden et al. 2013, Linden u. Herzberg 2013, Quagliariello et al. 2005, Raghavendran et al. 2007, Scannapieco et al. 2003, Scannapieco et al. 1992).

Neben der Pneumonie wird auch der Bezug zu chronisch obstruktiven Lungenerkrankungen beschrieben. Hier sind zwei Mechanismen wesentlich, einerseits das erhöhte Risiko einer bakteriellen Infektion durch die erhöhte Keimlast und andererseits die Exazerbation der entzündlichen Prozesse angetrieben durch eine Erhöhung der entzündlichen Parameter durch die vorliegende parodontale Erkrankung (Linden et al. 2013, Linden u. Herzberg 2013, Tan et al. 2014, Usher u. Stockley 2013).

14.6 Biofilmformation auf Trachealkanülen

Biofilmformation auf Trachealkanülen ist bereits nach zirka einer Woche feststellbar. Dies erfolgt hauptsächlich mit Kommensalen aus dem oberen Aerodigestivtrakt, wie *Staphylococcus epidermis* oder *Staphylococcus aureus*. Eine höhere Anzahl an Bakterien auf den Kanülen korrelierte mit häufigeren Wechseln (Solomon et al. 2009). Parodontopathogene Keime wurden bislang noch nicht als Bestandteil des Biofilms auf Trachealkanülen untersucht.

In einem örtlich und material-technisch verwandten Gebiet, der Biofilmformation auf Stimmprothesen, wurde das Vorhandensein von parodontopathogenen Keimen bereits getestet (Bertl et al. 2012, 2013, 2014). Es zeigte sich hierbei, dass typische parodontopathogene Keime, wie Porphyromonas gingivalis oder Fusobacterium nucleatum, zwar vereinzelt im Biofilm auf Stimmprothesen aufzufinden sind, aber im Wesentlichen sich nur *Fusobacterium nucleatum* im Biofilm etablieren kann. Jedoch scheint dieses Bakterium hier keine vergleichbar wichtige Rolle wie in der Biofilmformation in der Mundhöhle einzunehmen. In der Mundhöhle wird es als «Brückenbakterium» zwischen frühen und späten Kolonisierern erachtet. Bei Stimmprothesen wurde es lediglich auf bereits etablierten Biofilmen in den äußeren Schichten detektiert, was auf keine entscheidende Rolle in der Formation des Biofilms schließen lässt. Ähnliche Untersuchungen zu Trachealkanülen liegen bislang nicht vor.

14.7 Therapiemöglichkeiten beim nicht-pflegebedürftigen tracheostomierten Patienten

Die Behandlung einer Gingivitis oder Parodontitis zielt im Wesentlichen auf die Entfernung des vorhandenen Biofilms und somit einer Reduktion der bakteriellen Besiedelung ab. Diese Entfernung erfolgt mechanisch (sogenanntes Debridement oder Scaling und Root Planing) und je nach Schweregrad beziehungsweise spezifischer Diagnose kann die mechanische Entfernung durch systemische Antibiotikagabe unterstützt werden. Ein weiterer fixer Bestandteil der Therapie ist die Schulung der Patienten in optimierter häuslicher Mundhygiene, um die erneute Formation eines Biofilms auf den Zahnoberflächen möglichst zu reduzieren (◘ Abb. 14.4). Zeigt die konservative, nicht-chirurgische Therapie keinen ausreichenden Erfolg, erfolgt im Anschluss eine chirurgische Phase, die entweder eine Modellierung der knöchernen Komponente oder eine Reparation bis Regeneration der Knochendefekte zum Ziel hat. Nach Erreichen einer stabilen und entzündungsfreien Situation ist eine Erhaltungsphase mit regelmäßigen Terminen – je nach Gegebenheiten alle drei bis sechs Monate – unumgänglich für die langfristige Stabilität und zur Prävention des Wiederauftretens der Erkrankung (Deas u. Mealey 2010). Diese Behandlung sollte sich beim nicht-pflegebedürftigen tracheostomierten Patienten nicht von anderen parodontal erkrankten Patienten unterscheiden.

Da sich parodontopathogene Keime in der Mundhöhle nicht nur auf der Zahnoberfläche ansammeln, sondern auch andere Nischen im Mundbereich besiedeln, wie z. B.

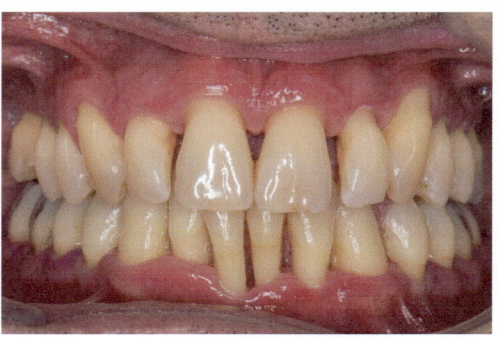

Abb. 14.4 Derselbe Patient wie in **Abb. 14.2a,b** nach konservativer Parodontaltherapie (mechanische Entfernung der Zahnsteinablagerungen) und bei optimaler Compliance des Patienten in Bezug auf die häusliche Mundhygiene. Auffallend ist eine bereits deutliche Reduktion der Entzündungsanzeichen des parodontalen Gewebes

Zungenrücken, Mandeln oder Wangenschleimhaut, entstanden Therapieansätze, die eine Reduktion der bakteriellen Belastung des gesamten Mundraumes als Ziel hatten. Die sogenannte «Full-mouth disinfection» stellt eine Kombination der mechanischen Entfernung der Bakterien auf der Zahn- beziehungsweise Wurzeloberfläche mit einer möglichst effektiven Desinfektion sämtlicher anderer oraler und oropharyngealer Nischen dar (Quirynen et al. 1995, Quirynen et al. 2000). Zur Desinfektion dieser Nischen werden Chlorhexidinprodukte sowohl seitens des Zahnarztes während der Behandlung als auch seitens des Patienten im Rahmen der häuslichen Mundhygiene über einen vorgegebenen Zeitraum angewendet.

Durch eine Reduktion der bakteriellen Besiedelung in diesen Nischen soll das Risiko einer Re-Infektion bereits behandelter Stellen minimiert und somit das Therapieergebnis optimiert werden. Diese zusätzliche Desinfektionsmaßnahme erzielt eine zusätzliche Reduktion der Keimanzahl in parodontalen Taschen als auch in den anderen Nischen sowie einen zusätzlichen Therapieerfolg in Hinblick auf die Reduktion der Taschentiefe (Bollen et al. 1998, De Soete et al. 2001, Eberhard et al. 2008, Quirynen et al. 1995, Quirynen et al. 2000).

Zuletzt gingen die Entwicklungsschritte im Rahmen der parodontalen Therapie aber vom rein bakteriellen Aspekt ab und in Richtung Regulierung der Immunantwort, da diese als wesentlicher Faktor der Gewebedestruktion gilt. Eine möglichst rasche Resolution des entzündlichen Prozesses wird erwünscht. Hier wird beispielsweise der Einsatz von Lipidmediatoren, wie Resolvin oder Lipoxin, als vielversprechender Ansatz aufgrund der aktiv entzündungsauflösenden und -inhibierenden Eigenschaften getestet (Garlet 2010, Graves et al. 2011, Hasturk et al. 2006, Hasturk et al. 2007, Van Dyke u. Serhan 2003).

14.8 Therapiemöglichkeiten beim pflegebedürftigen tracheostomierten Patienten

Aufgrund der beschriebenen Zusammenhänge zwischen Mundhygiene und/oder parodontaler Erkrankungen und dem Auftreten einer Pneumonie, wurden entsprechende Maßnahmen zur Reduktion der Keimlast der Mundhöhle untersucht. Folgende Maßnahmen bei pflegebedürftigen künstlich beatmeten Patienten in Hinblick auf den Risikofaktor «Mundraum als Keimreservoir» zeigten sich erfolgreich im Sinne einer reduzierten Rate an Pneumonien und an respiratorischen Pathogenen: (i) häufige Verwendung desinfizierender Mundspüllösungen, (ii) mechanische Entfernung der Plaqueanlagerungen mittels Zahnbürste, (iii) Hochlagerung des Kopfes, und (iv) regelmäßiges Absaugen allfälliger

Sekrete. Im Speziellen die regelmäßige Verwendung von Chlorhexidinspülungen oder -gels mündete in einer rund 40 % verringerten Häufigkeit beatmungsassoziierter nosokomialer Pneumonien. Diese Maßnahme zeigte auch nur eine geringe Rate an unerwünschten Nebenwirkungen, wie selten milde Irritationen der Mundschleimhaut oder unangenehmer Geschmack.

Die Anwendung von Chlorhexidinprodukten erwies sich sowohl beim bezahnten als auch beim zahnlosen Patienten als effektiv. Ob eine mechanische Entfernung der Beläge auf den Zahnoberflächen zu einer zusätzlichen Reduktion der Rate an Pneumonien führen kann, bleibt noch abzuwarten (Alhazzani et al. 2013, Azarpazhooh u. Leake 2006, Fourrier et al. 2005, Houston et al. 2002, Kollef 2004, Pace u. McCullough 2010, Raghavendran et al. 2007, Scannapieco et al. 2003, Shi et al. 2013, Yao et al. 2011). Aufgrund der Tatsache, dass Keime, die in einem Biofilmkomplex enthalten sind, wesentlich resistenter gegenüber Antiseptika und Antibiotika sind, würde eine regelmäßige Entfernung des Biofilms sinnvoll erscheinen. Hier ist auch «richtiges» Zähneputzen als effektiver als bloßes Abwischen der Zahnoberflächen mit einem Schwamm anzusehen (Pearson u. Hutton 2002).

In Hinblick auf die Therapiemöglichkeiten zur Reduktion der oralen Keimlast beim künstlich beatmeten Patienten liegen wenige Studien vor, die im Speziellen den Zugang der künstlichen Beatmung (endotrachealer Zugang oder Zugang über ein Tracheostoma) berücksichtigen. Jedoch liegt die Vermutung nahe, dass diese Maßnahmen unabhängig vom Zugang zu empfehlen sind. So zeigte sich auch bei künstlicher Beatmung über einen Tracheostomazugang eine Reduktion der beatmungsassoziierten nosokomialen Pneumonie durch Durchführung optimierter Mundhygiene. Im Rahmen dieser Studie wurden den Patienten zweimal täglich die Zähne mit Zahnpasta geputzt und eine Chlorhexidin-Mundspüllösung (0,12%ig) verwendet (Conley et al. 2013).

Bereits präoperatives Zähneputzen scheint ebenfalls die Rate an postoperativen Pneumonien zu reduzieren (Akutsu et al. 2008, 2010). Das regelmäßige Auswischen der Mundhöhle mit einer desinfizierenden Lösung ist demnach in den meisten Richtlinien zur Prävention einer beatmungsassoziierten nosokomialen Pneumonie enthalten. Jedoch fehlen bislang hinsichtlich der Anwendung von desinfizierenden Lösungen, wie beispielsweise Chlorhexidin, klare Richtlinien, wie diese Produkte angewendet werden sollten – in welcher Konzentration und mit welcher Frequenz (Oliveira et al. 2014).

Wie bei anderen Pflegemaßnahmen (z. B. die Häufigkeit des Tracheostoma-Kanülenwechsels) sollte eine erhöhte Sorgfalt in jedem Fall bei immunsupprimierten Patienten sowie bei einem «frischen» gegenüber einem «epithelisierten» Tracheostoma gegeben sein.

Fazit für die Praxis
Eine parodontale Erkrankung und die damit einhergehende entzündliche Komponente sowie die bakterielle Belastung, stellen einen Risikofaktor für die Ausbildung einer Pneumonie bei tracheostomierten Patienten dar. Aufgrund der hohen Prävalenzzahlen parodontaler Erkrankungen, vor allem mit ansteigendem Alter, sollte das Vorliegen derselbigen im Speziellen bei elektiven Eingriffen, die aller Voraussicht nach in Folge für einen gewissen Zeitraum mit einer künstlichen Beatmung einhergehen, präoperativ abgeklärt werden. Dadurch könnte einerseits, soweit es der zeitliche Rahmen erlaubt, präoperativ eine zahnärztliche Sanierung erfolgen und andererseits postoperativ im Rahmen der Pflege vermehrt auf entsprechende Maßnahmen geachtet werden. Dies bedarf aber auch einer vermehrten Schulung des Pflegepersonals um die Durchführung einer möglichst optimalen Mundhygiene zu etablieren (Raghavendran et al. 2007).

Die Effektivität und Kostenersparnis einer optimierten Mundhygiene durch das Pflegepersonal wurde in Bezug auf künstlich beatmete Patienten bereits belegt. Hierbei wurden folgende Maßnahmen durchgeführt: Zähneputzen (alle 2–4 h), Auswischen des Mundraumes mit einer antiseptischen Lösung, häufiges Absaugen oraler und pharyngealer Sekrete und regelmäßiges Befeuchten des Mundraumes (Schleder et al. 2002). Zukünftige Studien werden noch zeigen, ob das alleinige Auswischen mit desinfizierenden Lösungen, wie beispielsweise Chlorhexidin, als relativ leicht durchzuführende Maßnahme ausreicht oder eine mechanische Reduktion der Plaqueanlagerungen (Zähneputzen) zusätzliche positive Effekte hat und dementsprechend ebenfalls inkludiert werden sollte.

Literatur

Aas JA, Paster BJ, Stokes LN, Olsen I, Dewhirst FE (2005) Defining the normal bacterial flora of the oral cavity. J Clin Microbiol 43:5721–5732

Abe S, Ishihara K, Adachi M, Okuda K (2006) Oral hygiene evaluation for effective oral care in preventing pneumonia in dentate elderly. Arch Gerontol Geriatr 43:53–64

Akutsu Y, Matsubara H, Okazumi S, Shimada H, Shuto K, Shiratori T, Ochiai T (2008) Impact of preoperative dental plaque culture for predicting postoperative pneumonia in esophageal cancer patients. Dig Surg 25:93–97

Akutsu Y, Matsubara H, Shuto K et al. (2010) Pre-operative dental brushing can reduce the risk of post-operative pneumonia in esophageal cancer patients. Surgery 147:497–502

Alhazzani W, Smith O, Muscedere J, Medd J, Cook D (2013) Toothbrushing for critically ill mechanically ventilated patients: a systematic review and meta-analysis of randomized trials evaluating ventilator-associated pneumonia. Crit Care Med 41:646–655

Azarpazhooh A, Leake JL (2006) Systematic review of the association between respiratory diseases and oral health. J Periodontol 77:1465–1482

Bagyi K, Haczku A, Marton I, Szabo J, Gaspar A, Andrasi M, Varga I, Toth J, Klekner A (2009) Role of pathogenic oral flora in postoperative pneumonia following brain surgery. BMC Infect Dis 9:104

Bansal M, Khatri M, Taneja V (2013) Potential role of periodontal infection in respiratory diseases – a review. J Med Life 6:244–248

Bartold PM, Van Dyke TE (2013) Periodontitis: a host-mediated disruption of microbial homeostasis. Unlearning learned concepts. Periodontol 2000 62:203–217

Bayles KW (2007) The biological role of death and lysis in biofilm development. Nat Rev Microbiol 5:721–726

Bearfield C, Davenport ES, Sivapathasundaram V, Allaker RP (2002) Possible association between amniotic fluid micro-organism infection and microflora in the mouth. BJOG 109:527–533

Bertl K, Pietschmann P, Stavropoulos A (2016) Osteoimmunological aspects of periodontal diseases. In: Pietschmann P (ed.) Principles of osteoimmunology: molecular mechanisms and clinical applications. Springer, Heidelberg. 289–321

Bertl K, Zatorska B, Leonhard M, Matejka M, Schneider-Stickler B (2012) Anaerobic and microaerophilic pathogens in the biofilm formation on voice prostheses: A pilot study. Laryngoscope 122:1035–1039

Bertl K, Zatorska B, Leonhard M, Rechenmacher-Strauss J, Roesner I, Schneider-Stickler B (2013) Oral microbial colonization in laryngectomized patients as a possible cofactor of biofilm formation on their voice prostheses. J Clin Periodontol 40:833–840

Bertl K, Zijnge V, Zatorska B, Leonhard M, Schneider-Stickler B, Harmsen HJ (2014) Oral cavity anaerobic pathogens in biofilm formation on voice prostheses. Head Neck

Biancu S, Ericsson I, Lindhe J (1995) Periodontal ligament tissue reactions to trauma and gingival inflammation. An experimental study in the beagle dog. J Clin Periodontol 22:772–779

Bollen CM, Mongardini C, Papaioannou W, Van Steenberghe D, Quirynen M (1998) The effect of a one-stage full-mouth disinfection on different intra-oral niches. Clinical and microbiological observations. J Clin Periodontol 25:56–66

Bradshaw DJ, Marsh PD, Watson GK, Allison C (1998) Role of Fusobacterium nucleatum and coaggregation in anaerobe survival in planktonic and biofilm oral microbial communities during aeration. Infect Immun 66:4729–4732

Chambrone L, Guglielmetti MR, Pannuti CM, Chambrone LA (2011) Evidence grade associating periodontitis to preterm birth and/or low birth weight: I. A systematic review of prospective cohort studies. J Clin Periodontol 38:795–808

Chhour KL, Nadkarni MA, Byun R, Martin FE, Jacques NA, Hunter N (2005) Molecular analysis of microbial diversity in advanced caries. J Clin Microbiol 43:843–849

Conley P, McKinsey D, Graff J, Ramsey AR (2013) Does an oral care protocol reduce VAP in patients with a tracheostomy? Nursing 43:18–23

Cortelli JR, Aquino DR, Cortelli SC, Nobre Franco GC, Fernandes CB, Roman-Torres CV, Costa FO (2008) Detection of periodontal pathogens in oral mucous membranes of edentulous individuals. J Periodontol 79:1962–1965

Cullinan MP, Seymour GJ (2013) Periodontal disease and systemic illness: will the evidence ever be enough? Periodontol 2000 62:271–286

Danser MM, van Winkelhoff AJ, de Graaff J, van der Velden U (1995) Putative periodontal pathogens colonizing oral mucous membranes in denture-wearing subjects with a past history of periodontitis. J Clin Periodontol 22:854–859

Danser MM, van Winkelhoff AJ, van der Velden U (1997) Periodontal bacteria colonizing oral mucous membranes in edentulous patients wearing dental implants. J Periodontol 68:209–216

Darre L, Vergnes JN, Gourdy P, Sixou M (2008) Efficacy of periodontal treatment on glycaemic control in diabetic patients: A meta-analysis of interventional studies. Diabetes Metab 34:497–506

De Soete M, Mongardini C, Peuwels M, Haffajee A, Socransky S, van Steenberghe D, Quirynen M (2001) One-stage full-mouth disinfection. Long-term microbiological results analyzed by checkerboard DNA-DNA hybridization. J Periodontol 72:374–382

Deas DE, Mealey BL (2010) Response of chronic and aggressive periodontitis to treatment. Periodontol 2000 53:154–166

Eberhard J, Jepsen S, Jervoe-Storm PM, Needleman I, Worthington HV (2008) Full-mouth disinfection for the treatment of adult chronic periodontitis. Cochrane Database Syst Rev CD004622

Fernandes CB, Aquino DR, Franco GC, Cortelli SC, Costa FO, Cortelli JR (2010) Do elderly edentulous patients with a history of periodontitis harbor periodontal pathogens? Clin Oral Implants Res 21: 618–623

Flemming HC, Wingender J (2010) The biofilm matrix. Nat Rev Microbiol 8:623–633

Foster JS, Kolenbrander PE (2004) Development of a multispecies oral bacterial community in a saliva-conditioned flow cell. Appl Environ Microbiol 70:4340–4348

Fourrier F, Dubois D, Pronnier P et al. (2005) Effect of gingival and dental plaque antiseptic decontamination on nosocomial infections acquired in the intensive care unit: a double-blind placebo-controlled multicenter study. Crit Care Med 33:1728–1735

Garlet GP (2010) Destructive and protective roles of cytokines in periodontitis: a re-appraisal from host defense and tissue destruction viewpoints. J Dent Res 89:1349–1363

Genco RJ, Borgnakke WS (2013) Risk factors for periodontal disease. Periodontol 2000 62:59–94

Graves D (2008) Cytokines that promote periodontal tissue destruction. J Periodontol 79:1585–1591

Graves DT, Fine D, Teng YT, Van Dyke TE, Hajishengallis G (2008) The use of rodent models to investigate host-bacteria interactions related to periodontal diseases. J Clin Periodontol 35:89–105

Graves DT, Li J, Cochran DL (2011) Inflammation and uncoupling as mechanisms of periodontal bone loss. J Dent Res 90:143–153

Haffajee AD, Socransky SS (1994) Microbial etiological agents of destructive periodontal diseases. Periodontol 2000 5:78–111

Hajishengallis G, Lamont RJ (2012) Beyond the red complex and into more complexity: the polymicrobial synergy and dysbiosis (PSD) model of periodontal disease etiology. Mol Oral Microbiol 27:409–419

Han YW, Wang X (2013) Mobile microbiome: oral bacteria in extra-oral infections and inflammation. J Dent Res 92:485–491

Hasturk H, Kantarci A, Goguet-Surmenian E, Blackwood A, Andry C, Serhan CN, Van Dyke TE (2007) Resolvin E1 regulates inflammation at the cellular and tissue level and restores tissue homeostasis in vivo. J Immunol 179:7021–7029

Hasturk H, Kantarci A, Ohira T, Arita M, Ebrahimi N, Chiang N, Petasis NA, Levy BD, Serhan CN, Van Dyke TE (2006) RvE1 protects from local inflammation and osteoclast-mediated bone destruction in periodontitis. FASEB J 20:401–403

Holtfreter B, Kocher T, Hoffmann T, Desvarieux M, Micheelis W (2010) Prevalence of periodontal disease and treatment demands based on a German dental survey (DMS IV). J Clin Periodontol 37:211–219

Houston S, Hougland P, Anderson JJ, LaRocco M, Kennedy V, Gentry LO (2002) Effectiveness of 0.12% chlorhexidine gluconate oral rinse in reducing prevalence of nosocomial pneumonia in patients undergoing heart surgery. Am J Crit Care 11:567–570

Huang R, Li M, Gregory RL (2011) Bacterial interactions in dental biofilm. Virulence 2:435–444

Jenkinson HF, Lamont RJ (2005) Oral microbial communities in sickness and in health. Trends Microbiol 13:589–595

Kishi M, Ohara-Nemoto Y, Takahashi M, Kishi K, Kimura S, Yonemitsu M (2010) Relationship between oral status and prevalence of periodontopathic bacteria on the tongues of elderly individuals. J Med Microbiol 59:1354–1359

Kolenbrander PE, Andersen RN, Blehert DS, Egland PG, Foster JS, Palmer RJJ (2002) Communication among oral bacteria. Microbiol Mol Biol Rev 66:486–505, table of contents

Kollef MH (2004) Prevention of hospital-associated pneumonia and ventilator-associated pneumonia. Crit Care Med 32:1396–1405

Linden GJ, Herzberg MC (2013) Periodontitis and systemic diseases: a record of discussions of working group 4 of the Joint EFP/AAP Workshop on Periodontitis and Systemic Diseases. J Periodontol 84: 20–23

Linden GJ, Lyons A, Scannapieco FA (2013) Periodontal systemic associations: review of the evidence. J Periodontol 84:8–19

Listgarten MA (1994) The structure of dental plaque. Periodontol 2000 5:52–65

Lockhart PB, Bolger AF, Papapanou PN et al. (2012) Periodontal disease and atherosclerotic vascular disease: does the evidence support an independent association?: a scientific statement from the American Heart Association. Circulation 125:2520–2544

Mattila KJ, Nieminen MS, Valtonen VV, Rasi VP, Kesaniemi YA, Syrjala SL, Jungell PS, Isoluoma M, Hietaniemi K, Jokinen MJ (1989) Association between dental health and acute myocardial infarction. BMJ 298:779–781

Oliveira J, Zagalo C, Cavaco-Silva P (2014) Prevention of ventilator-associated pneumonia. Rev Port Pneumol 20:152–161

Pace CC, McCullough GH (2010) The association between oral microorgansims and aspiration pneumonia in the institutionalized elderly: review and recommendations. Dysphagia 25:307–322

Paster BJ, Boches SK, Galvin JL, Ericson RE, Lau CN, Levanos VA, Sahasrabudhe A, Dewhirst FE (2001) Bacterial diversity in human subgingival plaque. J Bacteriol 183:3770–3783

Pearson LS, Hutton JL (2002) A controlled trial to compare the ability of foam swabs and toothbrushes to remove dental plaque. J Adv Nurs 39:480–489

Quagliarello V, Ginter S, Han L, Van Ness P, Allore H, Tinetti M (2005) Modifiable risk factors for nursing home-acquired pneumonia. Clin Infect Dis 40:1–6

Quirynen M, Bollen CM, Vandekerckhove BN, Dekeyser C, Papaioannou W, Eyssen H (1995) Full- vs. partial-mouth disinfection in the treatment of periodontal infections: short-term clinical and microbiological observations. J Dent Res 74:1459–1467

Quirynen M, Mongardini C, de Soete M, Pauwels M, Coucke W, van Eldere J, van Steenberghe D (2000) The role of chlorhexidine in the one-stage full-mouth disinfection treatment of patients with advanced adult periodontitis. Long-term clinical and microbiological observations. J Clin Periodontol 27: 578–589

Raghavendran K, Mylotte JM, Scannapieco FA (2007) Nursing home-associated pneumonia, hospital-acquired pneumonia and ventilator-associated pneumonia: the contribution of dental biofilms and periodontal inflammation. Periodontol 2000 44:164–177

Ritz HL (1967) Microbial population shifts in developing human dental plaque. Arch Oral Biol 12:1561–1568

Sachdeo A, Haffajee AD, Socransky SS (2008) Biofilms in the edentulous oral cavity. J Prosthodont 17: 348–356

Scannapieco FA, Bush RB, Paju S (2003) Associations between periodontal disease and risk for nosocomial bacterial pneumonia and chronic obstructive pulmonary disease. A systematic review. Ann Periodontol 8:54–69

Scannapieco FA, Stewart EM, Mylotte JM (1992) Colonization of dental plaque by respiratory pathogens in medical intensive care patients. Crit Care Med 20:740–745

Schleder B, Stott K, Llyod RC (2002) The effect of a comprehensive oral care protocol on patients at risk for ventilator- associated pneumonia. J Advocate Health Care 4:27–30

Sedlacek MJ, Walker C (2007) Antibiotic resistance in an in vitro subgingival biofilm model. Oral Microbiol Immunol 22:333–339

Shi Z, Xie H, Wang P, Zhang Q, Wu Y, Chen E, Ng L, Worthington HV, Needleman I, Furness S (2013) Oral hygiene care for critically ill patients to prevent ventilator-associated pneumonia. Cochrane Database Syst Rev 8:CD008367

Simpson TC, Needleman I, Wild SH, Moles DR, Mills EJ (2010) Treatment of periodontal disease for glycaemic control in people with diabetes. Cochrane Database Syst Rev CD004714

Solomon DH, Wobb J, Buttaro BA, Truant A, Soliman AM (2009) Characterization of bacterial biofilms on tracheostomy tubes. Laryngoscope 119:1633–1638

Syrjanen J, Peltola J, Valtonen V, Iivanainen M, Kaste M, Huttunen JK (1989) Dental infections in association with cerebral infarction in young and middle-aged men. J Intern Med 225:179–184

Tan L, Wang H, Li C, Pan Y (2014) 16S rDNA-based metagenomic analysis of dental plaque and lung bacteria in patients with severe acute exacerbations of chronic obstructive pulmonary disease. J Periodontal Res

Teeuw WJ, Gerdes VE, Loos BG (2010) Effect of periodontal treatment on glycemic control of diabetic patients: a systematic review and meta-analysis. Diabetes Care 33:421–427

Teles R, Teles F, Frias-Lopez J, Paster B, Haffajee A (2013) Lessons learned and unlearned in periodontal microbiology. Periodontol 2000 62:95–162

Usher AK, Stockley RA (2013) The link between chronic periodontitis and COPD: a common role for the neutrophil? BMC Med 11:241

Van Dyke TE, Serhan CN (2003) Resolution of inflammation: a new paradigm for the pathogenesis of periodontal diseases. J Dent Res 82:82–90

Ximenez-Fyvie LA, Haffajee AD, Socransky SS (2000) Microbial composition of supra- and subgingival plaque in subjects with adult periodontitis. J Clin Periodontol 27:722–732

Yao LY, Chang CK, Maa SH, Wang C, Chen CC (2011) Brushing teeth with purified water to reduce ventilator-associated pneumonia. J Nurs Res 19:289–297

Infektionsrisiken durch Trachealkanülen sowie deren Aufbereitung

Ojan Assadian, Matthias Leonhard

15.1 Lokales Infektionsrisiko nach Tracheostomie – 288

15.2 Vermeidung von Biofilmbildung auf Kunststoffkanülen durch Kanülenaufbereitung – 288

15.3 Zur Aufbereitung von Trachealkanülen – 290

Literatur – 293

15.1 Lokales Infektionsrisiko nach Tracheostomie

Fortschritte auf dem Gebiet der Materialkunde haben in den vergangenen Jahren zu funktionell verbesserten Trachealkanülen geführt, welche die Versorgung von Patienten erheblich vereinfacht haben. Die Entwicklung von Trachealkanülen auf Basis unterschiedlicher Kunststoffe verbesserte zunehmend die Anpassung an die individuellen Bedürfnisse der Patienten wie z. B. blockbare Kanülen bei Langzeitbeatmeten zur BiPAB- (Biphasic Positive Airway Pressure) oder CPAP (Continuous Positive Airway Pressure)-Beatmung oder die Entwicklung funktionell verbesserter Sprechkanülen.

Weichteilinfektionen durch Trachealkanülen um ein Tracheostoma werden in der Literatur wesentlich seltener beschrieben als zunächst vermutet. Rare Fallkasuistiken berichten über Tracheostoma-Infektionen durch körpereigene orale Flora wie *Streptococcus milleri* (Han u. Kerschner 2001) oder *Staphylococcus aureus*, aber auch Gram-negative Flora des Darmhabitates wie *Acinetobacter baumannii*, *Pseudomonas aeruginosa* oder *Proteus mirabilis* (Abdollahi et al. 2013). Insgesamt werden in wenigen Studien mit nur kleinen Fallzahlen Tracheostoma-Infektionen mit einer Inzidenz von 1,9 % (n=3/155) angegeben (Pietkiewicz et al. 2012).

Bei langzeitbeatmeten Tracheostoma-Patienten ist das Risiko einer beatmungs-assoziierten Pneumonie infolge Aspiration von erregerhaltigem Speichel eine bekannte Komplikation. Durch Verwendung von blockbaren Kunststoff-Trachealkanülen mit Cuff ist nicht nur eine verbesserte mechanische Beatmung möglich, sondern durch die abdichtende Wirkung auch ein Infektionsschutz gegeben. Da der Cuff zur Prävention von Mukosaschäden regelmäßig druckentlastet werden muss, kommt der Absaugung von angesammeltem Sekret bei der Versorgung beatmungspflichtiger Patienten eine wesentliche und pflegerisch verantwortungsvolle Aufgabe zu (Morris et al. 2013, Blot u. Melot 2005, Healthcare Infection Control Practices Advisory Committee Centers for Disease Control and Prevention (U.S.) 2004).

Wenn auch aus mikrobiologischer Sicht das Problem klinisch manifester Infektionen bei sachgerechter Pflege und Versorgung von Kanülen somit nicht prominent im Vordergrund steht, so spielt die Materialverträglichkeit von Kanülen sowie Aspekte der sachgerechten Aufbereitung durch den Einsatz von Kunststoff gegenüber den früher häufiger verwendeten Metallkanülen eine zunehmende Rolle.

15.2 Vermeidung von Biofilmbildung auf Kunststoffkanülen durch Kanülenaufbereitung

Im Vergleich zu Metallkanülen, welche eine hohe Formstabilität aufweisen und mit thermischen Verfahren aufbereitet werden konnten, die jedoch den Nachteil eines geringeren Tragekomforts und das Risiko von Drucknekrosen mit sich bringen, haben Kunststoffkanülen nicht nur Vorteile. Sie sind anfälliger für mikrobielle Besiedelung und damit Bildung von Biofilm (▶ Kap. 13). Die Vorteile des deutlich verbesserten subjektiven Tragekomforts von Kunststoffkanülen kommen damit Hand in Hand mit einer eingeschränkten Tragedauer der Kanülen einher, da eine Biofilmbildung (◘ Abb. 15.1) zu Materialschäden an Kunststoffkanülen führen kann (◘ Abb. 15.2).

Gerade bei Kunststoffkanülen können Strukturen wie Cuff oder Sprechventile durch Biofilme innerhalb von nur wenigen Tagen beeinträchtigt werden (Adair et al. 1990). Daher müssen cuffbare Trachealkanülen, je nach Hersteller und Type und den jeweils ange-

15.2 · Vermeidung von Biofilmbildung auf Kunststoffkanülen

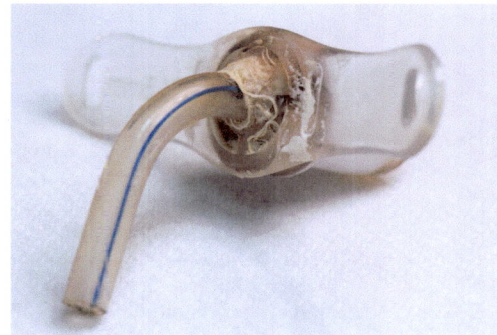

Abb. 15.1 Unsachgemäßer Dauergebrauch einer Trachealkanüle: Biofilmbildung nach 3 Monaten in situ

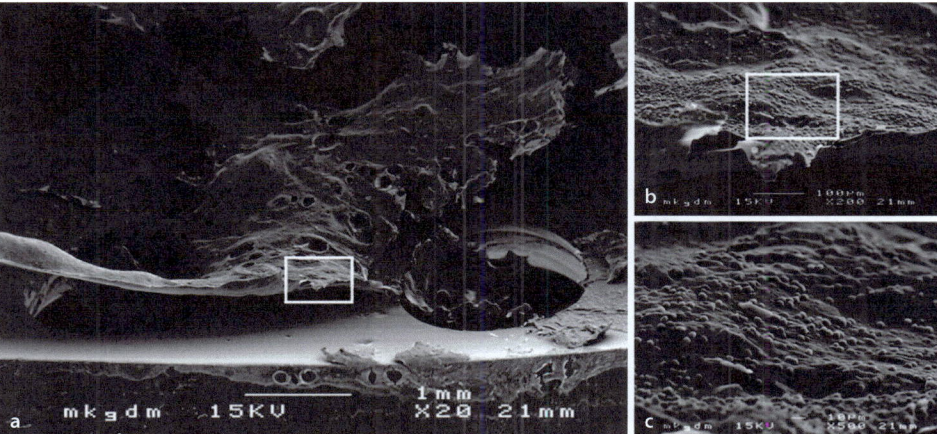

Abb. 15.2 Elektronenmikroskopische Aufnahme eines Biofilms an der Innenfläche einer Trachealkanüle (**a**). Der Biofilm besteht aus die Trachea kolonisierenden Mikroorganismen sowie der von ihnen gebildeten Extrapolysaccharid (EPS)-Matrix (**b+c**)

gebenen Hinweisen zur Reinigung und Pflege regelmäßig gewechselt bzw. aufbereitet werden. Cuffbare Kanülen haben häufig gemäß Herstellerangaben eine maximale Tragedauer von ca. 4 Wochen. Oft sind dabei Polymer-Trachealkanülen vom Hersteller als Einwegprodukte deklariert. Dennoch müssen sie je nach Herstellerangabe täglich gereinigt und gewartet werden, wobei dies entweder vom Pflegepersonal oder zunehmend von Patienten selbst erfolgen muss, um die Funktionalität der Kanüle zu erhalten.

Die Herstellerempfehlungen zur Aufbereitung von nicht-cuffbaren Kanülen beinhalten oft nur allgemeine Angaben, die zumeist den Gebrauchsanweisungen von anderem Beatmungszubehör entnommen wurden, wobei eine produktspezifische validierte Aufbereitung entsprechend des Medizinproduktegesetzes oder technischer Normen wie z. B. der EN 17664 selten vorliegt. Im Allgemeinen wird herstellerseitig empfohlen, die in ihre Einzelteile zerlegte Kanüle durch manuelles Bürsten unter klarem Wasser zu reinigen und anschließend mittels eines Desinfektionsmittels auf Basis von z. B. Glutaraldehyd zu desinfizieren (NHS Quality Improvement Scotland 2007). Die Variationsbreite der jeweiligen Herstellerangaben ist aber sehr groß (**Tab. 15.1**).

Für geblockte Kanülen liegen oft keine spezifischeren Angaben zur Wartung und Aufbereitung dieser semi-kritischen Klasse-II-Medizinprodukte vor, wobei gerade hier auf-

Tab. 15.1 Übersicht über Aufbereitungsangaben unterschiedlicher Kanülenhersteller

Hersteller	Blockbare Kanülen	Nicht-blockbare Kanülen
Heimomed®	Spülen mit physiologischer Kochsalzlösung	Bürsten und Spülen unter warmem Wasser, anschließend Desinfektion mittels Glutaraldehyde
Teleflex-Ruesch®	Bürsten und Spülen unter warmem Wasser mit neutralen Tensiden, Spülen mit Kochsalzlösung. Keine Verwendung von Alkoholen oder Temperaturen über 50°C	Keine Angaben. Hinweis, dass Medizinprodukt für Einmalgebrauch bestimmt ist
Fahl®	Spülen mit sterilem Wasser	Bürsten und Spülen, Desinfektion und Reinigungsmittel, Reinigungspads
Tracoe®	Reinigungsmittel und spülen mit sterilem Wasser; Reinigungspads	Bürsten und Spülen, Desinfektion und Reinigungsmittel, Reinigungspads

grund der dünnen Blockballonwand zum Funktionserhalt, aber auch aus haftungsrechtlichen Aspekten, präzise Hinweise entscheidend wären. Unter Verwendung eines validierten Aufbereitungsprozesses gemeinsam mit regelmäßiger Kontrolle der Funktionalität des Blockballons sollten geblockte Kanülen eine maximale Tragedauer von 28 Tagen aufweisen können. In der Praxis geben allerdings die meisten Hersteller nur sehr allgemeine Angaben. Neben den Angaben, wie man die Aufbereitung durchführen soll, erfolgt oft der Hinweis, was unterlassen werden soll, wie z. B. das Vermeiden von Temperaturen über 65°C, den Einsatz von mechanischem Stress oder die Verwendung von aggressiven Chemikalien, die in der Lage sind, Polymerpartikel aus dem Kanülenmaterial zu extrahieren.

15.3 Zur Aufbereitung von Trachealkanülen

Es ist nachvollziehbar, dass zunächst die technische und medizinische Funktionalität bei der Entwicklung neuer Trachealkanülen im Vordergrund stand. Aufgrund der Heterogenität des am Markt befindlichen Kanülenmaterials sowie unterschiedlicher Funktionalitäten, die erhalten und gepflegt werden sollen, müssen Hersteller von Trachealkanülen in Zukunft allerdings auch mehr Bedacht auf die Aufbereitbarkeit ihrer Medizinprodukte legen.

Spätestens mit Erscheinen der Europäischen Direktive Richtlinie 93/42/EWG des Rates vom 14. Juni 1993 über Medizinprodukte hatte sich diese Situation, zumindest juristisch, ohnedies grundlegend geändert. In der europäischen Medizinprodukterichtlinie wurde erstmals festgehalten, dass die «… Produkte und ihre Herstellungsverfahren so ausgelegt sein müssen, dass das Infektionsrisiko für Patienten, Anwender und Dritte ausgeschlossen oder soweit wie möglich verringert wird. Die Auslegung muss ein leichte Handhabung erlauben und die Kontamination des Produkts durch den Patienten oder umgekehrt während der Anwendung so gering wie möglich halten».

Weiter wurde unter Punkt 156 dieser Direktive angegeben, dass die Gebrauchsanweisung eines (wiederzuverwendenden) Medizinproduktes nach Maßgabe des konkreten Falles Angaben über geeignete Aufbereitungsverfahren, z. B. Reinigung, Desinfektion,

Verpackung und gegebenenfalls Sterilisationsverfahren, sowie Angaben zu einer eventuellen zahlenmäßigen Beschränkung der Wiederverwendungen beinhalten müssen.

Gute Aufbereitungsanweisungen sollen somit nicht nur aus Warnhinweisen und Ausschlusskriterien bestehen, sondern müssen klare und nachvollziehbare Angaben beinhalten. Letztlich soll neben chemischen und physikalischen Vorbedingungen die Aufbereitung von Kanülen nicht nur im Krankenhaus, sondern auch im häuslichen Umfeld material- und zeitschonend erfolgen können. Eine Möglichkeit dazu wäre die maschinelle Aufbereitung z. B. im Geschirrspüler, zu der allerdings derzeit kein Hersteller Stellung bezieht (Leonhard 2006).

Aufgrund bestehender Unterschiede hinsichtlich Material und Design von Kanülen, der Aufbereitungsmöglichkeit und Fertigkeiten von Patienten ist es schwierig, allgemein gültige, universell anwendbare Angaben hinsichtlich der Aufbereitung von Trachealkanülen zu machen.

Sehr allgemein kann festgehalten werden, dass in intensivmedizinischen Bereichen in der Regel Patienten mit cuffbaren Trachealkanülen bzw. Multifunktionskanülen (▶ Kap. 12) versorgt werden. Die Pflege cuffbarer Kanülen sowie deren Wechsel werden in der Regel vom betreuenden medizinischen Personal durchgeführt (▶ Kap. 8 u. 9). Da in einem medizinischen Bereich mehrere Patienten zeitgleich mit Trachealkanülen versorgt werden müssen, ist dabei zu beachten, dass sich eine höhere Zahl an zu pflegenden Kanülen ergibt, die vom Personal regelmäßig gereinigt und aufbewahrt werden muss. Grundsätzlich könnten auch cuffbare Kanülen laut Hersteller gereinigt und bei **einem** (!) Patienten (single use) je nach Type und Modell bis zu 20 Mal wiedereingesetzt werden. Als problematisch aber technisch und organisatorisch lösbar seien lediglich die Gewährleistung der Cuffdichtigkeit und die Sicherstellung des Nicht-Verwechselns der Kanüle in medizinischen Einrichtungen erwähnt. Dazu stehen mittlerweile spezielle Trachealkanülensets mit Druckmesser zur Überprüfung der Dichtheit des Cuffs zur Verfügung.

Patienten außerhalb intensivmedizinischer Pflege ohne Aspirationsrisiko und ohne Schluckstörung werden meist mit nicht-cuffbaren Kanülen versorgt. Sie müssen die Pflege und den Umgang mit ihrer Kanüle erlernen, damit sie die erforderliche Reinigung und den Wechsel später selbst durchführen können (▶ Kap. 9). Meist werden dabei zwei bis drei Kanülensets abwechselnd verwendet, die nach einer gewissen, vom Hersteller anzugebenden Zeit gegen neue ausgewechselt werden müssen. Viele Hersteller liefern ihre Kanülen in Sets mit zwei Innenkanülen, womit die Logistik der Kanülenpflege für den Patienten erleichtert wird. Ist das Innenlumen einer getragenen Kanüle durch angetrocknete Sekrete verengt, kann so die Innenkanüle (sog. «Seele») entfernt und sofort durch eine bereits aufbereitete saubere Innenkanüle ersetzt werden. Die erforderliche Frequenz der Reinigung variiert dabei stark und ist auch vom jeweiligen Patienten und seiner Grundkrankheit abhängig. Die meisten Modelle sind laut Hersteller bei entsprechender Befolgung der Reinigung und Funktionsprüfung für den wiederholten Einsatz am **selben** Patienten zugelassen. Der Verwendungszeitraum liegt in etwa zwischen 14 Tagen (empfohlen) und 30 Tagen (maximale theoretische Haltbarkeit für die meisten in Verwendung stehenden Kunststoffmaterialien).

Zur Reinigung von Trachealkanülen werden spezielle Reinigungssets angeboten, die eine individuelle Aufbereitung ermöglichen. Diese beinhalten passende Kanülenbürsten, die je nach Krümmung der Kanüle für die Reinigung zurechtgebogen werden können (◘ Abb. 15.3).

Nach erfolgter mechanischer Vorreinigung schließt in der Regel eine Desinfektionsphase an, die das Ziel hat, die Zahl der Biofilm-produzierenden Mikroorganismen mög-

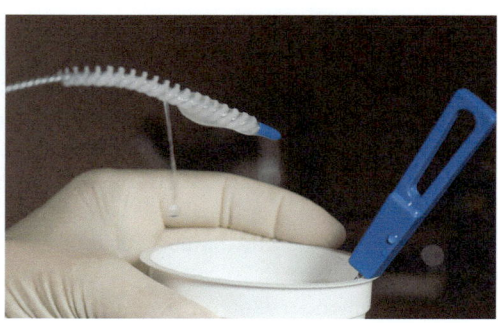

Abb. 15.3 Reinigung von Trachealkanülen mit speziellen Reinigungsbürsten

lichst weit zu reduzieren, um die Frequenzen der Biofilmbildung zu verlängern. Zur Desinfektion werden Desinfektionsmittel in Form gebrauchsfertiger oder konzentrierter Lösungen oder eines löslichen Pulvers angeboten. Die verschmutzten Kanülen müssen:

- in ihre Einzelteile zerlegt,
- unter fließendem Wasser durch manuelles Bürsten von makroskopischen Verunreinigungen befreit und
- anschließend für die angegebene Dauer der Einwirkungszeit des jeweiligen Desinfektionsmittels in die angesetzte Desinfektionslösung eingelegt werden.

Danach muss die Kanüle unter fließendem Wasser erneut ausgiebig gespült werden, um eventuelle toxische oder irritative Rückstände zu entfernen. Die Häufigkeit der Aufbereitung richtet sich nach der Sekretansammlung bzw. Verschmutzung und kann zwischen mehrmals täglich bis lediglich 2- bis 3-mal pro Woche variieren.

Betrachtet man die derzeitige Handhabung sowie die Herstellerempfehlungen zur Aufbereitung von Trachealkanülen, erkennt man in der Regel hygienisch und organisatorisch wenig gut abgesicherte Vorgehensangaben. So variiert z. B. die Effizienz der Aufbereitung mit der Genauigkeit und Sorgfalt der durchführenden Person, da bei Übersehen makroskopischer Verunreinigungen im Rahmen einer manuellen Vorreinigung eine anschließende Desinfektion nicht ausreichend sicher erfolgen kann. Daher wäre zukünftig ein automatisierter maschineller Aufbereitungsprozess wünschenswert, um ein von der interindividuell schwankenden Qualität der durchführenden Person unabhängiges Aufbereitungsergebnis zu erzielen. Zudem kann die derzeitige Handhabung der Aufbereitung empfindliche organisatorische Herausforderungen verursachen. Während im häuslichen Bereich die Anzahl der Kanülen (in der Regel 2) für den Betroffenen überschaubar bleibt, stellt die Anzahl der anfallenden Kanülen im stationären Bereich je nach Anzahl der tracheotomierten Patienten eine organisatorische und logistische Herausforderung dar. Die von den Herstellern empfohlenen Methoden für den häuslichen Bereich sind zudem im stationären Bereich kaum adaptierbar, wenn dabei zusätzlich die Produkthaftung nicht verletzt und die Sicherheit anderer Patienten gefährdet werden soll.

Hinzu kommen komplexe Organisationsherausforderungen im stationären Versorgungsbereich, um z. B. Verwechslungen von Kanülen zu vermeiden, das Hantieren mit gefährlichen Chemikalien zu minimieren und einen effektiven Personalschutz bei möglichem oder sicherem Vorliegen von Infektionserregern zu gewährleisten. Aufgrund eines erhöhten Personal- und Ressourcenbedarfes wird daher in zahlreichen Einrichtungen des Gesundheitswesens auf eine Aufbereitung verzichtet und stattdessen eine ausschließliche Einmalverwendung («single use»), auch bei demselben Patienten, durchgeführt. Somit wird im Falle eines Kanülenwechsels die gebrauchte Kanüle entsorgt und durch eine neue, noch sterile unbenützte Kanüle ersetzt. Dieses Vorgehen garantiert zwar ein hohes Maß an Rechtssicherheit für den Betreiber und hygienische Sicherheit für den Patienten, resultiert aber in einem deutlich höheren Kostenaufwand und unnötiger Belastung der Umwelt infolge hoher Abfallmengen. Versucht man andererseits, bei Patienten die Zahl der Kanülenwechsel gering zu halten, indem man die Verweildauer erhöht, kann die Gefahr möglicher Komplikationen unter Umständen steigen.

Fazit für die Praxis
Moderne Trachealkanülen stellen aufgrund ihrer Materialbeschaffenheit eine Herausforderung an Aufbereitungsverfahren dar. Die große Vielfalt an existierenden Kanülenmodellen mit unterschiedlichen Kombinationen verschieden empfindlicher Kunststoffe sowie zum Teil komplexer Formgebung wie gekrümmte Rohre oder Ventile erschweren eine sachgerechte Aufbereitung. Damit die Reinigung und Desinfektion von Trachealkanülen in Zukunft optimiert durchgeführt werden kann, ist bereits beim Entwurf und der Planung dieser Medizinprodukte an Aspekte der Aufbereitung zu denken. Die unterschiedlichen Hersteller dieser Medizinprodukte müssen klar nachvollziehbare Anleitungen geben, die notwendigen Informationen für die Betreiber beinhalten. Der Betreiber muss bereits vor Anschaffung neuer Trachealkanülen die Aufbereitbarkeit gemäß Herstellerangaben prüfen und soll feststellen, ob ihm die erforderlichen Mittel und Möglichkeiten vorliegen, um seine Aufgaben verantwortungsbewusst umsetzen zu können. Letztlich muss auch hinsichtlich der zunehmenden häuslichen Versorgung sichergestellt werden, dass Patienten einfache, jedoch effiziente und machbare Methoden zur regelmäßigen Aufbereitung ihrer Trachealkanülen genannt werden, die von ihnen oder von betreuenden Personen auch nachvollziehbar eingehalten und umgesetzt werden können.

Literatur

Abdollahi A, Shoar S, Shoar N (2013) Microrganisms' colonization and their antibiotic resistance pattern in oro-tracheal tube. Iran J Microbiol 5:102–107

Adair CG, Gorman SP, Feron BM, Byers LM, Jones DS, Goldsmith CE et al. (1990) Implications of endotracheal tube biofilm for ventilator associated pneumonia. Intensive Care Med 25:1072–1076

Blot F, Melot C, Commission d'Epidémiologe et de Recherche Clinique (2005) Indications, timing, and techniques of tracheostomy in 152 French ICUs. Chest 127:1347–1352

Han JK, Kerschner JE (2001) Streptococcus mileri: an organisms for head and neck infections and abscess. Arch Otolaryngol Head Neck Surg 127:650–654

Healthcare Infection Control Practices Advisory Committee Centers for Disease Control and Prevention (U.S.) (2004) Guidelines for preventing health-care-associated pneumonia, 2003 recommendations of the CDC and the Healthcare Infection Control Practices Advisory Committee. Resp Care 49:926–939

Leonhard M (2006) Experimentelle Untersuchungen zur Reinigung und Wiederverwendbarkeit von Trachealkanülen aus Kunststoff im stationären Bereich. Dissertation an der Medizinischen Universität Wien

Morris LL, Whitmer A, McIntosh E (2013) Tracheostomy care and complications in the intensive care unit. Crit Care Nurse 33:18–30

NHS Quality Improvement Scotland. Best Practice Statement March 2007 – Caring for the patient with tracheostomy. Online verfügbar unter: http://www.nhshealthquality.org. (Abgerufen am: 10.06.2017)

Pietkiewicz P, Machala W, Kusmierczyk K, M Ionski J, Wisniewski T, Urbaniak J, Olszweski J (2012) Early complications of Griggs percutaneous tracheotomy in own material. Otolaryngol Pol 66:196–200

Stimmrehabilitation nach Tracheotomie

Berit Schneider-Stickler

16.1 Normale Stimm- und Sprechfunktion – 296

16.2 Unphysiologische Situation für Sprechfunktion nach Tracheostomie – 296

16.3 Kommunikation nach Tracheostomie – 297

16.4 Stimmrehabilitation nach Tracheostomie bei wachen Patienten mit assistierter maschineller Beatmung – 298

16.5 Passy-Muir-Ventil – 298

16.6 Blom Speech Cannula (Blom-Sprech-Kanülensystem) – 299

16.7 Stimmrehabilitation nach Tracheostomie am nicht-beatmeten Intensivpatienten – 300

16.8 Stimmrehabilitation nach Tracheostomie bei teilweiser laryngealer Obstruktion – 301

16.9 Stimmrehabilitation nach Laryngektomie – 301

Literatur – 302

© Springer-Verlag GmbH Austria 2018
B. Schneider-Stickler, P. Kress (Hrsg.), *Tracheotomie und Tracheostomaversorgung*
https://doi.org/10.1007/978-3-7091-4868-6_16

16.1 Normale Stimm- und Sprechfunktion

Grundlegende Voraussetzung für die verbale Kommunikation ist ein funktionierendes Stimm- und Sprechorgan. Für Stimmbildung und Artikulation sind nach Fant (1960) zwei wesentliche Funktionsbereiche verantwortlich:
- Rohschallerzeugung (Quelle) im Kehlkopf als phonatorische Voraussetzung und
- Nachschaltung eines Resonators mit Filterfunktion (Vokaltrakt/Ansatzraum) für die artikulatorische Verarbeitung des laryngealen Primärschalls.

Die Stimm- und Sprachproduktion wird aus funktionaler Sicht in Funktionsbereiche eingeteilt:
- Windkesselsystem der Lunge (Atmung) als aerodynamische Energiequelle (Initiation)
- Stimmlippenschwingungen zur Ton- bzw. Primärklangerzeugung und Quelle des akustischen Signals (Phonation als Generator)
- Ansatzraum als Resonator mit Überformung und Filterung des Schallsignals zur Bildung des komplexen Stimmschalls
- Sprechbewegungen im engeren Sinne zur Artikulation als Modifikation
- Steuerung und Koordination dieser Bereiche durch das zentrale Nervensystem.

Diese Funktionsbereiche machen deutlich, dass im Rahmen der Stimmrehabilitation eines tracheostomierten Patienten zusätzlich Augenmerk auf die Funktionsfähigkeit der kranialen Hirnnerven als Voraussetzung für artikulatorische Bewegungsabläufe als auch auf die motorischen und sensiblen Sprachzentren hinsichtlich Sprachplanung und Sprechverständnis gelegt werden muss.

16.2 Unphysiologische Situation für Sprechfunktion nach Tracheostomie

Die Tracheostomie stellt für die Patienten meist eine große Belastung dar.

Die Verwendung einer gecufften Trachealkanüle bedeutet die Umgehung der oberen Atemwege, insbesondere die Umgehung der laryngealen Passage. Es fließen sowohl die Einatem- als auch die Ausatemvolumina über die Kanüle (Schwegler 2017). Dadurch ist der Patient nicht in der Lage, auf normalem Weg Stimme und Laute zu produzieren. Stimmhaftes Sprechen ist unmöglich. Artikulatorische Mundbewegungen sind möglich, jedoch für den Zuhörer aufgrund des fehlenden Stimmklangs nicht verständlich. Es gelingt maximal ein Pseudoflüstern mit begrenzter Verständlichkeit.

Die Unfähigkeit zur verbalen Kommunikation führt den Betroffenen zumeist in eine unbefriedigende Situation mit Frust, Unwirschsein, Unzufriedenheit und Depression. Die Situation, Bedürfnisse, Gedanken und Wünsche nicht artikulieren zu können, führt zu einer deutlichen Einschränkung der Lebensqualität. Inzwischen wurden deshalb Trachealkanülensysteme entwickelt, die beatmeten wachen Patienten eine Sprechmöglichkeit bieten.

Auch nach Anpassen normaler Sprechkanülen ist eine normale Stimm- und Sprechproduktion in der Regel nicht sofort möglich. Die Trachealkanüle stellt für den Patienten eine ungewohnte mechanische Behinderung der Larynxelevation dar und erfordert einen gelernten Umgang mit Sprechventilen, manuellem Kanülenverschluss und Verwendung der geeigneten Kanülensysteme. Nicht nur beim Schlucken wird die Larynxhebung behindert, sondern auch bei der Artikulation. Während der Kehlkopf bei den Vokalen (/u:/ und /o:/) eher tief steht, wird er bei den Vokalen (/i:/ und /e:/) nach oben gezogen.

Darüber hinaus ist die Kanüle ein zusätzliches inspiratorisches und exspiratorisches Hindernis. Die Inspiration wird im Wesentlichen durch den Durchmesser der Trachealkanüle beeinflusst. Die Exspiration wird neben dem Kanülendurchmesser zusätzlich durch die Fensterung/Siebung der Trachealkanüle beeinflusst.

Nach mechanischer Beatmung, insbesondere nach Langzeitbeatmung, benötigt der Patient in der Regel einige Zeit, um Ventilation, Phonation und auch Schlucken wieder zu koordinieren.

16.3 Kommunikation nach Tracheostomie

Für die Beurteilung eines Patienten sind zu Beginn der stimmlichen Rehabilitation verschiedene Aspekte zu berücksichtigen:
- Wie weit ist der Patient bereits in der Lage zu kommunizieren?
- Hat der Patient das Bedürfnis zu kommunizieren?
- Welche alternativen Kommunikationswege (nonverbal/verbal) werden bereits genutzt?
- Inwieweit ist der Patient bereits bei Bewusstsein?
- Wie sind die motorischen und zentralen Voraussetzungen zur Kommunikation?
- Was war die Indikation zur Tracheostomie?
- Welche Begleiterkrankungen liegen vor?

Hinsichtlich der Kommunikationsmöglichkeiten werden nonverbale und verbale Kommunikationsformen unterschieden.

Die **nonverbale Kommunikation** beschreibt Kommunikationsformen, die nicht verbal erfolgen, d. h. keine Lautsprache, Gebärdensprache bzw. Schriftsprache. Sie bedient sich unter anderem gestischer Elemente, Augenkontakt, Körperhaltung sowie Gesichtsausdruck und -mimik.

Die **verbale Kommunikation** umfasst im engeren Sinne die natürliche Stimmproduktion, über die ein zentrales Gedankenkonzept über phonatorische und artikulatorische Aktionen einem Hörer vermittelt wird. Allerdings zählt auch die Schriftsprache zur verbalen Kommunikation. Während der tracheostomierte Patient zumeist hinsichtlich der oralen verbalen Kommunikation beeinträchtigt ist, verfügt er über normale Fähigkeiten der Schriftsprache.

Zu Beginn der kommunikativen Rehabilitation stehen zum einen Ja-Nein-Antwortsätze und die Verwendung der Schrift- bzw. Zeichensprache zur Verfügung. Dies gestaltet sich einfach, wenn der Patient über die Fähigkeit des Schreibens verfügt. Handschriftliche Äußerungen werden, wenn benötigt, aus Gewohnheit bevorzugt. Es bedarf lediglich eines Papiers und eines Stiftes bzw. einer Schreibtafel, wenn vorhanden.

Bei zusätzlichem Vorliegen neurologischer sprachlicher Defizite bzw. artikulatorischer Behinderungen stehen heute für den Rehabilitationsbereich verschiedene alternative Möglichkeiten zur Verfügung:
- Buchstaben- und Bildertafeln
- Kommunikationsboard
- Elektronische Kommunikationshilfen
- E-Tran-Frame.

In den meisten Fällen besteht jedoch das Ziel der stimmlichen Rehabilitation in der Wiederherstellung der natürlichen Stimmproduktion. Dieses Ziel muss lediglich bei Patienten mit völliger Obstruktion der oberen Atemwege aufgegeben werden. Bei Intensivpatienten, die wegen eines Weaning-Problems tracheotomiert wurden bzw. bei Patienten mit teilweiser Obstruktion der oberen Atemwege, kann in der Regel eine verbale Kommunikation mit eigener Stimme wiederhergestellt werden.

16.4 Stimmrehabilitation nach Tracheostomie bei wachen Patienten mit assistierter maschineller Beatmung

Im intensivmedizinischen Behandlungsverlauf als auch in der Betreuung ambulanter ateminsuffizienter Patienten besteht immer wieder die Notwendigkeit einer dauerhaften mechanischen Beatmung. In aller Regel erlaubt es der Zustand des Patienten, zumindest kurzzeitig den Cuff der Trachealkanüle zu entcuffen, um die Atemluft in Richtung Kehlkopf zu lenken. Ein kurzzeitiges Entcuffen ermöglicht zumindest eine kurzzeitige Kommunikationsphase.

Allerdings strömt nur ein kleiner Teil der Ausatemluft an der entcufften Kanüle vorbei in Richtung Kehlkopf, der größte Teil der Luft strömt rückwärts über die Kanüle in Richtung Beatmungsgerät, wenn der maschinelle Beatmungsdruck am Ende der Inspiration zusammenfällt. Die Luft strömt in Richtung des geringeren Widerstandes. Für die Patienten bedeutet dies mehrheitlich, dass sie vornehmlich in der Einatemphase sprechen müssen, was zumeist ungewohnt und unangenehm ist. Die Anpassung an den Beatmungsrhythmus bedeutet für die Patienten nicht selten eine ungewohnte Umstellung.

Eine Alternative für die Optimierung des Sprechens ist die Anpassung der Beatmungseinstellungen. Es kann die Einatemphase verlängert bzw. das Einatemvolumen, der Einatemdruck und/oder der positive endexspiratorische Druck (PEEP) erhöht werden. Bei höherem PEEP strömt ein größerer Teil der Ausatemluft in Richtung der oberen Atemwege.

Weitere Möglichkeiten, das Sprechen trotz Tracheostomie und Beatmungsabhängigkeit zu erreichen, bieten beatmungskompatible Sprechventile bzw. spezielle Trachealkanülen. Beatmungskompatible Sprechventile sind Einweg-Sprechventile, die das Rückwärtsströmen der Ausatemluft verhindern und damit den Anteil der Luft, der über Mund und Nase ausgeleitet wird, erhöhen. Allerdings setzen diese Ventile das wiederholte Entcuffen der Trachealkanülen voraus, das von manchen Patienten aufgrund des höheren Hustenreizes nur bedingt toleriert wird. Wenn die Beatmungssituation das Entcuffen nicht erlaubt bzw. der Patient das regelmäßige Entcuffen nicht toleriert, können neuentwickelte spezielle Beatmungskanülen eingesetzt werden.

16.5 Passy-Muir-Ventil

Von den beatmungskompatiblen Sprechventilen hat das Passy-Muir-Ventil die größte Akzeptanz gefunden (Passy 1986). Es wurde 1985 vom damals 23jährigen David Muir, der selbst in Folge einer Muskeldystrophie an einer Tetraplegie litt, entwickelt.

Das Passy-Muir-Ventil funktioniert ähnlich wie alle Sprechventile. Es lässt die Luft über die Kanüle einströmen, verhindert aber die Ausatmung. Mit entsprechender Einstellung der Beatmungsgeräte ist der Patient mit dem Passy-Muir-Ventil (Abb. 16.1) in der Lage,

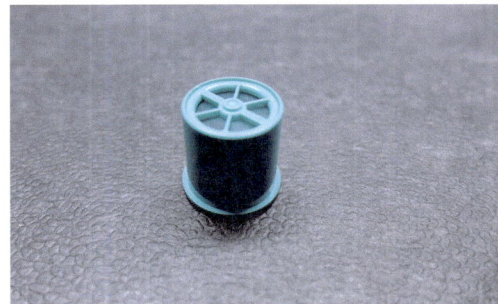

Abb. 16.1 Passy-Muir-Ventil

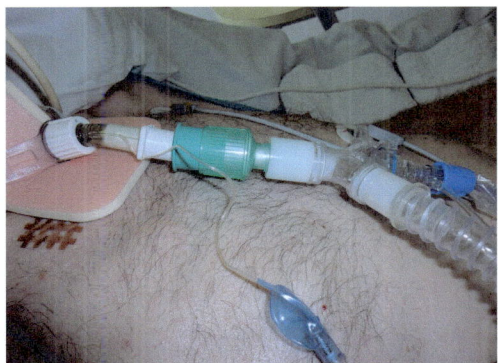

Abb. 16.2 Verwendung des Passy-Muir-Ventils am beatmeten Patienten

auch während des normalen Ausatemvorganges zu sprechen. Für die Einstellung der Geräte ist es in der Regel wichtig, zwischen dem Modus der maschinellen Beatmung über die gecuffte Kanüle und dem Modus der modifizierten Beatmung bei entcuffter Kanüle zu wählen (Abb. 16.2).

16.6 Blom Speech Cannula (Blom-Sprech-Kanülensystem)

Das Blom-Sprech-Kanülensystem mit einer speziellen Sprech-Innenkanüle stellt eine Alternative für beatmungspflichtige wache Patienten dar, die das regelmäßige Entcuffen der Kanüle nicht tolerieren bzw. nicht entcufft werden können (Kunduk et al. 2010).

Es wird eine Blom-Trachealkanüle mit Cuff und eine speziell gefertigte Innenkanüle kombiniert (Abb. 16.3 u. Abb. 16.4). Wie bei einer Multifunktionskanüle ist die äußere Trachealkanüle gefenstert.

Die Blom-Sprech-Innenkanüle hat zwei einzigartige Ventile, die den Luft-Flow so lenken, dass bei Inspiration das Fenster der Außenkanüle verschlossen wird, bei Exspiration das Fenster jedoch freigegeben und das untere Ende der Innenkanüle verschlossen wird. Damit wird das Sprechen auch bei beatmeten Patienten mit geblocktem Cuff auf einem physiologischen Weg ermöglicht.

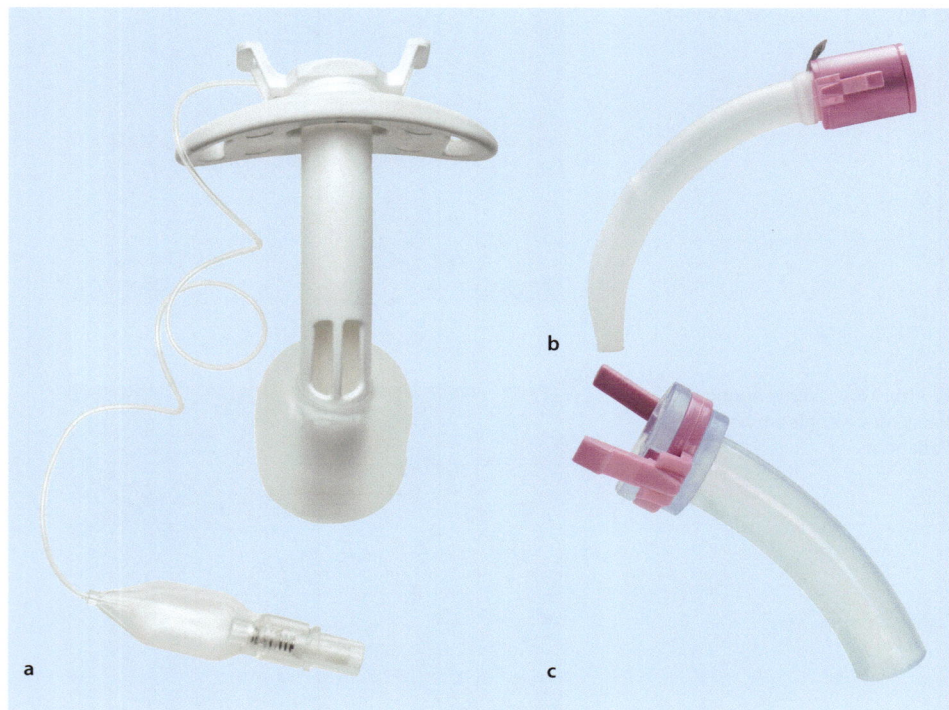

Abb. 16.3 Blom® Tracheostomy Tube System (mit freundlicher Genehmigung der Fa. Andreas Fahl Medizintechnik – Vertrieb GmbH). **a** Blom-Singer-Trachealkanüle, **b** Sprechkanüle, **c** Low Profile Valve (LPV®)

16.7 Stimmrehabilitation nach Tracheostomie am nicht-beatmeten Intensivpatienten

Die Stimmrehabilitation nicht-beatmeter Intensivpatienten geht in der Regel Hand in Hand mit der Schluckrehabilitation. Viele Intensivpatienten werden zunächst mit einer Multifunktionskanüle ausgestattet. Bei Einsetzen der gefensterten Innenkanüle ist eine Phonation über natürlichem Wege möglich. Der Cuff sollte in dieser Zeit zum Schutz der Trachealschleimhaut unbedingt entlastet werden. Der Verschluss der Kanüle ist bei manueller Geschicklichkeit digital oder durch Verwendung von Sprechventilenaufsätzen möglich.

Bei idealem Verlauf der intensivmedizinischen Betreuung ist die Tracheostomie nur temporär notwendig und in der Regel wird nach Erreichen der respiratorischen Stabilität die Dekanülierung angestrebt. Dennoch ist eine Zunahme der Langzeittracheotomien zu beobachten. Hintergründe sind zumeist schwere neurologische Defizite (Insult, Schädel-Hirn-Trauma etc.), die eine längerfristige Tracheostomiedauer erfordern. Sollte es der Allgemeinzustand des Patienten erlauben, ist eine Versorgung mit einer klassischen Kunststoff-Sprechkanüle anzustreben. Die Fensterung bzw. Siebung der Sprechkanüle ermöglicht das Ausströmen der Luft bei Exspiration über die natürlichen oberen Atemwege und eine Phonation auf natürlichem Wege. Für den Kanülenverschluss können Finger bzw. Sprechventile verwendet werden (▶ Kap. 12).

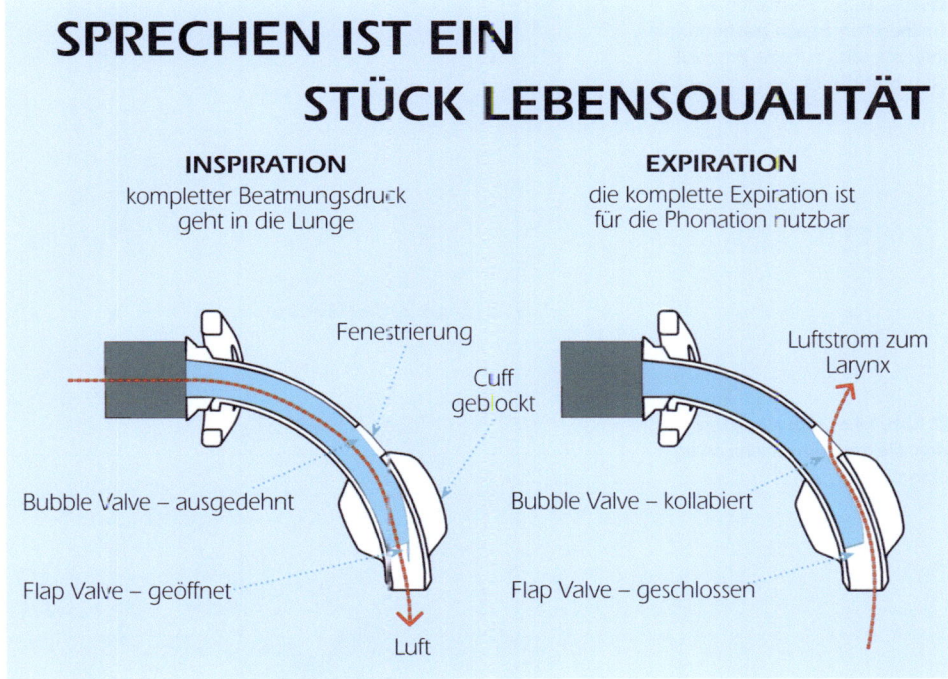

Abb. 16.4 Funktionsweise des Blom-Sprechkanülen-Systems (mit freundlicher Genehmigung der Fa. Andreas Fahl Medizintechnik – Vertrieb GmbH)

16.8 Stimmrehabilitation nach Tracheostomie bei teilweiser laryngealer Obstruktion

Obstruktionen im Bereich der oberen Atemwege, wie z. B. tumorbedingte Obstruktionen, narbige Stenose oder beidseitige Rekurrensparesen, erfordern zum Teil permanente Tracheostomaversorgungen. Wenn keine Aspirationsgefahr besteht, ist die frühzeitige Versorgung mit einer klassischen Kunststoff-Sprechkanüle anzustreben. Der Verschluss der Kanüle, ob digital oder mit Sprechventil, ist möglich, solange ein ausreichender Ausatemstrom gewährleistet ist. Je nach zugrunde liegender Pathologie ist der zu erwartende Stimmklang nahezu euphon (z. B. bei beidseitigen Rekurrensparesen) oder mehr oder weniger dysphon (z. B. Larynxkarzinom, laryngeale Stenose).

16.9 Stimmrehabilitation nach Laryngektomie

Hier stellt die Stimmrehabilitation eine Sonderform dar. Der Kehlkopf wurde total entfernt und die Trachea dauerhaft nach außen in die Halshaut eingenäht (Abb. 16.5).

> **!** Laryngektomierte Patienten dürfen niemals mit einer Sprechkanüle mit Sprechventil versorgt werden, solange ihnen keine Stimmprothese zur sekundären Stimmrehabilitation zwischen Trachea und Ösophagus eingesetzt wurde.

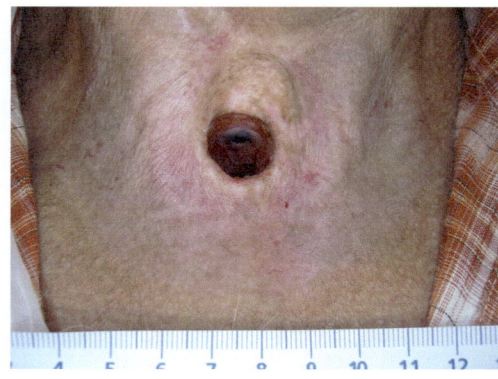

◘ Abb. 16.5 Permanentes Tracheostoma nach Tracheotomie (hier mit Blick auf eine Provox2-Stimmprothese)

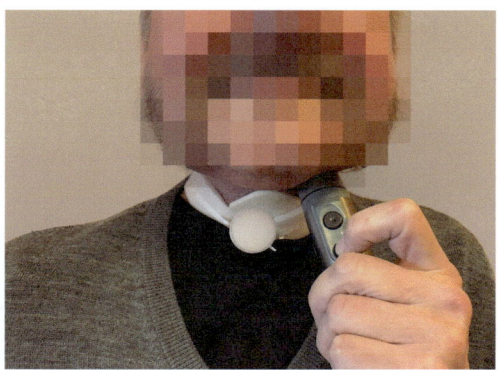

◘ Abb. 16.6 Sprechen mit dem Elektrolarynx nach Laryngektomie

Erst dann kann bei Verschluss der äußeren Trachealkanüle der Ausatemstrom über die Stimmprothese in den Ösophagus umgeleitet werden. Nach Einsatz eines tracheoösophagealen Shuntventils («Stimmprothese») kann der Luftstrom von der Trachea in den Ösophagus umgeleitet und ösophageale Schleimhautanteile zum Schwingen angeregt werden, die zur Tonproduktion und damit zum Sprechen genutzt werden. Die «Ösophagus-Ersatzstimme» ist die bevorzugte Form der sekundären Stimmrehabilitation laryngektomierter Patienten neben «Pseudoflüstern», «Ruktusstimme» und «Sprechen mit einem Elektrolarynx» (◘ Abb. 16.6).

Literatur

Fant G (1960) Acoustic theory of speech production. Mouton Publishers, The Hague

Kunduk M, Appel K, Tunc M, Alanoglu Z, Alkis N, Dursun G, Ozgursoy OB (2010) Preliminary report of laryngeal phonation during mechanical ventilation via a new cuffed tracheostomy tube. Respir Care 55(12):1661–1670

Passy V (1986) Passy-Muir tracheostomy speaking valve. Otolaryngol Head Neck Surg 95(2):247–248

Schwegler H (2017) Sprechen und Schlucken bei intensiver mechanischer Beatmung. Online verfügbar unter: http://www.dysphagie.ch/deutsch/infos-für-fachleute/sprechen-und-schlucken-bei-invasiver-beatmung. (Abgerufen am: 10.06.2017)

Schlucken nach Tracheostomie

Doris Maria Denk-Linnert

17.1 Einführung – 304

17.2 Tracheostomaversorgung/Trachealkanülenmanagement als Grundlage für die Schluckrehabilitation – 304

17.3 Dysphagie/Aspiration nach Tracheostomie – 305
17.3.1 Schluckdiagnostik beim tracheostomierten Patienten – 306
17.3.2 Flexible Endoskopie des Schluckaktes, FEES (Fiberoptic Evaluation of Swallowing) – 307
17.3.3 Funktionelle Dysphagie-Therapie – 310
17.3.4 Der tracheostomierte Patient auf der Intensivstation – 311
17.3.5 Überlegungen zum Dekanulement – 311

17.4 Der pädiatrische Patient mit Tracheostoma – 311

17.5 Schlucken nach Laryngektomie – 312
17.5.1 Dysphagie-Inzidenz nach Laryngektomie – 313
17.5.2 Schluckdiagnostik beim laryngektomierten Patienten – 313
17.5.3 Therapie von Schluckstörungen beim Laryngektomierten – 314

Literatur – 317

Arbeitsmaterial – 319

© Springer-Verlag GmbH Austria 2018
B. Schneider-Stickler, P. Kress (Hrsg.), *Tracheotomie und Tracheostomaversorgung*
https://doi.org/10.1007/978-3-7091-4868-6_17

17.1 Einführung

Durch die Tracheostomie erfolgt eine Trennung von Atemweg und Vokaltrakt, die den Patienten zum Halsatmer und eine physiologische Phonation unmöglich macht sowie die Schluckfunktion beeinträchtigen kann. Über eine Trachealkanüle wird die Atmung sichergestellt. Durch den Wegfall der nasalen Funktion der Reinigung, Erwärmung und Befeuchtung der Atemluft besteht eine erhöhte Anfälligkeit für eine Tracheitis und respiratorische Infekte.

Grundlage für eine erfolgreiche funktionelle Rehabilitation des (für einen längeren Zeitraum) tracheostomierten Patienten ist ein blandes epithelialisiertes Tracheostoma ohne Entzündung oder Granulationsgewebsbildung. Im Hinblick auf die Primärfunktion Deglutition und die Sekundärfunktion Phonation wird bei vorhandenem (Rest-)Larynx ein laryngealer Luftstrom angestrebt. Bei der Therapie und Rehabilitation tracheostomierter Patienten müssen Grunderkrankung/Indikation zur Tracheostomie, Technik der Tracheostomie und adäquate Kanülenversorgung berücksichtigt werden.

Eine Tracheostomie kann die Schluckfunktion beeinträchtigen, andererseits stellt eine Schluckstörung mit massiver Speichelaspiration und bronchopulmonalen Folgen die Indikation für eine sog. «Schutztracheostomie» dar (▶ Abschn. 6.7). Im Angelpunkt des Managements stehen:

- die Aspiration, die einen gefährlichen Risikofaktor für das Angehen einer Aspirationspneumonie darstellt,
- die (In-)Suffizienz der oralen Ernährung mit drohender Malnutrition und Dehydratation und
- die Beeinträchtigung der Lebensqualität.

17.2 Tracheostomaversorgung/Trachealkanülenmanagement als Grundlage für die Schluckrehabilitation

Durch Fortschritte in der Intensivmedizin und aufgrund der dadurch resultierenden vermehrten Anzahl an Patienten, die lebensbedrohliche Erkrankungen überleben, nimmt auch die Anzahl der tracheostomierten Patienten zu. Außerdem kommen durch einen Paradigmenwechsel in der Therapie von Patienten mit Kopf-Hals-Malignomen überwiegend organerhaltende Therapiekonzepte zur Anwendung. Nach transoraler Laserchirurgie und/oder adjuvanter/primärer Strahlentherapie muss in vielen Fällen ein (zumindest passageres) Tracheostoma angelegt werden. Im Rahmen der multidisziplinären Versorgung und Schluckrehabilitation von tracheostomierten Patienten leisten HNO-Heilkunde, Phoniatrie und Logopädie einen wesentlichen Beitrag.

Grundvoraussetzung für eine gute Stimm- und Schluckfunktion nach Tracheostomie ist eine Versorgung mit adäquaten Trachealkanülen. Für die optimale individuelle Tracheostomaversorgung ist sowohl die Kenntnis der individuellen Anatomie und Grunderkrankung als auch die Kenntnis über die verschiedenen Kanülentypen und Hilfsmittel unabdingbar. Die Entwicklung neuer Produkte und deren sinnvoller Einsatz tragen zur verbesserten Lebensqualität der Betroffenen bei. Im Rahmen des Tracheostomamanagements muss berücksichtigt werden, ob das Tracheostoma perkutan-dilatativ (für kurze Zeit der Tracheostomiepflichtigkeit) oder offen-chirurgisch (für Langzeitkanülenträger) angelegt wurde. Unverzichtbar sind regelmäßige Kontrollen des betroffenen Patienten im multidisziplinären Setting.

17.3 Dysphagie/Aspiration nach Tracheostomie

Nach Tracheostomie können Schluckstörung und Aspiration auftreten. 50–87 % aller tracheostomierter erwachsenen Patienten zeigen eine Aspiration (Ongkasuwan et al. 2014). Diese sind jedoch nicht zwingend. Auch eine Langzeitintubation, die oftmals einer Tracheostomie vorausgeht, gilt als Risikofaktor für eine beeinträchtigte Schluckfunktion, wobei der Einfluss der Dauer der Langzeitintubation kontrovers diskutiert wird. Komorbiditäten wie Critical Illness Neuropathy, neurologische Erkrankungen etc. spielen eine wesentliche Rolle. Bei Patienten nach Kopf-Hals-Malignomen muss im Falle einer Schluckstörung als ätiologischer Faktor vor allem auch der Primärtumor bzw. der Zustand nach chirurgischer/konservativer Therapie des Primärtumors in Betracht gezogen werden.

Nach Tracheostomie werden folgende Veränderungen der Schluckfunktion beobachtet (Feldman et al. 1966, Ceriana et al. 2015):
- Beeinträchtigung der Larynxelevation
- Behinderung des Larynxverschlusses
- Verminderung der Schluckfrequenz (Seidl et al. 2005)

Bei Verwendung von gecufften Trachealkanülen wird ein laryngealer Luftstrom verhindert, eine Phonation, ein Räuspern oder Husten somit unmöglich. Ein zu stark aufgeblasener Cuff (cave: korrekter Cuffdruck!) kann ein mechanisches Hindernis im Bereich des pharyngo-ösophagealen Überganges darstellen und somit den Schluckweg verlegen. Weiters findet man:
- Gestörte laryngeale Schleimhautsensibilität mit Gefahr einer stillen Aspiration ohne adäquaten Hustenreflex
- Gestörte Schluckreflex-Auslösung
- Beeinträchtigte Öffnung des pharyngo-ösophagealen Segmentes
- Fehlen olfaktorischer Reize

Mögliche Folgen dieser pathophysiologischen Veränderungen sind eine prä-, intra- und/oder postdeglutitive Aspiration.

Die vielfache Anschuldigung, dass eine Tracheostomie unweigerlich zu einer Behinderung von Larynx- und Hyoidelevation führt, konnte bislang nicht bewiesen werden (Terk et al. 2007). Bei Patienten nach Kopf-/Halstumoren wurde kein Einfluss auf die Aspiration durch die Trachealkanüle bzw. durch ein Dekanülement gefunden. Vielmehr scheinen Komorbiditäten als Einflussfaktoren eine Rolle zu spielen (Leder et al. 2005). Auch bei Intensivpatienten wurde keine Kausalität zwischen Tracheostomie und Aspiration bewiesen (Leder et al. 2000). Vor allem die Verwendung von gecufften Kanülen führt jedoch zu einer eingeschränkten Larynxelevation und zu einem erhöhten Risiko einer stillen Aspiration (Tippet u. Siebens 1991) sowie zu signifikanten Änderungen der Schluckphysiologie (Ding u. Logemann 2005). Amathieu et al. konnten 2012 zeigen, dass der Schluckreflex mit erhöhtem Cuffdruck schlechter auslösbar und die Larynxelevation beeinträchtigt ist. ◘ Tab. 17.1 fasst die das Schlucken beeinträchtigenden Faktoren zusammen.

Der Cuff selbst bewirkt lediglich einen Schutz vor Aspiration von Speichel, jedoch nicht von Flüssigkeit und Nahrung (Winklmaier et al. 2005). Patienten mit gecuffter Kanüle sollten keinesfalls oral ernährt werden: sie sind vor Aspiration von Nahrung nicht geschützt und können auch nicht husten oder räuspern, um den Luftweg vom Aspirat zu reinigen.

Der digitale Verschluss des Tracheostomas während des Schluckens soll eine Normalisierung des oralen und subglottischen Drucks bewirken (Gross et al. 1994, Eibling u.

Tab. 17.1 Einflussfaktoren nach Tracheostomie auf das Schlucken (vor allem bei gecuffter Trachealkanüle)

Parameter	Ausprägung
Schluckfrequenz	Vermindert
Larynxelevation	Vermindert
Larynxsensibilität	Vermindert
Glottisschluss	Inkomplett
Subglottischer Druck	Unphysiologisch
Cuffeinfluss	Mechanische Beeinträchtigung

Gross 1996). Dieser Effekt scheint individuell unterschiedlich zu sein (Logemann et al.1998). Ob die Verwendung eines Tracheostomaventils (z. B. Passy-Muir-Tracheostomaventil) einen positiven Einfluss auf die Schluckphysiologie und Reduktion der Aspiration hat, wird kontrovers diskutiert: Detelbach et al. (1995) und Stachler et al. (1996) fanden einen positiven Einfluss, während Leder (1998) keinen Einfluss eines Sprechventils auf das Schlucken fand.

17.3.1 Schluckdiagnostik beim tracheostomierten Patienten

Eine schluckzentrierte Anamnese ermöglicht es, eine gezielte Diagnostik einzuleiten. Neben der Grunderkrankung (ist eine Progredienz, Stabilität, Restitution zu erwarten?) werden der Allgemeinzustand, das Körpergewicht/Body Mass Index, kognitive und psychische Faktoren sowie die Kooperationsfähigkeit des Patienten erfasst. Zusätzlich wird der subjektiven Selbsteinschätzung des Patienten hinsichtlich seiner Lebensqualität Beachtung geschenkt (Chen et al. 2001). Wesentliche anamnestische Warnzeichen sind eine Pneumonieanamnese und Gewichtsverlust. Ziel der Diagnostik ist nicht nur der Beweis bzw. Ausschluss einer Aspiration, sondern auch die Pathophysiologie, Art und Ausmaß der Aspiration aufzudecken, die Prognose abzuschätzen, die Art der Ernährung (oral, non-oral) und die adäquate Tracheostomiekanüle zu empfehlen.

Bei Aspirationsverdacht muss eine entsprechend dynamische instrumentelle Schluck-Diagnostik mittels transnasaler flexibler Videoendoskopie (Abb. 17.1) des Schluckaktes (FEES) und/oder Videokinematographie des Schluckaktes erfolgen.

Das Anfärben des Speichels und die klinische Untersuchung des Trachealsekretes (Blue-Dye-Test) stellt nur eine orientierende Screening-Untersuchung dar, jedoch keinen Ersatz für die endoskopische Schluck-Diagnostik. Der Blue-Dye-Test bei Kanülenträgern zeigt in 50 % der Fälle ein falsch negatives Ergebnis, da «trace amounts» (Spuren eines Aspirates) nicht erkannt werden (Brady et al. 1999). Bei Patienten nach Kopf-Hals-Tumoren ist der Blue-Dye-Test sensitiver als bei neurologischen tracheostomierten Patienten (Winklmaier et al. 2007) und kann bei Verlaufskontrollen eingesetzt werden.

Bei der HNO-ärztlichen/phoniatrischen Untersuchung des Patienten werden die respiratorische Situation (Sauerstoffsättigung), eventuell Speichelansammlungen in Mundhöhle/Trachea sowie orofaziale, pharyngeale und laryngeale Motorik berücksichtigt und folgende Bereiche erfasst (Denk 2006, Denk-Linnert u. Schöfl 2012):

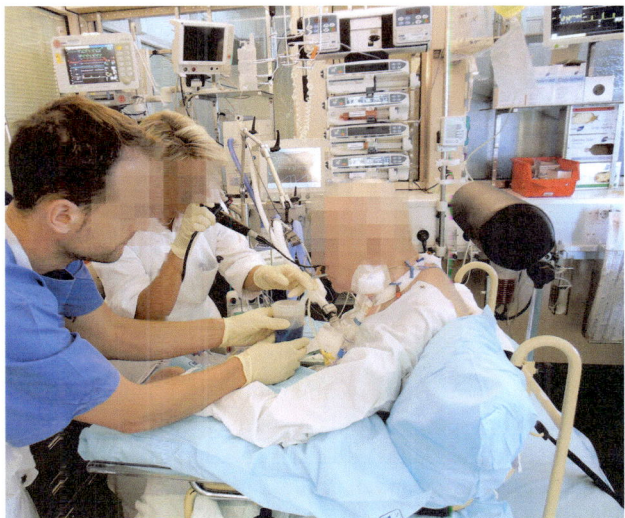

Abb. 17.1 Flexibel endoskopisch kontrollierter Schluckversuch (FEES: Fiberoptic Endoscopic Evaluation of Swallowing) unter Bedside-Bedingungen

- Stimm- und Sprechfunktion
- Beurteilung der Motorik, insbesondere im Bereich des orofazialen und oropharyngealen Bereiches: dabei werden Sensibilität und Motorik von Lippen, Zunge, Velum sowie der Würgereflex getestet.
- Flexible Endoskopie des Larynx und der Trachea: Beobachtung der laryngealen Morphologie und Funktion (Grobmotilität der Stimmlippen, Larynx-Sensibilität), Beurteilung der Verschleimung, Tracheoskopie und Kontrolle der Lage der Siebung der Kanüle.
- FEES – Fiberoptic Endoscopic Evaluation of Swallowing: Analyse der pharyngealen Schluckphase (Abb. 17.1).
- Beurteilung, ob ein Sprechventil verwendet werden kann, und ob dieses die Schluckfunktion positiv beeinflusst.

17.3.2 Flexible Endoskopie des Schluckaktes, FEES (Fiberoptic Evaluation of Swallowing)

Der Patient muss wach und ansprechbar sein und in sitzende Position (Oberkörper aufrecht) gebracht werden können. Um die Schluckphysiologie möglichst günstig zu beeinflussen, sollte die Untersuchung mit entcuffter Trachealkanüle (beim Entcuffen absaugen!), idealerweise mit Siebkanüle, durchgeführt werden. Die Cuffdruckkontrolle sollte mit dem Cuffmanometer erfolgen, oder mit der Spritze ein komplettes Entcuffen sichergestellt sein (Abb. 17.2).

Bei Verdacht einer Beeinträchtigung der Schluckfunktion durch die Trachealkanüle kann diese, wenn möglich, kurz entfernt und so die Schluckfunktion mit und ohne Kanüle getestet werden.

Die Durchführung der flexiblen videoendoskopischen Schluckdiagnostik (FEES) beim tracheostomierten Patienten wird analog der beim Patienten ohne Tracheostoma vorgenommen (Langmore et al. 1988). Sie obliegt in der Regel dem Phoniater bzw. HNO-Arzt.

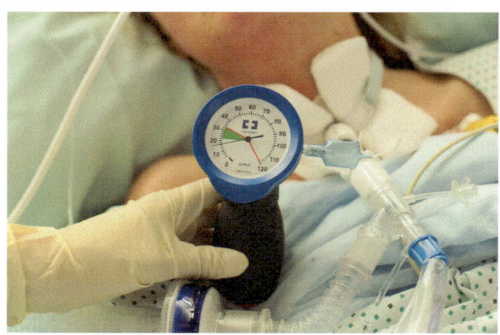

Abb. 17.2 Entcuffen des Patienten vor Beginn des flexibel endoskopisch kontrollierten Schluckversuches mit Cuffmanometer

Maßnahmen zur Beherrschung möglicher Komplikationen (Epistaxis, vasovagale Synkope, Laryngospasmus) müssen bereitstehen.

Auf eine Lokalanästhesie wird in den meisten Fällen verzichtet, obwohl Bastian u-. Riggs (1999) bei gesunden Probanden auch nach Lokalanästhesie keine Aspiration fanden. Bei enger nasaler Anatomie können Naseneinlagen mit Vasokonstriktor und Lokalanästhetikum appliziert werden, wobei die Wirkstoffe nicht in den Pharynx abrinnen sollten, um die Schluckfunktion durch die Wirkung des Lokalanästhetikums nicht ungünstig zu beeinflussen. Das flexible Laryngoskop wird transnasal oberhalb der Epiglottis positioniert. Zunächst werden Velum und (Rest-)Larynx in Ruhe, bei Respiration, Phonation und beim Schlucken von Speichel beobachtet. Das Ausmaß der Verschleimung ist ein möglicher Hinweis auf die Schluckfunktion. Dann schluckt der Patient mit Endoskop in situ unterschiedliche Konsistenzen (flüssig, breiig und fest) in Absaugebereitschaft (◘ Abb. 17.3 u. ◘ Abb. 17.4). Begonnen wird mit kleinsten Mengen (1/2 Teelöffel) breiiger Konsistenz, wobei je nach Ergebnis die Menge gesteigert werden kann.

So erfolgt die Diagnostik an der Klinischen Abteilung Phoniatrie-Logopädie der Medizinischen Universität Wien nach Protokoll (s. Ende des Kapitels), aber individualisiert.

Kriterien zur Beurteilung des Schluckaktes sind:
- Epiglottiskippung
- Schluckreflexauslösung
- Drooling
- Leaking
- Nasale Regurgitation
- Laryngeale Penetration
- Aspiration (prä-/postdeglutitiv, silent/non silent)
- Retentionen
- Pharyngaele Regurgitation
- Effizienz des Räusperns («throat clearing») bei unterschiedlichen Konsistenzen

Bei Aspiration achtet man auf das Vorhandensein eines Hustenreflexes bzw. auf die Möglichkeit des willkürlichen Abhustens. Bei Fehlen des Hustenreflexes liegt eine stille Aspiration vor (◘ Abb. 17.5).

Die Auslösbarkeit des Hustenreflexes kann orientierend durch vorsichtiges Berühren der Glottis mit der Endoskopspitze getestet werden. Die Ermittlung der Reflexschwelle ist mit Hilfe der FEESST- (Fiberoptic Evaluation of Swallowing with Sensory Testing)-Untersuchung möglich. Dabei werden über einen Arbeitskanal definierte Luftimpulse auf die Supraglottis abgegeben und die Schwelle des laryngealen Adduktor-Reflexes ermittelt

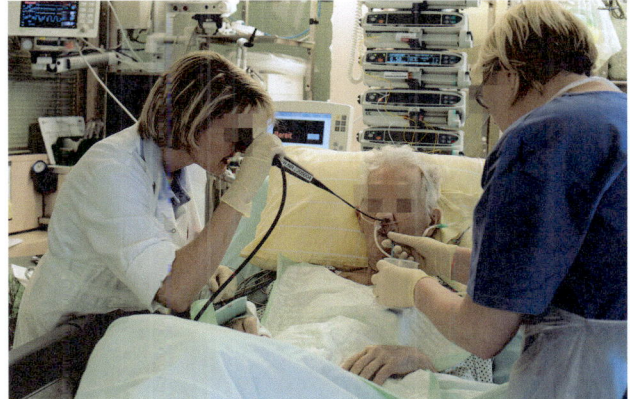

Abb. 17.3 Flexibel endoskopisch kontrollierter Schluckversuch mit angefärbtem Wasser als Beispiel für flüssige Konsistenz eventuell über Strohhalm (cave: nur kleine Mengen schluckweise, da bei großer Saugwirkung Aspirationsgefahr besteht)

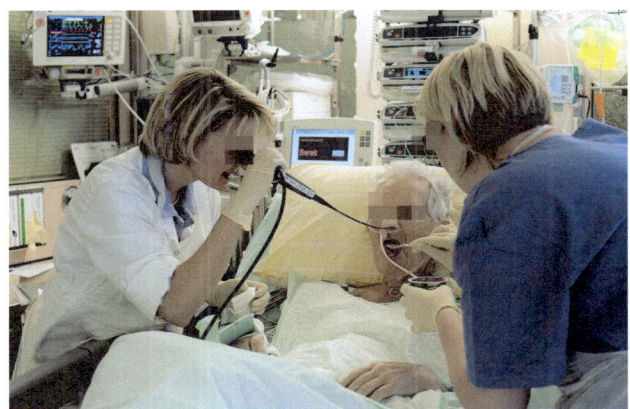

Abb. 17.4 Flexibel endoskopisch kontrollierter Schluckversuch mit angefärbtem Joghurt als Beispiel für breiige Konsistenz

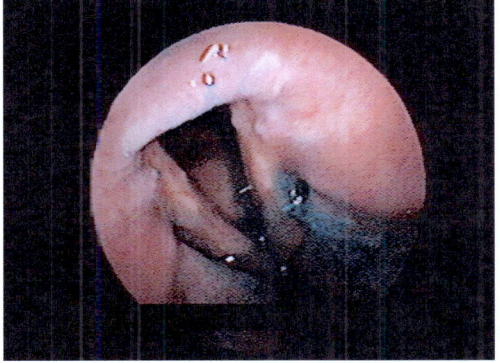

Abb. 17.5 Stille Aspiration bei einem tracheostomierten Patienten 7 Jahre nach Operation und adjuvanter Strahlentherapie wegen eines Mundhöhlenkarzinoms

(Aviv et al. 1998). Der endoskopische Blick retrograd via Tracheostoma beurteilt die Subglottis und kann die Menge des Aspirates besser einschätzen. Ein weiterer Vorteil einer Trachealkanüle liegt auch darin, dass aspiriertes Material gut über die Kanüle abgesaugt werden kann. ◘ Tab. 17.2 stellt Vor- und Nachteile der Trachealkanüle beim Schlucken dar.

Tab. 17.2 Vor- und Nachteile einer Trachealkanüle beim Schlucken

Vorteile	Nachteile (vor allem bei gecuffter Kanüle)
Gute Trachealtoilette	Eingeschränkte Larynxhebung
Gutes Absaugen bei direkter Schlucktherapie	Inkompletter Glottisschluss
Retrograde Endoskopie der Subglottis	Eingeschränkte Larynxsensibilität
Tracheoskopie-Abschätzung der Aspiratmenge	Mechanische Irritation/Passagehindernis durch Cuff
	Kein Räuspern/Husten (Cuff!)
	Unphysiologischer subglottischer Druck
	Fehlen olfaktorischer Reize

Beim therapeutisch orientierten Schluckversuch werden Haltungsänderungen, vor allem eine Änderung der Kopfposition (Chin-down-Position, Kopfrotation zur erkrankten Pharynxseite, Kopfkippung auf die gesunde Seite) und/oder Schluckmanöver (z. B. supraglottisches oder super-supraglottisches Schlucken, Mendelsohn-Manöver, effortful swallow) hinsichtlich ihrer Möglichkeit, die Schluckfunktion zu verbessern und die Aspiration zu vermindern/vermeiden, überprüft. Außerdem wird eine Modifikation des Bolus, z. B. der Konsistenz durch Andicken, ausgetestet.

Beim Schluckversuch kann bei entsprechender Fragestellung auch die Kanüle, wenn medizinisch vertretbar, vorübergehend entfernt werden, um den Einfluss der Kanüle auf die Schluckfunktion zu untersuchen. Die meisten Patienten haben durch Entfernung der Kanüle beim Schluckversuch keinen Nutzen hinsichtlich der Aspirationsinzidenz (Donizelli et al. 2005). Ein Cuff beeinflusst die Schluckphysiologie jedoch negativ; lediglich Suiter et al. (2003) fanden keine signifikante Veränderung des Penetration-Aspirations-Scores durch den aufgeblasenen Cuff. Außerdem kann ein möglicher positiver Erfolg eines Sprechventils zwecks Normalisierung des subglottischen Druckes beim Schlucken überprüft werden.

17.3.3 Funktionelle Dysphagie-Therapie

Patienten nach einer Tracheostomie benötigen eine logopädische Beratung/Therapie, um den Atemstrom hinsichtlich der Phonation führen zu können und um bei liegender Siebkanüle/Multifunktionskanüle zu erlernen, das Tracheostoma für die Phonation und beim Schlucken digital zu verschließen oder ein Sprechventil richtig zu verwenden. Es soll hier bereits auf ► Kap. 18 verwiesen werden. Dabei spielt auch die Grunderkrankung des Patienten, seine kognitive, psychische und soziale Situation eine große Rolle. Nicht zu vergessen ist das Gehör: bei eingeschränktem Hörvermögen kann die kommunikative Kompetenz massiv eingeschränkt sein.

Wie schon mehrfach betont, sollte für die logopädische Therapie möglichst eine ungecuffte Kanüle eingesetzt werden, um eine laryngeale Belüftung sicherzustellen. Wenn es die respiratorische Situation zulässt und der Patient nicht zu sehr verschleimt ist, kann ein Sprechventil zur fingerfreien Phonation zum Einsatz kommen.

17.3.4 Der tracheostomierte Patient auf der Intensivstation

Vielfach sind Patienten auf der Intensivstation multimorbid. Sie können auch an einer Critical Illness Polyneuropathy mit allgemeiner Muskelschwäche, die auch die pharyngolaryngeale Muskulatur betrifft, leiden. Daher ist bei Vorliegen einer Dysphagie in vielen Fällen nicht zu differenzieren, ob die Schluckstörung Tracheostomie-bedingt ist oder im Kontext der Grunderkrankung und/oder Komorbiditäten auftritt (Gregoretti u. Pisani 2015, Daly et al. 2016). Als pathophysiologische Komponenten des abnormalen Schluckaktes werden beobachtet: inkomplette Epiglottiskippung, pharyngeale Retentionen, Penetration, Aspiration, eingeschränkte Larynxhebung.

Für eine endoskopische Schluckdiagnostik sollte der Patient wach und ansprechbar sowie eine Trachealkanüle, falls vorhanden, entcufft werden. Für eine logopädische Schluckrehabilitation ist die Versorgung mit einer sog. Multifunktionskanüle Voraussetzung. Damit kann für die Dauer der Therapie die Kanüle, falls von intensivmedizinischer Seite möglich, entcufft werden, eine gesiebte Seele eingesetzt und so die Kanüle als Siebkanüle verwendet werden, ohne die gesamte Kanüle wechseln zu müssen. Bei Beatmungserfordernis wird nur die Seele auf eine volle Innenkanüle gewechselt und der Cuff aufgeblasen. Soweit möglich, ist die Verwendung einer ungecufften Siebkanüle anzustreben. Der laryngeale Luftstrom verbessert die laryngeale Sensibilität, der Patient kann darüber hinaus phonieren, räuspern und husten, bei Verwendung eines Tracheostomaventils sogar fingerfrei.

Beim beatmeten Patienten kann bei entblockter Kanüle ein spezielles Sprechventil (Passy-Muir-Ventil, ▶ Abschn. 16.5) eingesetzt werden, wobei das Tidalvolumen angepasst werden muss. Bei der Beatmung öffnet das Ventil, bei der Exspiration schließt sich das Ventil, dabei wird eine laryngeale Luftpassage ermöglicht, die eine Phonation und in manchen Fällen auch das Schlucken kleiner Boli ermöglicht.

17.3.5 Überlegungen zum Dekanulement

In den meisten Fällen empfiehlt es sich, mit dem Dekanulement (▶ Kap. 19) zu warten, bis ein aspirationsfreies Schlucken möglich ist. So kann bei direkter Schlucktherapie mit Nahrung gut und sicher über das Tracheostoma abgesaugt werden.

17.4 Der pädiatrische Patient mit Tracheostoma

Durch die großen Fortschritte in der Neonatologie überlebt heute eine große Anzahl Frühchen (70 % Überlebensrate in der Schwangerschaftswoche 23 an der Univ. Kinderklinik in Wien) und Neugeborener mit schweren syndromalen Erkrankungen, Missbildungen, neurologischen Defiziten und Entwicklungsstörungen. Daher ist der Bedarf eines interdisziplinären Managements des schwierigen kindlichen Atemweges in den letzten Jahren stark gestiegen. Zur Sicherstellung des Atemweges muss gegebenenfalls ein Tracheostoma angelegt werden. Diese kleinen tracheostomierten Patienten stellen aufgrund ihrer oft schwerwiegenden Komorbiditäten eine große therapeutische Herausforderung dar. Im Hinblick auf die Sprachentwicklung sollten die kleinen Patienten möglichst stimmhaft schreien und phonieren können. Daher ist die Versorgung mit Siebkanülen, HME-Filter und, wenn möglich, Sprechventil anzustreben. Dabei kann alternativ bei der Verwendung kleiner Vollkanülen durch die seitlich vorbeigehende Luft auch eine stimmhafte Phonation möglich werden.

Schon allein durch die Multimorbidität der kleinen Patienten und nicht nur Tracheostoma-assoziiert ist vielfach die Schluckfunktion beeinträchtigt (Abraham u. Wolf 2005, Norman et al. 2007). Gerade die Schluckfunktion und orale Ernährung sind jedoch für die Entwicklung und soziale Interaktion in der Familie/mit den Bezugspersonen von großer Bedeutung. Bronchopulmonale Komplikationen chronischer Aspirationen bringen häufige Hospitalisationen mit sich und führen potentiell zu chronischen Lungenerkrankungen.

In der Literatur finden sich wenige Informationen über Dysphagie nach kindlicher Tracheostomie. Bei Verdacht auf Dysphagie/Aspiration erfolgt eine instrumentelle Schluckdiagnostik (Leder et al. 2010), wobei komplementär sowohl eine videoendoskopische als auch röntgen-videocinematographische Schluckdiagnostik zum Einsatz kommen. Die Videoendoskopie/FEES ermöglicht die Visualisierung des oberen Aerodigestivtraktes, was auch bei Atemgeräusch oder inspiratorischem Stridor unerlässlich ist. Bei massiver Abwehr ist jedoch in vielen Fällen eine Schluckdiagnostik nur sehr eingeschränkt möglich. Außerdem muss vielfach auch ein ösophageales Passagehindernis oder Fistelbildung ausgeschlossen werden. Daher erfolgt zusätzlich eine Röntgen-Videocinematographie des Schluckaktes. Die Testung unterschiedlicher Konsistenzen ist für das weitere Management (logopädische Beratung/Therapie) von großer Wichtigkeit: So kann beispielsweise in manchen Fällen eine orale Ernährung nur mit angedickten Flüssigkeiten erfolgen oder es muss eine non-orale Ernährung (PEG-Sonde) empfohlen werden. Die Verwendung eines Tracheostomaventils zeigte keinen Einfluss auf Aspiration oder Penetration, führte aber zu einer Reduktion der Retentionen in den Sinus piriformis (Ongkasuwan et al. 2014).

Die instrumentelle Schluckdiagnostik ist auch präoperativ vor komplexen laryngotrachealen Rekonstruktionen im Hinblick auf Indikationsstellung und Schweregradeinteilung der Stenose-Klassifikationen unerlässlich (Willging 2000, Kelchner et al. 2008). Postoperativ müssen dysphagische Patienten erkannt und einer logopädischen Elternberatung oder Schlucktherapie zugeführt werden.

17.5 Schlucken nach Laryngektomie

Eine Laryngektomie macht den Patienten zu einem permanenten Halsatmer, durch Wegfall des Tongenerators Larynx muss der Patient eine Ersatzstimme erlernen. Zusätzlich können neben psychosozialen Beeinträchtigungen Störungen des Lymphabflusses des Halses, Bewegungsstörungen der oberen Extremität (v. a. nach Akzessoriusschädigung) oder die Riechstörung durch fehlende Nasenatmung die Lebensqualität beeinträchtigen. Eine Ernährungssonde stellt für Patienten nach Kopf-Hals-Karzinomen den größten negativen Einflussfaktor auf die Lebensqualität dar (Terrell et al. 2004).

Schluckstörungen nach Laryngektomie sind ein oftmals unterschätztes Problem. Es gibt zwar nur bei Fistelbildung oder Komplikation bei tracheo-ösophagealem Shunt/Stimmprothese eine Aspiration. Die veränderte Schluckphysiologie kann jedoch zu einer Beeinträchtigung der Schluckfunktion führen. Dafür begünstigende Faktoren sind u. a. (Landera et al. 2010, Coffey u. Tolley 2015):
- Fehlender negativer hypopharyngealer Druck
- Gestörte Öffnung, Spasmus des oberen ösophagealen Segmentes
- Ein für die Boluspropulsion erforderlicher größerer Druck
- Verdoppelung der pharyngealen Transitzeit
- Gestörte ösophageale Motilität, Reflux

Tab. 17.3 Dysphagie-Ursachen nach Laryngektomie. (Mod. nach Muller-Miny 1993)

Ursache	Beispiele
Stenose	Strukturell Funktionell Spasmus Zervikale Motilitätsstörung
Ösophagus	Pseudodivertikel Fistel

Beeinträchtigende Faktoren sind durch Gewebsfibrosen, Narben und Strikturen (Gibbons et al. 1986, Kronenberger et al. 1994, Choi et al. 2003), gastroösophagealen Reflux (Sullivan u. Hartig 2001) sowie Spasmus des pharyngo-ösophagealen Segmentes bzw. Motilitätsstörungen im zervikalen Ösophagus gegeben. Letztere lassen sich durch Durchtrennung des M. cricopharyngeus und des Plexus pharyngeus erklären (Choi et al. 2003). Auch die Art des Pharynxverschlusses spielt eine Rolle. Motilitätsstörungen nach Jejunum-Interposition sind bekannt (Sullivan u. Hartig 2001). Eine neck dissection, Strahlentherapie (letztere verschlechtert jedoch nicht die Ersatzstimmfunktion (De Casso et al. 2008)) und allgemeine Patientenfaktoren (Komorbiditäten, Psyche, Kognition etc.) können zu einer weiteren Verschlechterung der Schluckfunktion führen. Prinzipiell lassen sich die Dysphagieursachen nach Laryngektomie einteilen (Tab. 17.3).

Laryngektomierte können folgende schluckspezifische Symptome aufweisen: Gewichtsverlust, verlängerte Dauer der Nahrungsaufnahme, pathologische Ermüdung bei der Nahrungsaufnahme, Sinnesverlust, Xerostomie, Regurgitation, hypopharyngealer Passagestopp, Refluxsymptome, Globusgefühl, Notwendigkeit der Nahrungsanpassung, Verwendung von «Tricks» bei der Nahrungsaufnahme.

17.5.1 Dysphagie-Inzidenz nach Laryngektomie

Die Dysphagieinzidenz nach Laryngektomie wird unterschiedlich angegeben. Nach Ward et al. (2002) leiden 48 % der Patienten nach Laryngektomie und 50 % nach Pharyngolaryngektomie an einer Dysphagie. In einer Fragebogen-Untersuchung von Maclean et al. (2009a und b) gaben sogar 72 % der befragten Laryngektomierten eine Schluckstörung mit erforderlicher Lebensstilveränderung an. Balfe et al. (1982) beschreiben eine Dysphagie-Inzidenz von 10 %, Ackerstaff et al. (1994) eine Dysphagie für feste Konsistenz bei 50 % und eine generelle Ernährungseinschränkung für 25 %. Bei vielen Laryngektomierten ist eine verlängerte Essensdauer zu beobachten.

17.5.2 Schluckdiagnostik beim laryngektomierten Patienten

Wichtig ist zusätzlich zur endoskopischen Schluck-Diagnostik (FEES) unbedingt auch eine radiologische dynamische Untersuchung mit Hilfe der Röntgen-Videocinematographie des Schluckaktes, die alle Phasen des Schluckaktes von der Mundhöhle in den Magen und den Bolus selbst visualisiert. Außerdem muss bei einem Neuauftreten einer Dysphagie immer an einen Rezidiv- oder Zweittumor gedacht und dieser bewiesen oder ausgeschlossen werden. Die Röntgen-Videocinematographie kann einerseits strukturelle Stenosen im Pharynxbereich oder anteriore Pseudodivertikel erkennen, andererseits auch Störungen der ösophagealen Motilität darstellen. Die noch beschränkt verfügbare simultane Kombination mit der Manometrie (Videomanofluorographie) lässt erkennen, dass der pharyngeale Widerstand bei Laryngektomierten deutlich größer und die propulsiven Kräfte im rekonstruierten Pharynx kleiner sind (Maclean et al. 2011).

17.5.3 Therapie von Schluckstörungen beim Laryngektomierten

Generell sind begleitende aufklärende Maßnahmen/logopädisches Counselling sinnvoll. Der Patient sollte informiert werden, beim Essen eine aufrechte Haltung einzunehmen, öfters kleinere Mahlzeiten zu essen und für eine adäquate Konsistenz der Nahrung zu sorgen, die gut abgeschluckt werden kann. Eine logopädische Therapie mit Übungen zur Verbesserung des Bolustransportes durch vermehrte Zungengrundkontraktion (z. B. Masako-Manöver) wird versucht. Die Nahrung sollte wohlriechend sein und einen guten Geschmack aufweisen. Da das Riechen auch eine entsprechende Stimulation des Schluckreflexes bewirkt, ist auch an eine Rehabilitation des Riechens bei Laryngektomierten zu denken (Hilgers et al. 2002). Durch ein entsprechendes Gähn-Manöver können die Patienten lernen, olfaktorische Impulse durch Pumpen der Luft in den Nasopharynx zu erhalten.

> Bei Patienten mit Stimmprothese kann eine periprothetische Leckage und dadurch Aspiration auftreten. In diesen Fällen sollte speziell auf eine Versorgung mit einer adäquaten Stimmprothesengröße geachtet werden. Es gibt auch Stimmprothesen-Modelle, die einen größeren ösophagealen Flansch aufweisen, um die Leckagebedingte Aspiration zu vermeiden.

Bei Stenosen ist ein entsprechendes Stenosemanagement erforderlich: Bougierung, Lasertherapie eines Pseudodivertikels, bei Öffnungsstörung des oberen ösophagealen Sphinkters Injektion von Botulinumtoxin oder chirurgische Myotomie. Die Injektion von Botulinumtoxin zur Verbesserung der Funktion des ösophagealen Segmentes empfiehlt sich sowohl bei Dysphagie als auch bei fehlender Ersatzstimmbildung. Durch das Botulinumtoxin kommt es zu einer präsynaptischen Blockade der Acetylcholinfreisetzung. Der Effekt ist temporär, dauert aber deutlich länger als bei spasmodischen Dysphonien, meistens Wochen bis etwa 9 Monate. Die Applikation erfolgt in Narkose via Ösophagoskopie oder perkutan in Lokalanästhesie unter EMG-Führung. Durch die Botox-Applikation kann der pharyngoösophageale Tonus verbessert werden (Hoffmann et al. 1997). Die Erfolgsrate bei Dysphagie ist nicht so hoch wie bei der Ösophagusersatzstimme (Chao et al. 2004). Es zeigen aber 79 % der injizierten Patienten einen Erfolg, davon 50 % für mehr als 6 Monate (Hamaker u. Blom 2003).

Fazit für die Praxis

Die Schluckfunktion verdient bei tracheostomierten Patienten besondere Beachtung. Bei Verdacht auf Dysphagie/Aspiration erfolgt eine dynamische instrumentelle Diagnostik. Neben der videoendoskopischen Diagnostik (FEES) kommt im Bedarfsfall ergänzend die Röntgen-Videocinematographie zum Einsatz. Nur die Kenntnis des individuellen Schluckstörungsprofils ermöglicht eine störungsangepasste Beratung/Therapie (z. B. funktionelle Dysphagie-Therapie) des betroffenen Patienten mit dem Ziel einer suffizienten aspirationsfreien oralen Ernährung und verbesserten Lebensqualität. Grundlage für eine Schluckrehabilitation ist eine adäquate Trachealkanülenversorgung.

17.5 · Schlucken nach Laryngektomie

- **Schluckbeurteilungsbogen:** Abb. 17.6

Arbeitsmaterialien aus dem Buch *Tracheotomie und Tracheostomarehabilitation*, Kap. 17, Abschnitt 17.5.3

Arbeitsblatt 1	Schluckbeurteilungsbogen der Klinischen Abteilung Phoniatrie-Logopädie der Univ.-HNO-Klinik Wien	Seite 1

Videoendospkopisch kontrollierter Schluckversuch (FEES)

Patientenetikette

Datum: _____

Name und Unterschrift des/der Arztes/Ärztin: _____

1. Funktionsuntersuchungen

	normal	pathologisch
Lippen	☐	☐
Zunge	☐	☐
Velum	☐	☐
Würgereflex	☐	☐
Velopharyngealer Abschluss	☐	☐
Hyoid-/Larynxelevation	☐	☐
Epiglottiskippung	☐	☐
Stimmlippenmotilität	☐	☐
Glottisschluss bei Phonation	☐	☐
Larynxverschluss beim Pressen	☐	☐
Hustenreflex	☐	☐
Willkürliches Abhusten	☐	☐
Thorat clearing	☐	☐
Speichelretentionen	☐	☐
Sonstiges:	☐	☐
Stimmklang	☐	☐

Befund: _____

und zwar: ☐ reduziert ☐ fehlend

Lokalisation: _____

und zwar: _____

2. Schluckversuch

☐ fest (+) ☐ brei g (x) ☐ flüssig (O)

			gestörte Phasen:
Drooling	☐ nein	☐ ja	
Bolusbildung	☐ normal	☐ gestört	☐ Kau-
Orale Boluskontrolle	☐ normal	☐ gestört	☐ oral
Saug-/Beißreflex	☐ nein	☐ ja	☐ pharyngeal
Leaking	☐ nein	☐ ja	☐ ösophageal
Schluckreflex-Auslösung	☐ normal	☐ verzögert	☐ fehlend
Pharynxkontraktion	☐ normal	☐ reduziert	Lokalisation: _____
Pharyngeale Retention	☐ nein	☐ ja	
Laryngeale Penetration	☐ nein	☐ ja	
Aspiration	☐ nein	☐ ja	☐ prädeglutitiv ☐ non-silent ☐ flüssig
			☐ intradeglutitiv ☐ silent ☐ breiig
			☐ postdeglutitiv ☐ fest
Paryngeal Regurgitation	☐ nein	☐ ja	

© Springer-Verlag GmbH Austria 2018
Aus: B. Schneider-Stickler, P. Kress (Hrsg.), *Tracheotomie und Tracheostomaversorgung*

Abb. 17.6 Schluckbeurteilungsbogen der Klinischen Abteilung Phoniatrie-Logopädie der Univ.-HNO-Klinik Wien

Arbeitsmaterialien aus dem Buch *Tracheotomie und Tracheostomarehabilitation*, Kap. 17, Abschnitt 17.5.3		
Arbeitsblatt 1	Schluckbeurteilungsbogen der Klinischen Abteilung Phoniatrie-Logopädie der Univ.-HNO-Klinik Wien	Seite 2

3. Management
Ernährung:

- ☐ oral
  - ☐ Breikost
  - ☐ Flüssigkeit
  - ☐ Normalkost
  - ☐ Sonstiges: _____
- ☐ non-oral
  - ☐ parenteral
  - ☐ transnasale Sonde
  - ☐ PEG
- ☐ ergänzend zur non-oralen Ernährung
  - ☐ flüssig
  - ☐ breiig

Therapieempfehlungen:

- ☐ orale Ernährung unter Aufsicht des Pflegepersonal, der Physiotherapeuten bzw. der Angehörigen unter Beachtung folgender Aspekte möglich:
  - ☐ Oberkörper aufrecht (sitzend 90°)
  - ☐ Kinn-zur-Brust-Kopfhaltung beim Schlucken
  - ☐ mind. 15 min nach dem Essen aufrecht sitzen bleiben
  - ☐ Sonstiges: _____
- ☐ Schluckberatung durch die Logopäden (Veranlassung erfolgt durch Konsiliararzt/tel. Anmeldung Kl. 3323)
  - ☐ kausale Übungsempfehlungen
  - ☐ kompensatorische Maßnahmen
- ☐ funktionelle logopädische Schlucktherapie (Veranlassung erfolgt durch Konsiliararzt/tel. Anmeldung Kl. 3323)
- ☐ sonstige Therapie: _____   ☐ medikamentöss: _____   ☐ chirurgisch: _____
- ☐ Röntgen-Videocinematographie des Schluckaktes (tel. Anmeldung bitte unter Kl. 4824, 4890)

© Springer-Verlag GmbH Austria 2018
Aus: B. Schneider-Stickler, P. Kress (Hrsg.), *Tracheotomie und Tracheostomaversorgung*

Abb. 17.6 (Fortsetzung)

Literatur

Abraham SS, Wolf EL (2000) Swallowing physiology of toddlers with long-term tracheostomies: A preliminary study. Dysphagia 15:206–212

Ackerstaff A, Hilgers F, Aaronson N, Balm A (1994) Communication, functional disorders and lifestyle changes after total laryngectomy. Clin Otolaryngol 19:295–300

Amathieu R, Sauvat S, Reynaud P, Slavov V, Luis D, Dinca A, Tual L, Bloc S, Dhonneur G (2012) Influence of the cuff pressure on the swallowing reflex in tracheostomized intensive care unit patients. BJA June:1–6

Aviv JE, Kim T, Sacco RL, Kaplan S, Goodhart K, Diamond B, Close LG (1998) FEESST. A new bedside endoscopic test of the motor and sensory components of swallowing. Ann Otol Rhinol Laryngol 107:378–387

Balfe DM, Koehler RE, Setzen M, Weyman PJ, Baron RL, Ogura JH (1982) Barium examination of the esophagus after total laryngectomy. Radiology 143:501–508

Bastian RW, Riggs LC (1999) Role of sensation in swallowing function. The Laryngoscope 109:1974–1977

Brady SL, Hildner CD, Hutchins BF (1999) Simultaneous videofluoroscopic swallow study and modified Evans blue dye procedure: An evaluation of blue dye visualization in cases of known aspiration. Dysphagia 14(3):146–149

Ceriana P, Carlucci A, Schreiber A, Fracchia C, Cazzani C, Dichiarante M et al. (2015) Changes of swallowing function after tracheostomy: a videofluoroscopy study. Minerva Anestesiol 81:389–397

Chao SS, Graham SM, Hoffmann HT (2004) Management of pharyngoesophageal spasm with Botox. Otolaryngol Clin N Am 37:559–566

Chen AY, Frankowski R, Bishop-Leone J, Hebert T, Leyk S, Lewin J, Goepfert H (2001) The development and validation of a dysphagia-specific quality-of-life questionnaire for patients with head and neck cancer: the M. D. Anderson dysphagia inventory. Arch Otolaryngol Head Neck Surg 127(7):870–876

Choi EC, Hong WP, Kim CB, Yoon HC, Nam JI, Son EJ, Kim KM, Kim SH (2003) Changes of esophageal motility after total laryngectomy. Otolaryngol Head Neck Surg 128(5):691–699

Coffey M, Tolley N (2015) Swallowing after laryngectomy. Curr Opinion Otolaryngol 23(3):202–208

Daly E, Miles A, Scott S, Gillham M (2016) Finding the red flags: Swallowing difficulties after cardiac surgery in patients with prolonged intubation. J Crit Care 31(1):119–124

De Casso C, Slevin NJ, Homer JJ (2008) The impact of radiotherapy on swallowing and speech in patients who undergo total laryngectomy. Otolaryngol Head Neck Surg 139(6):792–797

Denk DM (2006) Konservative Dysphagie-Therapie nach Kopf-Hals-Tumoren. In: Böhme, G. (Hrsg.): Sprach-, Sprech-, Stimm und Schluckstörungen, Band 2: Therapie, 4. Aufl. Urban & Fischer in Elsevier, Stuttgart

Denk-Linnert DM, Schöfl R (2012) Endoscopy of the pharynx and esophagus. In: Ekberg O (ed.), Dysphagia. Diagnosis and treatment. Springer

Dettelbach MA, Gross RD, Mahlmann J, Eibling DE (1995) Effect of the Passy-Muir valve on aspiration in patients with tracheostomy. Head Neck 17(4):297–302

Ding R, Logemann JA (2005) Swallow physiology in patients with the trach cuff inflated or deflated: a retrospective study. Head Neck 27:809–813

Donzelli J, Brady S, Wesling M, Theisen M (2005) Effects of the removal of the tracheotomy tube on swallowing during the fiberoptic endoscopic exam of the swallow (FEES). Dysphagia 20(4):283–289

Eibling DE, Gross RD (1996) Subglottic air pressure: a key component of swallowing efficiency. Ann Otol Rhinol Laryngol 105:253–258

Feldman SA, Deal CW, Urquhart W (1966) Disturbance of swallowing after tracheostomy. Lancet. 30;1(7444):954–955

Gibbons RG, Halvorsen RA, Foster WL Jr, Warner D, Roberts L Jr, Postlethwait RW, Thompson WM (1985) Esophageal lesions after total laryngectomy. AJR Am J Roentgenol 144(6):1197–1200

Gregoretti C, Pisani L (2015) Tracheostomy, swallowing disorders and rehabilitation: it is never too late. Minerva Anestesiologica 81(4):357–359

Gross RG, Dettelbach MA, Zajec DJ (1994) Measure of subglottic air pressure during swallowing in a patient with tracheostomy. Ann. Convention of the American Academy of Otolaryngology, Head and Neck Surgery, San Diego

Hamaker RC, Blom ED (2003) Botulinum neurotoxin for pharyngeal constrictor muscle spasm in tracheo-esophageal voice restoration. Laryngoscope 113(9):1479–1482

Hilgers FJ, van Dam FS, Keyzers S, Koster MN, van As CJ, Muller MJ (2000) Rehabilitation of olfaction after laryngectomy by means of a nasalairflow-inducing maneuver: the «polite yawning» technique. Arch Otolaryngol Head Neck Surg 126(6):726–732

Hoffman HT, Fischer H, VanDenmark D, Peterson KL, McCulloch TM, Karnell LH, Funk GF (1997) Botulinum neurotoxin injection after total laryngectomy. Head Neck 19(2):92–97

Kang JY, Choi KH, Yun GJ, Kim MY, Ryu JS (2012) Does removal of tracheostomy affect dysphagia? A kinematic analysis. Dysphagia 27:498–503

Kelchner LN, Claire Kane Miller CK (2008) Current research in voice and swallowing outcomes following pediatric airway reconstruction. Current Opinion in Otolaryngology & Head and Neck Surgery 16: 221–225

Kronenberger MB, Meyers AD (1994) Dysphagia following head and neck cancer. Dysphagia 9:236–244

Landera M, Lundy D, Sullivan P (2010) Dysphagia after total laryngectomy. Perspect Swallowing Swallowing Disorders 19:39–44

Langmore S, Schatz K, Olsen N (1988) Fiberoptic examination of swallowing safety: A new procedure. Dysphagia 2, 216–219

Leder SB (1999) Effect of a one-way tracheotomy speaking valve on the incidence of aspiration in previously aspirating patients with tracheotomy. Dysphagia 14:73–77

Leder SB, Goodman TR, Baker KE (2010) Dysphagia testing and aspiration status in medically stable infants requiring mechanical ventilation via tracheotomy. Pediatr Crit Care Med 11:484–487

Leder SB, Joe JK, Ross DA, Coelho DH, Mendes J (2005) Presence of a tracheotomy tube and aspiration status in early, postsurgical head and neck cancer patients. Head Neck 27(9):757–761

Leder SB, Ross DA, Burrell MI, Sasaki CT (1998) Tracheotomy tube occlusion status and aspiration in early postsurgical head and neck cancer patients. Dysphagia 13(3):167–171

Leder SB, Ross DA (2000) Investigation of the causal relationship between tracheotomy and aspiration in the acute care setting. Laryngoscope 110(4):641–644

Leder SB, Tarro JM, Burrell MI (1996) Effect of occlusion of a tracheotomy tube on aspirating. Dysphagia 11:254–258

Logemann JA, Pauloski BR, Colangelo L (1998) Light digital occlusion of the tracheostomy tube: a pilot study of effects on aspiration and biomechanics of the swallow. Head-Neck 20(1):52–57

Maclean J, Cotton S, Perry A (2009a) Dysphagia following a total laryngectomy: The effect on quality of life, functioning and psychological well being. Dysphagia 24:314–321

Maclean J, Cotton S, Perry A (2009b) Post laryngectomy: it's hard to swallow. An Australian study of prevalence and self reports of swallow function after total laryngectomy. Dysphagia 24:172–179

Maclean J, Szczesniak M, Cotton S, Perry A (2011) Impact of a laryngectomy and surgical closure technique on swallow biomechanics and dysphagia severity. Otolaryngol Head Neck Surg 144:21–28

Muller-Miny H, Eisele DW, Jones B (1993) Dynamic radiographic imaging following total laryngectomy. Head Neck 15(4):342–347

Norman V, Louw B, Kritzinger A (2007) Incidence and description of dysphagia in infants and toddlers with tracheostomies: A retrospective review. Int J Pediatr Otorhinolaryngol 71:1087–1092

Ongkasuwan J, Turk CL, Rappazzo CA, Lavergne KA, O'Brian Smith E, Friedman EM (2014) The effect of a speaking valve on laryngeal aspiration and penetration in children with tracheotomies. Laryngoscope 124:1469–1474

Seidl RO, Nusser-Müller-Busch R, Ernst A (2002) Der Einfluss von Trachealkanülen auf die Schluckfrequenz bei neurogenen Schluckstörungen. Neurologie und Rehabilitation:122–125, Hippocampus, Bad Honnef

Stachler RJ, Hamlet SL, Choi J, Fleming S (1996) Scintigraphic quantification of aspiration reduction with the Passy-Muir valve. Laryngoscope 106:231–234

Suiter DM, McCullough GH, Powell PW (2003) Effects of cuff deflation and one-way tracheostomy speaking valve placement on swallow physiology. Dysphagia 18(4):284–292

Sullivan P, Hartig G (2001) Dysphagia after total laryngectomy. Curr Opin Otolaryngol Head Neck Surg 9:139–146

Terrell JE, Ronis DL, Fowler KE, Bradford CR, Chepeha DB, Prince ME, Teknos TN, Wolf GT, Duffy SA (2004) Clinical predictors of quality of life in patients with head and neck cancer. Arch Otolaryngol Head Neck Surg 130(4):401–408

Terk AR, Leder SB, Burrell MI (2007) Hyoid bone and laryngeal movement dependent upon presence of a tracheotomy tube. Dysphagia 22:89–93

Tippett DC, Siebens AA (1991) Using ventilators for speaking and swallowing. Dysphagia 6(2):94–99

Ward E, Frisby J, Stephens M (2002) Swallowing outcomes following laryngectomy and pharyngolaryngectomy. Arch Otolaryngol Head Neck Surg 128:181–186

Willging JP (2000) Benefit of feeding assessment before pediatric airway reconstruction. Laryngoscope 110:825–834

Winklmaier U, Wüst K, Wallner F (2005) Evaluation of aspiration protective-covered tracheal cannulas. HNO 53(12):1057–1062 [German]

Winklmaier U, Wüst K, Plinkert PK, Wallner F (2007) The accuracy of the modified Evans blue dye test in detecting aspiration in head and neck cancer patients. Eur Arch Otorhinolaryngol 264(9):1059–1064

Arbeitsmaterial

Abb. 17.6 steht unter Springer Extras (extras.springer.com) zum Download zur Verfügung

Logopädische Rehabilitation von Patienten mit Trachealkanülen in der Neurologie

Michaela Trapl

18.1 Logopädisches Assessment – 322
18.1.1 Kommunikation/Neuropsychologische Zusatzstörungen – 322
18.1.2 Trachealkanülen und deren Verwendung im logopädischen Setting – 323
18.1.3 Dysphagie-Diagnostik – 325

18.2 Klinische und apparative Diagnostik – 329
18.2.1 Speichelaspirationstest («Blue-Dye-Test») – 329
18.2.2 Schluckversuche mit Bolus bei Patienten mit Trachealkanüle – 331
18.2.3 Schluckendoskopie (Fiberoptic-Endoscopic-Evaluation of Swallowing – FEES) – 331

18.3 Therapie unter besonderer Berücksichtigung des Trachealkanülenmanagements – 333
18.3.1 Entcuffungsprozess und Therapie – 335
18.3.2 Stimmtraining – 339
18.3.3 Sprechtraining – 339
18.3.4 Sprachtraining – 340
18.3.5 Oraler Kostaufbau – 340

Literatur – 344

Arbeitsmaterial – 345

© Springer-Verlag GmbH Austria 2018
B. Schneider-Stickler, P. Kress (Hrsg.), *Tracheotomie und Tracheostomaversorgung*
https://doi.org/10.1007/978-3-7091-4868-6_18

18.1 Logopädisches Assessment

Das logopädische Assessment bei Patienten mit Trachealkanüle erfolgt anhand von drei wesentlichen Schwerpunkten:
- Evaluation der verbalen und nonverbalen Kommunikation unter Berücksichtigung der neuropsychologischen Zusatzstörungen
- Beurteilung der Trachealkanüle und deren Sinnhaftigkeit für die weitere logopädische Zielsetzung und Rehabilitation
- Dysphagiediagnostik.

Grundsätzlich müssen alle Säulen überprüft werden, um ein umfassendes Bild vom Patienten zu bekommen und um die ersten Therapieschritte zu planen. Möchte sich beispielsweise ein Patient mit gecuffter Kanüle unbedingt durch Artikulieren mitteilen, wird zunächst das Entcuffungsmanagement im Vordergrund stehen. Ist der Patient noch zu keiner Artikulation oder Kommunikation fähig, leidet jedoch unter einer schweren Schluckstörung, müssen erste Schwerpunkte im Bereich der basalen Kommunikation und faziooralen Stimulation gesetzt werden. Je nach Schweregrad der Störungen und den Bedürfnissen des Patienten muss eine individuelle Planung der Therapie erfolgen. Oberstes Ziel in der Therapie von Patienten mit gecuffter Kanüle ist allerdings immer die Entcuffung, um sobald als möglich einen Sensibilitätsaufbau von laryngealen und pharyngealen Strukturen und somit die Basis für einen physiologischen Schluckakt zu schaffen.

18.1.1 Kommunikation/Neuropsychologische Zusatzstörungen

Die Bandbreite der neuropsychologischen Zusatzstörungen kann sehr vielfältig sein. Oftmals gibt die Lokalisation der Hirnläsionen Hinweise auf die möglichen Ausfälle. Ist ein Patient zusätzlich mit einer cuffbaren Trachealkanüle versorgt, kann die Evaluation der sprachlichen Leistungen erschwert oder sogar unmöglich sein. Eine Aphasie, im Besonderen eine Globalaphasie mit hochgradiger Sprech- und Stimmapraxie stellt eine besondere Herausforderung für das gesamte Entcuffungsprozedere und die Behandlung der Schluckstörung dar, da der Patient aufgrund der Sprach- und Planungsstörung kaum aktiv mitarbeiten kann. Durch häufige kurzzeitige Entcuffungsphasen und einem gezielten Sprechapraxieabbau können die Stimme und das Schluckmuster wieder automatisiert werden.

Weitere Begleitsymptome, die die logopädische Therapie ungünstig beeinflussen, sind akinetischer Mutismus, reduzierter Antrieb und Aufmerksamkeitsstörungen. Die Therapie gestaltet sich insofern erschwert, da die Patienten stark verzögert reagieren, verbale Aufforderungen nicht sofort umsetzen können und dadurch ein Dysphagie- und Muskelaufbautraining nur bedingt stattfinden kann. Die Aspirationsgefahr ist bei diesen Patienten ebenfalls deutlich erhöht, was eine umfassende klinische und apparative Diagnostik erforderlich macht. Rein visuelle Einbußen wie visueller Neglect oder Hemianopsie wirken sich nicht unmittelbar im Bereich der Schluckrehabilitation aus, vielmehr muss man diese Störungen beachten, wenn man Kommunikationsmittel einsetzen möchte. Der multimodale Neglect hingegen bedingt häufig neglectassoziierte Dysphagien, bei denen durch das Wahrnehmungsdefizit auf der betroffenen Seite zum Teil hochgradige Schluckstörungen vorherrschen können. Gedächtnisprobleme beeinflussen in einem eher geringen Ausmaß die Dysphagie-Therapie und das Entwöhnen von der Kanüle. Das Erinnern an Übungs- und Therapieinhalte ist hier eher das Problem.

Unterstützte Kommunikation bei Patienten mit Tetraparese oder Tetraplegie: Eine besondere Herausforderung für Therapeuten sind Patienten, die an allen vier Extremitäten gelähmt sind und die nur mehr wenig Bewegungsmöglichkeiten im faziooralen Bereich zur Verfügung haben, um mit der Umwelt in Kontakt zu treten. Die Aufgabe des Logopäden liegt darin, eine für den Patienten und die Umwelt klare und konstante Form einer Bewegung für «ja» und für «nein» zu finden. Das geht oft nicht von einem Tag auf den anderen und muss über mehrere Tage oder sogar Wochen geübt werden. Angehörige und Pflege sollten dann mit einbezogen werden, wenn die Bewegungen in der Therapie schon ausreichend konstant angewendet werden können. Sinnvoll dabei wäre, sobald als möglich eine gewissermaßen kommunikationsbekannte Form von «ja» und «nein» zum Beispiel durch Kopfschütteln oder Kopfnicken anzubahnen. So kann auch das «ja» ein langes Augenschließen sein und das «nein» durch eine rechts/links Bewegung der Augen verschlüsselt werden.

Die Verwendung von Buchstaben- oder Kommunikationstafeln sollte initial im Rahmen der Therapie durch die Logopädin evaluiert und trainiert werden. Da viele neurologisch betroffene Patienten Zusatzstörungen wie ein eingeschränktes Gesichtsfeld (z. B. Neglect, Hemianopsie), Aphasien oder Aufmerksamkeitsstörungen haben, kann eine Kommunikationshilfe mitunter nicht genutzt werden. Eine Zusammenarbeit mit der Ergotherapie in Bezug auf Gesichtsfeldarbeit, Unterstützung des paretischen Arms und Apraxietraining ist anzuraten, um den Aufbau einer, für den Patienten geeigneten Kommunikation effektiver zu realisieren. Arbeitet man mit einer Buchstabentafel, ist es zweckmäßig, dem Patienten die Tafel in einer optimal aufgerichteten Position einmal zu zeigen und mit ihm alle Buchstaben durchzugehen. Danach fragt man einzelne Buchstaben ab, um zu sehen, ob auch die gesamte Tafel visuell erfasst werden kann und ob das «Zeigen» möglich ist. In einem weiteren Schritt kann man dann den Patienten bitten, seinen Vornamen zu zeigen. Diesbezüglich kann der Therapeut noch ein wenig mithelfen, weil er den Vornamen des Patienten kennt. Dann erfragt man einen Namen eines Familienmitgliedes, welches man nicht kennt. In dieser systematischen Art und Weise ist es möglich, den Umgang mit einer Buchstabentafel anzubahnen. Mittlerweile gibt es auch Sprachcomputer, aber auch iPads bzw. Tablets mit speziellen Apps, die bei neurologischen Patienten zum Einsatz kommen. In jedem Fall muss der Patient in langsamen aufbauenden Schritten auf das Gerät eingeschult werden.

18.1.2 Trachealkanülen und deren Verwendung im logopädischen Setting

In der neurologischen Rehabilitation kommen vorwiegend blockbare Trachealkanülen, blockbare Sprechkanülen mit den entsprechenden Innenkanülen und Sprechaufsätzen (auch: Multifunktionskanülen) sowie Platzhalter zum Einsatz. Die Wörter «blocken» und «cuffen» werden ausnahmslos synonym verwendet.

- **Geblockte/gecuffte Kanüle**

In den letzten Jahren haben sich Kunststoffkanülen als Alternative zu Metallkanülen immer mehr durchgesetzt. Ihre Cuffs sind mit denen der Niederdruckmanschetten von Endotrachealtuben annähernd vergleichbar. Derzeit werden am häufigsten anatomisch geformte PVC-Kanülen oder flexible Trachealkanülen (z. B. Tracheoflex) verwendet (Larsen 2013).

Eine cuffbare Kanüle ist mit einem aufblasbaren Ballon (=Cuff) ausgestattet, der den Raum zwischen Kanüle und Trachealwand zum Schutz vor Aspiration abdichten soll. Eine gecuffte Kanüle wird daher bei hochgradigen Dysphagien mit Speichelaspiration eingesetzt. Mit einem Cuffdruckmesser muss regelmäßig (nach jedem Absaugen, nach jedem Lagewechsel, vor und nach der Therapie) der Cuff kontrolliert und korrigiert werden. Winklmaier et al. (2006) fanden außerdem heraus, dass der Cuff keinen 100%igen Schutz vor Wasseraspiration bietet, Speichel wird allerdings zufriedenstellend aufgehalten (Winklmaier 2005, 2006).

Eine gecuffte Kanüle wird grundsätzlich bei allen Patienten verwendet, die beatmet werden müssen. Entcufft man einen Patienten, der an einem Beatmungsgerät angeschlossen ist, meldet die Maschine «Leckage» und man hört ein deutliches Entweichen der Luft in den Larynx und Oropharynx. Das Entcuffen bei assistiv beatmeten Patienten ist prinzipiell möglich, aber ausschließlich nach Rücksprache mit dem betreuenden Facharzt durchzuführen. Während eines Entcuffungsvorganges bei einem beatmeten Patienten, sollte ebenfalls eine mit dem Beatmungsgerät vertraute Person anwesend sein.

Veränderte Physiologie: Mit einer geblockten Trachealkanüle ist das Aus- und Einatmen ausschließlich über den Weg der Kanüle möglich. Das bedeutet, dass es zu keinerlei Belüftung der über der Kanüle gelegenen Räume des Atem- und Schluckweges kommt. Durch die Umlenkung der Luft unterhalb der Glottis sind auch Funktionen wie Phonation, Husten und Räuspern nicht möglich.

In der Intensivmedizin haben sich in den letzten Jahren Kanülen mit subglottischer Absaugmöglichkeit durchgesetzt, da sie das Infektions- und Pneumonierisiko durch Aspiration verringern (Frost 2013, DePew 2007, Carter 2014).

Im Bereich oberhalb einer gecufften Trachealkanüle (subglottischer Bereich, Glottis, Aditus laryngis) sammelt sich mit den herkömmlich gecufften Kanülen Speichel und Sekret an, welches nur über Entcuffen oder über transglottische Absaugung entfernt werden kann. Mit der Möglichkeit der subglottischen Absaugvorrichtung hat man einen neuen Weg für die Reinigung dieses Bereiches und für das Tracheostomamanagement geschaffen.

- **Multifunktionskanülen**

Für die logopädische Therapie ist, wenn aus intensivmedizinischer Sicht möglich, ein frühzeitiger Umstieg auf eine Multifunktionskanüle sinnvoll, um mit einem eventuell geplanten Entcuffungsmanagement beginnen zu können. Damit können die Vorteile einer Multifunktionskanüle genutzt werden:
- Die Sprechfunktion über die gesiebte/gefensterte Innenkanüle mit einem Sprechaufsatz
- Eine subglottische Absaugung über die Innenkanüle oder einem Absaugkanal an der Außenkanüle
- Ein Aspirationsschutz bei geschlossener Innenkanüle
- Eine Sprechfunktion am Respirator durch eine Spezial-Innenkanüle
- Maschinelle Beatmungsfunktion bei geschlossener Innenkanüle
- Einen Stöpsel («Plug») für den kompletten Verschluss.

Bei geplantem Wechsel auf eine Multifunktionskanüle muss über die Größe nachgedacht werden. Oft wird für die Beatmung die größtmögliche Kanüle verwendet. Im Falle einer Cuffentlastung kommt gelegentlich seitlich der Kanüle zu wenig Luft vorbei, so dass eine Phonation unmöglich sein kann. In manchen Fällen ist es für die Rehabilitation sinnvoller, die neue Kanüle kleiner zu wählen.

18.1.3 Dysphagie-Diagnostik

Die Basis des Dysphagieassessments bilden die Anamnese des Patienten, die medizinischen Diagnosen inklusive aktuellem Allgemeinzustand und der Ernährungsstatus. Danach erfolgt das klinisch oropharyngeale Dysphagie-Assessment mit der Hirnnervenprüfung, dem indirekten und dem direkten Schluckversuch.

Im Rahmen der allgemeinen Anamneseerhebung sollte nach früheren Schluckbeschwerden gefragt werden, die bei älteren Patienten einen Hinweis auf eine vorbestehende Presbyphagie geben können. Die medizinischen Diagnosen geben Auskunft über die mögliche Ursache der Schluckstörung und der Tracheostomaanlage. Eine wichtige Information für die Logopädin ist, ob das Stoma genäht oder ob es lediglich dilatiert wurde. Laut den Leitlinien der Deutschen Gesellschaft für Neurogene Dysphagie sollen Patienten mit dilatiertem Stoma nicht in häusliche Pflege oder ins Pflegeheim entlassen werden (DGN 2015).

Der aktuelle Allgemeinzustand eines Dysphagie-Patienten im intensivmedizinischen Setting ist täglich neu zu erfragen bzw. nachzulesen. Für die Therapie von Bedeutung sind die pulmonale Situation (Weaning, COPD, Oxyvent…), Fieber (Aspiration?), Wachheit und Medikamente (z. B. mit sedierender Wirkung). Weitere Informationen bezüglich des vorbestehenden und aktuellen Ernährungsstatus sind einzuholen. Gibt es Unverträglichkeiten oder Allergien auf bestimmte Lebensmittel? Wie sieht es mit Vorlieben oder Abneigungen von Lebensmitteln oder Speisen aus? Gab es Reflux in der Vorgeschichte und wurden diesbezüglich Medikamente genommen? Hat der Patient sehr viel abgenommen in letzter Zeit?

Den aktuellen Ernährungszustand betreffend ist es wichtig zu wissen, welche Form der Ernährung möglich ist. Am Beginn der Erkrankung werden Patienten mit Trachealkanüle sehr häufig kombiniert parenteral und enteral über Nasogastralsonde ernährt. Ist zu erwarten, dass der Patient mehr als 28 Tage künstlich ernährt werden muss, wird die Anlage einer PEG-Sonde empfohlen (Wirth 2013). Wirth et al. (2013) erwähnen, dass eine Ernährung mittels Sondennahrung keine Kontraindikation für die Dysphagietherapie darstellt. Dennoch entwickeln Patienten, die mit Nasogastralsonden versorgt sind, häufig schmerzhafte Aryhöckerödeme, die das Abschlucken der Speiseboli deutlich behindern. Außerdem können große Ödeme den Glottisspalt teilweise verlegen und die transglottische Atmung behindern, was man beim Entcuffen und bei der Verwendung von Sprechaufsätzen und Stöpseln unbedingt bedenken muss. Die Entfernung der Nasogastralsonde ist so bald als möglich vorzunehmen. Alternativ sind vorübergehende parenterale Ernährung, dünne Kindersonden oder PEG-Sonden zu überlegen.

Der Weg der Oralisierung ist in der Therapie nicht immer so einfach, wenn man orale und enterale bzw. parenterale Ernährungsformen aufeinander abstimmen muss. Der Übergang bis zur ausschließlichen oralen Ernährung muss täglich neu evaluiert und besprochen werden. Die kontinuierliche Gabe von Sondennahrung verringert das Hungergefühl und macht es auch schwieriger, die Patienten wieder vollständig zu oralisieren.

Das oropharyngeale Dysphagie-Assessment wird auf Basis der Evaluation der schluckrelevanten Hirnnerven durchgeführt. Dies kann auch bei liegender Trachealkanüle erfolgen. Der Patient muss allerdings ein wenig mitarbeiten können, um alle Funktionen evaluieren zu können.

Zu den am Schlucken beteiligten Hirnnerven zählen der N. trigeminus (V), der N. facialis (VII), der N. glossopharyngeus (IX), der N. vagus (X) und der N. hypoglossus (XII).

Bevor man mit der Überprüfung der Hirnnerven beginnt, sollte noch eine Inspektion des Mundraumes mit Begutachtung der Schleimhäute und des Zahnstatus' evaluiert werden.

- **N. trigeminus (V)**

Der untere Ast des N. trigeminus (N. mandibularis) innerviert die gesamte Kaumuskulatur (M. temporalis, M. masseter, M. pterygoideus medialis und lateralis) zwei Mundbodenmuskeln (M. mylohyoideus, M. digastricus/Venter anterior) und den Gaumensegelspannermuskel (M. tensor veli palatini). Der mittlere Ast des N. trigeminus (N. maxillaris) innerviert fast die gesamte Schleimhaut der Nasenhöhle, den Gaumen, den Oberkiefer mit Zahnfleisch und Zähnen sowie die Haut zwischen Unterlid und Oberlippe und einen Teil des Schläfenbereichs.

Bei Schädigung des N. trigeminus (N. mandibularis) kann es in der oralen Phase zu Defiziten kommen. Das Vorbereiten und Zerkleinern von festen Speisen kann unter Umständen nur mehr erschwert möglich sein. Die beiden Mundbodenmuskeln bewirken, dass das Hyoid beim Schluckakt gehoben, fixiert und nach anterior bewegt werden kann. Ist dies durch eine Beeinträchtigung des 5. Hirnnerven nicht mehr möglich, kann es zu einer intradeglutitiven Aspiration kommen. Die Folge von einer ungenügenden Hebung und anterioren Bewegung des Hyoids ist ein beeinträchtigter supra-glottischer Verschluss. Des Weiteren kann es zu einer ungenügenden Öffnung des oberen Ösophagussphinkters kommen und somit zu Residuen in den Sinus piriformis und in Folge zu einer postdeglutitiven Aspiration.

Ist der N. maxillaris mit betroffen und somit der sensible Anteil, kann es zu verminderter Wahrnehmung des Bolus kommen. Durch die Boluserkennungsstörung kommt es zu Residuen im oralen Bereich bzw. auch zum Drooling.

Die Testung des N. trigeminus erfolgt anhand motorischer und sensibler Aufgaben (siehe Testprotokoll zur Beurteilung der «schluckrelevanten Hirnnerven» im Rahmen der Dysphagie-Assessments, am Ende des Kapitels).

- **N. facialis (VII)**

Der N. facialis innerviert motorisch neben der gesamten Gesichts- und Lippenmuskulatur auch den M. digastricus venter posterior und den M. stylohyoideus. Beide Muskeln haben einerseits die Aufgabe, das Hyoid nach hinten oben zu ziehen, andererseits sind sie an der Kieferöffnung mitbeteiligt und wirken als Antagonisten zur Kaumuskulatur. Für den Schluckakt ebenfalls von großer Wichtigkeit ist die Innervation der Glandulae sublingualis und submandibularis. Eine Störung in diesem Bereich kann zu eingeschränkter Salivation führen. Der N. facialis dient auch der Geschmackserkennung von süß, sauer und salzig in den vorderen zwei Dritteln der Zunge.

Eine Schädigung des N. facialis kann also auch eine eingeschränkte Hyoidbewegung nach oben bedingen, was eine Auswirkung auf die supraglottischen Druckverhältnisse hat und somit zu einer möglichen intradeglutitiven Aspiration führt. Die Zungenbewegung nach superior, posterior kann durch Beeinträchtigung der beiden Muskeln ebenfalls eingeschränkt sein. Dadurch ist ein Leaking oder Pooling mit Residuen in den Valleculae die Folge.

Die Testung des N. facialis richtet sich hauptsächlich nach den Funktionen der Gesichtsmuskulatur. Für das Schlucken relevant sind vor allem die Lippen- und Wangenaktivität sowie die sensorischen Anteile. Das Öffnen des Unterkiefers gegen Widerstand, welches schon beim N. trigeminus getestet wird, prüft auch gleichzeitig die beiden oben genannten Kieferöffner (M. digastricus/Venter posterior/M. stylohyoideus), die vom N. facialis innerviert werden. Das heißt ein Defizit im Bereich des Kieferöffnens kann sowohl vom N. facialis als auch vom N. trigeminus ausgehen.

- **N. glossopharyngeus (IX)**

Der N. glossopharyngeus innerviert den M. stylopharyngeus als einzigen Muskel alleine. Alle anderen Rachenmuskeln werden als Plexus pharyngeus gemeinsam mit dem N. vagus gespeist. Die Aufgaben des IX. Hirnnervs sind das Heben und Erweitern des Pharynx (M. stylopharyngeus), die Annäherung der Pharynxrückwand an die Zungenbasis, pharyngeale Motilität und Verkürzung des Pharynx. Speichelproduktion für Bolusformung und Bolustransport sowie die Geschmackswahrnehmung im hinteren Zungendrittel (bitter).

Durch eine Läsion des IX. Hirnnerven kann es zu einer verminderten pharyngealen Motilität und zu einer eingeschränkten Verkürzung im Pharynxbereich kommen, was zu diffusen Residuen nach einem Bolusschluck führt. Durch die ebenfalls verminderte Annäherung der Pharynx-Rückwand an die Zungenbasis bleiben Residuen in den Valleculae liegen. Wenn der Pharynx nicht gut genug mitarbeitet, kommt es zu einem unzureichenden supraglottischen Druck, was zu einer intradeglutitiven Aspiration führen kann. Die Boluswahrnehmung ist insofern beeinträchtigt, als der N. glossopharyngeus sensibel für die gesamte Rachenschleimhaut zuständig ist. Daher zeigen Patienten auch oft nicht das Bedürfnis nachzuschlucken, wenn Residuen im Rachenbereich liegen bleiben.

Testung: Die Überprüfung des N. glossopharyngeus erfolgt durch Begutachtung der Velumshebung und der Auslösung des Würgereflexes. Bei der Auslösung des Würgereflexes werden zwei Komponenten betrachtet: Die Auslösung des Reflexes (sensibel) und die Aktivität der pharyngealen Muskulatur (motorisch). Eine fehlende Auslösung des Würgereflexes korreliert nicht mit der Schluckfunktion oder Aspiration (Leder 1997, Ramsey 2005, Smithard 2003). Es sagt nur etwas über Sensibilität und Motorik aus. Zur Auslösung des Würgereflexes nimmt man einen Spatel und tastet sich zum Zungengrund vor, berührt die Tonsillarregion und den weichen Gaumen. Wenn es zu keinem Reflex kommt, berührt man die Pharynxhinterwand. Der Reflex wird beidseitig geprüft. Die Triggerung des Schluckreflexes wird getestet, indem man den Patienten bittet, seinen Speichel zu schlucken (ein trockener Mund muss vorher angefeuchtet werden).

- **N. vagus (X)**

Der X. Hirnnerv ist neben der Versorgung zahlreicher Organe für die sensible und motorische Innervation der gesamten Rachen- und Kehlkopfmuskulatur und der Schleimhäute in diesem Bereich zuständig.

Ausfälle im Gebiet des N. vagus können zu motorischen und sensiblen Beeinträchtigungen der pharyngealen Phase führen. Eine laryngeale Schwäche kann zu einer verminderten laryngealen Adduktion führen, wodurch eine intradeglutitive Aspiration wahrscheinlich wird. Die Effektivität des Hustens ist (motorisch bedingt) herabgesetzt. Durch die laryngealen sensiblen Defizite kommt es eher zu einer stillen Aspiration, weil Residuen nicht gespürt werden können. Die Funktion des oberen Ösophagussphinkters (M. cricopharyngeus, M. constrictor pharyngis inferior) kann ebenfalls durch eine Läsion im Verlauf des N. vagus eingeschränkt sein, wodurch es gehäuft zu postdeglutitiven Residuen und auch zu postdeglutitiver Aspiration kommen kann.

Testung: Neben der Beurteilung der Stimmqualität, testet man willkürliches und unwillkürliches Husten. Letzteres kann man hauptsächlich beobachten. Die Verwendung eines Husten-Inhalations-Tests zur Vorhersage von stiller Aspiration wurde in den letzten

Monaten immer intensiver untersucht. Es scheint sinnvoll, so einen Test als zusätzliches Messinstrument im Rahmen der Dysphagie-Abklärung heranzuziehen. Die Inhalation von Zitronensäure löst bei einer bestimmten Konzentration eine Hustenreaktion aus und gibt Hinweise auf die Sensibilität des Larynx und die Aspirationsgefahr (Lee 2014). Bei der Überprüfung des Speichelschlucks achtet man auf die Kehlkopfhebung nach vorne oben, wobei hier besonders auf die Bewegung nach vorne zu achten ist. Wenn der Schluckakt eingeleitet wird, hebt sich der Kehlkopf nach oben und während der Reflextriggerung nach vorne, so als müsste er über etwas drübergleiten. Diese Bewegung nach vorne fehlt sehr häufig bei Patienten mit Läsionen des N. vagus.

- **Plexus pharyngeus**

Der Plexus pharyngeus besteht aus Anteilen des N. glossopharyngeus und des N. vagus und versorgt die gesamte Rachenmuskulatur mit Ausnahme des M. stylopharyngeus (HN IX), sowie große Teile der Gaumenmuskulatur (M. palatoglossus, M. palatopharyngeus, M. salpingopharyngeus) und sensibel die Rachenschleimhaut. Die 3 Muskeln der Gaumenmuskulatur bilden die hintere Mundenge, den sogenannten Isthmus faucium, der in Kombination mit der Hebung des Zungengrundes (M. palatoglossus) einen Abschluss bildet und somit vorzeitiges Leaking verhindern soll. Eine Funktionsstörung des M. palatoglossus kann daher eine prädeglutitive Aspiration, ein Leaking oder Pooling bewirken. Eine Störung der pharyngealen Muskulatur kann zu verminderten subglottischen Druckverhältnissen führen und eine intradeglutitive Aspiration bzw. auch Residuen hervorrufen.

Testung: Die Gaumensegel- und die Rachenfunktion wird bereits bei den HN IX und X beurteilt.

- **N. hypoglossus (XII)**

Der Nervus hypoglossus innerviert als somatomotorischer Nerv die gesamte Muskulatur der Zunge sowie die Mundbodenmuskulatur. Zu den Mundbodenmuskeln zählen der M. genioglossus, der eine Vor- und Rückwärtsbewegung der Zunge initiieren kann, der M. hyoglossus, der die Zunge nach hinten und unten ziehen kann, sodass der Bolus gut nach unten gleitet, sowie der M. styloglossus, der die Zunge nach hinten oben ziehen kann. Die Zungenmuskulatur spielt eine wesentliche Rolle für die Vorbereitung des Bolus für den Schluck und leitet letztendlich auch die reflektorische Phase ein.

- **Ansa cervicalis profunda (C1–C3)**

Die Ansa cervicalis, die aus dem Plexus cervicalis entsteht, ist eine Nervenschlinge die durch die Halsnerven C1–C3 gebildet wird. Von der Ansa cervicalis gehen die Äste zur Versorgung der unteren Zungenbeinmuskulatur ab (infrahyoidale Muskulatur). Die Muskeln dieser Muskelgruppe haben die Aufgabe, das Zungenbein zu fixieren und den Kiefer zu öffnen (M. sternohyoideus), den Zungenbein-Kehlkopf-Abstand zu verkürzen (M. thyrohyoideus) sowie den Kehlkopf nach kaudal zu ziehen (M. sternothyroideus). Die Ansa cervicalis versorgt auch einen wichtigen Zungengrundmuskel mit, nämlich den M. genioglossus, der auch vom N. hypoglossus innerviert wird.

Eine Beeinträchtigung des XII. Hirnnerven wirkt sich in erster Linie auf eine Reduktion von Bolusmanipulation, -präparation und -transfer aus. Ein Bolus kann nicht gut genug geformt werden, und daher entstehen häufig postdeglutitive orale Residuen (buccal/lingual). Ein weiteres Symptom einer Schädigung des N. hypoglossus ist eine verminderte Annäherung der Zungenbasis an die Pharynxrückwand, das im Falle eines Bolusschluckes postdeglutitive Residuen in den Valleculae verursachen kann.

Testung: Man überprüft sämtliche Bewegungsrichtungen der Zunge. Außerdem begutachtet man die Zunge in Ruhe und notiert Atrophien oder Faszikulationen. Als Messinstrument für Zungenkraft und Ausdauer eignet sich das bereits etablierte Iowa Oral Performance Instrument (IOPI) (Adams 2013).

18.2 Klinische und apparative Diagnostik

Die Dysphagie-Diagnostik bei einem tracheostomierten Patienten erfordert ein besonderes Vorgehen, da vor allem die gecuffte Trachealkanüle den Schluckakt beeinflusst (ASHA American Speech-Language-Hearing Association 2015). Gleich wie beim Schluckversuch des Dysphagiepatienten ohne Trachealkanüle ist es obligatorisch, zunächst den **Speichelschluck** zu evaluieren und eine mögliche Aspiration des Speichels auszuschließen, um mit einem **Bolusschluck** fortfahren zu können (Trapl et al. 2007, Dogett et al. 2001). Bei Patienten mit gecuffter Trachealkanüle kann kein physiologischer Schluckakt stattfinden, solange die Kanüle gecufft ist. Daher sollte bei der Diagnostik auch dieser Aspekt mitberücksichtigt werden. Eine Speichelaspiration nachzuweisen ist bei Tracheostomapatienten etwas einfacher als bei Dysphagiepatienten ohne Stoma, da die transstomatale bzw. tracheale Absaugmöglichkeit besteht und sich dadurch eine Aspiration direkt nachweisen lässt. Schon in den 1960er und 1970er Jahren wurde begonnen, Patienten mit Trachealkanülen angefärbte Boli zu verabreichen, um Aspirationen aufzudecken.

Bei der Auswahl der apparativen Diagnostik nimmt man ein Verfahren, welches die Speichelaspiration gut nachweisen kann, und dabei wird häufig die Schluckendoskopie als geeignetes Diagnostikinstrument herangezogen. Die Vorteile der Schluckendeskopie (FEES) gegenüber der Videokinematographie sind die einfache Durchführung am Patientenbett (auch auf Intensivstationen unter Beatmung), die klare Darstellung der Speichelaspiration (Speichelaufstau im Larynx), die genaue Beurteilung der organischen Strukturen sowie die Möglichkeit der transstomatalen Endoskopie und die Einsicht in den subglottischen und trachealen Bereich. Ergänzende Untersuchungen sind je nach Fragestellung die Manometrie, das Schluckaktröntgen (Videokinematographie) und in Zukunft auch Ultraschalldiagnostik bzw. funktionelle MRT-Untersuchungen des Schluckakts.

18.2.1 Speichelaspirationstest («Blue-Dye-Test»)

Die Speichelschluckprüfung, auch «Blue-Dye-Test» oder «Modified Evan's Blue Dye Test» erfolgt im Rahmen des logopädischen Assessments als eine der ersten Maßnahmen beim Patienten mit Trachealkanüle, ◘ Abb. 18.1 (Belafsky et al. 2003, Cameron et al. 1973, Thompson-Henry 1995, Brady et al. 1999, Donzelli et al. 2004). Bevor es allerdings zur Durchführung des Tests kommt müssen zwei Voraussetzungen gegeben sein:
1. Der Patient sollte zumindest ansatzweise eine willkürliche oder unwillkürliche Schluckaktivität zeigen (HN X!)
2. Es muss medizinisch vertretbar sein, den Patienten für ein paar Minuten zu entcuffen.

Kurzzeitige Entcuffungsphasen sollten auch schon in der Therapie ein paar Mal durchgeführt worden sein, um den Patienten auf einen physiologischen Speichelschluck vorzubereiten. Eine Endoskopie kann die Schlucksituation verifizieren (◘ Abb. 18.2).

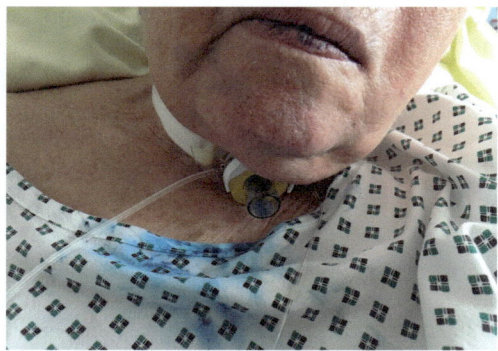

Abb. 18.1 Aspiration von blau angefärbtem Speichel beim Blu-Dye-Test mit Austritt aus der Trachealkanüle

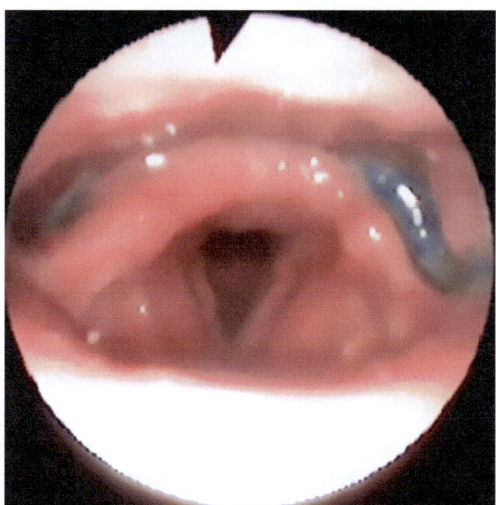

Abb. 18.2 Pharyngeale Retentionen von blau angefärbtem Speichel als Risiko für Speichelaspiration

- **Vorbereitung**

Zunächst rührt man Trinkwasser mit blauer Lebensmittelfarbe zu einer stark dunkelblauen Farbe an. Der Absaugbehälter muss vor dem Schluckversuch komplett entleert (bzw. gewechselt) werden, um blaue abgesaugte Farbe erkennen zu können. Der Patient wird in eine möglichst aufrechte Position gebracht und über den geplanten Ablauf so gut es geht informiert. Die Sondennahrung sollte mindestens eine Stunde vor dem Schluckversuch pausiert werden, dennoch sollte man einen Sekretbeutel (Ablaufbeutel) bereithalten, falls der Patient zu erbrechen droht. Ist der Patient nicht monitiert, sollte zumindest ein Pulsoxymeter vor der Durchführung angebracht werden, um die Sauerstoffsättigung während des Schluckversuches zu kontrollieren.

- **Durchführung**

Es wird empfohlen den Cuff ein paar Minuten vor dem Schluckversuch auszulassen, damit sich der Patient an den transglottischen Luftstrom gewöhnen, Schleimreste weghusten, und ein paar Speichelschlucke unter den wieder normalisierten aber noch ungewohnten Bedingungen üben kann. Ein Sprechaufsatz oder sogar ein kompletter Verschluss (Stöpsel) sollte für den Schluckversuch toleriert werden, denn das schafft eine annähernde Schluckphysiologie und verringert Aspirationen.

18.2 · Klinische und apparative Diagnostik

Nachdem der Patient einige Male gut abgeschluckt, ausgehustet und sich vom Entcuffen erholt hat, bestreicht der Therapeut mit einem großen Wattetupfer (Wattestäbchen) die Schleimhäute im Bereich der Wangen, Vestibulum, Zunge und Rachen so, dass diese dunkelblau eingefärbt sind. Zwischendurch fordert man den Patienten auf abzuschlucken. Ist alles blau eingefärbt und hat der Patient einige Male geschluckt, sollte das erste Mal tracheal abgesaugt werden, um eine mögliche Aspiration (blau gefärbtes Sekret im Absaugschlauch bzw. Absaugbehälter) zu diagnostizieren.

> ❗ Sobald einmal im Mund abgesaugt wurde, kann im Absaugbehälter orales Sekret nicht mehr von trachealer Sekretion unterschieden werden. In diesem Fall sollte dokumentiert werden, wenn blaues Aspirat bei trachealer Absaugung im Einmal-Absaugschlauch zu sehen ist!

Nach erfolgtem Blauschluck und wieder gecuffter Kanüle muss 2-stündlich tracheal abgesaugt werden für 12 h und jegliches bläulich verfärbtes Sekret dokumentiert werden. Wenn man über 12 h und mehr nichts Blaues tracheal abgesaugt hat, kann nicht von einer 100%igen Aspirationsfreiheit ausgegangen werden. Wird jedoch blaues Sekret tracheal abgesaugt, findet auf jeden Fall eine Speichelaspiration statt. Das weitere therapeutische Prozedere bleibt allerdings in beiden Fällen gleich. Es wird ein Entcuffungsmanagement begonnen, um einen Sensibilitätsaufbau zu bewirken und um einen physiologischen Speichelschluck anbahnen zu können. Bei Patienten, die offensichtlich aspirieren, wird die Entcuffungszeit anfangs sehr kurz und eine Steigerung der Entcuffungszeit je nach Allgemeinzustand gut abgewägt sein müssen.

Der Speichelschluckversuch kann auch bei beatmeten Patienten durchgeführt werden, wenn der Cuff für die Dauer des Schluckversuches ausgelassen werden darf. Der Blue-Dye-Test kann auch im Rahmen der Endoskopie (FEES) stattfinden.

18.2.2 Schluckversuche mit Bolus bei Patienten mit Trachealkanüle

Schluckversuche mit Bolus bei Trachealkanülenpatienten sollten, wenn möglich, mittels instrumenteller Verfahren durchgeführt werden. Sind apparative Möglichkeiten der Untersuchung nicht im nahen Umfeld oder nur schwer zu organisieren, empfiehlt es sich mit blau eingefärbtem, eingedicktem Wasser den ersten Bolusschluck bei entcuffter Trachealkanüle und Sprechaufsatz auszuprobieren. Für Bolusschluckversuche bei beatmeten Patienten muss die Möglichkeit zur Entcuffung bestehen und der Aufsatz eines Sprechventils (z. B. Passy Muir, ▶ Abschn. 16.5) vorausgesetzt werden. Ausnahmen sind Patienten mit der Prognose nie mehr wieder von der Beatmungsmaschine wegzukommen. Letzteres muss im Einzelfall sowie im interdisziplinären Team entschieden werden.

18.2.3 Schluckendoskopie (Fiberoptic-Endoscopic-Evaluation of Swallowing – FEES)

- **Voraussetzungen/Vorbereitungen**

Patienten müssen für diese Untersuchung mindestens 15 Minuten wach sein können. Eine im Rollstuhl sitzende Position ist zu empfehlen. Muss die Untersuchung am Krankenbett stattfinden, so sollte eine Aufrichtung von ca. 75 ° erreicht werden.

Wie beim klinischen Schluckscreening wird die Reihenfolge Speichelschluck, Breischluck, Flüssigschluck und Festschluck eingehalten. Eine Absaugmöglichkeit sollte sich betriebsbereit in unmittelbarer Umgebung befinden. Unterschiedliche Konsistenzen werden blau eingefärbt vorbereitet (evtl. auch Placebotabletten). Die Kanüle wird vor der Untersuchung entcufft und mit Sprechaufsatz versorgt oder entfernt. Wird die Kanüle für die Untersuchung gänzlich entfernt, muss ein manueller Verschluss des Stomas für die Schluckuntersuchung gemacht werden, um physiologische Voraussetzungen für den Schluckakt herzustellen. Es wird an dieser Stelle auch auf ▶ Abschn. 17.3.2 verwiesen.

- **Speichelschluckversuch**

Beim Speichelschluckversuch werden ca. 15 min vor der Untersuchung die Schleimhäute im Mund mit blauer Farbe bestrichen. Es wird wie beim klinischen Schluckversuch vorgegangen. Mittels Endoskopie erfolgt die Beurteilung der organischen Strukturen sowie der Speichelschluckfunktion. Es wird evaluiert, ob blaue Farbe bereits penetriert oder aspiriert wurde. Bei einem pathologischen Schluckakt sieht man Speichelaspirat (blau) im Aditus laryngis (= innerhalb der aryepiglottischen Falte sowie auf der laryngealen Fläche der Epiglottis, auf den Stimmlippen und in der Trachea). Normal wäre es, wenn keine blauen Residuen im Kehlkopfeingang sichtbar sind. Ist Speichelaspiration nachweisbar, liegt es im Ermessen des Untersuchers, ob ein Bolusschluckversuch trotzdem vorgenommen wird. Es kommt gelegentlich vor, dass Patienten ihren Speichel aspirieren, aber Bolusschlucke nicht. Massive schaumige Speichelansammlungen im gesamten Aditus laryngis weisen allerdings auf eine hochgradige Dysphagie hin.

- **Breischluckversuch**

Der Breischluckversuch findet ebenfalls in entcufftem oder dekanüliertem Zustand statt. Für den Bolusschluck eignet sich eingedicktes (steriles) Wasser, um bei einer eventuell auftretenden Aspiration wenig belastendes Material in der Lunge zu haben. Wenn möglich sollte während eines Schluckvorganges das Stoma mit dem Finger verschlossen werden, um physiologische Gegebenheiten (subglottischer Druckaufbau) herzustellen. Beurteilt wird nach den jeweils verwendeten Protokollen (s. Ende des Kapitels). Eine international übliche Skala zur Beurteilung der Aspiration und Penetration ist die «Penetration-Aspiration-Scale» (PAS) nach Rosenbeck et al. (1996), die mittlerweile ins Deutsche übersetzt und validiert wurde (Hey, 2014). Beide Versionen sind in ◘ Tab. 18.1 dargestellt.

- **Flüssigschluckversuch**

Für den Flüssigschluckversuch wird eingefärbtes (steriles) Wasser verwendet. Je nach Untersuchungssetting, Fragestellung und Schweregrad der Schluckstörung, sind verschiedene Darreichungsformen möglich: Dysphagiebecher, Tasse mit großem Durchmesser, Strohhalm, Teelöffel, Esslöffel oder Medikamentenbecher. Es wird mit der Verabreichung kleiner Schlucke/Mengen begonnen und steigert je nach Möglichkeit und Pathologie bis hin zur Überprüfung von sequenziellen Schlucken. Durch unterschiedliche Kopfbewegungen, wie z. B. das Zurückneigen des Kopfes beim Trinken, kann die Position des Endoskopes verrutschen und die Sicht beeinträchtigen. Daher sollte die Kopfposition, wenn möglich, relativ stabil gehalten werden. Beurteilt wird nach den jeweils verwendeten Protokollen und der PAS-Skala (▶ Abschn. 17.3.2).

- **Festschluckversuch**

Beim Festschluckversuch werden Brot oder andere feste Konsistenzen geprüft: je nach Fragestellung können die Lebensmittel mit blauer Lebensmittelfarbe leicht getränkt wer-

Tab. 18.1 Beurteilung von Aspiration und Penetration nach Rosenbeck et al. (1996) mit deutscher Übersetzung

	Englische Originalversion nach Rosenbek et al. (1996)	Deutsche validierte Übersetzung nach Hey et al. (2014)
1	Material does not enter the airway.	Material dringt nicht in den Luftweg ein.
2	Material enters the airway, remains above the vocal folds, and is ejected from the airway.	Material dringt in den Luftweg ein, verbleibt oberhalb der Stimmlippen und wird aus dem Luftweg ausgestoßen.
3	Material enters the airway, remains above the vocal folds, and is not ejected from the airway.	Material dringt in den Luftweg ein, verbleibt oberhalb der Stimmlippen und wird nicht aus dem Luftweg ausgestoßen.
4	Material enters the airway, contacts the vocal folds, and is ejected from the airway.	Material dringt in den Luftweg ein, kontaktiert die Stimmlippen und wird aus dem Luftweg ausgestoßen.
5	Material enters the airway, contacts the vocal folds, and is not ejected from the airway.	Material dringt in den Luftweg ein, kontaktiert die Stimmlippen und wird nicht aus dem Luftweg ausgestoßen.
6	Material enters the airway, passes below the vocal folds, and is ejected into the larynx or out of the airway.	Material dringt in den Luftweg ein, passiert bis unter die Stimmlippen und wird in den Larynx hinein oder aus dem Luftweg ausgestoßen.
7	Material enters the airway, passes below the vocal folds, and is not ejected from the trachea despite effort.	Material dringt in den Luftweg ein, passiert bis unter die Stimmlippen und wird nicht aus der Trachea ausgestoßen, trotz Bemühung.
8	Material enters the airway, passes below the vocal folds, and no effort is made to eject.	Material dringt in den Luftweg ein, passiert bis unter die Stimmlippen, und es wird keine Bemühung zum Ausstoßen unternommen.

den, um sie in der Endoskopie besser sichtbar zu machen. Es ist empfehlenswert, Placebokapseln und Placebotabletten vorrätig zu haben, um diese ebenfalls prüfen zu können.

Im Rahmen der schluckendoskopischen Abklärung müssen im multiprofessionellen Team weitere Ziele besprochen werden. Zeigt ein Patient beispielsweise keine Aspiration von Speichel mehr und hat bei breiigen Konsistenzen auch keine Pathologien, kann man übereinkommen, die Kanüle schon über mehrere Stunden entcufft zu lassen und mit einem langsamen Kostaufbau zu beginnen. Ist die Kanüle zum Zeitpunkt der Untersuchung schon über mehrere Stunden entcufft und der Patient mit Sprechaufsatz versorgt, kann man bei aspirationsfreien Bolusschlucken ein komplettes Abstöpseln über 48 h diskutieren und eine Dekanülierung planen. In jedem Fall ist wieder eine individuelle Vorgehensweise und Zielsetzung notwendig. Ein interdisziplinärer Austausch ist anzustreben.

18.3 Therapie unter besonderer Berücksichtigung des Trachealkanülenmanagements

Die am meisten angewandte und im deutschsprachigen Raum etablierte Therapierichtung ist die Funktionelle Dysphagietherapie (FDT). Sie richtet sich nach Logemann (1997) und wurde durch Bartolome und Schröter-Morasch (2013) für den deutschen Sprachraum angepasst.

Das Behandlungskonzept der Funktionellen Dysphagietherapie wird in drei große Bereiche geteilt:
1. Restitution
2. Kompensation
3. Adaptive Maßnahmen.

Das Konzept und die darin enthaltenen Maßnahmen, Übungen und Behandlungen können unter Berücksichtigung der Trachealkanüle (Therapie sofern möglich in entcufftem Zustand!) auch bei dieser Patientenklientel und bei liegender Kanüle angewandt werden. Daher unterscheidet sich die Dysphagie-Therapie von Patienten mit Trachealkanüle bis auf das Trachealkanülenhandling wenig von der Dysphagietherapie mit Patienten ohne Kanüle. Beim direkten Schlucktraining, sei es mit Speichel oder mit Bolus, muss einem aber stets bewusst sein, dass Patienten mit gecuffter Trachealkanüle keinen physiologischen Schluckakt durchführen können. Durch die gecuffte Trachealkanüle wird der Atemstrom unterhalb der Stimmlippen nach außen gelenkt. Das heißt der Raum oberhalb des Cuffs wird zu einem sogenannten «Totraum», durch den transglottisch keine Luft mehr strömt wodurch es zu einer Desensitivierung der laryngealen und pharyngealen Strukturen kommt (Logemann 1985). Dies bedingt eine deutliche Reduktion der Schluckfrequenz, transglottisches Husten sowie Riechen und Schnäuzen sind nicht mehr möglich.

Die laryngeale Elevation wird durch den Cuff und die Kanüle behindert («Ankereffekt») (Jung et al. 2012, Bonanno 1971, Elpern et al. 1994). Ein physiologischer Schluckakt kann außerdem durch ungenügende subglottische Druckverhältnisse und einen reduzierten Glottisverschluss, der durch die gecuffte Kanüle verursacht wird, nicht stattfinden (Eibling u. Gross 1996). Eine erhöhte Sekretion und eine Muskelatrophie in Folge der «Nichtverwendung» der Schluckmuskulatur kommen ebenfalls hinzu (ASHA American Speech-Language-Hearing Association 2015). Mit einer gecufften Trachealkanüle, die dazu dienen soll, die Speichelaspiration in die tiefen Atemwege zu verhindern, kann man aufgrund oben genannter Fakten nur erschwert eine Schluckrehabilitation durchführen. Es ist daher das nahestehende erste Ziel in der Therapie, die Kanüle so bald als möglich zu entcuffen und ein Speichelschlucktraining zu beginnen. Hat man noch vor einigen Jahren auf Intensivstationen Patienten mit gecuffter Kanüle ausgespeist, so geht man heute immer mehr weg davon und versucht nach mehrmaligen Entcuffungsversuchen und Speichelschlucktraining einen Kostaufbau bei entcuffter und abgestöpselter Kanüle oder nach Dekanülierung vorzunehmen.

Zahlreiche internationale Guidelines empfehlen diese Vorgangsweise bereits (ASHA American Speech-Language-Hearing Association 2015, Intensive Care Society (ICS) 2015, Deutsche Gesellschaft für Neurologie 2015, Ding u. Logemann 2005, Davis u. Thompson 2004, Pannunzio 1996). In den meisten Curricula der Pflegegrundausbildung aber auch der Ausbildung zur Intensivschwester fehlt derzeit noch die Vermittlung der Grundlagen zum Trachealkanülenmanagement, wodurch sich alteingesessene Strukturen und Vorgehensweisen nur langsam verändern lassen.

Nachdem die ersten Entcuffungsversuche stattgefunden haben, wird je nach Mitarbeit und Belastung des Patienten im entcufften Zustand ein Dysphagietraining oder Stimmtraining mit den individuell auf den Patienten abgestimmten Übungen, auf Grundlage der klinischen Diagnostik, begonnen. Die Entcuffungszeit wird kontinuierlich gesteigert und je nach Allgemeinzustand bzw. Sekret- und Aspirationszustand des Patienten rascher oder

18.3 · Therapie unter besonderer Berücksichtigung

weniger rasch erhöht. Ein Sprechaufsatz sollte so früh als möglich eingesetzt werden. Ein kompletter Verschluss ist je nach Toleranz des Patienten und je nachdem, wie gut die Inspiration und die Exspiration erfolgen, anzuwenden. Eine Dekanülierung kann dann stattfinden, wenn der Patient 48 h mit zugestöpselter Kanüle und stabilen Vitalparametern gut zurechtgekommen ist. Wenn in dieser Zeit noch 1- bis 2-mal ein wenig tracheal abzusaugen ist, ist das kein Grund nicht zu dekanülieren, da die Kanüle als Fremdkörper auch ein wenig Sekretion fördert und gelegentlichen Hustenreiz verursacht.

Parallel zum Entcuffungsmanagement kann bereits ein Bolusschlucktraining stattfinden, sofern in einer endoskopischen Untersuchung eine Bolusaspiration weitgehend ausgeschlossen wurde. Nach erfolgter Dekanülierung wird der Kostaufbau weiter forciert und das Stimm- und Schlucktraining intensiviert und gegebenenfalls erweitert. Solange das Stoma noch nicht ganz verschlossen ist, muss ein effektiver Druckverband angelegt werden. Ein zusätzlicher Verschluss mit dem Finger während der Therapie oder der Nahrungsaufnahme ist zu empfehlen, um die Druckverhältnisse sicherzustellen.

Im Laufe der therapeutischen Arbeit mit Trachealkanülenpatienten hat sich gezeigt, dass Patienten, die trotz Kanüle versuchten zu artikulieren und Sprache zu produzieren, etwas bessere Voraussetzungen haben, da sie im Lippen-Wangen-Zungenbereich genug Kraft aufbringen können, um die Sprechbewegungen durchführen zu können. Sie sind in der Regel dann auch im Stande, nach dem ersten Entcuffen verständliche Worte zu artikulieren, sofern keine Aphasie vorliegt. Achtgeben muss man allerdings bei Patienten mit hochgradigen isolierten pharyngealen Schluckstörungen, wie z. B. Patienten mit Hirnstammläsionen (z. B. Wallenberg-Syndrom). Diese Patienten zeigen unter Umständen eine sehr gute Artikulation, die ein wenig nasal klingen kann. Die Stimme ist ebenfalls deutlich beeinträchtigt und klingt in der Regel sehr heiser. Die Nasalität und die Heiserkeit deuten auf eine hochgradige pharyngeale Schluckstörung hin, die meist mit Speichelaspiration einhergeht.

18.3.1 Entcuffungsprozess und Therapie

■ **Erster Entcuffungsversuch**

Um einen Patienten von einer geblockten Kanüle zu entwöhnen, sollte man bei Stabilisierung des Patienten und nach Rücksprache mit dem behandelnden Arzt, sobald als möglich mit einem Entcuffungsversuch beginnen. Dies kann vorerst im Rahmen der pflegerischen Tätigkeit beim morgendlichen Absaugen stattfinden. Es sollte ohnehin ein Routinevorgang in der Pflege sein, geblockte Kanülen ein- bis mehrmals täglich kurzzeitig zu entcuffen, damit das Sekret, welches sich oberhalb des Cuffs ansammelt, abfließt und abgesaugt werden kann (Ausnahme: Kanülen mit subglottischer Absaugung). Diese pflegerische Maßnahme kann man nützen, um nach erfolgter Absaugung etwas länger entcufft zu lassen und den Patienten einmal kurz sprechen bzw. phonieren oder über den Mund ausatmen zu lassen.

Vor dem erstmaligen Entcuffen ist auf stabile Vitalparameter zu achten. Falls der Patient mit Sauerstoff versorgt wird, ist die Sauerstoffversorgung auch nach dem Entcuffen sicherzustellen (Nasenbrille oder Gesichtsmaske vorbereiten) bzw. eine Sauerstoffunterbrechung mit dem ärztlichen Personal abzuklären. Pulmonale Begleiterkrankungen sind zu beachten (COPD, Asthma, Raucherhusten, Aspirationspneumonie etc.) Die Sauerstoffsättigung wird vor, während und nach dem gesamten Entcuffungsvorgang im Auge behalten. Ein Sättigungsabfall von mehr als 2 % kann Hinweis auf eine Aspiration sein (Smith et al. 2000, Ramsey et al. 2003). Andere Studien widerlegen jedoch diese

Ansicht, sodass bei einem Sättigungsabfall im Bereich von 2–4 % während eines Schluckvorganges nicht zwangsläufig von einer Aspiration ausgegangen werden kann (Wang et al. 2005).

Es sollte mindestens 1 Stunde vor dem Entcuffen keine Nahrungs- bzw. Flüssigkeitszufuhr erfolgen. Patienten, die leicht erbrechen und/oder stark zu Reflux neigen oder bei denen leicht der Würgereiz auslösbar ist, entcufft man am besten in nüchternem Zustand, da eine Aspiration von Mageninhalt besonders gefährlich für die Lunge ist. Es wird daher empfohlen, einen Entlastungsbeutel, den man im Falle des Erbrechens an die Nahrungssonde anhängen kann, in greifbarer Nähe zu haben.

Zur Vorbereitung und Materialbereitstellung zählen:
- Handschuhe
- 20-ml-Spritze
- Cuffmanometer
- Gaze (zum kurzfristigen Verschließen des Stomas)
- Monitoring/Pulsoxymeter
- Nierenschale (zum kurzfristigen Ablegen der Innenkanüle)
- Sprechseele oder Stöpsel in Reichweite
- Utensilien für therapeutische Interventionen (Kältespray, Duftfläschchen, Löffel, Tuch…)
- Funktionierender Absauger
- Zweite Person, die tracheal absaugen kann/darf

- **Vorbereitung/Durchführung**

In einem kurzen Aufklärungsgespräch wird der Patient über die geplante Intervention informiert. Eine optimale Lagerung des Patienten mit möglichst aufrechtem Oberkörper und stabiler Kopfposition (evtl. mit Unterstützung durch den Physiotherapeuten) ist Voraussetzung für ein gutes Abhusten und Schlucken während des Entcuffungsprozesses. Als weitere vorbereitende Maßnahme schließt man einen Pulsoximeter an und führt eine Mundpflege und/oder orales Absaugen durch. Bei Kanülen mit subglottischer Absaugvorrichtung saugt man über den speziellen Zugang ab. Ist der Patient stark verschleimt, saugt man kanülär oder endotracheal ebenfalls ab.

Für das eigentliche Entcuffen ist es sinnvoll, wenn zwei Personen anwesend sind. Person 1 (z. B. Pflege) führt den Absaugkatheter bis knapp unter den Kanülenrand ein. Person 2 (z. B. Logopädin) hat eine 20-ml-Spritze an das Ventil des Kontrollballons angesetzt und beginnt zügig zu entcuffen (◘ Abb. 18.3), sobald Person 1 sich am unteren Kanülenrand mit dem Absaugkatheter befindet. Es ist sinnvoll, am Ende der Inspiration mit dem Entcuffen zu beginnen, damit sofort ein effektives Husten mit Sekretbeförderung nach draußen erfolgen kann.

> Entcuffen immer mit einer Spritze (20 ml). Zucuffen immer mit dem Cuffmanometer!

In der Regel husten die meisten Patienten durch die Intervention sehr, sodass weiteres Sekret mobilisiert und hoch befördert wird. Man lässt den Patienten zunächst über die Kanüle aushusten, hält aber die Gaze bereit, um die Trachealkanüle bei einer erneuten Exspiration zu verschließen und ihn kurz auch transglottisch aushusten zu lassen. Sekretreste im Glottisbereich, die durch den Luftstrom spürbar werden, können somit entfernt werden. In dieser Phase versucht man den Patienten auf eine ruhige Ein- und Ausatmung zu fokussieren.

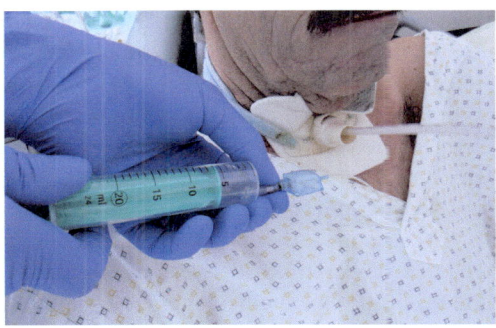

Abb. 18.3 Erster Entcuffungsversuch

Der Therapeut verschließt, je nach Toleranz des Patienten, immer wieder in der Ausatmung das Stoma (zunächst mit einem Gazetupfer). Wird diese Vorgehensweise sehr gut toleriert, und eine ausreichende Ausatmung über die Stimmbänder ist möglich, kann sofort ein Sprechventil oder eine Seele mit Sprechventil eingesetzt werden. Das Ventil öffnet bei Inspiration eine dünne Membran wodurch die Luft über die Kanüle eingeatmet wird. In der Ausatmung verschließt sich diese Membran, sodass der Luftstrom seitlich der Kanüle vorbei zu den Stimmbändern gelangen kann. Damit ist Sprechen oder Phonieren möglich. Die ersten Phonations- bzw. Artikulationsversuche können noch durch Hustenreiz unterbrochen werden, in der Regel wird das durch Stimm- und Schluckübungen im Laufe der Zeit besser.

> **!** Ist keine ausreichende Ausatmung beim Verschluss der Kanüle gegeben, darf auch kein Sprechventil eingesetzt werden. Die Ursache kann die Größe der Kanüle oder eine Obstruktion der oberen Atemwege sein. In jedem Fall muss die Ursache abgeklärt werden!

Speichelschlucktraining

Im Rahmen der ersten Entcuffungsphasen wird der Schwerpunkt auf das Training eines effektiven und physiologischen Speichelschluckens gelegt. Durch die Desensitivierung des Larynx bei geblockter Kanüle ist die Speichelschluckfrequenz stark herabgesetzt. Beim Entcuffen kommt es in der Regel zu einem deutlichen Anstieg der Schluckhäufigkeit (Seidl et al. 2005). Ein Ziel in der Therapie ist es daher, die Speichelschluckfrequenz unter verbaler Anleitung zu steigern. Dem kognitiv aufnahmefähigen Patienten wird erklärt, dass man normalerweise alle 1–2 Minuten seinen Speichel abschluckt und ihn zum Selbsttraining motiviert (Afkari 2007, Crary et al. 2013). Zu einem physiologischen Schluckakt gehört auch eine ausreichende Kehlkopfhebung, die bei Kanülenpatienten oft zu schwach ist. Die Erklärung eines physiologischen Schluckaktes und die Bewegung des Kehlkopfes nach superior/anterior, ist eines der ersten Aufgaben des Therapeuten. Kann ein Patient den Schluckakt noch nicht einleiten aufgrund eines schweren Hirnstamminfarktes, ist es umso wichtiger, den physiologischen Schluckakt zu erklären und den Patienten zunächst mental die richtigen Bewegungen trainieren zu lassen.

Ist der Mundbereich zu trocken, kann man ein Speichelschlucktraining mit angefeuchteten Wattestäbchen, mit befeuchteten und gut ausgedrückten Mundpflegeschwämmchen, mit Zitronenstäbchen oder mit Wasser- bzw. Speichelsprays durchführen.

Die Anwendung von Eisapplikationen ist für das Speichelschlucktraining ebenfalls gut anwendbar. Bei der Eisstimulation nach Logemann (1983) bestreicht man mit einem kalten

Larynxspiegel die Basen der vorderen Gaumenbögen je dreimal rechts und links und lässt den Patienten nach jedem 3er-Set gut abschlucken. Verwendet man gefrorene Eisstäbchen zur Stimulation, muss man bei Patienten, die zu Aspirationen neigen, wegen des Schmelzwassers vorsichtig sein. In diesem Fall empfiehlt es sich, ein Kältespray anzuwenden.

In einer Studie von Rosenbek et al. (1998) hat man herausgefunden, dass die Anwendung von Eis nur einen Kurzzeiteffekt auf die Schluckreflextriggerung hat. Die Anwendung von Eis sollte daher nur in direktem Zusammenhang mit dem Schlucktraining erfolgen, da man die Wirkung nur kurzfristig ausnutzen kann. Die Kombination von Kälte und Säure hat einen noch größeren Effekt auf die Schluckreflextriggerung (Sciortino et al. 2003). So ist die Anwendung von kaltem oder eingefrorenem Zitronenwasser eine gute Möglichkeit, den Speichelschluck zu triggern und zu trainieren.

In einer japanischen Studie untersuchte man 2013 die Anwendung einer Eismassage auf die Triggerung des Schluckreflexes und gelangte ebenfalls zu dem Ergebnis einer rascheren Auslösung des Schluckreflexes im Vergleich zu keiner Stimulation. Die Studie zeigt, dass nicht nur die punktuelle Stimulation eine Reflextriggerung erzeugt, sondern auch eine thermale Stimulation der gesamten Mundhöhle einen gleichen, vielleicht sogar besseren Effekt erzielt (Nakamura u. Fujishama 2013).

Im Rahmen von Inhalationen ist ein Speichelschlucktraining in der logopädischen Therapie auch möglich. Die Anwendungen bewirken ein Anfeuchten der Schleimhäute und erleichtern das Abschlucken. In die Therapie kann man die Inhalationen gut integrieren, indem man ein Atem- und Speichelschlucktraining kombiniert, wodurch der Effekt der Befeuchtung der Schleimhäute ein intensiverer werden kann.

Letztlich ist die olfaktorische Komponente ein wesentlicher Bestandteil in der Therapie bei Patienten mit Trachealkanülen. So wird das Riechen und Schmecken durch eine gecuffte Kanüle deutlich reduziert, da kein Luftstrom die Moleküle über die Nase bis zum Riechepithel befördern kann. Entcufft man den Patienten, können Riechen und Schmecken wieder besser möglich werden. In den ersten Entcuffungsphasen lässt man den Patienten an Dingen riechen, die er gerne mag, damit er sich wieder an die Wahrnehmung gewöhnen kann. In weiterer Folge nimmt man Gerüche, die gleichzeitig das Speichelschlucken beeinflussen und anregen. So hat das Riechen an schwarzem Pfefferöl auf den Schluckakt eine positive und vor allem triggernde Wirkung (Ebihara et al. 2006). Anwenden kann man verschiedene Duftessenzen, die mit Lebensmitteln assoziierbar sind (Vanille, Orange, Mandarine, Pfefferminz…). Beim Geruch von Essen wird die Speichelproduktion angeregt und fördert somit Speichelschlucke.

Ein Speichelschlucktraining soll immer bei entcuffter Kanüle mit Sprechaufsatz oder gänzlich zugestöpselter Kanüle stattfinden, um einen möglichst physiologischen Schluckakt zu erhalten und das Aspirationsrisiko zu senken (Ohmae 2006, Suiter 2003). Patienten, die sehr viel aspirieren, muss man zum Ausspucken ermutigen und dies sogar als erste Kompensationsmethode einüben. Auch bei hochgradiger Speichelaspiration ist ein kurzzeitiges Entcuffen unter Absaugbereitschaft wichtig, um einen Sensibilitätsaufbau anzubahnen. Die Evaluation der Speichelaspiration erfolgt mittels Blue-Dye-Test (▶ Abschn. 18.2.1).

- **Bolusschlucktraining**

Um mit dem Bolusschlucktraining beginnen zu können, muss in der instrumentellen Diagnostik eine Aspiration ausgeschlossen werden. Hat man keine Möglichkeit der instrumentellen Diagnostik, ist ein Blauschluck mit eingefärbtem, eingedicktem Wasser eine Alternative. Ein unmittelbares Absaugen und Aushusten nach dem Bolusschluckversuch ist Voraussetzung, um Aspirationen nachweisen zu können. Wird in der instrumentellen

Diagnostik eine Aspiration ausgeschlossen, empfiehlt es sich, die ersten Bolusschlucke in der Therapie mit eingefärbten Konsistenzen zu üben, um eine Kontrolle darüber zu haben, ob aspiriert wird oder nicht.

Die Kanüle muss beim Bolusschlucktraining entweder komplett verschlossen oder mit Sprechventil versorgt werden, da beim Schlucken mit offener Kanüle die Aspirationstendenz größer ist (Suiter et al. 2003). In den meisten Fällen wird initial eine breiige Konsistenz am leichtesten geschluckt, wodurch das Schlucktraining häufig mit dieser Konsistenz begonnen wird. Catriona Steele untermauert diese Beobachtung anhand einer systematischen Literaturrezension. Sie fand heraus, dass angedickte Flüssigkeiten das Penetrations- und Aspirationsrisiko senken, gleichzeitig steigt aber auch das Risiko von postdeglutitiven pharyngealen Residuen. Diese Erkenntnis zeigt auf, dass man einen Mittelweg in der Modifikation der Flüssigkeiten finden muss, um einerseits Aspirationen zu verhindern und andererseits Residuen zu minimieren, die ihrerseits wiederum zu einer Aspirationsgefahr werden können (Steele et al. 2015).

Das Bolusschlucktraining orientiert sich daher zunächst an dem Ergebnis der instrumentellen Diagnostik. Im Rahmen der Therapie werden unter Berücksichtigung von Haltung, Atmung und Anwendung von Kompensationsmethoden physiologische Bolusschlucke geübt. Je sicherer die Schlucke gelingen und je einsichtiger und kooperativer der Patient, desto rascher kann ein Kostaufbau erfolgen. Um auch Flüssigkeiten immer besser kontrollieren zu können, kann mit immer weniger eingedickten Konsistenzen geübt werden. Kontrollendoskopien sollen engmaschig stattfinden und vor Konsistenzänderungen eingesetzt werden. Auch das Kauen und Schlucken von festen Speisen und Medikamenten sollte vorher durch ein instrumentelles Verfahren evaluiert werden.

18.3.2 Stimmtraining

Durch das Vorliegen einer Dysphagie bzw. durch den Nicht-Gebrauch der Stimme bei geblockter Trachealkanüle, oder aber durch eine Vagusläsion, kann die Stimme unterschiedlich verändert sein. Manche Patienten bemerken den veränderten Klang der Stimme, bei anderen wiederum ist die Wahrnehmung diesbezüglich kaum vorhanden. Das Hören auf die eigene Stimme, das Erkennen von gurgeligem, belegtem Atem-Stimmgeräusch, welches ein Husten, Räuspern und Abschlucken als Folge haben sollte, gehört intensiv trainiert. Durch eine laryngeale Sensibilitätsstörung wird eine drohende Aspiration nicht mehr rückgemeldet und die Gefahr einer stillen Aspiration besteht. Die Patienten müssen daher lernen, auf den Stimmklang zu achten und Aspirationen auf diesem Weg entgegenzuwirken.

Die Behandlung von Recurrensparesen gestaltet sich, wie bei Patienten ohne Trachealkanüle auch, natürlich in entcufftem Zustand.

Liegt eine Stimmapraxie vor, ist die Anbahnung und das Wiederfinden der Stimme relativ gut über das unwillkürliche Husten erreichbar, welches zwangsläufig durch das Entcuffungsprozedere stattfindet.

18.3.3 Sprechtraining

Liegt eine Dysarthrie vor, kann neben den Atem-Schluck-Übungen auch ein Artikulationstraining erfolgen. Je nach Belastbarkeit des Patienten, können isolierte Lippen-

Zungen-Übungen oder Silbenübungen zum Selbsttraining aufgegeben werden. Liegt eine Beeinträchtigung der Zungenfunktion vor (HN XII), hat sich das Iowa Oral Performance Instrument (IOPI) als ein gutes Trainingsgerät sowohl in der Dysarthrie- also auch in der Dysphagietherapie erwiesen. Mittels einer Zungenblase, die auf die Mitte der Zunge gelegt wird, werden Maximalkraft und Kraftausdauer gemessen und trainiert. Der Patient muss kognitiv in der Lage sein, mitzuarbeiten und Aufgaben auszuführen. Das Gerät bietet die Möglichkeit, den Druck digital oder mittels Leuchtdioden in 10-Prozent-Schritten darzustellen. Das IOPI misst den Zungendruck mittels Luftdruckmessung und die Ergebnisse werden in Kilopascal (kPa) angegeben (IOPI User Manual 2011). Mit dem IOPI macht man Zungenkraft messbar. Therapeut und Patient bekommen Information über den Fortschritt in Form von realen Zahlen.

18.3.4 Sprachtraining

Patienten, bei denen der Verdacht einer Aphasie besteht, können im entcufften Zustand evaluiert werden und es kann gegebenenfalls rasch mit der Aphasietherapie begonnen werden. Manchmal muss man jedoch Schwerpunkte setzen, da im Klinikalltag die Zeit oft zu knapp wird. Ist eine Dekanülierung eine baldige Option, muss dies als erstes Ziel in der Therapie berücksichtigt werden. Ist die Dekanülierung nicht in absehbarer Zeit zu erreichen, muss intensiv auch an der Kommunikation und Sprache gearbeitet werden.

18.3.5 Oraler Kostaufbau

Geht das Schlucktraining über das Bolusschlucktraining in der Therapie hinaus bzw. ist der Patient bereits in der Lage, eine kleinere Mahlzeit selbstständig zu sich zu nehmen, müssen mehrere Komponenten berücksichtigt werden. Patienten, die sich aufgrund einer Dysphagie nicht oral ernähren können, werden mittels Nasogastralsonde, Jejunalsonde, PEG-Sonde (Perkutane Endoskopische Gastrostomie) oder parenteral über einen periphervenösen oder einen zentralvenösen Zugang ernährt. Die Sondennahrung, die die Patienten bekommen, ist meist bedarfsdeckend berechnet und wird in vielen Einrichtungen mittels eines Pumpsystems über mehrere Stunden am Tag verteilt verabreicht. Die Patienten entwickeln auf diese Art und Weise kaum ein Hungergefühl, da der Magen-Darm-Trakt fast durchgehend aktiviert ist.

Ein Zeitmanagement im Hinblick auf orale Nahrungsaufnahme und Verabreichung von Sondennahrung wird hier wichtig, um dem Magen-Darm-Trakt die Möglichkeit zu geben, ein Hungergefühl zu entwickeln. So kann man in der Früh, bevor die Sondennahrung noch angehängt wird, das Frühstück verabreichen und, je nachdem wie viel davon gegessen wurde, die Menge an Sondennahrung ergänzen. Wie viel Nahrung und Flüssigkeit am jeweiligen Tag ergänzt wird, muss die Pflegekraft in Rücksprache mit dem behandelnden Arzt entscheiden. Die Kalorien- und Flüssigkeitsbilanzen müssen bedarfsorientiert angepasst werden. Die Diätologin sollte bei Unklarheiten hinzugezogen werden, um über Zusatznahrung und Kostaufbau im individuellen Fall beraten zu können.

- **Testprotokoll zur Beurteilung der «schluckrelevanten Hirnnerven»:**
  Abb. 18.4

18.3 · Therapie unter besonderer Berücksichtigung

Arbeitsmaterialien aus dem Buch *Tracheotomie und Tracheostomarehabilitation*, Kap. 18, Abschnitt 18.3.5

Arbeitsblatt 1 | **Testprotokoll zur Beurteilung der «schluckrelevanten Hirnnerven» im Rahmen des Dysphagie-Assessments** | Seite 1

Dysphagie-Assessment «Schluckrelevante Hirnnerven»

N = normal, S = abgeschwächt, 0 = fehlend (betroffene Seiten mit «R» oder «L» angeben)

HN	Untersuchung	Erstbefund	Zwischenbefund	Endbefund	Mögliche Auswirkung	Innervation
N. Trigeminus (V)	*motorisch*					
	Kiefer öffnen/schließen («beißen»)				Zerkleinern/Vorbereiten der festen Speisen reduziert	M. temporalis
	Kiefer gegen Widerstand der Hand öffnen				Eingeschränkte Hyoid anterior Bewegung mit verminderter Deflexion der Epiglottis	M. masseter
	Kiefer Lateralisation re/li				→ intra-deglutitive Aspiration bei beeinträchtigtem supraglottischen Verschluss	M. pterygoideus medialis & lateralis
	Kauen/Kieferrotation				verminderte Öffnung des oÖS mit Residuen in Sinus piriformes und post-deglutitive Aspiration	M. mylohyoideus
	Berührung der vorderen 2/3 der Zunge				**Verminderte Boluserkennung/-bewusstheit**	M. digastricus, venter anterior
	sensorisch					M. tensor veli palatini
	Berühren der Haut im Gesicht re/li (Wangen, Kinn, Mund, Lippen)					
	Berührung harter Gaumen re/li					
N. Fazialis (VII)	*motorisch*				**Eingeschränkte Hyoid-Elevation** → Verminderte Verkürzung des Pharynx und supraglottischer Druck → Gefahr der intra-deglutitiven Aspiration	
	Augen fest schließen					
	Augenbrauen zusammenziehen («Böse schauen»)					
	Augenbrauen hochziehen				Eingeschränkte superior, posterior Bewegung der Zunge, Hyoid und Larynx	M. digastricus vent. post.
	Lächeln/Lippen breit ziehen					M. stylohyoideus
	Wangen aufblasen				Zwei mögliche Auswirkungen einer eingeschränkten oralen Boluskontrolle:	Gland. subling. & submand.
	Wangen einziehen					Gesichts- und Lippenmuskulatur
	Lippen spitzen				→ Leaking und prädeglutitives Pooling	
	Mundschluss				→ Annäherung Zungenbasis an Pharynx-Rückwand → Residuen in den Valleculae	
	Pfeifen					
	sensorisch				Eingeschränkte Salivation	
	Geschmack vordere 2/3 der Zunge					
	Berührung weicher Gaumen					
	Berührung der Rachenhinterwand					

© Springer-Verlag GmbH Austria 2018; Aus: B. Schneider-Stickler, P. Kress (Hrsg.), *Tracheotomie und Tracheostomaversorgung*

Abb. 18.4 Testprotokoll zur Beurteilung der «schluckrelevanten Hirnnerven» im Rahmen des Dysphagie-Assessments

Arbeitsmaterialien aus dem Buch *Tracheotomie und Tracheostomarehabilitation*, Kap. 18, Abschnitt 18.3.5

Arbeitsblatt 1 | **Testprotokoll zur Beurteilung der «schluckrelevanten Hirnnerven» im Rahmen des Dysphagie-Assessments** | Seite 2

N = normal, S = abgeschwächt, 0 = fehlend (betroffene Seiten mit «R» oder «L» angeben)

HN	Untersuchung	Erstbefund	Zwischenbefund	Endbefund	Mögliche Auswirkung	Innervation
N. Glossopharyngeus (IX)	**motorisch**					
	Würgreflex				Verminderte pharyngeale Motilität und eingeschränkte Verkürzung des Pharynx → diffuse pharyngeale Residuen	M. stylopharyngeus Geschmack und Empfindungen des hinteren 1/3 der Zunge und der Mundhöhle, sowie Gaumenboden
	Velumelevation /ah/				Eingeschränkter supraglottischer Druck → Gefahr der intradeglutitiven Aspiration	
	Velumelevation mehrere /ah/					
	sensorisch					
	Würgreflex				Verminderte Annäherung Pharynx-Rückwand an Zungenbasis → post-deglutitive Residuen in den Valleculae Verminderte Boluserkennung/-bewusstheit	
	Speichelschluck					
N. Vagus (X) + Pharyngealer Plexus (IX+X)	**motorisch**					
	Stimmqualität				Verminderte laryngeale Adduktion → intra-deglutitive Aspiration	M. cricothyroideus Sensorischer Input des unteren Pharynx und Larynx Intrinsische/extrinsische Larynx-Muskulatur M. cricopharyngeus M. constrictor pharyngis sup. M. constrictor pharyngis medius M. constrictor pharyngis inferior M. palatoglossus M. salpingopharyngeus M. palatopharyngeus M. levator veli palatini
	Husten/Räuspern willkürlich				Verminderte Effektivität von Husten bei Aspiration (motorisch)	
	Glottisschlag				Stille Aspiration (sensorisch) oÖS Beeinträchtigung: → post-deglutitive Residuen Sinus piriformis → post-deglutitive Aspiration	
	Schlucken (Kehlkopfhebung)					
	sensorisch					
	Auslösung des Speichelschluckens (Triggerung)				Plexus: ungenügende prädeglutitive Kontrolle durch den M. palatoglossus → Leaking und Pooling sowie prädeglutitive Aspiration Verminderte Verkürzung des Pharynx und supraglottischer Druck → Gefahr der intra-deglutitiven Aspiration	
	Husten reflektorisch/Inhalations-Husten-Test					

© Springer-Verlag GmbH Austria 2018; Aus: B. Schneider-Stickler, P. Kress (Hrsg.), *Tracheotomie und Tracheostomaversorgung*

Abb. 18.4 (Fortsetzung)

18.3 · Therapie unter besonderer Berücksichtigung

Arbeitsmaterialien aus dem Buch *Tracheotomie und Tracheostomarehabilitation*, Kap. 18, Abschnitt 18.3.5

Arbeitsblatt 1 | **Testprotokoll zur Beurteilung der «schluckrelevanten Hirnnerven» im Rahmen des Dysphagie-Assessments** | Seite 3

HN	Untersuchung	Erstbefund	Zwischenbefund	Endbefund	Mögliche Auswirkung	Innervation
		N = normal, S = abgeschwächt, 0 = fehlend (betroffene Seiten mit «R» oder «L» angeben)				
N. Hypoglossus (XII)	**NUR motorisch**					
	Zungenbewegung cranial				Reduzierte/r Bolusmanipulation, -präparation und -transfer → ungeformter Bolus → postdeglutitive orale Residuen (buccal/ sublingual)	Intrinsische & extrinsische Zungenmuskulatur M. genioglossus M. styloglossus M. hypglossus Infrahyoidale Muskulatur & M. geniohyoideus zsm mit C1–2 (ansa cervicalis)
	Zungenbewegung lateral re/li					
	Zungenprotrusion					
	Zungenretraktion				Verminderte Annäherung der Zungenbasis an Pharynx-Rückwand → post-deglutitive Residuen in den Valleculae	
	Zungenmitte gegen Spatel drücken (Richtung harter Gaumen) oder IOPI Messung					

© Springer-Verlag GmbH Austria 2018; Aus: B. Schneider-Stickler, P. Kress (Hrsg.), *Tracheotomie und Tracheostomaversorgung*

Abb. 18.4 (Fortsetzung)

Literatur

Adams V et al. (2013) A systematic review and meta-analysis of measurements of tongue and hand strength and endurance using the Iowa Oral Performance Instrument (IOPI). Dysphagia 28(3):350–369

Afkari S (2007) Measuring frequency of spontaneous swallowing. Australas Phys Eng Sci Med 30(4):313–7

ASHA American Speech-Language-Hearing Association. (01. Februar 2015). Online verfügbar unter: http://www.asha.org/SLP/clinical/Frequently-Asked-Questions-on-Tracheotomy-and-Swallowing. (Abgerufen am: 10.06.2017)

Bartolome G, Schröter-Morasch H (2013) Schluckstörungen: Diagnostik und Rehabilitation, 5. Aufl. Urban & Fischer/Elsevier, München

Belafsky PC et al. (2003) The accuracy of the modified Evan's blue dye test in predicting aspiration. Laryngoscope 113(11):1969–1972

Bonanno PC (1971) Swallowing dysfunction after tracheostomy. Ann Surg 174(1):29–33

Brady SL et al. (1999) Simultaneous videofluoroscopic swallow study and modified Evans blue dye procedure: An evaluation of blue dye visualization in cases of known aspiration. Dysphagia 14(3):146–149

Cameron JL et al. (1973) Aspiration in patients with tracheostomies. Surg Gynecol Obstet 136(1):68–70

Carter EL et al. (2014) Strategies to prevent ventilation-associated pneumonia: the effect of cuff pressure monitoring techniques and tracheal tube type on aspiration of subglottic secretions: an in-vitro study. Eur J Anaesthesiol 31(3):166–171

Crary MA et al. (2013) Spontaneous swallowing frequency has potential to identify dysphagia in acute stroke. Stroke 44(12):3452–3457

Davis LA, Thompson SS (2004) Characteristics of dysphagia in elderly patients requiring mechanical ventilation. Dysphagia 19(1):7–14

DePew CL, McCarthy MS (2007) Subglottic secretion drainage: a literature review. AACN Adv Crit Care 18(4):366–379

Deutsche Gesellschaft für Neurologie Leitlinien Neurogene Dysphagie. (01. Februar 2015). Online verfügbar unter: http://www.dgn.org/images/red_leitlinien/LL_2014/LL_91_2012_Neurogene_Dysphagien.pdf. (Abgerufen am: 10.06.2017)

Ding R, Logemann J (2005) Swallow physiology in patients with trach cuff inflated or deflated: a retrospective study. Head Neck 27(9):809–813

Doggett DL et al. (2001) Prevention of pneumonia in elderly stroke patients by systematic diagnosis and treatment of dysphagia: An evidence-based comprehensive analysis of the literature. Dysphagia16(4):279–295

Donzelli J et al. (2004) Using modified Evan's Blue Dye Test to predict aspiration. Laryngoscope 114(9):1680–1681; author reply 1681

Ebihara T et al. (2006) A randomized trial of olfactory stimulation using black pepper oil in older people with swallowing dysfunction. J Am Geriatr Soc 54(9):1401–1406

Eibling DE, Gross RD (1996) Subglottic air pressure: a key component of swallowing efficiency. Ann Otol Rhinol Laryngol 105(4):253–258

Frost SA et al. (2013) Subglottic secretion drainage for preventing ventilator associated pneumonia: a meta-analysis. Aust Crit Care 26(4):180–188

Hey C et al. (2014) Penetrations-Aspirations-Skala nach Rosenbek; Validierung der deutschen Version für die endoskopische Dysphagiediagnostik. HNO 62:276–281

Jung SJ et al. (2012) Effect of decannulation on pharyngeal and laryngeal movement in post-stroke tracheostomized patients. Ann Rehabil Med 36(3):356–364

Larsen R, Ziegenfuß T (2013) Beatmung Indikationen – Techniken – Krankheitsbilder. Springer, Berlin Heidelberg

Logemann JA (1985) Aspiration in head and neck surgical patients. Ann Otol Rhinol Laryngol 94(4 Pt 1):373–376

Logemann JA (1997) Evaluation and treatment of swallowing disorders, 2. Aufl. Pro-Ed Australia

Nakamura T, Fujishima I (2013) Usefulness of ice massage in triggering the swallow reflex. J Stroke Cerebrovasc Dis 22(4):378–382

Pannunzio TG (1996) Aspiration of oral feedings in patients with tracheostomies. AACN Clin Issues 7(4):560–569

Ramsey DJ et al. (2003) Early assessments of dysphagia and aspiration risk in acute stroke patients. Stroke 34(5):1252–1257

Rosenbek JC et al. (1996) A penetration-aspiration scale. Dysphagia 11(2):93–98

Rosenbek JC et al. (1998) Comparing treatment intensities of tactile-thermal application. Dysphagia 13(1):1–9
Sciortino K et al. (2003) Effects of mechanical, cold, gustatory, and combined stimulation to the human anterior faucial pillars. Dysphagia 18(1):16–26
Seidl RO et al. (2005) The influence of tracheotomy tubes on the swallowing frequency in neurogenic dysphagia. Otolaryngol Head Neck Surg 132(3):484–486
Smith HA et al. (2000) The combination of bedside swallowing assessment and oxygen saturation monitoring of swallowing in acute stroke: a safe and humane screening tool. Age Ageing 29(6):495–499
Steele CM et al. (2015) Erratum to: The influence of food texture and liquid consistency modification on swallowing physiology and function: a systematic review. Dysphagia 30(2):272–273
Suiter DM et al. (2003) Effects of cuff deflation and one-way tracheostomy speaking valve placement on swallow physiology. Dysphagia 18(4):284–292
Thompson-Henry S, Braddock B (1995) The modified Evan's blue dye procedure fails to detect aspiration in the tracheostomized patient: five case reports. Dysphagia 10(3):172–174
Trapl M et al. (2007) Dysphagia bedside screening for acute-stroke patients: The Gugging Swallowing Screen. Stroke 38:2948–2952
Wang TG et al. (2005) Pulse oximetry does not reliably detect aspiration on videofluoroscopic swallowing study. Arch Phys Med Rehabil 86(4):730–734
Winklmaier U et al. (2005) Evaluation des Aspirationsschutzes blockbarer Trachealkanülen. HNO 12:1057–1062
Winklmaier U et al. (2006) Leakage of fluid in different types of tracheal tubes. Dysphagia 21(4):237–242
Wirth R et al. (2013) Leitlinie der Deutschen Gesellschaft für Ernährungsmedizin (DGEM) in Zusammenarbeit mit der GESKES, der AKE, der DGN und der DGG. Klinische Ernährung in der Neurologie. Online verfügbar unter: http://www.awmf.org/uploads/tx_szleitlinien/073-020l_S3_Klinische_Ernährung_Neurologie_2013-09.pdf. (Abgerufen am: 10.06.2017)

Arbeitsmaterial

◘ Abb. 18.4 steht unter Springer Extras (extras.springer.com) zum Download zur Verfügung

Die Dekanülierung

Berit Schneider-Stickler

19.1 Grundsätzliche Voraussetzung für die Dekanülierung – 348

19.2 Entscheidungskriterien zur Dekanülierung beim Intensivpatienten – 348

19.3 Dekanülierung eines tracheostomierten Nicht-Intensivpatienten – 349

19.4 Dekanülierungskriterien beim Kind – 350

19.5 Die erfolgreiche Dekanülierung – 351

19.6 Die frustrane Dekanülierung – 352

Literatur – 353

19.1 Grundsätzliche Voraussetzung für die Dekanülierung

Nach einer Tracheostomie sollte die Dekanülierung idealerweise den Behandlungsprozess abschließen. Eine möglichst rasche Dekanülierung ist nicht nur für die betroffenen Patienten von Interesse, sondern auch für deren Angehörige und Familien sowie für die Betreuungs- und Pflegkräfte. Ausnahmen sind allerdings Krankheitsbilder, die eine permanente Tracheostomie erfordern. Aus ärztlicher Sicht sollten klare Entscheidungskriterien befolgt werden, um frustrane Dekanülierungsversuche mit zusätzlicher Belastung für den Patienten zu vermeiden.

In der Praxis erfolgt die Entscheidung zur Dekanülierung unter klinischen Gesichtspunkten. Dennoch wird ein systematisches Vorgehen nach Checklisten-Vorbild empfohlen, um den Zeitpunkt der Dekanülierung optimal zu wählen und den Patienten nicht zu gefährden.

Als Voraussetzung für die mögliche Dekanülierung gelten allgemein
- adäquater Atemantrieb,
- adäquate Atemsituation,
- effizienter Hustenstoß und
- ausreichender Schutz der oberen Atemwege vor Aspiration.

Vor einer Dekanülierung sind zumeist folgende Fragen positiv zu beantworten (Mitchel et al. 2013):
- Sind die medizinischen Indikationen für eine notwendige Tracheotomie behandelt und überwunden?
- Ist keine weitere mechanische Beatmung notwendig?
- Toleriert der Patient den Verschluss der Trachealkanüle?
- Bestätigt die Laryngoskopie freie obere Atemwege ohne Obstruktionen?
- Ist der Patient ansprechbar und in der Lage, seine oberen Atemwege vor Speichel- bzw. Nahrungsaspiration zu schützen?
- Kann der Patient bei «gestöpselter» Kanüle kraftvoll husten?

19.2 Entscheidungskriterien zur Dekanülierung beim Intensivpatienten

Der Dekanülierungsprozess im Intensivbereich folgt Kriterien wie im Falle einer Extubation.

Im klinischen Alltag ist der Trend zu beobachten, die Trachealkanüle möglichst frühzeitig zu entfernen, sobald sich die respiratorische Situation des Patienten im Weaningprozess stabilisiert hat. Gelegentlich wird dabei die noch nicht ausreichend rehabilitierte Schluckstörung übersehen, weshalb eine nachträglich auftretende Aspirationspneumonie eine Re-Kanülierung erforderlich machen kann.

Für die Dekanülierung eines tracheostomierten Intensivpatienten wurden bereits mehrere Algorithmen entwickelt (Martinez et al. 2009). Der wichtigste Parameter ist die Entwöhnung von der maschinellen Beatmung (Weaning). Eine Dekanülierung sollte frühestens 24 h nach Beendigung der maschinellen Beatmung und der uneingeschränkten Spontanatmung in Erwägung gezogen werden. Ein erster Schritt zur Überprüfung der respiratorischen Situation nach Wiedererlangen der maschinell unabhängigen Spontanatmung ist des Entcuffen und Verschließen der cuffbaren Trachealkanüle (Lagambina et al. 1995, Pandian et al. 2014, Pryor et al. 2016). Das erste Entcuffen sollte idealerweise mit einer subglottischen Absaugung erfolgen. Unter Berücksichtigung einer Reihe das Speichel- und Sekretmanagement betreffenden Faktoren verlief das erste Entcuffen bei etwa 95 % retrospektiv ausgewerteter Patienten erfolgreich (Pryor et al. 2016). Die zeitlichen Toleranzangaben für das Weaning-Manöver bei entcuffter und gestöpselter Trachealkanüle schwanken zwischen 30 min und einigen Tagen.

Die Beurteilung des Hustenstoßes erfolgt im klinischen Alltag meist qualitativ. Zur quantitativen Beurteilung eignet sich der Peak Flow des Hustenstoßes. Lagambina et al. (1995) geben den Peak Flow eines effizienten Hustenstoßes mit 160 l/min an.

Einige Kollegen propagieren auf dem Weg zum Weaning das temporäre Dekanülement, bis sich der ICU-Patient respiratorisch erschöpft und neuerlich maschinelle Beatmungsunterstützung benötigt. Das temporäre Dekanülement ist insbesondere nach perkutandilatativer Tracheostomie und möglicherweise instabilem Tracheostoma riskant, da im Falle einer akuten Atemnotsituation die Re-Kanülierung schwierig sein kann.

Nach respiratorischer Stabilisierung ist im nächsten Schritt die Fähigkeit zu prüfen, ob der Patient in der Lage ist, seinen Speichel ausreichend zu kontrollieren. Meist ist die Häufigkeit des notwendigen Absaugens ein klinischer Hinweis für das mehr oder weniger effiziente Speichelmanagement. Nach Martinez et al. (2009) ist ein effektives Speichelmanagement ohne klinisch relevante Speichelaspiration gegeben, wenn weniger als 2-mal pro Tag abgesaugt werden muss. Andere Autoren geben die Häufigkeit mit weniger als 1–2 pro Stunde an (Pryor et al. 2016).

Vor einer Dekanülierung sollte eine klinisch manifeste Schluckstörung mit Aspiration ausgeschlossen werden, da ohne Möglichkeit der zusätzlichen pflegerischen Bronchialtoilette und ohne Cuffschutz ein hohes Risiko der Aspirationspneumonie vorliegt. Nachdem die Häufigkeit der Dysphagie mit Aspiration bei Intensivpatienten hoch ist und ein hoher Prozentsatz der Patienten still aspiriert (Singer 2014), sollte bei tracheostomierten Intensivpatienten ein Schluckversuch durchgeführt werden. Dieser kann klinisch z. B. mit gefärbten Nahrungsmitteln (gefärbtes Wasser oder Joghurt) oder aber im Sinne einer fachlich zu bevorzugenden flexiblen endoskopisch-kontrollierten Schluckuntersuchung (FEES) erfolgen. Grundsätzlich zielt die primäre Testung auf aspirierte Testnahrung, die über die Trachea als Beweis der Aspiration abgesaugt wird. Die FEES kann darüber hinaus die Abläufe der oralen und pharyngealen Schluckphase und die vom Patienten nutzbaren Mechanismen des Schutzes der oberen Atemwege und den Grad einer eventuellen Schluckstörung beurteilen.

> Im Falle einer Schluckstörung sollte bis zur erfolgreichen Schluckrehabilitation keine Dekanülierung erfolgen.

19.3 Dekanülierung eines tracheostomierten Nicht-Intensivpatienten

Im Vordergrund des tracheostomierten Nicht-Intensivpatienten stehen die Wiederherstellung der suffizienten Atemsituation im Bereich der oberen Atemwege und ein ausreichender Schutz der oberen Atemwege von Aspiration, Speichel bzw. Nahrung.

Im ersten Schritt sollte zunächst die Schlucksituation klinisch oder mit Hilfe der flexiblen endoskopisch-kontrollierten Schluckuntersuchung (FEES) überprüft werden. Eine manifeste Schluckstörung sollte zunächst erfolgreich therapiert sein, bevor eine Dekanülierung in Frage kommt.

Liegt keine Schluckstörung mit Aspirationsrisiko vor, wird zunächst empfohlen, die Trachealkanüle zu «stöpseln» (Engels et al. 2009). In einigen Regionen wird dazu die liegende cuffbare Trachealkanüle entblockt und sichergestellt, dass die Atemwege um die Kanüle herum eine ausreichende Atmung über die natürlichen Atemwege zulassen. Gegebenenfalls ist auf eine kleinere Kanüle oder auf eine Sprechkanüle ohne Cuff zu wechseln. Sprechkanülen lassen sich leicht «stöpseln». Toleriert der Patient dieses Vorgehen ohne Dyspnoe, kann die Kanüle entfernt werden. Es wird empfohlen, diesen klinischen Versuch der «Stöpselns» unter stationärer Überwachung und unter Sauerstoffmonitoring für 1–2 Tage durchzuführen, bevor die Indikation zur Dekanülierung gestellt wird. Auch die Dekanülierung sollte unter stationären Bedingungen erfolgen.

Erfahrungsgemäß schrumpfen die Stomen nach Dekanülierung rasch und sind im respiratorischen Notfall mit der Originalkanüle nicht mehr passierbar. Daher sollten unmittelbar nach Dekanülierung bis zur Gewissheit der stabilen Atemsituation Kunststoffkanülen kleinerer Größen bereitliegen. In manchen Krankenhäusern werden zu diesem Zweck noch Metall-Spaltkanülen verwendet, die jedoch nach und nach durch die Bereitstellung von Kunststoffkanülen ersetzt werden sollten.

Die Atemwegssituation sollte vor Dekanülierung entweder laryngoskopisch, tracheoskopisch oder ggf. auch bronchoskopisch untersucht werden. Erwachsene lassen sich in der Regel problemlos laryngoskopieren und über das Tracheostoma endoskopisch tracheoskopieren. Für diese Untersuchung ist meist keine Anästhesie oder in Ausnahmefällen eine Oberflächenanästhesie mit z. B. Xylocain-Spray notwendig. Nur in seltenen Fällen ist eine zusätzliche Bronchoskopie erforderlich.

Bei Patienten mit neurologischen Systemerkrankungen oder bei Tumorpatienten sollte zusätzlich eine prognostische Einschätzung der Gesamtsituation vorgenommen und diese in die Überlegung für eine Dekanülierung einbezogen werden.

19.4 Dekanülierungskriterien beim Kind

Die Indikationen für Tracheostomien beim Kind reichen von beatmungsassoziiertem Atemversagen über Atemwegsanomalien bis hin zu Mehrfachmissbildungen mit Verlegung der oberen Atemwege (D'Souza et al. 2016).

Oft sind die kleinen Patienten nur wenige Tage bis Monate alt, wenn die Tracheostomie notwendig wird. Meist machen die komplexen Behandlungen eine eher längerfristige Tracheostomie erforderlich. Werden die Kinder älter und zeigen sie Verständnis für die notwendigen Interventionen in Vorbereitung eines Dekanülements, dann sind zumeist die Kriterien für die Dekanülierung wie beim Erwachsenen anwendbar.

Bei den kleinen Patienten sind ambulante Laryngotracheoskopien aufgrund des Abwehrverhaltens zumeist schwierig durchzuführen und noch schwieriger zu interpretieren. Daher werden in diesen Fällen routinemäßige Mikrolaryngoskopien und Bronchoskopien in Allgemeinnarkose und auch polysomnographische Untersuchungen empfohlen (Gurbani et al. 2015). Wirtz et al. (2016) empfehlen lediglich die operative Laryngoskopie und Bronchoskopie zur Beurteilung der Atemwegssituation. Wenn möglich, wird das Kind dekanüliert und für 1–2 Tage stationär observiert. Bei den eher kleinen Kindern wird von einem routinemäßigen «Abstöpseln» der Kanüle abgeraten.

Das probatorische «Abstöpseln» sollte bei älteren Kindern und eher unklarer respiratorischer Situation angewendet werden, um unnötige Dekanülierungs-Fehlversuche zu vermeiden, die zu einer zusätzlichen Traumatisierung der Kinder führen könnten.

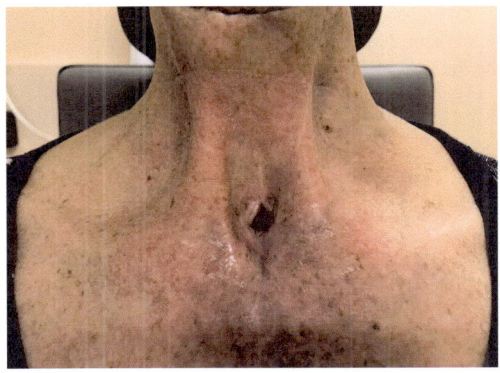

Abb. 19.1 Reizloses Tracheostoma nach Dekanülierung

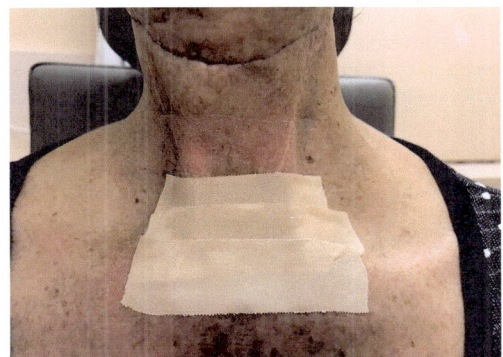

Abb. 19.2 Dachziegelverband mit Pflasterstreifen nach Dekanülierung

19.5 Die erfolgreiche Dekanülierung

Das Entfernen der Trachealkanüle gelingt in der Regel problemlos. Aufgrund der trachealen Reizung sollte die Entfernung unter Absaugbereitschaft durchgeführt werden. Zunächst wird das Stoma gereinigt und kann nachfolgend abgedeckt werden (Abb. 19.1). Damit sollte die Schrumpfungstendenz des Tracheostomas und ein möglicher Spontanverschluss unterstützt werden, bevor ein chirurgischer Tracheostomaverschluss indiziert wird.

Für die Abdeckung des Tracheostomas wurde früher der sogenannte «Dachziegelverband» empfohlen, bei dem unter seitlicher Komprimierung des peristomalen Gewebes Pflasterstreifen schichtweise übereinander geklebt wurden (Abb. 19.2).

Im modernen Wundmanagement werden für die Tracheostomaabdeckung nach Dekanülierung selbstklebende hautfreundliche Verbandstoffe empfohlen, die idealerweise nicht luftdurchlässig sind (Abb. 19.3), um somit dem Patienten das Sprechen zu ermöglichen, solange eine Restöffnung des Tracheostomas persistiert.

Geeignete Verbandstoffe sind beispielsweise selbstklebende Suprasorb-Platten oder selbstklebende mit Honig getränkte Wundauflagen (z. B. MEDIHONEY™).

Nach erfolgreicher Dekanülierung sollte der Patient angehalten werden, den Verband beim Sprechen durch Auflegen der flachen Hand zu unterstützen, damit sich dieser durch den Atemdruck nicht löst. Damit der Patient diese Region im Bedarfsfall leicht und schnell

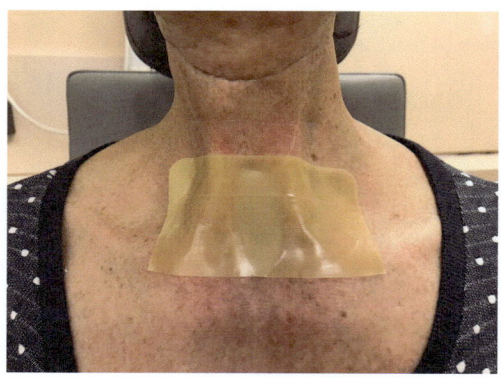

Abb. 19.3 Luftundurchlässige Stomaabklebung nach Dekanülierung mit Suprasorb H-Platte

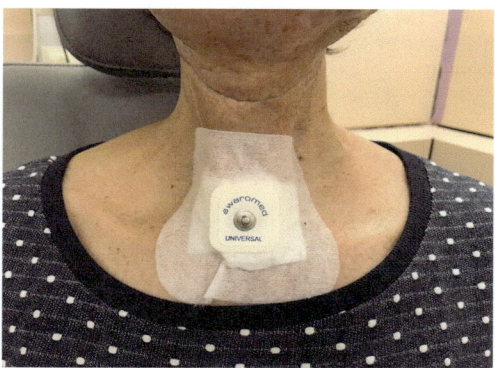

Abb. 19.4 Erleichtertes Auffinden des Tracheostomas mit der Hand durch zusätzlich aufgebrachte EKG-Elektroden

findet, hat sich das Aufkleben von EKG-Elektroden bewährt, die leicht zu palpieren sind (Abb. 19.4).

Die Wundauflagen sollten bis zum Spontanverschluss bzw. bis zum chirurgischen Wundverschluss täglich gewechselt werden.

19.6 Die frustrane Dekanülierung

Trotz Berücksichtigung der empfohlenen Entscheidungsalgorithmen für die Dekanülierung können individuelle Krankheitsverläufe eine Rekanülierung oder Re-Intubation erforderlich machen. Selbst langjährige klinische Erfahrungen und auch die besten Checklisten lassen den Krankheitsverlauf eines Patienten nicht sicher voraussagen. Im Falle einer neuerlichen respiratorischen Instabilität kann eine noch malige maschinelle Beatmung und damit eine Re-Kanülierung bzw. eine Re-Intubation notwendig werden.

Martinez et al. (2009) berichteten über eine Misserfolgsrate nach Dekanülierung von 4,8 % der untersuchten Patienten. Hauptgrund waren Speichelretentionen; nur wenige Patienten wurden wegen Stridor, anatomischer Atemwegsverlegungen bzw. anderer seltener Ursachen nicht erfolgreich dekanüliert. Die Versagensrate einer erfolgreichen Dekanülierung liegt in den Studien zwischen 2 und 32 % (Bach u. Saporito 1996, Ceriana et al. 2003, Frank et al. 2007, Leung et al. 2007, Thompson-Ward et al. 1999).

Bei einzelnen Patienten können mehrfache Dekanülierungsversuche notwendig werden, ehe die Dekanülierung erfolgreich verläuft.

Literatur

Bach JR, Saporito LR (1996) Criteria for extubation and tracheostomy tube removal for patients with ventilatory failure. A different approach to weaning. Chest 110(6):1566–1571

Bittner EA, Schmidt UH (2012) The ventilator liberation process: update on technique, timing, and termination of tracheostomy. Respir Care 57(10):1626–1634

Ceriana P, Carlucci A, Navalesi P, Rampulla C, Delmastro M, Piaggi G, De Mattia E, Nava S (2003) Weaning from tracheotomy in long-term mechanically ventilated patients: feasibility of a decisional flowchart and clinical outcome. Intensive Care Med 29(5):845–848. [Epub 2003 Mar 13.]

Choate K, Barbetti J, Currey J (2009) Tracheostomy decannulation failure rate following critical illness: a prospective descriptive study. Aust Crit Care 22(1) 8–15. doi: 10.1016/j.aucc.2008.10.002. [Epub 2008 Dec 4.]

Engels PT, Bagshaw SM, Meier M, Brindley PG (2009) Tracheostomy: from insertion to decannulation. Can J Surg 52(5):427–433

Frank U, Mäder M, Sticher H (2007) Dysphagic patients with tracheotomies: a multidisciplinary approach to treatment and decannulation management. Dysphagia 22(1):20–29

Lagambina S, Nuccio P, Weinhouse GL (2011) Tracheostomy care: a clinician's guide. Hosp Pract (1995) 39(3):161–167. doi: 10.3810/hp.2011.08.591

Leung R, MacGregor L, Campbell D, Berkowitz RG (2003) Decannulation and survival following trachestomy in an intensive care unit. Ann Otol Rhinol Laryngol 112(10):853–858

Martinez GH, Fernandez R, Casado MS, Cuena R, Lopez-Reina P, Zamora ,S, Luzon E (2009) Tracheostomy tube in place at intensive care unit discharge is associated with increased ward mortality. Respir Care 54(12):1644–1652

Mitchell RB, Hussey HM, Setzen G, Jacobs IN, Nussenbaum B, Dawson C, Brown CA 3rd, Brandt C, Deakins K, Hartnick C, Merati A (2013) Clinical consensus statement: tracheostomy care. Otolaryngol Head Neck Surg 148(1):6–20

Pandian V, Miller CR, Schiavi AJ, Yarmus L, Contractor A, Haut ER, Feller-Kopman DJ, Mirski MA, Morad AH, Carey JP, Hillel AT, Maragos CS, Bhatti NI (2014) Utilization of a standardized tracheostomy capping and decannulation protocol to improve patient safety. Laryngoscope 124(8):1794–1800

Pryor LN, Ward EC, Cornwell PL, O'Connor SN, Chapman MJ (2016) Clinical indicators associated with successful tracheostomy cuff deflation. Aust Crit Care 23. pii: S1036–7314(16)00028-X. doi: 10.1016/j.aucc.2016.01.002. [Epub ahead of print]

Singer G (2014) Relevanz der fiberendoskopischen Evaluation des Schluckaktes (FEES) bei Herz-Thorax-chirurgischen IntensivpatientInnen mit klinischem Verdacht auf Schluckstörung. Diplomarbeit zur Erlangung des akademischen Grades «Doktor(in) der gesamten Heilkunde» an der Medizinischen Universität Wien

Thompson-Ward E, Boots R, Frisby J, Bassett L, Timm M (1999) Evaluating suitability for tracheostomy decannulation: A critical evaluation of two management protocols. J Med Speech-Lang Pathol 7(4):273–281

Wirtz N, Tibesar RJ, Lander T, Sidman J (2016) A pediatric decannulation protocol: outcomes of a 10-year experience. Otolaryngol Head Neck Surg 154(4):731–734

Der Tracheostomaverschluss

Peter Kress

20.1 Allgemeines – 356

20.2 Spontaner Tracheostomaverschluss – 356

20.3 Chirurgischer Tracheostomaverschluss – 356

20.4 Der komplizierte Tracheostomaverschluss – 361

Literatur – 362

© Springer-Verlag GmbH Austria 2018
B. Schneider-Stickler, P. Kress (Hrsg.), *Tracheotomie und Tracheostomaversorgung*
https://doi.org/10.1007/978-3-7091-4868-6_20

20.1 Allgemeines

Nach erfolgreichem Dekanülement steht der Verschluss des Tracheostomas an. Für viele Patienten ist der Tracheostomaverschluss ein wesentlicher und psychologisch wichtiger Schritt in der Rekonvaleszenz mit deutlichem Zugewinn an Lebensqualität. Je nach Art und Dauer der Tracheostomie und in Abhängigkeit vom Zustand des Tracheostomas können verschiedene Maßnahmen zum Verschluss des Tracheostomas erforderlich werden.

20.2 Spontaner Tracheostomaverschluss

Nach Entfernung der Trachealkanüle kommt es zu einem Schrumpfungsprozess des Tracheostomas, der zum vollständigen luftdichten Verschluss des Tracheostomas führen kann (◘ Abb. 20.1). Nach Anlage einer PDT verschließt sich das Tracheostoma durch spontane Schrumpfung in über 90 % der Fälle (Hillejan et al. 2015, Osborn et al. 2013, Nicoll et al. 2009). Die Dauer der Schrumpfung ist davon abhängig, wie lange das Tracheostoma bestanden hat, wie groß es ist und welche Komorbiditäten (z. B. Diabetes, Kachexie, Z.n. Radiatio) bestehen. Der Schrumpfungsprozess kann durchaus 4–6 Wochen dauern. Durch regelmäßiges Anfrischen des Tracheostomakanals und konsequente Wundbehandlung (► Kap. 7) wird der spontane Tracheostomaverschluss unterstützt. Um dem Patienten während dieser Zeit das Sprechen und Schlucken zu erleichtern, wird ein möglichst luftdichter Verband auf dem Tracheostoma angebracht. Ist nach 6 Wochen kein vollständiger Tracheostomaverschluss erreicht, sollte der chirurgische Verschluss des Reststomas erfolgen (Wine et al. 2014).

Chirurgisch angelegte Tracheostomata mit einer mukokutanen Anastomose (► Abschn. 4.2.5) schrumpfen nach Kanülenentfernung ebenfalls. Zum kompletten Verschluss kommt es jedoch im Vergleich zu einem perkutan dilatativ angelegten Tracheostoma eher seltener. Ein chirurgischer Tracheostomaverschluss ist nach Schrumpfungsintervall oft notwendig.

20.3 Chirurgischer Tracheostomaverschluss

Ziel des chirurgischen Tracheostomaverschlusses ist der luftdichte Verschluss der Trachea. Zu vermeiden sind:
- Trachealstenose,
- Einwachsen von Haaren der Haut in die Trachea und
- Ausbildung von subkutanen luftgefüllten Taschen und Buchten (Aerozele).

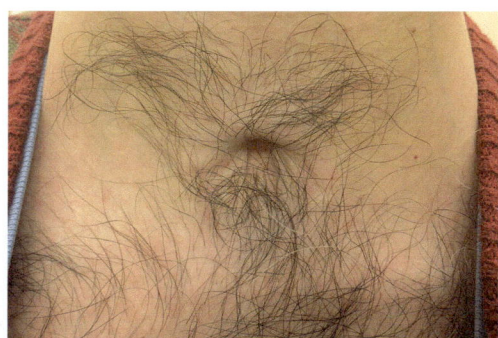

◘ Abb. 20.1 Spontanverschluss eines Tracheostomas mit kutaner Einziehung

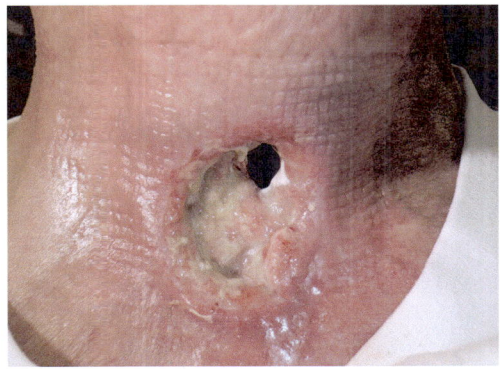

Abb. 20.2 Sekundäre Wundheilung und peristomale Nekrosenbildung als Kontraindikation für einen chirurgischen Tracheostomaverschluss

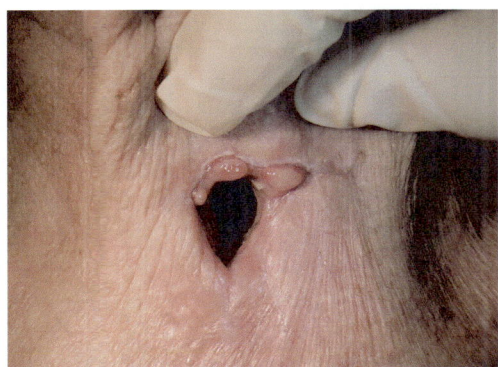

Abb. 20.3 Persistierendes Tracheostoma mit Granulationsgewebsbildung

Erfolgversprechend ist ein chirurgischer Tracheostomaverschluss dann, wenn die Haut um das Tracheostoma herum stabil, trocken, sauber und infektfrei ist. Durch das Abkleben des Tracheostomas sammelt sich jedoch häufig Sekret auf der Haut, was zu Mazerationen und Infektionen führt. Ein gewisser Grad an «Hautbelastung» muss für den Tracheostomaverschluss meist akzeptiert werden. Besteht eine ausgeprägte eitrige Hautinfektion mit Nekrosen im Tracheostomabereich (Abb. 20.2), muss eine lokale Wundbehandlung dem chirurgischen Tracheostomaverschluss vorgeschaltet werden.

Gelegentlich erschweren Narben und Granulationsbildungen den Spontanverschluss und stellen eine Herausforderung für den kosmetisch befriedigenden Tracheostomaverschluss dar (Abb. 20.3).

Der unkomplizierte Primärverschluss eines Tracheostomas erfolgt meist in Lokalanästhesie (Abb. 20.4a–j.). Ein spindelförmiges Hautareal von 4–5 cm um das Tracheostoma herum wird mit 5–10 ml Lokalanästhetikum (z. B. Xylocain 1% mit Adrenalinzusatz 1:200.000) infiltriert. Dann erfolgt eine Lokalanästhesie der tieferen Gewebsschichten durch eine paratracheale Injektion mit Lokalanästhetikum. Nach ausreichender Einwirkzeit erfolgt die Hautdesinfektion bei abgedecktem Tracheostoma, um zu verhindern, dass Desinfektionsmittel in die Trachea eindringt. Die sterile OP-Feld-Abdeckung gelingt mit einem Lochtuch so, dass der Patient während des Eingriffes beobachtet und befragt werden kann.

Das operative Prinzip des Tracheostomaverschlusses ist die Bildung von mehreren (mindestens 3) Gewebslagen, die über der Trachealöffnung vernäht werden. Nach Tra-

358 Kapitel 20 · Der Tracheostomaverschluss

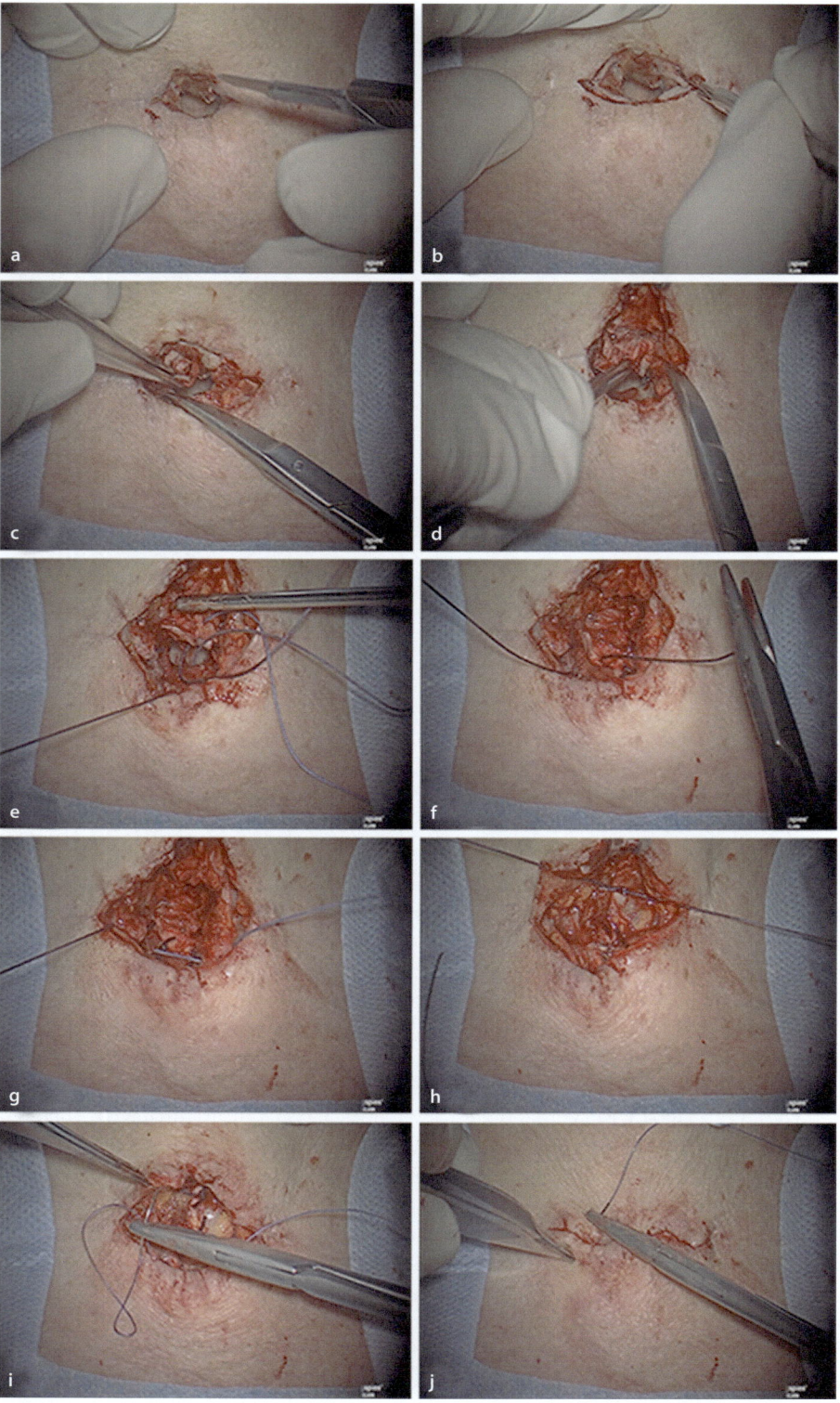

cheostomie mit einem Björk-Lappen gelingt die Rekonstruktion der Vorderwand der Trachea mit Trachealknorpel nur selten, da das Björk-Läppchen bindegewebig umgebaut wird und meist nicht mehr zu identifizieren ist. Nach Anlage einer Visiertracheostomie (Abb. 20.5a–h) kann die Trachea dagegen meist gut rekonstruiert werden (Hammarfjord et al. 2015). Sobald die Trachealspangen vollständig von der Haut gelöst sind, schließt sich die Tracheavorderwand und kann evtl. ergänzend vernäht werden. Nähte dürfen dabei nicht im Tracheallumen frei liegen, da sie Granulationen verursachen können.

Ist für die Rekonstruktion der Tracheavorderwand kein Björk-Läppchen mehr vorhanden, darf keinesfalls der Knorpel der Seitenwand der Trachea mobilisiert und vernäht werden. Dies führt mit hoher Wahrscheinlichkeit zur Trachealstenose (Lopez-Pastorini et al. 2015). Stattdessen wird das Epithel des Tracheostomakanals bis an die Trachea heran ausgelöst und reseziert. Dann werden bindegewebige Schichten (Fett, Subkutangewebe, Haut) präpariert, die über der Trachealöffnung vernäht werden. Während des Vernähens der Gewebsschichten über dem Tracheostoma wird der Patient bezüglich seiner Atmung beobachtet, befragt und zum Husten aufgefordert. Zeigt sich beim Husten Luftdurchtritt, ist der Verschluss noch nicht ausreichend dicht. Auf eine blutarme Präparation wird sorgsam geachtet. Eine Nachblutung nach Tracheostomaverschluss ist ein lebensbedrohlicher Notfall, da der Blutfluss meist in die Trachea erfolgt und eine Verlegung der Bronchien mit Koageln verursachen kann. Als letzte Schicht wird die Haut unter kosmetischen Gesichtspunkten begradigt und vernäht. Ein leichter Kompressionsverband mit einem Pflaumentupfer über dem Tracheostoma erleichtert dem Patienten das gezielte manuelle Komprimieren des Wundgebietes beim Sprechen, Schlucken und Husten. Insbesondere in den ersten Tagen nach dem chirurgischen Tracheostomaverschluss ist die zusätzliche Stabilisierung der Wunde durch digitale Kompression durch den Patienten sehr wichtig, um das Eindringen von Luft in die Wunde, z. B. beim Husten, zu verhindern.

Eine postoperative Wundinfektion des chirurgisch verschlossenen Tracheostomas kommt häufig vor und kann zu einer erheblichen Verzögerung der Rehabilitation des Patienten führen. Deshalb wird die Wunde täglich kontrolliert und bei Infektionszeichen eine staphylokokkenwirksame Antibiose (z. B. Clindamycin, Cephuroxim) eingeleitet. In Abhängigkeit vom Tracheostomabefund, der Hautsituation, der trachealen Sekretion und der Komorbiditäten wird eine perioperative intravenöse Antibiose erwogen.

Abb. 20.4a–j Der unkomplizierte primäre Tracheostomaverschluss nach Tracheostomie mit Björk-Lappen. a Tracheostoma mit Björk-Läppchen nach Entfernung der Hautfäden vor 10 Tagen, b Spindelförmiges Umschneiden der Haut des Tracheostomas c Resektion von Granulationsgewebe und Epithel aus dem Tracheostomakanal, d Mobilisieren des Björk-Läppchens in die Tracheavorderwand (Blick von oben ins Tracheostoma), e Naht des Björk-Läppchens in die Tracheavorderwand (Blick von oben ins Tracheostoma), f Rekonstruktion der Tracheavorderwand mit dem Björk-Läppchen, g Vernähen der lateral gestielten Bindegewebsläppchen über dem Tracheostoma, h Weiteres schichtweises Vernähen, i Tracheostomaverschluss: Subkutannähte, j Hautnähte

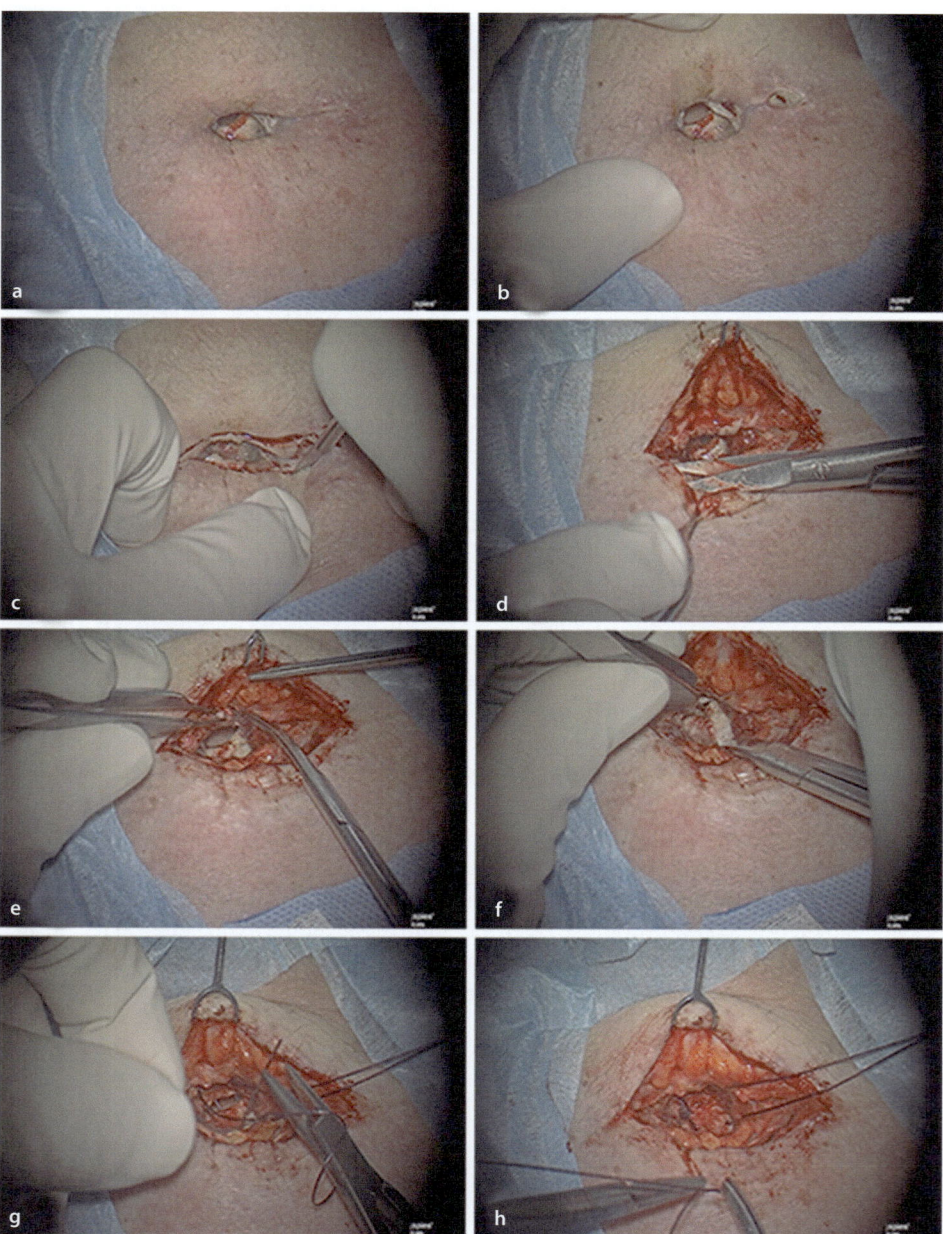

Abb. 20.5a–h Tracheostomaverschluss nach Visiertracheostomie. **a** Visiertracheostoma nach Entfernung der Hautfäden am Vortag. Wundheilung 20 Tage nach Tracheostomie im Rahmen einer externen Larynx-Teilresektion, **b** Lokalinspektion, **c** Spindelförmiges Umschneiden des Tracheostomas, **d** Hautmobilisation zirkulär um das Tracheostoma herum, **e** Resektion von Granulationsgewebe und Epithel aus dem Tracheostomakanal, **f** Darstellen und Mobilisieren der kaudalen Trachealspange des Visiers, **g** Vorgelegte Nähte zum Verschluss des trachealen Visiers, **h** Mittels Naht verschlossenes Visier mit stabiler Rekonstruktion der Tracheavorderwand

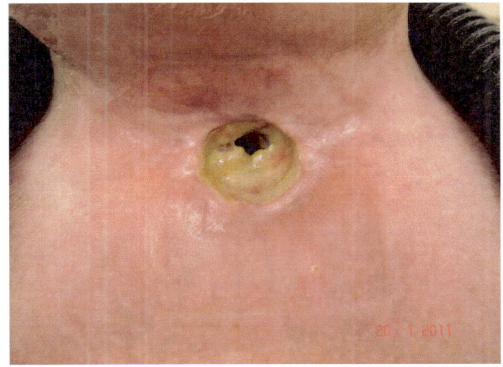

◼ **Abb. 20.6** Persistierendes Tracheostoma mit Wundinfektion bei Strahlenfibrose (Zustand nach zweimaligem Tracheostomaverschluss)

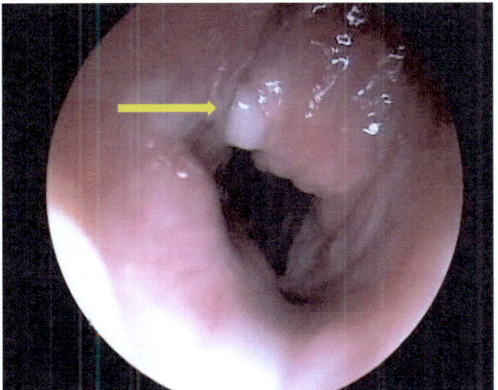

◼ **Abb. 20.7** Granulombildung in der Trachea nach Tracheotomie

20.4 Der komplizierte Tracheostomaverschluss

Liegen Kontraindikationen für einen Eingriff in Lokalanästhesie vor, ist der Patient ängstlich oder inkompliant oder ist der Tracheostomaverschluss chirurgisch schwierig, so erfolgt der Eingriff in Intubationsnarkose mit endotrachealer Intubation. Der Cuff des Beatmungstubus wird über das Tracheostoma hinweg in die Trachea geschoben, um die Aspiration von Blut zu verhindern und die Überdruckbeatmung zu ermöglichen.

Chirurgisch anspruchsvoll ist der Tracheostomaverschluss dann, wenn ausgedehnte Trachealdefekte vorliegen, das Gewebe um das Tracheostoma herum für eine lokale Verschlussplastik nicht geeignet ist (z. B. Strahlenfibrose) oder schlicht zu wenig Gewebe für einen mehrschichtigen Verschluss vorhanden ist (◼ Abb. 20.6).

In diesen Fällen kann der Tracheostomaverschluss nur erfolgreich sein, wenn gesundes Gewebe in die Tracheostomaregion eingebracht wird. Hierfür wurden verschiedene lokale Lappenplastiken (z. B. Sternocleidomastoideus-Lappen, supraklavikuläre Lappen, Pectoralis-major-Lappen) und auch mikrovaskulär anastomosierte Fernlappen (Radialislappen, Latissimus-Lappen) erfolgreich genutzt (Agòcs et al. 2012, Gallagher et al. 2012, Khaja et al. 2011, Pallua et al. 2010, Watanabe et al. 2015, Royer et al. 2015, Petersen et al. 2014). Unabhängig davon, welche Lappenplastik genutzt wird, bleibt das chirurgische Prinzip des Tracheostomaverschlusses das gleiche. Die Tracheavorderwand wird rekonstruiert und mehrere Gewebsschichten werden luftdicht über dem Defekt der Trachea vernäht.

Liegen ausgedehnte Defekte, Granulombildungen (◘ Abb. 20.7) oder Narben der Trachea im Tracheostomabereich vor, kann auch eine Tracheaquerresektion oder eine krikotracheale Resektion zur Rekonstruktion der Trachea notwendig werden.

Literatur

Agócs L, Lévay B, Boér A, Elek J (2012) Pedicled supraclavicular osteocutan island flap for tracheostoma closure. Magy Seb 65(6):426–429

Gallagher TQ, Hartnick CJ (2012) Tracheocutaneous fistula closure. Adv Otorhinolaryngol 73:76–79

Hammarfjord O, Ekanayake K, Norton J, Stassen LF (2015) Limited dissection and early primary closure of the tracheostomy stoma in head and neck oncology operations: a retrospective study of 158 cases. Int J Oral Maxillofac Surg 44(3):297–300

Hillejan L, Rawert H. (2015) Tracheotomie – chirurgisch und perkutan. Zentralbl Chir 140(3):339–358; quiz 359–360

Khaja SF, Fletcher AM, Hoffman HT (2011) Local repair of persistent tracheocutaneous fistulas. Ann Otol Rhinol Laryngol 120(9):622–626

Lopez-Pastorini A, Kraja O, Ludwig C, Plönes T, Storre JH, Rommel T, Riecker A, Stoelben E (2015) Reduction of tracheotomy associated tracheal stenosis by surgical closure of the tracheostomy. Pneumologie 69(6):335–340

Nicoll F, Kanagalingam J, Coman WB (2009) ECG electrode for tracheostome closure following decannulation. Ann R Coll Surg Engl. 91(6):517. No abstract available. Erratum in: Ann R Coll Surg Engl 2010;92(5):410. Comam, WB [corrected to Coman, WB]

Osborn AJ, de Alarcón A, Hart CK, Cotton RT, Rutter MJ (2013) Tracheocutaneous fistula closure in the pediatric population: should secondary closure be the standard of care? Otolaryngol Head Neck Surg 149(5):766–771

Pallua N, Wolter TP (2010) Defect classification and reconstruction algorithm for patients with tracheostomy using the tunneled supraclavicular artery island flap. Langenbecks Arch Surg 395(8):1115–1119

Petersen W, Amr A, Held M, Werner JO, Schaller HE, Rahmanian-Schwarz A (2014) Tracheocutaneous fistula closure using a Cartilo-musculo-cutaneous bilobed flap. Surg Technol Int 24:117–120

Royer AK, Royer MC, Ting JY, Weisberger EC, Moore MG (2015) The use of a prefabricated radial forearm free flap for closure of a large tracheocutaneous fistula: a case report and review of the literature. J Med Case Rep 1(9):251

Watanabe Y, Umehara T, Harada A, Aoki M, Tokunaga T, Suzuki S, Kamimura G, Wakida K, Nagata T, Otsuka T, Yokomakura N, Kariatsumari K, Nakamura Y, Watanabe Y, Sato M (2015) Successful closure of a tracheocutaneous fistula after tracheostomy using two skin flaps: a case report. Surg Case Rep 1(1):43

Wine TM, Simons JP, Mehta DK (2014) Comparison of 2 techniques of tracheocutaneous fistula closure: analysis of outcomes and health care use. JAMA Otolaryngol Head Neck Surg 140(3):237–242

Tracheostomie in der Palliativmedizin

Lorenz Fischer

21.1 Entwicklungen in der Palliativmedizin aus respiratorischer Sicht – 364

21.2 Indikation zur Tracheostomie in der Palliativmedizin – 364

21.3 Alternativen zur Tracheostomie in der Palliativmedizin – 366
21.3.1 Palliative Sedierung – 366

21.4 Praxis der Tracheostomie in der Palliativmedizin – 367

Literatur – 368

21.1 Entwicklungen in der Palliativmedizin aus respiratorischer Sicht

In den Anfangsjahren nach 1970 zeichnete sich die Palliativmedizin besonders durch Unterlassung operativ-invasiver Maßnahmen wie der Tracheotomie in der letzten Lebensphase aus. Mittlerweile erweitert auch die Palliativmedizin ihr therapeutisches Spektrum mit interventionellen Verfahren (Shojaee et al. 2014), immer unter Berücksichtigung medizinethischer Aspekte, der Therapieziele und des Patientenwillens, der oberste Priorität besitzen sollte (Büntzel 2014). So wird z. B. die nicht-invasive Beatmung (NIV) zunehmend zur Linderung von Dyspnoe eingesetzt (Perrin et al. 2008, Gifford 2014).

Valide Literaturangaben über die Häufigkeit der Tracheostomie bei Patienten, die sich in palliativmedizinischer Behandlung befinden, liegen nicht vor. Während einer überwiegend palliativmedizinisch ausgerichteten Behandlung ergibt sich nur selten eine Indikation zur Tracheostomie. Tracheostomierte Patienten in der Palliativmedizin sind in der Regel bereits bei Aufnahme in die palliativmedizinische Therapie mit einer Tracheostomie versorgt. Eine besondere Bedeutung hat die Tracheostomie bei der Amyotrophen Lateralsklerose, in deren Verlauf häufig über eine Tracheostomie diskutiert wird. So werden z. B. in Italien 10–30 % der Patienten, die an einer Amyotrophen Lateralsklerose (ALS) sterben, zuvor invasiv über ein Tracheostoma beatmet (Veronese et al. 2014, Sparato et al. 2012).

21.2 Indikation zur Tracheostomie in der Palliativmedizin

Die häufigste Indikation zur Tracheotomie in der palliativen Behandlung ist ein progredientes Tumorwachstum, das die oberen Atemwege obstruiert (z. B. Karzinome in Oropharynx, Hypopharynx, Larynx, Schilddrüse). Auch neuromuskuläre Erkrankungen (z. B. Amyotrophe Lateralsklerose, Kinder mit Spinaler Muskeldystrophie Typ I; (Gregoretti et al. 2013)) können eine Tracheostomie erforderlich machen. Hierbei dominiert die ventilatorische Insuffizienz mit Erschöpfung der Atempumpe. Fortgeschrittene Krankheitsstadien stören die alveoläre Ventilation, eine Hyperkapnie droht. Erst sekundär tritt eine Hypoxämie auf. Die Indikation zur palliativen Tracheostomie folgt streng dem Symptom Luftnot mit den übergeordneten Therapiezielen
1. Symptomkontrolle,
2. Lebensqualität,
3. aber auch Lebensverlängerung.

Für die beiden ersten Ziele besteht primär die Indikation für eine nicht-invasive Beatmung, zur Lebensverlängerung die zur Tracheotomie (Chan et al. 2009). Ein Tracheostoma ermöglicht die Sicherung der Ventilation durch maschinelle Beatmung, die Pflege der Atemwege und die Aspirationsprophylaxe.

In palliativer Krankheitssituation und bei begrenzter Lebenszeit stellt sich die Frage, ob die Tracheotomie mit einer Langzeitbeatmung verknüpft wird. Vor allem bei palliativen neurologischen Patienten wird im Krankheitsverlauf häufig die Frage einer Beatmung zur Lebensverlängerung diskutiert. Neben der invasiven Beatmung stehen zunehmend non-invasive Beatmungsverfahren zur Verfügung, die mittlerweile überwiegend eingesetzt werden. Eine Tracheotomie, insbesondere mit anschließender Beatmung, wird wegen des hohen Pflegeaufwandes und der verminderten Lebensqualität auch der Angehörigen mög-

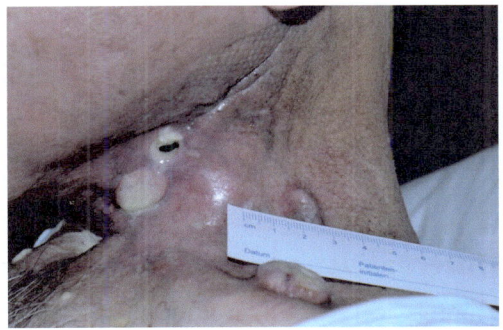

Abb. 21.1 Palliative Behandlungssituation bei zervikal metastasiertem Plattenepithelkarzinom der Zunge. Die Tracheostomie erfolgte zur Atemwegssicherung im Rahmen einer Endoskopie bei Tumorblutung

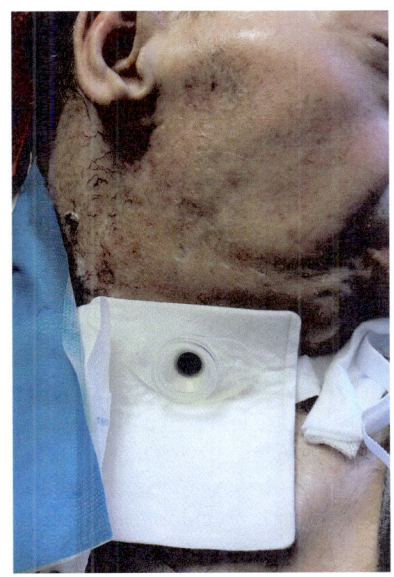

Abb. 21.2 Stationäre Palliativbehandlung wegen Luftnot bei bronchialer Verschleimung und Erstickungsängsten sowie Tumorblutungsrisiko: aufwändige Wundbehandlung bei starker Sekretion und Geruchsentwicklung, sowie supportive, psychoonkologische Therapie

lichst vermieden. Zum einen gestaltet sich die Beendigung einer Dauerbeatmung unter Tracheotomie schwierig und belastet Patienten wie Angehörige und Pflegende erheblich. Zum anderen tragen alle Patienten, die sich nicht entwöhnen lassen, ein deutlich erhöhtes Risiko, innerhalb eines Jahres zu versterben (Bigatello et al. 2007).

Eine Tracheotomie zur Lebensverlängerung erfolgt unter Umständen bei Patienten mit obstruierenden Tumoren, die von akuter Atemwegsverlegung und Erstickung bedroht sind (Abb. 21.1 u. Abb. 21.2). Die Tracheotomie zur Reinigung der unteren Atemwege kann bei produktiven Lungenerkrankungen wie Pneumonie, Mukoviszidose oder neurologischen Erkrankungen indiziert sein. Im Notfall mit Blutung oder Luftnot ist zusätzlich eine palliative Sedierung geplant.

> Die Therapieentscheidung in der Palliativmedizin folgt nicht den algorithmisch angelegten Behandlungspfaden der kurativen oder kausalorientierten Medizin, sondern dem Abgleich zwischen medizinischer Indikation, Patientenwillen und individuellen Aspekten der Persönlichkeit und Lebenssituation. Therapieentscheidungen können bei gleicher Grunderkrankung sehr unterschiedlich ausfallen!

Neben der Symptomkontrolle mit Verbesserung der kognitiven und artikulierenden Fähigkeiten kann aber auch die Lebensverlängerung ein Therapieziel sein. Insbesondere unerledigte Dinge, Abschied und tiefe Wünsche können das Therapieziel Lebensqualität relativieren. Blutungen, die in der Palliativmedizin keine Seltenheit sind, stellen vor allem im protrahierten Tumorstadium weniger eine Indikation zur Tracheotomie, als vielmehr zur Sedierung dar.

21.3 Alternativen zur Tracheostomie in der Palliativmedizin

Luftnot führt zwar mit zum höchsten Leidensdruck aller Symptome, auch bei den Angehörigen, aber nicht automatisch zu einer kausalorientierten Therapie wie Tracheostomie oder Beatmung. Durch die Tracheostomie und Beatmung verursachte Beeinträchtigungen wie Leidensverlängerung, Abhängigkeit von Geräten, behinderte Nahrungsaufnahme und Sprachverlust stärken Überlegungen und Indikationen für noninvasive Maßnahmen zur Reduktion der Symptomlast.

Eine Tracheostomie kann zu einem Verlust an Lebensqualität führen!

Es ist bekannt, dass sich für einen Teil der Patienten mit ALS und deren Pflegenden nach einer Tracheotomie die Lebensqualität verschlechtert. Nicht selten erleiden diese Patienten und deren Pflegende durch die Tracheostomie und Beatmung eine deutliche Verschlechterung der Situation mit kognitiv-kommunikativer Beeinträchtigung, lokalen Infektionen, Druckulzera, der Notwendigkeit von Dauerkathetern und sedierend-analgetischen Medikamenten (Lin et al. 2008, Namjesky 2008).

Die Mitbehandlung mittels eines Palliative-Care-Programms verbessert die Patientenselektion für eine Tracheotomie mit geringerer stationärer Mortalität, häufiger Entlassung nach Hause, und seltenerem palliativem Weaning von mechanischer Ventilation (Pan et al. 2015, Holloway et al. 2010). Die Studienlage über den Patientenkomfort bei Tracheostomie und NIV, und ob diese Maßnahmen den Sterbeprozess verlängern und erschweren, lässt keine eindeutigen Empfehlungen zu. Die Differenzierung zwischen «nicht intubieren» und «nicht beatmen» erfolgt meist unscharf. Obwohl nicht invasiv ist die NIV eine künstliche Beatmung. Da kein Tubus als Fremdkörper wirkt, fehlt das mit einer Intubation verbundene Risiko (Levy et al. 2007).

21.3.1 Palliative Sedierung

Therapierefraktäre Symptome mit unerträglichem Leidensdruck können in der Palliativmedizin zur Einleitung einer palliativen Sedierung führen. Indikationen finden sich im Symptom, dem Ersatz für eine interventionelle Maßnahme wie der Tracheostomie, als auch postinterventionell, z. B. nach Beendigung der Beatmungstherapie gerade im Finalstadium.

Die meist verwendeten Opioide und Benzodiazepine zielen differenzialtherapeutisch gemäß ihrer pharmakologischen Wirksamkeit auf Luftnot, Angst oder Unruhe. Ihre Dosierung folgt der gewünschten Sedierungstiefe, die eine Kommunikation zulassen sollte.

21.4 Praxis der Tracheostomie in der Palliativmedizin

Wie bei allen invasiven Maßnahmen in der Palliativmedizin muss wegen der begrenzten Lebenszeit gründlich zwischen dem Nutzen mit den Therapiezielen Lebensqualität, Symptomkontrolle und Lebensverlängerung und dem möglichen Schaden abgewogen werden. Da bei den progredienten Krankheitsverläufen in der Palliativmedizin nur ein längerfristiger, dauerhafter Zugang die Atemwege sichern kann, kommen plastische Verfahren zur Anwendung, die ein stabiles epithelisiertes Tracheostoma herstellen. Zum Tracheostomaverschluss oder langfristigen Komplikationen kommt es in der Regel nicht. Da hauptsächlich Patienten mit onkologischen Erkrankungen der oberen Atemwege oder neurologischen Erkrankungen mit Ateminsuffizienz betroffen sind, gewährt ein epithelisiertes Tracheostoma den sichersten Zugang zu den Atemwegen, insbesondere bei geplanten oder akzidentellen Kanülenwechseln. Ein einfacher und sicherer Kanülenwechsel ist für die häusliche Versorgung oder die Versorgung im Hospiz unabdingbar.

Der Zeitpunkt für eine Tracheostomie in der palliativen Behandlungssituation sollte so gewählt werden, dass die Vitalfunktionen noch intakt sind, was im Rehabilitations- und frühen Terminalstadium der Fall ist. Hat das Anorexie-Kachexiesyndrom eingesetzt, limitieren die eng begrenzte Lebenszeit und erhöhte Komplikationsrate die Indikation. Die Vitalfunktionen sind bei weit fortgeschrittener Grunderkrankung häufig relevant eingeschränkt. Auch deshalb sollte spätestens präoperativ eine palliativmedizinische Expertise oder Mitbehandlung eingeholt werden. Eine interdisziplinäre Klärung der Fragen zum Therapieziel, der Lebensqualität sowohl mit als auch ohne Tracheotomie und dem Eingriffsrisiko fördern sowohl eine situationsgerechte Entscheidung als auch das Outcome des Patienten.

Gezielt muss nach Patientenverfügung und Vollmacht gefragt werden, die immer häufiger erstellt werden. Die künstliche Beatmung wird fast regelhaft («Do-not-intubate»-Verfügung) nicht gewünscht. Gerade in einer Akutsituation mit Luftnot und hohem Leidensdruck kann sich der Wille von Patienten bzw. Bevollmächtigtem jedoch ändern, was beim Arzt genaue Kenntnisse über ethische Aspekte, Therapieziele und alternative, palliative Behandlungsmöglichkeiten erfordert. Das Therapieziel kann jederzeit zwischen Lebensqualität und Lebensverlängerung changieren (Kazi et al. 2014, Rinnenburger et al. 2012, Tschirhart et al. 2014, Venkat 2013).

Bei der Operationsvorbereitung für eine Tracheostomie im Rahmen einer Palliativbehandlung muss bedacht werden, dass konsumierende und lebensbedrohliche Systemerkrankungen die Vitalfunktionen beeinträchtigen. Häufig bestehen daher bei Palliativpatienten Hypokaliämie, Hyperkalzämie, Anämie, Nierenfunktionsstörungen, Leberfunktionsstörungen, Kachexie und Hypothyreose mit erheblicher Erhöhung des Narkoserisikos und der Gefahr postoperativer Wundheilungsstörungen. Das Narkoserisiko muss nach entsprechender Diagnostik abgeschätzt werden.

Die in der Palliativmedizin häufig angewandte Schmerztherapie mit Opioiden kann intraoperativ zu einem erhöhten Bedarf und postoperativ bei ungenügender Substitution zur Schmerzexazerbation oder Entzugssymptomen führen.

Geplant und organisiert durch einen erfahrenen Sozialdienst können Palliativpatienten mit einem Tracheostoma und Beatmung durchaus in der häuslichen Umgebung, einem Pflegeheim oder einem Hospiz weiter versorgt werden. Neben auf Beatmung spezialisierten Pflegediensten, gewährleisten ambulante Palliativdienste, niedergelassene Palliativmediziner und Teams der speziellen ambulanten Palliativversorgung eine qualifizierte medizintechnische, medizinische und psychosoziale Versorgung.

Literatur

Bigatello LM, Stelfox HT, Berra L et al. (2007) Outcome of patients undergoing prolonged mechanical ventilation after critical illness. Crit Care Med 35:2491–2497

Büntzel J (2014) Palliative care in otolaryngology. HNO 62(5):335–341

Chan T, Devaiah AK (2009) Tracheostomy in palliative care. Otolaryngol Clin North Am 42(1):133–141

Gifford AH (2014) Noninvasive ventilation as a palliative measure. Curr Opin Support Palliat Care 8(3): 218–224

Gregoretti C, Ottonello G, Chiarini Testa MB, Mastella C, Ravà L, Bignamini E, Veljkovic A, Cutrera R (2013) Survival of patients with spinal muscular atrophy type 1. Pediatrics 131(5):e1509–1514

Holloway RG, Ladwig S, Robb J, Kelly A, Nielsen E, Quill TE (2010) Palliative care consultations in hospitalized stroke patients. J Palliat Med 13(4):407–412

Kazi AA, Flowers WJ, Barrett JM, O'Rourke AK, Postma GN, Weinberger PM (2014) Ethical issues in laryngology: tracheal stenting as palliative care. Laryngoscope 124(7):1663–1667

Levy M, Tanios MA, Nelson D et al. (2004) Outcomes of patients with do-not-intubate orders treated with noninvasive ventilation. Crit Care Med 32:2002–2007

Lin YL, Lin IC, Liou JC (2011) Symptom patterns of patients with head and neck cancer in a palliative care unit. J Palliat Med. 14(5):556–559

Namjesky A (2008) Palliative care in patients with head and neck cancer. Wien Med Wochenschr 158 (23–24):724–728

Pan CX, Gutierrez C, Maw MM, Kansler AL, Gross L, He J, Kanta R, Paul S (2015) Impact of a palliative care program on tracheostomy utilization in a community hospital. J Palliat Med 18(12):1070–1073

Perrin C, Jullien V, Duval Y, Defrance C (2008) Noninvasive ventilation in palliative care and near the end of life. Rev Mal respire 25(10):1227–1236

Rinnenburger D, Alma MG, Bigioni D, Brunetti G, Liberati C, Magliacani V, Monaco G, Reggiani L, Taronna G, Cecchini L (2012) End-of-life decision making in respiratory failure. The therapeutic choices in chronic respiratory failure in a 7-item questionnaire. Ann Ist Super Sanita 48(3):328–333

Shojaee S, Dawson J, Shepherd RW, Lee HJ (2014) Palliative interventional pulmonology procedures in the incarcerated population with cancer: a case series. Lung 192(6):915–920

Spataro R, Bono V, Marchese S, La Bella V (2012) Tracheostomy mechanical ventilation in patients with amyotrophic lateral sclerosis: clinical features and survival analysis. J Neurol Sci. 15;323(1–2):66–70. doi: 10.1016/j.jns.2012.08.011. [Epub 2012 Sep 16.]

Tschirhart EC, Du Q, Kelley AS (2014) Factors influencing the use of intensive procedures at the end of life. J Am Geriatr Soc 62(11):2088–2094

Venkat A (2013) The threshold moment: ethical tensions surrounding decision making on tracheostomy for patients in the intensive care unit. J Clin Ethics 24(2):135–143

Veronese S, Valle A, Chiò A, Calvo A, Oliver D (2014) The last months of life of people with amyotrophic lateral sclerosis in mechanical invasive ventilation: a qualitative study. Amyotroph Lateral Scler Frontotemporal Degener 15(7–8):499–504

Lungenfunktion in der Beurteilung der extrathorakalen Stenose

Leopold Stiebellehner

22.1 Physiologie der Atmung – Diffusion, Perfusion, Ventilation – 370

22.2 Methodik der Lungenfunktionsmessung – Spirometrie und Bodyplethysmographie – 371

22.3 Extrathorakale Stenose in der Lungenfunktion – 373

© Springer-Verlag GmbH Austria 2018
B. Schneider-Stickler, P. Kress (Hrsg.), *Tracheotomie und Tracheostomaversorgung*
https://doi.org/10.1007/978-3-7091-4868-6_22

22.1 Physiologie der Atmung – Diffusion, Perfusion, Ventilation

Die Atmung findet letztendlich in den Mitochondrien jeder Körperzelle statt, wo im Zitratzyklus mittels Sauerstoff Glukose und Fettsäure zu CO_2 und H_2O abgebaut werden. Dies setzt voraus, dass kontinuierlich Sauerstoff aus der Umgebungsluft bis in die Mitochondrien geliefert wird und im Gegenzug dazu CO_2 abtransportiert wird. Bei einzelligen Mikroorganismen dringt der Sauerstoff direkt aus der Umgebung in die Zelle ein, und zwar abhängig vom Druckgradienten des Sauerstoffpartialdruckes, dem PO_2, somit mittels einfacher Diffusion. Durch den Verbrauch des Sauerstoffes wird der PO_2 in der Zelle geringgehalten, sodass ein dauernder Druckgradient besteht und Sauerstoff laufend nachgeliefert wird. Umgekehrt wird entsprechend dem Druckgradienten CO_2 wieder abtransportiert.

Eine Diffusion ist aber nicht nur vom Druckgradienten, sondern auch von der zu überwindenden Wegstrecke und von der vorhandenen Oberfläche abhängig – je länger der Transportweg und je kleiner die zur Verfügung stehende Fläche, umso deutlicher sinkt die Transportkapazität. Während für einen einzelligen Organismus hier noch optimale Voraussetzungen vorliegen – sehr kurze Wegstrecke und die gesamte Oberfläche des Organismus steht der Diffusion zur Verfügung –, reicht die Diffusion für die Versorgung großzelliger Organismen wie den Menschen bei weitem nicht mehr aus: unsere Körperoberfläche ist im Vergleich zur Summe der Zelloberflächen all unserer Zellen deutlich geringer und die Wegstrecke vom Sauerstoff in der Umgebungsluft übertrifft bei weitem die für die Diffusion mögliche Strecke von <1 mm.

Entsprechend wurden für große Organismen weitere Mechanismen notwendig, um die Sauerstoffversorgung und den Kohlendioxydabtransport (sowie aller anderen Nähr- und Abbaustoffe) für die Einzelzellen zu ermöglichen: Die Ventilation, womit Sauerstoff aus der Umgebungsluft in das Körperinnere gebracht wird, und die Perfusion, mit der der aufgenommene Sauerstoff im Körper verteilt wird und umgekehrt wiederum Kohlendioxyd bzw. Abbauprodukte abtransportiert werden.

Mit der Ventilation wird über das Atmungssystem die Umgebungsluft über die oberen Atemwege und die Trachea mit einem Querschnitt von etwa 5 cm^2 an die Alveolen, einer inneren Körperoberfläche von der Größe um die 100 m^2 und einer Dicke von nur 0,2 mm – somit beste Bedingungen für die Diffusion – herangeführt. Das Bronchialsystem ist ein reines Luftleitungssystem, das heißt, es findet kein Gasaustausch statt (anatomischer Totraum, etwa 150 ml). Mit jeder der etwa 25 Teilungen der Bronchien nimmt der Gesamtquerschnitt zu, sodass er am Abgang der Alveolargänge 20–30 m^2 beträgt. Entsprechend dieser Größenzunahme nimmt der Luftstrom kontinuierlich ab und letztendlich erfolgt der Gasaustausch in der Alveolarluft durch Diffusion. Dieser Diffusionsprozess umfasst den Bereich der Alveolarluft, die alveoläre-kapilläre Zellschicht und die Erythrozyten bis zu Bindung an das Hämoglobin. Durch die Perfusion erfolgt nun der Transport an die eigentlichen Verbraucher, die einzelnen Körperzellen.

Bei Störungen (Erkrankungen) jeder einzelnen dieser Komponenten kann es zu Atemproblemen und zur Dyspnoe kommen. Dies kann exemplarisch durch einen verminderten Sauerstoffgehalt in der Außenluft (Höhenluft), durch die Ventilation durch extrathorakale Stenosen, Asthma oder COPD, durch die Diffusion im Bereich der Lungen durch Lungenfibrosen, durch die Perfusion durch Gefäßverschlüsse wie KHK oder pAVK, durch Mangel des Sauerstofftransportes im Rahmen einer Anämie, durch verminderten Transport wie bei einer Herzinsuffizienz, aber auch letztendlich durch eine verminderte Verwertung im Endverbraucher wie bei einem untrainierten Muskel verursacht sein.

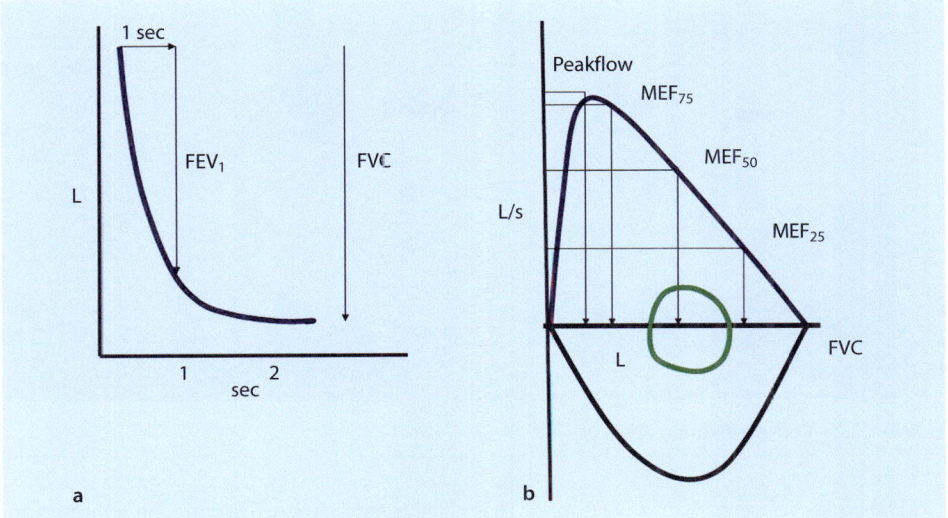

Abb. 22.1a,b Spirometrie. Volumen-Zeit-Kurve eines normalen FEV_1 bzw. Tiffeneau-Manövers. L=Liter, sec=Sekunden, FVC=forcierte Vitalkapazität, FEV_1=forciertes exspiratorisches Volumen der ersten Sekunde, Normale Fluss-Volumen-Kurve ein. Auf der x-Achse wird das Volumen in Liter, auf der y-Achse der Atemfluss in Liter/Sekunde gezeigt. In grün ist die Ruheatmung, in schwarz ein maximales Inspirations- und Exspirationsmanöver dargestellt. PEF=peak expiratory flow – maximaler exspiratorischer Fluss. MEF_{50}=maximaler exspiratorischer Fluss bei 50 % der Vitalkapazität. MEF_{25}=maximaler exspiratorischer Fluss (bei noch) 25 % (verbleibender) Vitalkapazität

22.2 Methodik der Lungenfunktionsmessung – Spirometrie und Bodyplethysmographie

Mit der Lungenfunktionsmessung lassen sich eine Großzahl von Messgrößen der Atmung in Form von statischen Volumina wie der Vitalkapazität in Liter, oder als Atemfluss in Relation zur Zeit in Liter pro Sekunde, in Bezug auf den aufgewendeten Druck (Resistance-Kurve) und die Diffusionskapazität bestimmen. Sämtliche Messparameter werden in Bezug auf einen Normwert interpretiert. Messgeräte als auch Untersuchungsablauf sind durch internationale Gesellschaften standardisiert worden.

Bei der Spirometrie wird ein elektronisches Spirometer dicht mit dem Mund des zu Untersuchenden verbunden. Die Nase wird durch eine Klammer verschlossen. Somit kann mittels verschiedener Atemmanöver gemessen werden, wie viel Luft ein- oder ausgeatmet werden kann (in- und exspiratorische Vitalkapazität), wie viel in der ersten Sekunde ausgeatmet werden kann (FEV_1, Tiffeneau) und wie schnell die Luft ein- und ausgeatmet werden kann (Flussmessung). Klassischerweise ergeben sich zwei typische Kurven:
— eine Volumen-Zeit-Kurve (Abb. 22.1a) und
— eine Fluss-Volumen-Kurve (Abb. 22.1b).

Die Volumen-Zeit-Kurve (Abb. 22.1a) zeigt, welches Volumen im Verlaufe der Zeit abgeatmet wird. Wenn nach maximaler Einatmung kein Volumen mehr ausgeatmet werden kann, wurde die (exspiratorische) Vitalkapazität erreicht. Nach 1 s kann bei forcierter Exspiration das FEV_1 bestimmt werden – normalerweise werden in der ersten Sekunde bereits 70–80 % der Vitalkapazität als FEV_1 ausgeatmet.

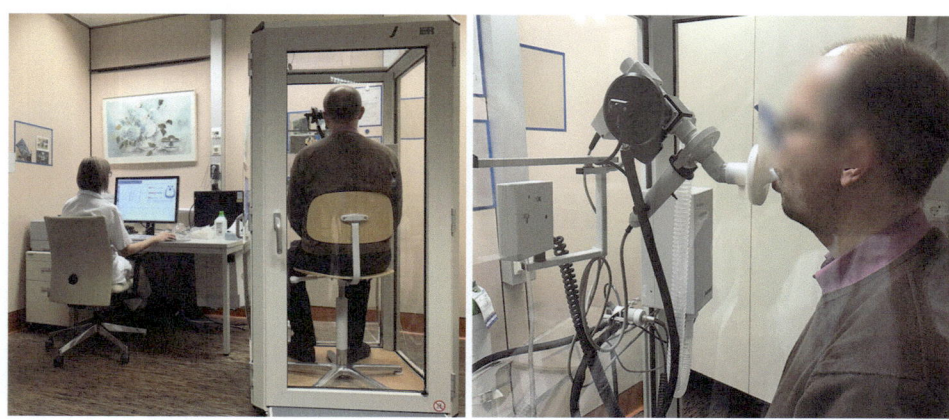

● Abb. 22.2   Bodyplethysmographie

Die Fluss-Volumen-Kurve (● Abb. 22.1b) zeigt auf der x-Achse das einfache Volumen an, auf der y-Achse den Atemfluss bzw. einfacher die Geschwindigkeit der Atemluft. Im oberen Teil befindet sich die Ausatmung, im unteren Teil die Einatmung. Bei Ruheatmung ist diese Kurve entsprechend einem Atemzugvolumen von etwa 500 ml auf der x-Achse und kleinen Flussgeschwindigkeiten auf der y-Achse relativ klein (● Abb. 22.1b, grüne Kurve). Je stärker und tiefer aus- und eingeatmet wird, umso größer wird die Kurve, bis zu ihrer maximalen Ausdehnung, dem maximal forcierten Ein- und Ausatmungsmanöver. Dies entspricht in der Regel dem Tiffeneau-Test. Dies entspricht auch dem maximal mobilisierbaren Atemvolumen bei großer körperlicher Anstrengung. Dieses Lungenfunktionsmanöver beginnt nach einer maximalen Exspiration mit einer maximalen Inspiration (unterer Teil der Kurve) und anschließend einer maximal-forcierten Exspiration (oberer Teil der Kurve). Unmittelbar nach Beginn der Exspiration wird bereits die maximale Geschwindigkeit bzw. Flusswert (= PEF – peak expiratory flow) erreicht, danach fällt die Kurve relativ linear ab, bis die Kurve die Nulllinie erreicht, weil alles abgeatmet wurde (und die Vitalkapazität erreicht wurde). Daneben wird der Computer bei noch 75, 50 und 25 % verbleibender Vitalkapazität den exspiratorischen Flusswert als maximaler exspiratorischer Fluss (MEF_{75}, MEF_{50}, MEF_{25}) ausgeben. Letztendlich wird dadurch die Form der Kurve widergespiegelt. Analog lassen sich nach einem maximalen inspiratorischen Manöver die inspiratorischen Flusswerte als maximalen inspiratorischen Fluss (MIF) konstruieren. Zumindest genauso wichtig wie die gemessenen Zahlenwerte ist die visuelle Beurteilung der Fluss/Volumen-Kurve für die Interpretation der Lungenfunktion und auch der Mitarbeit des Patienten.

Im Rahmen der **Bodyplethysmographie** sitzt der Patient in einer dichten Kammer (● Abb. 22.2), deren Volumen bekannt ist. Mit einem Atemrohr ist der Patient über ein Spirometer mit der Außenluft verbunden. Durch zusätzliche Drucksensoren können die während der Atmung auftretenden Druckveränderungen in der Kammer als auch im Atemrohr gemessen werden. Durch diese Messanordnung kann das Lungenvolumen in der Atemruhelage bestimmt werden, durch eine zusätzliche volle Inspiration (inspiratorisches Reservevolumen) ergibt sich die totale Lungenkapazität. Durch eine vollständige Exspiration (= Vitalkapazität) bleibt das Residualvolumen, jener Anteil des Lungenvolumens, der nicht abgeatmet werden kann, über.

Durch die Drucksensoren lässt sich ein Druck-Atemfluss-Diagramm konstruieren, welches angibt, wie viel Druck aufgewendet werden muss, um einen gewissen Atemfluss

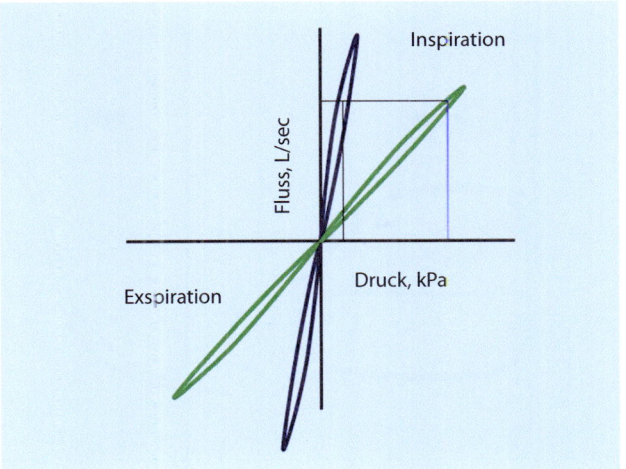

● **Abb. 22.3** Resistance-Schleife oder Druck-Fluss-Kurve. Auf der x-Achse wird der gemessene Druck, auf der y-Achse der erreichte Atemfluss gezeigt. Die normale Resistance-Schleife ist in schwarz dargestellt. Bei erhöhtem Atemwegswiderstand (grüne Kurve) muss mehr Druck aufgewendet werden, um einen bestimmten Atemfluss zu erreichen bzw. wird mit demselben Druck ein nur geringerer Atemfluss erreicht

zu erreichen. Dies entspricht der Resistance oder dem Atemwegswiderstand (R_{aw}). Wie
● Abb. 22.3 zeigt, muss bei erhöhtem Atemwegswiderstand ein höherer Druck aufgewendet werden, um den gleichen Atemfluss zu erreichen. Die Kurve ist daher nach rechts gekippt.

22.3 Extrathorakale Stenose in der Lungenfunktion

In- und extrathorakale Stenosen führen zum Teil zu charakteristischen Veränderungen der Fluss-Volumen-Kurve und der Resistance-Schleife und somit auch der Lungenfunktionswerte. Intrathorakale Obstruktionen, wie in den meisten Fällen bei Asthma und COPD, führen zu typischen Veränderungen des exspiratorischen Teiles der Atmung, da während der Inspiration durch die Erweiterung des Thorax und damit der Lungen und Bronchien keine bzw. eine deutlich geringere Obstruktion auftritt als während der Exspiration. Eine extrathorakale Stenose und die daraus resultierende Flusslimitierung sind diesen in- und exspiratorischen Veränderungen nicht unterworfen.

Da die Stenose der extrathorakalen Atemwege einen Absolutwert hat, zeichnet sich diese absolute Flusslimitierung in der Fluss-Volumen-Kurve (immer bei mit maximaler Anstrengung durchgeführter Lungenfunktionsmessung) dadurch ab, dass über einen guten Teil der In- und Exspiration ein gewisser Flusswert nicht überschritten werden kann. In der Fluss-Volumen-Kurve ergibt sich ein Plateau der Kurve während der In- und Exspiration. Dadurch sind der PEF, MEF_{75} und MEF_{50} relativ gleich, der MEF_{25} kann gegen Ende der Exspiration unverändert sein (● Abb. 22.4a,b). Bei einer intrathorakalen Obstruktion (Asthma, COPD) ist der PEF weniger betroffen als der rechte Anteil der Exspirationskurve mit MEF_{50} und MEF_{25}. Auch während einer maximalen Inspiration findet sich diese plateauartige Limitierung der Flusswerte (die bei einer intrathorakalen Obstruktion nicht auftreten).

In der Resistance-Kurve, die zeigt, wie viel Druck aufgewendet werden muss, um einen gewissen Atemfluss zu erreichen, zeigt sich ebenfalls eine Plateaubildung. Trotz Erhöhung des Druckes lässt sich der Atemfluss nicht mehr oder nur mehr gering weiter steigern (● Abb. 22.4b).

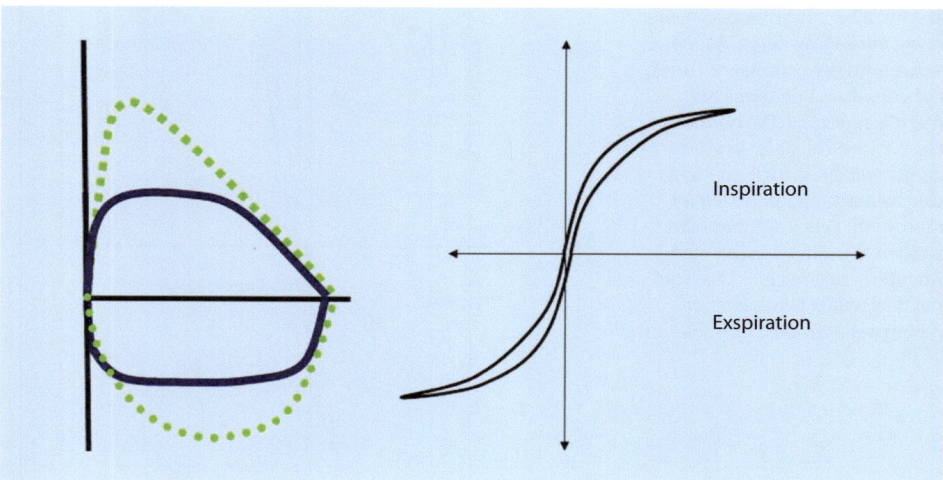

Abb. 22.4a,b Lungenfunktionsmessungen bei extrathorakalen Stenosen. Fluss-Volumen-Kurve bei extrathorakaler Stenose. Zum Vergleich ist die normale Fluss-Volumen-Kurve punktiert dargestellt. Unterhalb der x-Achse ist die Inspiration, oberhalb der x-Achse die Exspiration, Resistance-Schleife bei extrathorakaler Stenose. Da trotz Druckerhöhung keine Erhöhung des Atemflusses erreicht wird, entsteht eine Plateaubildung in In- und Exspiration

Fazit für die Praxis

Die Lungenfunktionsmessung ist eine wichtige diagnostische Ergänzung zur Beurteilung von Stenosen im oberen Atemwegsbereich. Sie sollte bei der Fragestellung nach therapeutischen Interventionen im Falle laryngealer und trachealer Stenosen unbedingt herangezogen werden. Von besonderer Bedeutung sind hierbei der Atemwegswiderstand R_{aw} und der Peak Expiratory Flow (PEF).

Serviceteil

Stichwortverzeichnis – 376

© Springer-Verlag GmbH Austria 2018
B. Schneider-Stickler, P. Kress (Hrsg.), *Tracheotomie und Tracheostomaversorgung*
https://doi.org/10.1007/978-3-7091-4868-6

Stichwortverzeichnis

A

Absaugkatheter 190
– atraumatischer 192
Absaugmanagement 187
Absaugsystem,
– geschlossenes 189
– offenes 189
Absaugung 156
– subglottische 201, 234
– tracheobronchiale 187
Adipositas permagna 36
Airway-Management 97
Amyotrophe Lateralsklerose (ALS) 139
Analgosedierung 131
Antiseptik 156
Arytenoidabduktion 126
Asphyxie 107
Aspiration 304
Aspirationsschutz 97
Assistierte Atemunterstützung 96
Atemnot 124
Atemwegsverlegung 106
Aufbereitungsanweisung 291
Außentubus 223

B

Basiskanüle 242
Biofilm 279
– klinische Bedeutung 266
Biofilmbildung 261, 264
Björk-Lappen 57
Blom-Sprech-Kanülensystem 299
Blue-Dye-Test 306
Blue Rhino 72
Blutung 47
Bodyplethysmographie 372
Botulinumtoxin 115
Breischluckversuch 332
Bronchoskopie 94

C

Chordektomie 125
Ciaglia-Methode 68
Cricotracheale Resektion 119
Cuff 223, 235
Cuffdruck 236

D

Deglutition 304
Dekanülement 356
Dekanülierung 348
Dekanülierungsprozess 348
Demenz 137
Dilatation 70
Dokumentationspflicht 159
Duscheschutz 257
Dysphagie 138

E

effortful swallow 310
Einwegprodukte 289
Elektrolarynx 302
Elektromyographie 115
Endotrachealtubus 133
Endständiges Tracheostoma 229
Entcuffungsmanagement 322
Epithelisierung 50
Erkrankungen
– neurologische 137
– parodontale 276
Erstausstattungsset 176
Extubationsversuch 107

F

Fenster 226
Festschluckversuch 332
Fiberoptic Evaluation of Swallowing with Sensory Testing (FEESST) 308
Flexibel endoskopisch kontrollierter Schluckversuch (FEES) 307
Flexible Bronchoskopie 81
Flowwiderstand 133
Flüssigschluckversuch 332
Fluss-Volumen-Kurve 371
Foam-Cuff 235
Frakturversorgung 110

G

Glottiserweiterung 115
Granulationsgewebe 269

H

Halsabszess 106
Halsplatte 223
Hautemphysem 47
Hautinzision 56
High-Pressure Cuff 237
H-Inzision 57
Hirnnerven 108
Hirnnervenläsion 109
HME-Filter 156
Home-Care-Bereich 175
Hunsaker-Katheter 99

I

Idiopathische progressive subglottische Stenose (IPSS) 121
Incisura thyroidea superior 30
Indikationen 26
Injektoren 98
Intensivpatienten 130
Interarytaenoidfibrose 116
Intubationsassoziierte Läsion 118
Intubationsnarkose 97

J

Jackson-System 241
Jet-Laryngoskop 98
Jetventilation 98

K

Kanülenaufbereitung 288
Kanülenbändchen 248
Kanülenrohr 228
Kanülenspitze 230
Kanülenstöpsel 249
Kanülenversorgung 66
Kanülenwiederverwendung 239
Karies 276
Kehlkopfschrittmacher 116
Kommunikation
– nonverbale 297
– verbale 296, 297
Komplikationen 208
– perioperative 208
– postoperative 211

Stichwortverzeichnis

Koniotomie 33, 41
Kontrollballon 223
Krankenpflege 150
Krümmungswinkel 229
Kunststoffdilatator 72
Kunststoffkanüle 288

L

Langzeitbeatmung 130, 132
Laryngektomie 57, 229
Laryngomalazie 141
Laryngoskopie 123
Laryngotracheale Rekonstruktion 117, 119
Larynxtrauma 106
Laterofixation 126
– nach Lichtenberger 115
Lebensqualität 304
Leckage 94
Ligamentum cricothyroideum 30
Logopädisches Assessment 322
Lokalanästhesie 67
Low-Pressure Cuff 237
Lungenfunktionsmessung 371

M

Madelung-Fetthals 36
Materialverträglichkeit 288
Mendelsohn-Manöver 310
Metallkanüle 239
Mikrobiom 262
Mikroorganismen 274
Montgomery Safe-T-Tube 242
Morbus Bechterew 36
M. sternohyoideus 32
M. sternothyroideus 32
Multifunktionskanüle 242
Mundhöhle 274

N

Nadelkoniotomie 84
Nadeltracheotomie 84
Neurostimulationstechniken 129
Normalstation 175
Notfalltracheostomie 51
Nottracheotomie 41

O

Obstruktion 105
Obturator 232
Ödem 106
Open-bedside-Tracheostomie 208
Open-bedside-Tracheotomie 53
Operationsaufklärung 54
Operationsverfahren
– dynamische 128
– statische 125
Op-Instrumentarium 51

P

Palliative Tracheostomie, Indikationen 364
Palliativmedizin 364
Parkinson-Syndrom 139
Parodontopathogene Keime 279
Passy-Muir-Ventil 298
Patientenanleitung 174
PEEP 95
PEG-Sonde 139
Peristomaler Hautschutz 157
Persistierendes Tracheostoma 361
Pflegedokumentation 159
Phonation 304
Pneumothorax 80
Prämedikation 95
Primasafe 245
Prinzip der Doppelkanüle 22

R

Ravussin-Nadel 86
Rehabilitation 304
Reinigung 156
Reinnervationstechniken 128
Resistance-Kurve 373
Re-Tracheostomie 65
Ringknorpel (Cricoid) 30
Rotations-Tracheotomie 76

S

Schädel-Hirn-Trauma 136
Schilddrüse 33
Schilddrüsenisthmus 56
Schlaganfall 136
Schlucken
– super-supraglottisches 310
– supraglottisches 310

Schluckfunktion 305
Schluckscreening 138
Schutzreflexausfall 135
Sedoanalgesie 96
Siebung 226
Sogstärke 193
Sonographie 81
Speichelaspiration 139
Speichelschluckversuch 332
Spirometrie 371
Standard-ISO-Konnektor 221
Standard Operating Procedure (SOP) 158
Star-Plasty 57
Stenose 113
– extrathorakale 373
– glottische 114
– idiopathische progressive subglottische 121
– subglottische 117
– supraglottische 113
Stimmlippenlähmung 116
Stimmrehabilitation 296
Stridor 112
– dynamischer 112
– fixierter 112
Superponierte Hochfrequenz-Jet-ventilation 100
Supraglottoplastik 141

T

Team-Training 96
Tidalvolumen 95
Trachealkanüle 133, 156, 168, 223
– Biofilm 279
– cuffbare 241
Trachealkanülenwechsel 168
Trachealstenose 122, 269
Tracheo-Safe-C 245
Tracheo-Safe-P 245
Tracheoskopie-Endoskop 100
Tracheostomaauflage 249
Tracheostomabutton 246
Tracheostomadurchmesser 49
Tracheostomaepithese 251
Tracheostomapflaster 255
Tracheostomaplatzhalter 246
Tracheostomaventil 251
Tracheostomaverschluss
– chirurgischer 356
– spontaner 356
Tracheostomie 2
– eilige 52
Tracheostomie-Indikation 135

Tracheotomie   2
– Open-bedside   53
– perkutan-dilatative   26
Trauma   109
Truncus brachiocephalicus   35
Tumoreingriff   107

V

Videokinematographie   306
Visiertracheostomie   57
Volumen-Zeit-Kurve   371

W

Wassertherapiegeräte   257
Weaningversagen   131, 132
Wundauflage   156
Wunde   150
Wundheilung   150
– primäre   154
– sekundäre   155
Wundheilungsstadien   152, 153
Wundheilungsstörung   150
Wundmanagement   150
Wundversorgung   150

If you have any concerns about our products,
you can contact us on
ProductSafety@springernature.com

In case Publisher is established outside the EU,
the EU authorized representative is:
**Springer Nature Customer Service Center GmbH
Europaplatz 3, 69115 Heidelberg, Germany**

Printed by Libri Plureos GmbH
in Hamburg, Germany